JN017460

ペインクリニック治療指針
改訂第 7 版

編

日本ペインクリニック学会
治療指針検討委員会

序

　本治療指針は 2003 年に第 1 版が発刊され，3 年ごとに改訂が行われてきた．第 7 版からは 4 年ごとの改訂に変更され，初版発刊から 20 年後に第 7 版の発刊に至った．この 4 年間でペインクリニック領域では 2 点の新しいことがあった．1 点目は慢性疼痛が国際疾病分類にコーディングされたこと，2 点目は痛覚変調性疼痛を 3 つ目の痛み機序として国際疼痛学会が提唱したことで，この 2 つは同じ方向を指している．つまり，「慢性疼痛」は治療すべき疾患であり，治療すべき「痛覚変調」の異常が存在する．EBM（evidence based medicine）を活かす診療アプローチは正しく疾病の異常を診断し，適切な治療法を選択することである．第 7 版では痛覚変調性疼痛については触れていないが，慢性疼痛も痛覚変調性疼痛も，この正しさの枠組みの中に編入され，周知され，新しい EBM の確立が求められる．

　この治療指針は EBM の知見とその活用法にまで踏み込んだ臨床的なガイドラインである．EBM の深化に合わせ内容量も増加し，第 7 版では新たに合併症についての記載も追加した．一方，慢性疼痛治療においては EBM と同様にナラティブが重要とされている．ナラティブは医学的正しさと違う階層にあり，患者本人が語る継続中の物語である．NBM（narrative based medicine）は患者の価値観に基づいた物語を傾聴し，新たに紡がれる物語に寄り添うものである．慢性疼痛が EBM の枠組みに編入されつつある今，この治療指針を携えて NBM の実践にも取り組んでいただければ幸甚である．

　最後に，本治療指針はペインクリニック治療の標準化を 1 つの目的としており，臨床での判断を支援するものであるが，医療従事者にこの履行を義務付けるものではないことを申し添える．さらに補償や訴訟などの司法判断に使用するべきものではないことをここに明記する．

　今回の改訂に様々なご教示をいただいた日本ペインクリニック学会の皆様，および執筆の労を取っていただいた日本ペインクリニック学会治療指針検討委員会の委員と協力者の諸先生方，日本ペインクリニック学会事務局，文光堂編集部に心から感謝を申し上げる．

2023 年 6 月

一般社団法人日本ペインクリニック学会
治療指針検討委員会
委員長　渡邉惠介

ペインクリニック治療指針 改訂第7版

目　次

Ⅰ．ペインクリニック治療指針 総論

Ⅱ．ペインクリニックにおける神経ブロックと関連事項

Ⅲ．ペインクリニックにおける薬物療法

Ⅳ．各疾患・痛みに対するペインクリニック指針

Ⅴ．合併症の予防・診断・治療

日本ペインクリニック学会
治療指針検討委員会

委　員	所　属/職　名
安部洋一郎	NTT 東日本関東病院　ペインクリニック科/部長
高雄由美子	兵庫医科大学病院　ペインクリニック部/教授
伊達　　久	仙台ペインクリニック/院長
濱口　眞輔	獨協医科大学医学部　麻酔科学講座/教授
松田　陽一	大阪大学大学院医学系研究科　麻酔・集中治療医学教室/講師
渡邉　恵介	奈良県立医科大学附属病院　ペインセンター/病院教授

（50音順）

協力者	所　属/職　名
五十嵐　孝	自治医科大学附属病院　麻酔科/教授
石川　慎一	姫路赤十字病院　麻酔科/麻酔科部長・ペインクリニック部長
岩元　辰篤	近畿大学医学部　麻酔科学講座/講師
榎畑　　京	鹿児島大学病院　麻酔・蘇生学教室/助教
大岩　彩乃	東京慈恵会医科大学附属病院　麻酔科・ペインクリニック部/講師
大路奈津子	長崎労災病院　麻酔科
大路　牧人	長崎労災病院　麻酔科
大納　哲也	鹿児島市立病院　麻酔科/科長
大畑　光彦	岩手医科大学医学部　麻酔学講座/准教授
岡田　寿郎	東京医科大学　麻酔科学分野/助教
奥田　泰久	獨協医科大学　埼玉医療センター　麻酔科/病院長
表　　圭一	札幌禎心会病院　ペインクリニック外科/副院長
加藤　　実	春日部市立医療センター　ペインクリニック内科/主任部長
金井　昭文	北里大学医学部　新世紀医療開発センター　疼痛学/教授
上島　賢哉	NTT 東日本関東病院　ペインクリニック科/主任医長
河島愛莉奈	滋賀医科大学附属病院　麻酔科/特任助教
川人　伸次	徳島大学大学院　歯科麻酔科学分野/教授
川真田樹人	信州大学医学部　麻酔蘇生学教室/教授
清永　夏絵	公益社団法人鹿児島共済会　南風病院　麻酔科
熊谷　　基	岩手医科大学医学部　麻酔学講座/准教授
畔柳　　綾	埼玉協同病院　麻酔科/部長
桑原沙代子	聖隷横浜病院　麻酔科/医長
肥塚　史郎	群馬県立がんセンター　緩和ケア科/疼痛治療部長（兼緩和ケア部長）
小杉志都子	慶應義塾大学医学部　麻酔学教室/准教授
小杉　寿文	佐賀県医療センター　好生館　緩和ケア科/部長
小林　玲音	昭和大学病院　麻酔科/講師
崔　　英姫	東京医科大学　麻酔科学分野/助教
佐藤　仁昭	神戸大学大学院医学研究科　外科系講座　麻酔科学分野/准教授
篠崎　未緒	獨協医科大学医学部　麻酔科学講座/講師
白井　　達	近畿大学医学部　麻酔科学講座/講師
鈴木　健二	岩手医科大学医学部　麻酔学講座/教授

協力者	所　属／職　名
曽我　朋宏	徳島県立中央病院　麻酔科／部長
高田　　香	徳島大学病院　歯科麻酔科
田代　章悟	前原総合医療病院　ペインクリニック内科／部長
立山　真吾	潤和会記念病院　ペインクリニック科／部長
田中　　聡	信州大学医学部　麻酔蘇生学教室／特任教授
谷口　彩乃	京都府立医科大学　疼痛・緩和医療学教室／病院助教
千葉　聡子	順天堂大学医学部　麻酔科学・ペインクリニック講座／助教
千葉　知史	あおば・南吉成ペインクリニック／院長
都築　有美	東京医科大学　麻酔科学分野／助教
寺尾　　基	旭川ペインクリニック病院　ペインクリニック科／副院長
豊川　秀樹	港南ひだまりペインクリニック　ペインクリニック外科／院長
中川　雅之	NTT 東日本関東病院　ペインクリニック科／医長
中本　達夫	関西医科大学附属病院　痛みセンター／センター長
新谷　知久	札幌禎心会病院　ペインクリニック外科／医長
西山　隆久	西東京中央総合病院　麻酔科／部長
西脇　侑子	済生会滋賀県病院　麻酔科／副部長
萩原信太郎	鹿児島大学病院　麻酔・蘇生学教室／特任助教
八反丸善康	東京慈恵会医科大学附属病院　麻酔科・ペインクリニック部／助教
濱口　孝幸	東京慈恵会医科大学附属病院　麻酔科・ペインクリニック部／助教
林　　摩耶	NTT 東日本関東病院　ペインクリニック科
原田　秋穂	洛和会音羽病院　緩和ケア内科／副部長
樋田久美子	長崎大学病院　麻酔科／助教
深澤　圭太	医療法人舜日会　ふかざわ痛みのクリニック／理事長
深澤　正之	JA 長野厚生連　佐久総合病院　麻酔科・ペインクリニック科／部長
藤原　亜紀	奈良県立医科大学　麻酔・ペインクリニック科／学内講師
前田　愛子	九州大学病院　麻酔科蘇生科／助教
前田　亮二	東京医科大学八王子医療センター　麻酔科／助教
松原　香名	三鷹痛みのクリニック
松本　知之	近畿大学医学部　麻酔科学教室／助教 A
南　絵里子	姫路赤十字病院　麻酔科／麻酔科副部長
村田　雄哉	姫路赤十字病院　麻酔科
山賀　昌治	宮崎大学医学部　病態解析医学講座　麻酔生体管理学分野／助教
山口　敬介	順天堂東京江東高齢者医療センター　麻酔科・ペインクリニック／教授
山口　　忍	よしむらペインクリニック／副院長
吉村　文貴	よしむらペインクリニック／院長
吉山　勇樹	信州大学医学部　麻酔蘇生学教室／特任助教

（50 音順）

利益相反（COI）

利益相反を有する検討委員の参画について

治療指針検討委員は6名で構成され，ペインクリニック治療指針改訂第7版を2023年6月に出版することを目的に，2019年7月から活動している．2022年7月に「ペインクリニック学会利益相反に関する規定」が改定されたことにより，1名の編集委員にカテゴリーC（講演料が年間200万円を超える）の利益相反が認定された．

本学会の利益相反規定では，治療指針検討委員にあってはカテゴリーBの基準値を超えないことが求められているが，専門的な知識を持つ当該委員の参画の継続は，最終年度を迎える2022年7月において不可欠であった．カテゴリーBを超える委員にあっては，治療指針の透明性と公平性が担保され，最終決定権（推奨度決定の議決権）を持たないことを条件に参画が認められている．

本治療指針は推奨度を掲載しておらず，議決権は存在しない．当該委員は主に，協力者が作成した原稿(第Ⅳ章）の査読を担当していた．査読作業は，少なくとも2名以上の検討委員で複数回のチェックを行い，さらに問題点については委員全員で議論を重ね内容を決定したため，公平性は担保されている．

以上のように，カテゴリーCの利益相反を有する1名の検討委員が，学会の規定する要件を満たし，本治療指針の策定に参画していることを報告する．

利益相反（COI）の開示について

一般社団法人日本ペインクリニック学会「利益相反に関する規定」では，利益相反の開示項目と開示基準額を表1のとおり定めている．

規定に則り，治療指針検討委員および協力者の利益相反（COI）を表2に開示する．

表1　個人の利益相反の開示項目と開示基準額

（年間の1企業または1団体当たりの規定）

申告項目	開示基準額区分		
	金額区分A	金額区分B	金額区分C
1．役員・顧問職・社員等の報酬	100万円以上	500万円以上	1000万円以上
2．株の保有とその株式から得られる利益	100万円以上，5%以上の公開株式の保有	500万円以上	1000万円以上
3．特許権使用料・譲渡料	100万円以上	500万円以上	1000万円以上
4．講演料など	50万円以上	100万円以上	200万円以上
5．原稿料など	50万円以上	100万円以上	200万円以上
6．研究費	100万円以上	1000万円以上	2000万円以上
7．奨学寄附金	100万円以上	500万円以上	1000万円以上
8．寄附講座	実質的に使途を決定し得る寄附金で実際に割り当てられた年間総額100万円以上		
9．旅行・贈答品など	5万円	20万円以上	50万円以上
10．配偶者の利益相反	上記に準ずる		

※委員長は金額区分A，委員は金額区分Bを超えた場合，策定への参画制限が定められている．

表2　治療指針検討委員および協力者の利益相反（前年に遡り過去3年分）

（治療指針検討委員）

氏名	COI 状態（企業名・申告項目・金額区分）
安部洋一郎	なし
高雄由美子	第一三共株式会社・4・A
伊達　　久	なし
濱口　眞輔	第一三共株式会社・4・C
松田　陽一	なし
渡邉　恵介	なし

（協力者）

氏名	COI 状態 （企業名・申告項目・金額区分）	氏名	COI 状態 （企業名・申告項目・金額区分）
五十嵐　孝	なし	立山　真吾	なし
石川　慎一	なし	田中　　聡	なし
岩元　辰篤	なし	谷口　彩乃	なし
榎畑　　京	なし	千葉　聡子	なし
大岩　彩乃	なし	千葉　知史	なし
大路奈津子	なし	都築　有美	なし
大路　牧人	なし	寺尾　　基	なし
大納　哲也	なし	豊川　秀樹	なし
大畑　光彦	第一三共株式会社・4・A	中川　雅之	なし
岡田　寿郎	なし	中本　達夫	なし
奥田　泰久	なし	新谷　知久	なし
表　　圭一	なし	西山　隆久	なし
加藤　　実	第一三共株式会社・4・C	西脇　侑子	なし
金井　昭文	第一三共株式会社・4・B	萩原信太郎	なし
上島　賢哉	なし	八反丸善康	なし
河島愛莉奈	なし	濱口　孝幸	なし
川人　伸次	なし	林　　摩耶	なし
川真田樹人	なし	原田　秋穂	なし
清永　夏絵	なし	樋田久美子	なし
熊谷　　基	なし	深澤　圭太	なし
畔柳　　綾	なし	深澤　正之	なし
桑原沙代子	なし	藤原　亜紀	なし
肥塚　史郎	なし	前田　愛子	なし
小杉志都子	なし	前田　亮二	なし
小杉　寿文	第一三共株式会社・4・B	松原　香名	なし
小林　玲音	なし	松本　知之	なし
崔　　英姫	なし	南　　絵里子	なし
佐藤　仁昭	なし	村田　雄哉	なし
篠崎　未緒	なし	山賀　昌治	なし
白井　　達	なし	山口　敬介	なし
鈴木　健二	ニプロ株式会社・7・A	山口　　忍	第一三共株式会社・4・A
曽我　朋宏	なし	吉村　文貴	なし
高田　　香	なし	吉山　勇樹	なし
田代　章悟	なし		

（50 音順）

I-1　ペインクリニック治療指針 総論

　本治療指針は，痛みの診療を行う現場で，実際に拠り所となるものである．近年，本学会でも EBM（evidence-based medicine）に基づいた各種のガイドラインが発刊されているが，この指針は，最新の EBM を取り入れながら本邦での現状も考慮に入れ，より臨床に即した内容となることを目標としている．

EBM：evidence-based medicine

　エビデンスとは，より妥当性の高い治療法の選択を促す知見（信頼できる根拠）である．治療の有効性を評価するために，特殊に設定された一定の環境下で，ある治療法を他の治療法やプラセボと比較することによって得られた知見はエビデンスレベルが高いと評価される．痛み診療については，鎮痛，ADL 改善，副作用などが有効性を評価するための主なアウトカムとなっている．エビデンスは，設定された環境に近い患者に対しては，有用な情報である．しかし，我々が診療を行っているリアルワールドの患者は，複数の痛みの機序が絡んでいたり，超高齢で種々の合併症があったり，異なる心理社会的背景があったりと多様性が高く，容易に EBM の隙間に入り込む．EBM の治療法が選択できないときや効果が不十分であったときにも，我々は次善の治療法を患者に提示しなければならない．また，治療者も多施設共同研究が行われるような画一的で理想的な環境にはなく，その地域・施設の状況を考慮した治療法を選択する必要がある．

　まさに本治療指針は，各種ガイドラインとリアルワールドでの診療の隙間を埋めることを目的としている．その内容は，EBM に準拠するとともに，EBM は乏しいが診療のニーズがあるものについても，従来行われてきた治療法についてリスクとベネフィットを考慮し記載した．さらに，現在行われている診療にとどまらず，将来的に必要な知識や手技なども記載した．これらは第一線のペインクリニシャンによって分担執筆され，さらに当委員会の委員によって詳細に検討し校正されている．

　また第7版では新たに「合併症」の項目を追加した．合併症は，稀であるためエビデンスレベルの高い治療法や予防法は少なく，重篤な症状が急速に進行し，対応に時間的余裕のないことがある．医療訴訟に絡むためデリケートかつ必要性の高い項目である．本学会安全委員会とも協力し，現時点での EBM と従来行われている妥当性の高い治療法・予防法について記載した．β版でも先行して公開し皆様のご意見をいただいているが，不十分なところについては今後もご指摘をいただきたい．内容に関しては，特に神経ブロック手技を行う際に知っておくべきことで，一読をお勧めするとともに，有事の際には本指針を思い出していただきたい．

　最後に，ガイドラインや治療指針は知識であって，それを実臨床に生かすにはスキルが必要であることを付け加えたい．もちろん，インターベンションがスキルの最たるものであるが，正しく病態を把握し診断できるスキルが各種治療法の効果を正しく得るために必須である．患者の心理社会的因子の把握や患者教育が治療効果を高める．また，治療を行わない・手技を中止する判断やインフォームド・コンセントも安全に診療するためには欠かせない．ご自身のスキルを考慮に入れながら，この治療指針を診療に役立てていただければ幸甚である．

Ｉ-2　痛みの評価

　痛みは主観的なものであり，他者がそれを客観的に把握することができない．しかし，痛みがどの程度強いのか，どのような性質なのか，あるいは，痛みに伴う行動，身体機能，および心理を適切な尺度を用いて数値化することは，治療方針の決定や，治療効果の評価に有用である．痛みを専門とするペインクリニシャンだけでなく，プライマリ・ケアを担う医師にとっても，単に痛みの強さだけを評価するのではなく，痛みの行動・心理社会的背景を評価し，情報を共有していくことが，チーム医療を行う上で重要である．

1. 病歴問診・身体評価・検査
　痛みの部位，発症機転，経過，痛みの強さ，性質，軽減・増悪因子，既往歴，家族歴，職業などは，最も基本的な評価項目であり，診断・疾病分類に役立つ．さらに，一般的な血液検査や画像検査，神経学的検査（運動・感覚・反射・疼痛誘発試験）に加え，補助的評価として電流知覚閾値測定などの知覚・痛覚の定量的検査の概念も理解しておくことも必要である．

2. 痛みの強さの評価
1) 視覚アナログスケール（VAS），数値評価スケール（NRS），言語式評価スケール（VRS），表情スケール（FS）
　急性痛や術後痛など，臨床上，様々な状況下で最も使用される痛みの強度尺度である．
　VAS は，100 mm の直線を用いて，左端（0 mm）を「痛みがない」，右端（100 mm）を「想像し得る最大の痛み」とし，患者の痛みの程度を表すところに印をつけてもらい，左端からの長さで評価する．
　NRS は，0～10 までの 11 段階の整数値を用いて，現在の痛みがどの程度かを指し示す痛みの評価法である．
　VRS は，「0：痛みなし」，「1：軽度の痛み」，「2：中等度の痛み」，「3：重度の痛み」の 4 段階のなかから痛みの程度を選ぶ評価法である．3 段階のスケールのほか，5 段階のスケールを用いることもある．
　FS は，3 歳以上の小児や認知機能の衰えた患者（高齢者）などに用いられる．平穏な表情から苦悶の表情までを簡略化した図でスケール化し，痛みの強さを指し示す評価法である．
2) 簡易疼痛質問票（BPI）[1]
　慢性疼痛の痛みの強度（24 時間を通しての最大，最小，平均の NRS）や生活や気分の支障度を数値化するものである．0～10 までの 11 段階の整数値を用いて，数値化して評価する．

3. 痛みの性質の評価
1) マギル疼痛質問票（MPQ）[2]
　痛みの感覚的・情動的側面の尺度である．それぞれの痛みの感覚的・感情的表現について，その強さを段階的に表し，合計点を評価する．短縮版の SF-MPQ[3]，および SF-MPQ2（神経障害性疼痛に関する表現を含む）[1]が主に用いられる．

視覚アナログスケール
VAS：visual analogue scale
数値評価スケール
NRS：numerical rating scale
言語式評価スケール
VRS：verbal rating scale
表情スケール
FS：face scale

簡易疼痛質問票
BPI：brief pain inventory

McGill 疼痛質問票
MPQ：McGill pain questionnaire

SF-MPQ：short form of McGill pain questionnaire

2）神経障害性疼痛評価ツール

神経障害性疼痛の可能性を評価する目的で使用されるスクリーニングツールである．painDETECT，LANSS，DN4，神経障害性疼痛スクリーニング質問票[5]などがある．

4．痛みによる ADL/QOL の評価

1）疼痛生活障害評価スケール（PDAS）[6]

日常生活の様々な活動に，痛みがどの程度影響しているかを評価する 20 項目の質問からなる．

2）SF-36[7]

健康関連 QOL の質問票である．身体機能，痛み，日常社会役割機能，活力などの 8 つの下位尺度から構成される．

3）EQ-5D[8]

健康関連 QOL の質問票である．移動・身の回りの管理・活動・痛み（不快感）・不安の 5 項目で構成されている．

5．疾患・部位特異的評価

1）RDQ[9]，ODI[10]

腰痛による日常生活障害の程度を評価する尺度である．

2）HIT-6[11]

頭痛による日常生活障害の程度を評価する尺度である．

6．痛みによる心理的評価

1）不安の評価

常に不安になりやすい性質（特性不安）や一時的な状態での不安（状態不安）を定量的に評価する．顕在性不安スケール（MAS），STAI，抑うつ・不安スケール（HADS）がある．

2）抑うつの評価

うつ病のスクリーニングや重症度を評価する自己記入式質問票として，ベック抑うつ調査票（BDI），ツンク式自己抑うつスケール（Zing's SDS），HADS，GHQ などが一般的である．

3）痛みの破局化

痛みに捉われて繰り返し考えたり（反芻），痛みを必要以上に強い脅威と捉えたり（拡大視），痛みに対してできることが何もない（無力感）といった思考をいう．質問票として破局的思考スケール（PCS）[12]が一般的である．

4）恐怖回避思考

恐怖感から，痛みにつながる行動を自ら回避し，やがてそれが身体・精神の機能障害を引き起こし，痛みを遷延化する悪循環が生じる．恐怖回避信念質問票（FABQ）[13]や運動恐怖のタンパスケール[14]などの評価票が用いられる．

5）自己効力感

自分の置かれた状況のなかで，期待された結果を出すための必要な行動をうまく遂行できるという自信の程度を示す．慢性疼痛では，「痛みを自分自身で制御しようとする自信」と解釈され，痛み自己効力感質問票（PSEQ）[15]を用いて評価する．

LANSS：Leeds assessment of neuropathic symptoms and signs

DN4：Douleur neuropathique 4

日常生活動作
ADL：activities of daily living：日常生活を送るために最低限必要な起居動作・移乗・移動・食事・更衣・排泄・入浴・整容などの動作のこと

クオリティ・オブ・ライフ
QOL：quality of life：「生命の質」「生活の質」「人生の質」のこと．個人が接している文化や価値観で，目標・基準・関心などに関係する自分自身の人生に対しての認識のこと

疼痛生活障害評価スケール
PDAS：pain disability assessment scale

SF-36：36-item short-form health survey

EQ-5D：EuroQol-5 dimension

RDQ：Roland-Morris disability questionnaire

ODI：Oswestry disability index

HIT-6：headache impact test 6

顕在性不安スケール
MAS：manifest anxiety scale

STAI：state-trait anxiety inventory

抑うつ・不安スケール
HADS：hospital anxiety and depression scale

ベック抑うつ調査票
BDI：Beck depression inventory

自己抑うつスケール
SDS：self-rating depression scale

GHQ：general health questionnaire

破局的思考スケール
PCS：pain catastrophizing scale

恐怖回避信念質問票
FABQ：fear avoidance belief questionnaire

運動恐怖のタンパスケール
Tampa scale for kinesiophobia

痛み自己効力感質問票
PSEQ：pain self-efficacy questionnaire

6）その他の心理的評価

　ミネソタ多面人格調査票（MMPI）（550項目）は，パーソナリティの傾向（心気症，抑うつ，ヒステリー，精神病質的偏奇性，男子性・女子性，統合失調症，軽躁病，社会的内向性）の評価票である．腰痛などの整形外科疾患の精神医学的問題の簡易的な評価として本邦で開発されたBS-POPは，MMPIとの相関が強い[16]．

ミネソタ多面人格調査票
MMPI：Minnesota multiphasic personality inventory
BS-POP：brief scale for psychiatric problem in orthopaedic patients

参考文献

1) Breivik H et al：Assessment of pain. Br J Anaesth 101：17-24, 2008
2) 長谷川　守ほか：日本語版 McGill Pain Questionnaire の信頼性と妥当性の検討．日本ペインクリニック学会誌 3：85-91，1996
3) Arimura T et al：Pain questionnaire development focusing on cross-cultural equivalence to the original questionnaire：the Japanese version of the Short-Form McGill Pain Questionnaire. Pain Med 13：541-551, 2012
4) 圓尾知之ほか：痛みの評価尺度・日本語版 Short-Form McGill Pain Questionnaire 2 (SF-MPQ-2) の作成とその信頼性と妥当性の検討．Pain Research 28：43-53，2013
5) 小川節郎：日本人慢性疼痛患者における神経障害性疼痛スクリーニング質問票の開発．ペインクリニック 31：1187-1194，2010
6) 有村達之：疼痛生活障害評価尺度（PDAS）．地域リハビリテーション 11：26-29，2016
7) Fukuhara S et al：The development and use of quality-of-life measures to evaluate health outcomes in Japan. Pharmacoeconomics 20（suppl 2）：17-23, 2002
8) Inoue S et al：Chronic pain in the Japanese community：Prevalence, characteristics and impact on quality of life. PLoS One 10：e0129262, 2015
9) Roland M et al：A study of the natural history of back pain. Part 1. Development of a reliable and sensitive measure of disability in low-back pain. Spine 8：141-144, 1983
10) Fairbank JCT et al：The Oswestry low back pain disability questionnaire. Physiotherapy 66：271-273, 1980
11) 坂井文彦ほか：日本語版 Headache Impact Test (HIT-6) の信頼性の検討．臨床医薬 20：1045-1054，2004
12) 松岡紘史ほか：痛みの認知面の評価：Pain Catastrophizing Scale 日本語版の作成と信頼性および妥当性の検討．心身医学 47：95-102，2007
13) 松平　浩ほか：日本語版 Fear-Avoidance Beliefs Questionnaire (FABQ-J) の開発：言語的妥当性を担保した翻訳版の作成．整形外科 62：1301-1306，2011
14) 松平　浩ほか：日本語版 Tampa Scale for Kinesiophobia (TSK-J) の開発：言語的妥当性を担保した翻訳版の作成．臨床整形外科 48：13-19，2013
15) Adachi T et al：Validation of the Japanese version of the pain self-efficacy questionnaire in Japanese patients with chronic pain. Pain Med 15：1405-1417, 2014
16) Yoshida K et al：A validation study of the brief scale for psychiatric problems in orthopaedic patients (BS-POP) for patients with chronic low back pain（verification of reliability, validity, and reproducibility). J Orthop Sci 16：7-13, 2011

I-3　神経ブロック

1．神経ブロックとは[1]

　神経ブロックとは，「脳脊髄神経および神経節，交感神経および神経節，神経叢や末梢神経に神経ブロック針を穿刺し，直接またはその近傍に局所麻酔薬または神経破壊薬を注入して，神経の伝達機能を一時的または長期的に遮断する方法」である．薬液を注入するのみでなく，熱凝固法などにより遮断する方法も神経ブロックに含まれる．ペインクリニックで用いる神経ブロックは，運動機能は残して知覚神経だけをブロックし，知覚のなかでも痛みの伝達だけを選択的に遮断することが望まれる．また，神経ブロックは疼痛治療のみでなく，非疼痛性疾患にも有効な場合がある．

　"神経ブロック"は神経伝達遮断を意味するが，局所麻酔ではなく抗炎症作用を期待し

てステロイド薬が単独で投与されることもある．英語ではinjectionが用いられることが多くなっており，今後は，例えば「硬膜外ブロック」より「硬膜外注入」が用いられる可能性がある．また，以前はパルス高周波法（PRF）や脊髄刺激療法（SCS）も神経ブロックに含まれていたが，ニューロモデュレーションの概念が成熟し個別に分類されるようになってきた．さらに硬膜外腔癒着剥離術や椎間板内治療（経皮的椎間板摘出・焼灼術，椎間板内酵素注入療法（コンドリアーゼ）などの小手術もより一般的になっており，本指針で取り扱う内容も神経ブロックからインターベンションに概念が変わりつつある．

硬膜外ブロック
epidural block

パルス高周波法
PRF：pulsed radiofrequency

脊髄刺激療法
SCS：spinal cord stimulation

硬膜外腔癒着剥離術
percutaneous epidural adhesiolysis and neuroplasty

椎間板内酵素注入療法（コンドリアーゼ）
intradiscal enzyme injection（condoliase）

2. 神経ブロックの意義[2]

1）診断的な意義

　試験的な神経ブロック治療により，患者の痛みにその神経が関与しているかどうかを判定できると同時に，神経ブロック手技そのものが治療にもなる．診断においては，ごく少量の局所麻酔薬を用いて，注入時の痛みの再現や一定期間の鎮痛効果が判定に用いられる．

2）痛覚伝導路の遮断

　痛覚伝導路を遮断して痛みを消失させる．疾患の根本的治療とはならない場合もあるが，リハビリテーションの促進などにより患者のADLを大きく改善することができる．手術の適応とならないリスクの高い患者や高齢者で，保存的治療の効果が不十分な時には神経ブロックが適応となることがある．また，がん性疼痛においては腹腔神経叢ブロックなどの神経破壊薬を用いた神経ブロックにより痛みの軽減が期待できる．

腹腔神経叢ブロック
celiac plexus block

3）痛みの悪循環の遮断

　侵害刺激は末梢神経から脊髄を経由して中枢へ伝達されるが，痛みの生じた局所には脊髄反射路を通して，局所を支配する交感神経および運動神経が興奮することにより，筋の反射性攣縮および血管収縮が起こるため，組織の虚血，酸素欠乏，アシドーシスが生じる．そのため，局所で発痛物質が産生され，この発痛物質がまた知覚神経を刺激するという痛みの悪循環が形成される．また，痛みに対する不安や恐怖は，交感神経を刺激して悪循環を形成する．特に，慢性疼痛ではこの悪循環が持続するため，これらをいずれかの部位で遮断することが必要である．この悪循環の遮断に神経ブロックは有用であり，運動神経，知覚神経，交感神経を遮断することにより筋の攣縮を改善し，痛みの伝達を遮断し，交感神経の過緊張を改善することで，組織の虚血と痛みを改善することが可能である．

4）交感神経の遮断による血行改善

　末梢循環不全による虚血により痛みが生じることがある．この場合には交感神経を遮断することにより血行を改善し，痛みを緩和するばかりでなく，末梢循環障害により生じる潰瘍などの悪化を防ぐ．

5）良好な医師，患者関係の構築

　急性，慢性に限らず痛みは不安な気持ちを惹起する．神経ブロックで痛みが大きく減少することで患者は不安が減少し，医師への信頼感が増すことが期待できる[3]．

3. 神経ブロックを行う際に必要な事項

　神経ブロックを行う場合には適応を慎重に決定する．心理社会的因子の関与が大きい患者では，かえって症状を悪化させることもある．また，薬物療法と同様に依存を形成

し，頻回の受診や運動療法の妨げとなる可能性があることに留意する．神経ブロックを施行する前には，患者に対して十分な説明と同意を得ることが必須である．あらかじめ，神経ブロック治療の限界を説明し，治療の見通し・回数などを説明しておくことが，漫然としたブロック治療の回避に重要である．

　また，起こり得る合併症に対してすみやかに対処する技量も必要である．特に，神経破壊薬や高周波熱凝固法（RF）により神経組織を破壊する場合には，より細心の注意が必要となる．見落としがちであるが，重症例や認知症患者では処置中の体位の保持が可能か確認しておく．処置する際には，清潔下に神経ブロックを施行することが可能で，処置中・後の安静が保たれる処置台と，バイタルサインの観察に必要なモニター，緊急事態に対応するための気道確保・酸素および輸液・緊急薬品などの準備が必要である．神経ブロック施行前には，感染や病態把握のために採血検査を行うことが望ましい．また，最近は抗血栓薬などを内服している患者も多いため，服用の有無を調査し，患者によっては追加で出血傾向の検査を行う．内服薬の休薬と神経ブロックの是非に関しては日本麻酔科学会・日本区域麻酔学会・日本ペインクリニック学会の『抗血栓療法中の区域麻酔・神経ブロックガイドライン』に則る．

高周波熱凝固法
RF：radiofrequency thermocoagulation

4．神経ブロックに使用する薬物
　神経ブロックに使用する薬物としては，以下の局所麻酔薬，神経破壊薬やステロイド薬がある．
1）局所麻酔薬
　リドカイン，メピバカイン，ブピバカイン，ロピバカイン，レボブピバカインの各塩酸塩が用いられる．
2）神経破壊薬
　無水エタノール，フェノール水，フェノールグリセリンなどを使用する．
3）ステロイド薬
　神経の炎症や絞扼症状が強い場合には，水溶性のステロイド薬を適量添加することがある．
4）そ の 他
　ジブカイン配合薬（0.1%［w/v］ジブカイン塩酸塩，0.3%［w/v］サリチル酸ナトリウム，0.2%［w/v］臭化カルシウム），ワクシニアウイルス接種家兎炎症皮膚抽出液などを併用する場合がある．

5．神経ブロックの合併症
　神経ブロック全般の合併症には，①局所麻酔薬中毒，②アナフィラキシーショック，③迷走神経反射，④アルコール性神経炎，⑤神経損傷，⑥感染，⑦出血（血腫）などがあり，重要な項目に関しては第Ⅴ章（合併症の予防・診断・治療）に詳述した．また，各神経ブロック特有の合併症に関しては各論でも示した．

参考文献
　1）塩谷正弘ほか：神経ブロック法．若杉文吉 監．ペインクリニック第2版．医学書院．7-15，2000
　2）宮崎東洋ほか：神経ブロック概論．ペインクリニック 32：3-9，2011
　3）安部洋一郎：神経ブロック療法の意義．医学のあゆみBOOKSペインクリニック診療38のエッセンス．医歯薬出版．98-100，2018

Ⅰ-3-1　カテーテルによる持続注入

　硬膜外腔カテーテル留置は以前より保険適用があり，留置日翌日から1日当たり80点の管理料（2023年1月現在）が請求可能であった．2018年4月の診療報酬改定により硬膜外ブロック以外の手技についても管理料の請求が可能となった．がん性疼痛・難治性慢性疼痛に対するくも膜下カテーテル留置，術後鎮痛やリハビリテーション補助のための持続末梢神経ブロックなど，その適用は広がっている．

硬膜外ブロック
epidural block

1. 施行部位[1]

　従来から持続硬膜外ブロックが行われているが，特にがん性疼痛の管理でくも膜下鎮痛法が用いられるようになった．

くも膜下鎮痛法（IT鎮痛法）
IT：intrathecal analgesia

　また周術期における超音波ガイド下神経ブロックの発展をうけて，疼痛診療においても傍脊椎神経ブロック，腕神経叢ブロック[2]，坐骨神経ブロック[3]，筋・筋膜面ブロック[4]などでカテーテルを留置した持続注入が行われるようになった．持続末梢神経ブロックの対象疾患はがん性疼痛や，CRPS，四肢虚血痛，幻肢痛などの報告が多い．

超音波ガイド下神経ブロック
ultrasound-guided nerve block
傍脊椎神経ブロック
TPVB：thoracic paravertebral block
腕神経叢ブロック
brachial plexus block
坐骨神経ブロック
sciatic nerve block
複合性局所疼痛症候群
CRPS：complex regional pain syndrome

2. 使用器材

　以前はTouhy針を用いて，硬膜外腔留置用のカテーテルを各神経ブロックに流用していたが，最近は留置部位に応じた器材が選択できるようになった．選択にあたってはカテーテルの太さ・硬さ・形状や薬液流出孔の位置・数などを考慮する．注入機器にはバルーン式携帯型ディスポーザブルPCA用ポンプや機械式PCA用ポンプなどが用いられる．

PCA：patient controlled analgesia

3. 注入薬物

　持続投与を行う際には長時間作用型の薬物を使う利点は少なく，局所麻酔薬中毒発生時の重篤さから短時間作用型が使用されるが，選択的神経遮断（differential nerve block）の観点から運動神経遮断効果が抑制された長時間作用型の薬物も好まれる．留置中の転倒防止や，リハビリテーションなどの補助目的で併用するときには，運動神経遮断の程度を考慮した投与量設定が必要である．またPCA使用時の注意点を医療スタッフと患者に伝えておく．

4. 合併症[1]

　カテーテル挿入の不正確さや困難さのリスクは，超音波ガイド法により減少すると考えられる．周術期の鎮痛効果不良は1.9〜26%[5,6]とされるが，方法（超音波ガイド法や神経刺激法）や器材，挿入部位により大きく異なる．傍脊椎神経ブロックでの硬膜外腔迷入や，斜角筋ブロック時のくも膜下ボーラス注入による死亡例の報告もあることに留意が必要である．位置ずれ・事故抜去は特に末梢神経ブロックで問題となる．カテーテル切断は，カテーテル固定，縫合糸抜去時の報告のほか，原因不明のもの（カテーテルの無理な挿入や引き戻しにより針先でカテーテルを損傷する可能性が考えられている）がある．カテーテルのループ形成やキンク，癒着による抜去困難の報告もある．

　通常の神経ブロックと同様に感染や出血のリスクもある．特に感染には注意が必要で，長期留置によりリスクが増加する．感染が疑われる場合は直ちにカテーテルを抜去

し，カテーテルの培養検査と抗菌薬の投与を考慮する．長期間にわたる局所麻酔薬の持続投与により肝障害をきたした報告[7]があることも念頭に，定期的に血液検査を行う．

参考文献
1) Ilfeld BM：Continuous peripheral nerve blocks：An update of the published evidence and comparison with novel, alternative analgesic modalities. Anesth Analg 124：308-335, 2017
2) Fernandes HDS et al：Continuous peripheral nerve block for upper limb ischemic pain：a case report. Braz J Anesthesiol 71：451-453, 2021
3) Fernandes HDS et al：Continuous peripheral nerve block for in-patients with lower limb ischemic pain. Clinics（Sao Paulo）76：e2805, 2021
4) Forero M et al：The erector spinae plane block：a novel analgesic technique in thoracic neuropathic pain. Reg Anesth Pain Med 41：621-627, 2016
5) Gurnaney H et al：Ambulatory continuous peripheral nerve blocks in children and adolescents：a longitudinal 8-year single center study. Anesth Analg 118：621-627, 2014
6) Ahsan ZS et al：Incidence of failure of continuous peripheral nerve catheters for postoperative analgesia in upper extremity surgery. J Hand Surg Am 39：324-329, 2014
7) 土井克史ほか：メピバカインによる持続硬膜外ブロック治療中に薬剤性肝障害が疑われた1症例．日本ペインクリニック学会誌6：393-396, 1999

Ⅰ-4　薬物療法

1．薬物療法の位置づけ

　薬物療法がペインクリニックにおいて疼痛治療に果たす役割は大きく，鎮痛目的にNSAIDs，アセトアミノフェン，オピオイド鎮痛薬，ガバペンチノイド（Ca^{2+}チャネル$\alpha_2\delta$リガンド），抗てんかん薬，抗うつ薬，ワクシニアウイルス接種家兎炎症皮膚抽出液，漢方薬などの薬物が処方される．なおかつ，神経ブロック，外科的手術，リハビリテーション，心理療法などの治療と併用することも可能である．

　ペインクリニックの診療にあたっては，痛みを緩和する様々な方法を熟知した上で，患者にとって最も有益な手段を検討し，その結果として薬物療法の適応を決定すべきである．また，副作用や依存の発現のリスクなどの可能性も十分に考慮しなければならない．薬物療法は，神経ブロックなどの侵襲的治療と比べて施行しやすいが，無侵襲あるいは低侵襲の治療法であるとは断定できないため，あくまでも疼痛緩和の一手段として位置づけるべきである．

2．薬物療法を実施する際の注意点

　薬物療法を施行する際には，痛みの発症機序に基づいた適切な薬物を選択し，個々の患者が有する共存疾患などへの影響や，共存疾患に対する内服薬との相互作用なども考慮した上で処方を決定することが求められる．薬物の選択に際しては，質の高い臨床研究やレビューを参考にした診療ガイドラインが数多く作成されていることから，各ガイドラインを参考にした治療計画を立てることが一般的である．

　本学会でも，『非がん性慢性疼痛に対するオピオイド鎮痛薬処方ガイドライン　改訂第2版』[1]，『神経障害性疼痛薬物療法ガイドライン　改訂第2版』[2]を発行しており，『非がん性慢性疼痛に対するオピオイド鎮痛薬処方ガイドライン　改訂第2版』においては，「非がん慢性疼痛の場合には，オピオイド鎮痛薬の長期間投与や高用量投与を回避すること，使用上限量を経口モルヒネ塩酸塩換算量90 mg（60 mgを推奨）とすること」など

非ステロイド性抗炎症薬
NSAIDs：nonsteroidal antiinflammatory drugs

の文言が明記されている．また，『神経障害性疼痛薬物療法ガイドライン 改訂第2版』
においては，「本邦における神経障害性疼痛薬物療法アルゴリズム」が示されており，こ
れらのガイドラインは本邦での安全かつ有益な薬物療法の実践に裨益することを目的と
している．

　特に，トラマドール製剤やオピオイド鎮痛薬〔強度〕に該当する薬物の処方の際には，
副作用や依存発現のリスクの低減に細心の注意を払う必要があり，神経障害性疼痛の薬
物療法などにおいても，有効性の高い薬物を最小限で投与することがポリファーマシー
対策につながる．さらに，治療効果と副作用，使用の継続の妥当性を定期的に評価する
ことで，有害と判断したら減量あるいは中止を考えるべきである．

参考文献
 1) 非がん性慢性疼痛に対するオピオイド鎮痛薬処方ガイドライン作成ワーキンググループ 編：非がん性慢
　性疼痛に対するオピオイド鎮痛薬処方ガイドライン改訂第2版，真興交易医書出版部，2017
 2) 神経障害性疼痛薬物療法ガイドライン改訂版作成ワーキンググループ 編：神経障害性疼痛薬物療法ガイ
　ドライン改訂第2版，真興交易医書出版部，2016

Ⅰ-5　リハビリテーション

　ペインクリニック診療におけるリハビリテーションは，身体機能・構造の異常を改善
させることで，痛みを緩和させることを目的とした治療となる．近年，慢性疼痛診療に
おける集学的治療の重要性は広く認識されているが，そのなかでもリハビリテーション
は主要な治療法の一つとなっている．ペインクリニック診療においてもリハビリテー
ションは重要な治療法と認識する必要がある．

　リハビリテーションの適応は，腰部・頚部・肩など筋・骨格の異常による運動器疼痛
が主となる．神経障害性疼痛においても，CRPSのような身体機能障害が加わった病態
ではリハビリテーションの適応となる．

複合性局所疼痛症候群
CRPS：complex regional pain syndrome

　リハビリテーションの方法は，物理療法と運動療法が一般的に行われる．急性および
慢性の腰痛・頚部などの痛みに対して物理療法は短期的な効果を示す報告[1]しかない．
本邦では温熱療法，電気刺激療法，超音波療法などの物理療法が慢性の運動器疼痛に対
して頻回に漫然と行われる例もあるが，その効果を評価しながら行うべきであり，あく
まで運動療法の補助的な治療として考えることが望ましい．

　運動療法は，慢性疼痛に対する有用性は認められているが，急性腰痛のような急性の
運動器疼痛に対しては，有効性を示す報告はなく，適応はないと考えるべきであろう．
運動療法には，有酸素運動や筋力増強運動などの一般的な運動療法の他に，脊椎を安定
させるコアエクササイズであるモーターコントロールエクササイズ（MCE），腹式呼吸
下に運動するヨガや太極拳といったマインド-ボディエクササイズ，ピラティスなどが
挙げられる．慢性疼痛に対する効果において，どの運動が明確に有用であるかを示す報
告はあまりない．最近ではMCE，ピラティス，マインド-ボディエクササイズを含む運
動が痛みと機能障害に対して有効との報告もある[2]．また，理学療法士の管理下で運動
し，個別運動プログラムを自宅で行う supervised exercise therapy が有用であると報告
されている[3]．慢性疼痛では恐怖回避思考による過剰な行動回避や不活動を防ぐことが

MCE：motor control exercise

大切であり[4]，心理社会的因子の関与も考慮して運動恐怖，破局的思考などの評価も行いながらリハビリテーション計画を立てることも重要である．運動の方法，強度，頻度を含め，医師と理学療法士の管理下で運動療法を進めていくことが望ましい．また，集学的治療が可能な施設では，認知行動療法やマインドフルネスを組み込んだリハビリテーションを行うことが推奨される．

　ペインクリニックでの痛み治療は，薬物療法・神経ブロック療法に加え，運動療法を中心としたリハビリテーションを併用することが必要である．

参考文献
1) French SD et al：Superficial heat or cold for low back pain. Cochrane Database Syst Rev 1：CD004750, 2006
2) Fernández-Rodríguez R et al：Best exercise options for reducing pain and disability in adults with chronic low back pain：pilates, strength, core-based, and mind-body. A network meta-analysis. J Orthop Sports Phys Ther 52：505-521, 2022
3) Minetama M et al：Supervised physical therapy vs. home exercise for patients with lumbar spinal stenosis：a randomized controlled trial. Spine J 19：1310-1318, 2019
4) Leeuw M et al：The fear-avoidance model of musculoskeletal pain：current state of scientific evidence. J Behav Med 30：77-94, 2007

Ⅰ-6　心理的アプローチ

　痛みが遷延化してきた場合には，器質的原因があっても，その病態に心理社会的因子が関与していることが多く，病態は複雑化してくる．そのような場合に精神科や心療内科との併診をすることが可能であればよいが，場合によっては治療者自身や所属する科で心理的アプローチを行う必要がある．そして，第一歩として当該症例の病態に心理社会的因子がどのように関与しているかをアセスメントすることが重要である．

　心理社会的因子が関連すると思われる典型的患者像は，以下の4つ[1]である．

心理社会的因子
psychosocial factor

1. 労災・自賠責対象患者や生活保護受給患者

　これらの患者では疾病利得の影響が強いことがあるため，なかなか症状の改善がみられないことがある．

2. IQの低い患者・認知症・軽度認知障害（MCI）の患者

　患者が適当に相槌を打つなどしているため，通常の診察では見抜けないことがあり，場合によっては知能テストなどを要することもある．このような患者では，痛みのセルフマネージメントができないため痛みが遷延化しやすい．

IQ：intelligence quotient
軽度認知障害
MCI：mild cognitive impairment

3. 医療不信の強い患者

　怒りの気持ちが根底にあると治療の効果が得られにくいことが多くある．インジャスティス（不公平感）を伴うことも多い．

4. 幼少時にいじめや虐待を受けていた患者

　このようなエピソードは，初診時にはなかなか得られにくいため，良好な患者-医師関係が築かれた頃，すなわちラポールが形成された頃に徐々に聞き出していくことが望ましい．また，公認心理師などの心理専門職が生育歴や家族・職場（学校）環境などについて聴取することもよい．

　また，現在の精神状態を把握するために心理テストを施行することも考慮する．うつ

状態や不安の状態，破局化や失感情症など，痛みに大きく関与していそうな項目に関しては，各種心理テストを用いて患者の内面を知っておくことが大切である．1つの心理テストですべてが評価できるわけではないので，検知すべき因子を判断する心理テストを選択すべきである．これらの使い分けに関しては，痛みの評価（Ⅰ-2 痛みの評価3頁）を参考にするとよい．しかし，心理テストは現在の精神状態などを反映するだけで，過去の体験などの影響はあまり検出できないことを理解しておかなければならない[1]．

　慢性疼痛の心理的アプローチの基本は心理教育である．心理教育とは，「患者が受容しにくい疾患について，正しい知識や情報を心理面に配慮しながら伝え，問題に対処する方法を教育・援助するもの」であり[2]，他の治療法で十分な結果が得られない患者に対して認知行動療法や自律訓練法などの心理的治療を開始する．心理教育を通じて，慢性疼痛の発症や維持や悪化に関わる心理社会的要因や，これから受ける心理的介入の作用機序・実施手順に関する患者の理解を促すことは，その後の治療効果を促進させる可能性がある[3]．慢性疼痛に用いられている心理的治療において，近年，注目を浴びているものに認知行動療法[4]がある．そのうち第三世代の認知行動療法といわれているマインドフルネス[5]やアクセプタンス・コミットメントセラピー（ACT）[6]は，質の高いエビデンスがあり，有用であるといわれている．今後は，難治性疼痛患者に対して，神経ブロック療法や薬物療法だけではなく，リハビリテーションや認知行動療法などを併用した集学的治療が行われるようになると考えられる．痛みの原因に心理社会的因子が大きく関与している場合に，適切な心理アセスメントを行い，痛みの原因の気づきを促し，痛みを受容することができれば，痛みは徐々に緩和してくることもあり，心理的アプローチは今後の痛み治療の重要な位置づけになると思われる．

アクセプタンス・コミットメントセラピー
ACT：acceptance and commitment therapy

参考文献
1) 伊達　久：ペインクリニシャンにおける慢性痛の心理アセスメント．ペインクリニック 36：164-170，2015
2) 慢性疼痛治療ガイドライン作成ワーキンググループ 編：慢性疼痛治療ガイドライン，真興交易医書出版部，114-115，2018
3) CQ34：心理教育は慢性疼痛治療に有効か？　慢性疼痛診療ガイドライン作成ワーキンググループ 編，慢性疼痛診療ガイドライン，真興交易医書出版部，116-117，2021
4) Williams AC et al：Psychological therapies for the management of chronic pain（excluding headache）in adults. Cochrane Database Syst Rev 11：CD007407, 2012
5) Hilton L et al：Mindfulness meditation for chronic pain：Systematic review and meta-analysis. Ann Behav Med 51：199-213, 2017
6) Veehof MM et al：Acceptance- and mindfulness-based interventions or the treatment of chronic pain：A meta-analytic review. Cogn Behav Ther 45：5-31, 2016

Ⅰ-7　チーム医療

　痛みが遷延化してくると，痛み以外にもいろいろな症状が出現してくるだけでなく，ADLが低下して様々な日常生活に支障をきたすことがある．活動量の低下，行動範囲の狭小化などの問題も出てくる．痛みを緩和しようとしても，これらの問題があるとなかなか効果が得られないことが多々ある．

　慢性疼痛の治療を行うにあたって，単に痛みを抑える薬物療法や神経ブロック療法，低侵襲手術だけではなく，心理社会的因子にも踏み込んでいく心理的アプローチやQOLの向上を目指すリハビリテーションなど，多方面からのアプローチが重要である．

心理社会的因子
psychosocial factor

また，痛みの原因も多岐にわたることがあり，複数の診療科が連携して治療にあたるチーム医療が必要である[1]．実際の診療の方法は数種類ある．

1. 併用型診療

主治医が専門医以外の治療を必要と考えるときのみ，相談・対診をする診療形態である．現在の多くの疾患で一般的な診療形態である．

2. 協力型・協調型診療

併用型診療で関わった複数の医療機関・医療関係者が，情報を共有して各々の領域で治療を行うのが協力型診療である．さらに，各々が他の領域に配慮をしながら自分の診療を行う診療を協調型診療という．

3. 集学的治療（multidisciplinary approach）

専門領域の医師・コメディカルが各自の治療方針のもとで，多方面から患者の治療を行う方法である．対面やオンラインで集まることもあるが，定期的なカンファレンスなど相談の上で治療方針の意思決定をするとは限らない．国際疼痛学会（IASP）の定義[2]によると，基本的にはすべての職種が患者に対してそれぞれの治療目的を持って別々に働き，必ずしも互いにコミュニケーションをとらないことが多い．この形式は慢性疼痛だけでなく，緩和医療やフットケアなど他の疾患でも行われており，比較的新規に導入しやすい．

4. 学際的治療（interdisciplinary approach）

各専門領域のスタッフが，診察室に一堂に会して，またはオンラインで集まり，患者の診療をする．慢性疼痛の治療としてはこの形態が望ましいとされる．全国の痛みセンター（集学的痛みセンター）は，この形態が取り入れられている．患者のいる診察室に医療従事者が集まり，多職種・多診療科の専門家が診察する．その後一堂に会して，診断や治療方針が決定される．1回の診療に時間がかかるが，患者の同意が得られれば理想的である．定期的なカンファレンスで，診断・治療目的・治療と見直しの計画についての合意など，密接に連携して行われる[2]．

慢性疼痛の治療はいずれの形態でも可能であるが，ペインクリニック独自の集学的な治療形態が発展することが望ましい．慢性疼痛患者に対しての集学的治療については中等度から高いエビデンスもあり，有用性が明らか[1,3]になってきている．集学的治療の構成メンバーは，ペインクリニック医の他に，整形外科医，リハビリテーション科医，脳神経内科医，内科医，歯科医などの身体科の医師に加え，精神科医や心療内科医，公認心理師（臨床心理士），理学療法士や作業療法士などのリハビリテーションスタッフ，看護師，薬剤師，管理栄養士，社会福祉士・精神保健福祉士（MHSW）などで構成される[1,4]．欧米では，このような集学的チーム医療が実践されており，難治性疼痛患者の治療が行われている．本邦では診療報酬の裏づけがないことなどから，なかなか普及していないが，大学病院等で，近年，設置されてきている「痛みセンター」などで徐々にではあるが行われ始めている．

慢性疼痛のチーム医療を行うにあたっては，ただ単に関与する医療者が複数であるだけでは十分ではない．定期的にカンファレンスなどを開催し，患者の問題点を討論し，解決するために，各職種・診療科が協力し，連携していくことが必要である．まずは，集学的治療を始める各医療スタッフが，痛みに関する解剖学的および生理学的な基礎知識を身につけて，その上で慢性疼痛に特有な心理社会的因子を十分に理解している必要がある．生物学的モデルとして捉えるのではなく，生物心理社会的モデルとして治療していくことが重要である．また，チーム医療に関わる他職種のスタッフが基本的にどの

集学的治療
multidisciplinary approach

国際疼痛学会[2]
IASP：International Association for the Study of Pain

学際的治療
interdisciplinary approach

精神保健福祉士
MHSW：mental health social worker

ように介入しているかを理解し，共通の認識として共有することで，患者の最終目標などを統一させることができ，集学的治療の効果が増強されると考えられている．

　現在，本邦では，一部の医療施設でのみチーム医療としての集学的治療を行える状況にあるが，厚生労働省も骨太の方針に慢性疼痛も含める[5]ことになり，「慢性疼痛診療システム普及・人材養成モデル事業」として，日本全国で集学的治療が普及できるような政策を進めている．しかし，診療報酬の裏づけがない状態（2022 年 9 月現在）では普及は難しいと思われ，今後，集学的治療が発展していくためには，医療保険の点数化が検討課題になってくることであろう．

参考文献
1）I．集学的治療．慢性疼痛診療ガイドライン作成ワーキンググループ 編，慢性疼痛診療ガイドライン，真興交易医書出版部，148-159，2021
2）International Association for the Study of Pain（IASP）：Terminology. https://www.iasp-pain.org/resources/terminology/（2022 年 11 月閲覧）
3）Scascighini L et al：Multidisciplinary treatment for chronic pain：A systematic review of interventions and outcomes. Rheumatology（Oxford）47：670-678，2008
4）日本疼痛学会痛みの教育コアカリキュラム 編集委員会 編：痛みの集学的診療：痛みの教育コアカリキュラム，真興交易医書出版部，2016
5）厚生科学審議会科学技術部会：令和 4 年度研究事業実施方針（厚生労働科学研究），71-74，2021
　https://www.mhlw.go.jp/content/10600000/000784809.pdf（2022 年 11 月閲覧）

Ⅱ-1　一般的注意事項

　ペインクリニックは，主に痛みを主訴とする疾患の診療部門であり，診断・治療を行う際の特徴に神経ブロック療法がある．また，痛みとは関係のない疾患でも神経ブロック療法が有効な場合がある．

　ペインクリニックの主たる治療法である神経ブロックとは，「脳・脊髄神経や交感神経節の近傍に針を刺入して，局所麻酔薬または神経破壊薬を用いて化学的に，あるいは高周波熱凝固や圧迫などによって物理的に，神経機能を一時的にまたは長期的に遮断する方法」と定義されるが，近年，高周波を用いても熱凝固をきたさないパルス高周波法（PRF）が効果的で注目されている．

パルス高周波法
PRF：pulsed radiofrequency

　神経ブロックの施行にあたっては，患者に対して十分な説明を行い，同意を得ること（インフォームド・コンセント）は必須であり（日本ペインクリニック学会 安全委員会では，代表的な神経ブロックに関する説明同意文書例を学会ホームページで公開している），医師は痛みの診断に関する専門的知識を身につけるとともに，神経ブロックが薬物療法や手術療法などの他の多くの痛みの治療法に含まれる一選択肢であることに留意して，適応を慎重に決定する．確実な神経ブロック手技を修練した医師が施行するのは当然のことであるが，起こり得る合併症に対してすみやかに対処する技量も必要である．特に，神経破壊薬や高周波熱凝固法（RF）などで神経組織を変性する場合には，より慎重な対応が必要である．治療室には，神経ブロックを清潔下で施行しやすく，かつ，神経ブロック後の安静を保ちやすい処置台と，神経ブロック中からの持続的な監視に必要な各種モニター（血圧計・パルスオキシメータなど），さらに，合併症が起こった場合などの緊急事態に対応するために，気道確保（酸素吸入，人工呼吸，吸引）および血管確保（緊急薬物投与用）などの準備が必須である．さらに，神経ブロックを行う前に，抗血栓薬などの内服薬の詳細を把握し，必要に応じて凝固能などの検査を行う．出血傾向のある場合は神経ブロックの変更や中止を検討するが，神経ブロックを行う場合は，休薬による血栓性リスクなどを考慮した上で，休薬期間を設け神経ブロックを行う[1]．

高周波熱凝固法
RF：radiofrequency
thermocoagulation

　神経ブロックをより確実に，そして安全に提供するために，日本ペインクリニック学会では「指定研修施設」および「専門医制度」を設けている．なお，神経ブロック療法以外の治療法としては，薬物療法やリハビリテーション，心理的アプローチなどに加えて，ボツリヌス療法，施設によっては胸腔鏡下交感神経節切除術（ETS），経皮的椎間板摘出術，脊髄刺激療法，硬膜外腔癒着剝離術（エピドラスコピー，スプリングガイドカテーテル），椎間板内酵素注入療法（コンドリアーゼ），椎体内治療（経皮的椎体形成術）などの手術療法や，これに準ずる治療法も行われている[2]．

ボツリヌス療法
botulinum toxin therapy
胸腔鏡下交感神経節切除術
ETS：endoscopic thoracic
sympathectomy
経皮的椎間板摘出術
percutaneous discectomy
脊髄刺激療法
SCS：spinal cord stimulation
硬膜外腔癒着剝離術
percutaneous epidural
adhesiolysis and neuroplasty
エピドラスコピー
epiduroscopy
椎間板内酵素注入療法（コンドリアーゼ）
intradiscal enzyme injection
（condoliase）
経皮的椎体形成術
PVP：percutaneous
vertebroplasty

参考文献
1) 日本ペインクリニック学会・日本麻酔科学会・日本区域麻酔学会合同作成ワーキンググループ 編：抗血栓療法中の区域麻酔・神経ブロックガイドライン．https://www.jspc.gr.jp/Contents/public/kaiin_guide-line01.html（2023年1月閲覧）
2) 日本ペインクリニック学会インターベンショナル痛み治療ガイドライン作成チーム 編：インターベンショナル痛み治療ガイドライン，真興交易医書出版部，2014

Ⅱ-2　神経ブロックと使用薬物

　神経ブロックで使用する薬物は，主に局所麻酔薬と神経破壊薬である．加えて，神経ブロックの効果増強や作用時間延長，効果発現までの時間の短縮などを目的として薬物を添加したり，血管内誤注入の回避や目標となる部位の確認のため，造影剤を使用したりする場合もある．

　局所麻酔薬の種類としては，0.5〜2%［w/v］リドカイン塩酸塩，0.5〜2%［w/v］メピバカイン塩酸塩，0.125〜0.5%［w/v］ブピバカイン塩酸塩，0.2〜0.75%［w/v］ロピバカイン塩酸塩，0.25〜0.75%［w/v］レボブピバカイン塩酸塩，ジブカイン塩酸塩配合物などが挙げられる．

　神経破壊薬としては，無水エタノール，5〜7%［v/v］フェノール水および7〜10%［v/v］フェノールグリセリンがある．薬液の濃度や用量は，薬液の種類，神経ブロックの種類，期待する効果，さらに患者の年齢や全身状態を考慮して決定する．

　血管収縮薬のエピネフリン，α_2アドレナリン受容体作動薬であるクロニジンやデクスメデトミジン，オピオイド鎮痛薬〔強度〕であるフェンタニルやモルヒネ，ステロイド薬などが，局所麻酔薬に添加して用いられることがあるが，その効果については様々な報告があり，神経毒性などの安全性が確立していない薬物や本邦では保険適用の認められていない薬物もあるので，使用時には注意を要する．

　また，スプリングガイドカテーテル（硬膜外腔癒着剥離術）では局所麻酔薬，ステロイド薬のほかに，10%［w/v］高張食塩水が用いられる場合もあるが，適応外使用である．

硬膜外腔癒着剥離術
percutaneous epidural
adhesiolysis and neuroplasty

Ⅱ-3　ステロイド薬の添加

　神経の炎症症状や絞扼症状が強い場合には，局所麻酔薬にステロイド薬を適量添加して用いることがある．強力な抗炎症薬であるデキサメタゾンは神経根ブロックおよび末梢神経ブロックにおいて，局所麻酔薬の鎮痛効果を増強する添加薬として知られている[1]．

　手術を受ける患者に施行した末梢神経ブロックに関する近年のレビューでは，局所麻酔薬へのデキサメタゾン添加は，プラセボと比較して有意に感覚遮断時間を延長し，術後12時間および24時間における疼痛強度を有意に低下させたとしている[2]．他の臨床研究[3]でも同様の結果が報告されており，ステロイド薬の添加は広く支持されている．デキサメタゾンの神経周囲投与による作用機序は，神経膜に存在するグルココルチコイド受容体を刺激し，抑制性カリウムチャネルの発現を増加させ，無髄C線維の興奮性を低下させるためと考えられている[4]．投与経路については静脈内投与においても神経遮断時間を延長させることがわかっているが，神経周囲投与と比較した場合，臨床的な優位性はない[5]．一方で，尺骨神経ブロックにおけるデキサメタゾンの神経周囲への添加は，感覚遮断時間を臨床的に延長させなかったという報告[6]や，末梢神経ブロックにおけるデキサメタゾンの静脈内投与の追加は神経遮断時間を延長させなかったとされる報

神経根ブロック
nerve root block

告[7]もあり，ステロイド薬の添加に関して否定的な意見も散見される．

　粒子状ステロイド薬の神経などへの投与について，十分な安全性は保障されておらず，頚部神経根ブロックあるいは経椎間孔ブロックにおいては，根動脈への偶発的誤注入によると思われる脳幹・脊髄梗塞の報告[8]がある．粒子状ステロイド薬の添付文書には，いずれも脊髄や神経への投与についての適応は記述されていない．さらに，デキサメタゾン以外には，局所麻酔の添加薬としての抗炎症薬に関する研究はほとんどない．

経椎間孔ブロック
TFEB：transforaminal
epidural block

参考文献
1）Xuan C et al：The facilitatory effects of adjuvant pharmaceutics to prolong the duration of local anesthetic for peripheral nerve block：A systematic review and network meta-analysis. Anesth Analg 133：620-629, 2021
2）Pehora C et al：Dexamethasone as an adjuvant to peripheral nerve block. Cochrane Database Syst Rev 11：CD011770, 2017
3）Knezevic NN et al：Perineural dexamethasone added to local anesthesia for brachial plexus block improves pain but delays block onset and motor blockade recovery. Pain Physician 18：1-14, 2015
4）Desai N et al：Local anaesthetic adjuncts for peripheral regional anaesthesia：a narrative review：Anaesthesia 76：100-109, 2021
5）McHardy PG et al：Comparison of the effects of perineural or intravenous dexamethasone on low volume interscalene brachial plexus block：a randomised equivalence trial. Br J Anaesth 124：84-91, 2020
6）Marhofer P et al：Dexamethasone as an adjuvant for peripheral nerve blockade：a randomised, triple-blinded crossover study in volunteers. Br J Anaesth 122：525-531, 2019
7）Short A et al：Effect of intravenous dexamethasone on the anaesthetic characteristics of peripheral nerve block：a double-blind, randomised controlled, dose-response volunteer study. Br J Anaesth 124：92-100, 2020
8）川股知之ほか：懸濁性ステロイド剤を用いた頚部神経根ブロックにより小脳・脳幹部梗塞をきたした1例．日本ペインクリニック学会誌17：25-28, 2010

Ⅱ-4　X線透視下神経ブロック

　X線透視下神経ブロックは，ランドマーク法に比べて，神経ブロックの安全性・確実性の点で優れている．神経ブロック針の針先の位置，造影剤の拡がり，あるいは血管内流入を確認でき，神経ブロックの成功率を上げ，重篤な合併症を避けることができる．従来，X線透視下では行わない腰部硬膜外ブロックも，安全確実性の点から造影剤を使用してX線透視下で行うことが望ましいとする報告もある[1]．しかし，神経，神経節，神経叢そのもの，あるいはその周辺の軟部組織は，X線透視で確認できない．また，X線透視で得られる情報は二次元であり，針先を安全かつ理想的な位置に進めるためには，三次元的な解剖学の理解が必要である．神経ブロックの種類やアプローチ法に応じて管球の角度や患者の体位を変更し，正面像，斜位像，側面像で確認する．

　また，近年では，CTガイド下[2]あるいは超音波ガイド下に行う方法も確立されており，X線透視下神経ブロックの代替手段あるいは補助手段として使用できる．コーンビームCT対応の透視装置は，CTライクイメージングの描出が可能であり，近年IVRで利用されてきている．神経ブロック針の穿刺位置や針先の目標位置の三次元的な同定にも有用である[3]．患者および術者の被曝を最小限にするために，照射野をできるだけ絞り，X線透視を間欠的に行い，照射時間を必要最小限にする．照射野に術者の手が入らないよう留意し，直接的な被曝を防ぐ．また，X線防護衣だけでなく，防護用の手袋やゴーグルを装着し，反射・散乱による間接的な被曝にも注意する．透視室入室時には，

IVR：interventional radiology

常に個人線量計を身に着け，定期的に術者の被曝量をチェックすることが必要である．

1．X線透視下で行うと望ましい主な神経ブロック・低侵襲手術

　神経根ブロック（腰部，胸部，頚部），経椎間孔ブロック，三叉神経節ブロック，下顎神経ブロック，上顎神経ブロック，交感神経節ブロック（腰部，胸部），腹腔神経叢ブロック，下腸間膜動脈神経叢ブロック，上下腹神経叢ブロック，不対神経節ブロック，腕神経叢ブロック，肋間神経ブロック，大腰筋筋溝（腰神経叢）ブロック，椎間関節ブロック，後枝内側枝ブロック，椎間板内注入，経皮的椎間板摘出術，脊髄刺激療法，エピドラスコピー，スプリングガイドカテーテル，経皮的椎体形成術，骨髄減圧術など．

参考文献
1)　Benzon HT et al：Improving the safety of epidural steroid injections. JAMA 313：1713-1714, 2015
2)　斎藤　繁ほか：CT ガイド下神経ブロック，真興交易医書出版部，2011
3)　越川　桂：FBSS に対するコーンビーム CT ガイド下神経ブロック．慢性疼痛 38：48-53，2019

Ⅱ-5　造影剤の使用

　X線透視下で神経ブロックを行う場合は，針先の位置の確認のために基本的に造影剤を用いるべきである．放散痛を目安に透視下で神経ブロック針を進めた場合でも，血管内誤注入の可能性もあり[1,2]，造影剤での確認が必要となる．局所麻酔薬などの薬物注入前に造影を行い，撮影しておくことが重要である．ただし，造影剤アレルギーの患者に関しては，造影剤を使用できないので，そのような場合は多方向からの透視像を参考に針先の位置を決定するか，もしくは超音波ガイド下神経ブロックを検討する．硬膜外ブロック[3]および仙骨ブロック[4]では，超音波ガイド下で行うことにより，透視下ブロックと同等の有効性と安全性があるとの報告もあり，造影剤アレルギー患者では造影剤を用いない手技を考慮すべきである．また，腎機能が低下した患者に対して造影剤を使用することは，造影剤腎症を起こすリスクがあり，注意が必要である．日本腎臓学会・日本循環器学会・日本医学放射線学会が共同で作成した『腎障害患者におけるヨード造影剤使用に関するガイドライン2012』[5]によると，慢性腎臓病患者では，GFR<60 mL/分/1.73 m^2）が造影剤腎症（CIN）発症の危険因子であるとしているが，これは経静脈的投与の場合である．通常の神経ブロックで用いる造影剤は，全身検査に比べて少量であり，血管内に流入することも少ないため，影響は少ないと考えられる．しかし，80歳以上の高齢者や糖尿病患者，うっ血性心不全患者の場合はリスクが高くなる[5]ため，より注意が必要となる．

　保険請求時には，神経ブロック時の「造影手技料は算定できない」とされているが，「使用薬剤料，フィルム代は別に算定できる」と明記されており，X線透視下で神経ブロックを施行した根拠として造影剤（使用薬剤）やフィルム代（デジタル画像でしか参照しない場合は請求できない）の記載が必要となる．そのため，神経ブロックに使用した局所麻酔薬やステロイド薬などとともに造影剤を請求する．特に神経根ブロックに関しては，造影剤を算定するか，超音波ガイド下で行ったことを明記する必要がある．超音波ガイド下ブロックの場合は，造影剤を使用しない場合があるが，造影剤を請求して

神経根ブロック
nerve root block

経椎間孔ブロック
TFEB：transforaminal epidural block

腹腔神経叢ブロック
celiac plexus block

下腸間膜動脈神経叢ブロック
inferior mesenteric plexus block

上下腹神経叢ブロック
superior hypogastric plexus block

不対神経節ブロック
GIB：ganglion impar block

腕神経叢ブロック
brachial plexus block

肋間神経ブロック
intercostal nerve block

大腰筋筋溝ブロック
psoas compartment block

椎間関節ブロック
facet block

経皮的椎間板摘出術
percutaneous discectomy

脊髄刺激療法
SCS：spinal cord stimulation

エピドラスコピー
epiduroscopy

経皮的椎体形成術
PVP：percutaneous vertebroplasty

超音波ガイド下神経ブロック
ultrasound-guided nerve block

硬膜外ブロック
epidural block

糸球体濾過量
GFR：glomerular filtration rate

造影剤腎症
CIN：contrast induced nephropathy

いないレセプトでは神経根ブロックと認められないことがあり，その際には超音波ガイド下で行った旨の症状詳記の記載が必要となる．超音波ガイド下ブロックの際にも造影剤を投与し，Ｘ線撮影を行うことでより確実に施行することができる．

　現在使用できる造影剤は，合併症なども考慮すると，脊髄造影も可能な非イオン性造影剤であるイオトロラン，イオヘキソールの 10 mL バイアルだけであり，感染などの問題から 1 症例 1 バイアルの使用が望ましい．

　造影剤を必須とする一般的な神経ブロックは，神経根ブロック，胸部腰部交感神経節ブロック，透視下腕神経叢ブロック，椎間関節ブロック，腹腔（内臓）神経叢ブロック，下腸間膜動脈神経叢ブロック，不対神経節ブロック，上下腹神経叢ブロック，透視下腰神経叢ブロックなどである．他にも椎間板造影や硬膜外造影などにも使用する．また，安全確実に施行するためには，頚胸部硬膜外ブロック，腰部硬膜外ブロック，肋間神経ブロック，傍脊椎神経ブロック，脊髄くも膜下ブロックなどでも造影剤を用いることが望ましい[6]．

参考文献

1) Bartyski WS et al：Incorrect needle position during lumbar epidural steroid administration：Inaccracy of loss of air pressure resistance and requirement of fluoroscopy and epidurography during needle insertion. AJNR Am J Neuroradiol 26：502-505, 2005
2) Manchikanti L et al：A prospective evaluation of complications of 10,000 fluoroscopically directed epidural injections. Pain Physician 15：131-140, 2012
3) Evansa I et al：Ultrasound versus fluoroscopic-guided epidural steroid injections in patients with degenerative spinal diseases：A randomized study. Eur J Anaesthesiol 32：262-268, 2015
4) Park Y et al：Ultrasound-guided vs. fluoroscopy-guided caudal epidural steroid injection for the treatment of unilateral lower lumbar radicular pain：A prospective, randomized, single-blind clinical study. Am J Phys Med Rehabil 92：575-586, 2013
5) 日本腎臓学会・日本循環器学会・日本医学放射線学会　編：腎障害患者におけるヨード造影剤使用に関するガイドライン 2012．東京医学社，2012
6) 慢性疼痛診療ガイドライン作成ワーキンググループ　編：慢性疼痛診療ガイドライン，真興交易医書出版部，76-93, 2018

Ⅱ-6　超音波ガイド下神経ブロック

　ペインクリニックにおける超音波ガイド下でのインターベンショナル手技は，超音波機器の進歩により 10 年程前から施行されるようになり，現在では痛みの診断目的の使用も含め，広く普及している．目的とする対象物（神経，筋，関節裂隙など）を描出することができるため，正確に針先を到達させることが可能であり，神経を標的とする場合にも，神経を穿刺することなくその周囲に薬液を浸潤させることができる．また，その刺入経路にある血管や神経などを確認することで，血管損傷や神経損傷などの合併症を減らすことが可能である[1~4]．この 2 点で，Ｘ線透視法や（神経刺激装置を併用した）ランドマーク法よりも優れている一方，超音波ガイド下では，血管内注入やくも膜下注入といったＸ線透視法では造影剤の使用で予防できる合併症を防ぎきることができない．また超音波ガイド下では，画面上に正確に針を描出する技術が必要となる（針が描出できなければ安全に施行できない）．しかしながら超音波ガイド法は，神経ブロックの質を向上させ，穿刺時間や効果発現時間を短縮し，カラードップラーを用いることで偶発的血管穿刺を減らし，神経穿刺のリスクを減少させる[5,6]．

神経根ブロック
nerve root block

胸部交感神経節ブロック
thoracic sympathetic ganglion block

腰部交感神経節ブロック
lumbar sympathetic ganglion block

腕神経叢ブロック
brachial plexus block

椎間関節ブロック
facet block

腹腔神経叢ブロック
celiac plexus block

下腸間膜動脈神経叢ブロック
inferior mesenteric plexus block

不対神経節ブロック
GIB：ganglion impar block

上下腹神経叢ブロック
superior hypogastric plexus block

腰神経叢ブロック
lumbar plexus block

椎間板造影
discography

肋間神経ブロック
intercostal nerve block

傍脊椎神経ブロック
TPVB：thoracic paravertebral block

超音波ガイド下神経ブロック
ultrasound-guided nerve block

1. 超音波画像

　超音波装置は，組織からの反射波を電気信号に変換して画像を構成している．画面上，強い反射波は高輝度で表現され「高エコー性」，弱い反射波は低輝度で表現され「低エコー性」，反射波がない場合は「無エコー性」と呼ぶ．

　1）神　　経：神経線維は低エコー性，神経外膜は高エコー性に描出される．
　2）血　　管：低エコー性または無エコー性の円形または楕円形の構造として描出される．静脈は，圧迫により虚脱する．カラードップラーを使用すると判別しやすい．
　3）筋肉・筋膜：筋組織自体は低エコー性で，斑状に高エコー性が混在して描出される．筋膜は高エコー性に描出される．
　4）骨：表面で超音波が強く反射され，表面は高エコー性，深部は無エコー性となる．

2. 手技および施行上の注意，使用機器，薬液

　合併症に備えて，緊急の対処ができるように，酸素投与，人工呼吸，緊急薬品，輸液の準備を行う．超音波プローブの走査法や神経ブロック針の穿刺，描出などの手技を十分に習熟した上で施行する．

　1）神経ブロックに使用する超音波プローブ

　①リニアプローブ（5〜18 MHz）：超音波ビームがプローブ面と平行に進む．プローブの幅からビームの出ている範囲しか描出されない．深さ40 mm程度までの神経ブロックに適している．

　②コンベックスプローブ（2〜5 MHz）：振動子を円弧状に配列してあり，扇状の画像を描出し，広い視野を得ることができる．深部の神経ブロックに適している．

　③セクタプローブ（3〜4 MHz）：発信点近くの画像の質は劣るが，広い視野が得られる．

　④マイクロコンベックスプローブ（5〜8 MHz）：扇状の画像を描出する．プローブが小さいため，狭い部位から広範囲の部位を描出するのに有用である．

　2）プローブの当て方

　超音波ガイド下で標的を確認する場合に，描出性状に影響を及ぼすのは，超音波ビームの入射角度である．皮膚に垂直にプローブを当てるのでなく，描出しようとする標的に垂直にプローブを当てるようにする．

　3）神経ブロックに使用する針

　施行する神経ブロックに必要な長さの神経ブロック針，スライター針（最近は超音波ガイド下での針先端の視認性が良く，神経刺激も可能な専用の針が多種開発されている），カテラン針など．

　4）局所麻酔薬

　使用する局所麻酔薬の種類は，ランドマーク法と同様であるが，薬液の濃度はランドマーク法に比較して低濃度で，使用量も少量で効果が得られることが多い[1]．

　5）穿　刺　法[7]

　滅菌カバーの中に超音波用ゼリーを入れ，プローブをカバーで覆い，プローブとカバーの間に空気が入らないようにする．利き手と反対の手で，プローブを保持する．

　①平行法（in plane法，in line法）

　　超音波ビームに沿って神経ブロック針を進める方法．針の全体を描出することができ，針の位置を常時確認することができる．針の刺入経路に存在する血管や神経などを広く描出し，避けることができるため，交差法に比べてより安全である．

② 交差法（out of plane 法，out of line 法）

　針を超音波ビームとほぼ直角に交差するように進める．画像上で，針は高エコー性の白い点として認められるが，必ずしも針の先端を示すとは限らないため，プローブの位置を変えながら観察する．また，周囲組織の動きにより，針の先端の位置を推測することができる．刺入経路の血管や神経を描出できないため，その経路に合併症を引き起こす重大な血管や神経がない，安全な部位での施行に限られる．

　超音波ガイド法では，神経に針をあまり接近させずに周囲から薬液を注入することが可能である．血液の逆流がないことを確認した後，局所麻酔薬を 2〜3 mL ずつ，常に針先周囲の薬液の拡がりを観察しながら注入する．薬液の拡がりが確認できない場合には，血管内注入などの可能性があるため，患者の様子を観察しながら必要であれば針先の位置を変更する．

3．適応となる神経ブロック

　三叉神経末梢枝ブロック，後頭神経ブロック，腕神経叢ブロック（斜角筋間，鎖骨上，鎖骨下，腋窩アプローチ），星状神経節ブロック，頚神経叢ブロック，神経根ブロック，上肢の末梢神経ブロック，硬膜外ブロック，胸部傍脊椎神経ブロック，肋間神経ブロック，大腿神経ブロック，閉鎖神経ブロック，坐骨神経ブロック（傍仙骨，臀下部，前方，膝窩部アプローチ），下肢の末梢神経ブロック，腰神経叢ブロックなど，広い範囲の神経ブロックや，椎間関節，肩関節，肘関節，手関節，仙腸関節，股関節，膝関節，足関節などの関節腔内の注射や各種下滑液包内注射，腱鞘内注射などが可能であるが，難易度は各神経ブロックにより異なる．

4．合併症

　1）神経障害：超音波ガイド下で施行しても神経内注入，神経障害は起こり得る．高い注入時抵抗，注入時の放散痛は，薬液の神経（神経周膜）内注入の重要な徴候である．

　2）局所麻酔薬中毒：局所麻酔薬の拡がりを確認しながら注入し，局所麻酔薬の使用量をなるべく必要最小限に止める．

　3）血管内注入，血管穿刺：超音波ガイド法は他の手技より偶発的血管穿刺のリスクは低い[5]．カラードップラーで血流を観察することにより血管穿刺の危険性が低くなる．

　4）その他：くも膜下腔注入，硬膜外腔注入など．

後頭神経ブロック
occipital nerve block

腕神経叢ブロック
brachial plexus block

星状神経節ブロック
SGB：stellate ganglion block

頚神経叢ブロック
cervical plexus block

神経根ブロック
nerve root block

硬膜外ブロック
epidural block

傍脊椎神経ブロック
TPVB：thoracic paravertebral block

肋間神経ブロック
intercostal nerve block

坐骨神経ブロック
sciatic nerve block

腰神経叢ブロック
lumbar plexus block

参考文献

1）Koscielniak-Nielsen ZJ：Ultrasound-guided peripheral nerve blocks：What are the benefits? Acta Anaesthesiol Scand 52：727-737, 2008

2）Abrahams MS et al：Ultrasound guidance compared with electrical neurostimulation for peripheral nerve block：A systematic review and meta-analysis of randomized controlled trials. Br J Anaesth 102：408-417, 2009

3）Munirama S et al：A systematic review and meta-analysis of ultrasound versus electrical stimulation for peripheral nerve location and blockade. Anaesthesia 70：1084-1091, 2015

4）Lewis SR et al：Ultrasound guidance for upper and lower limb blocks. Cochrane Database of Syst Rev 11：CD006459, 2015

5）Warman P et al：Ultrasound-guided nerve blocks：Efficacy and safety. Best Pract Res Clin Anaesth 23：313-326, 2009

6）Neal JM et al：The Second American Society of Regional Anesthesia and Pain Medicine evidence-based medicine assessment of ultrasound-guided regional anesthesia：executive summary. Reg Anesth Pain

Med 41：181-194, 2016
7）Fredrickson MJ et al：Neurological complication analysis of 1,000 ultrasound peripheral nerve blocks for elective orthopedic surgery：A prospective study. Anaesthesia 64：836-844, 2009

Ⅱ-7 星状神経節ブロック

星状神経節ブロック（SGB）は，下位頚椎横突起前面に局所麻酔薬を注入することで，星状神経節や頚部交感神経幹，交感神経の節前線維や節後線維を遮断するコンパートメントブロックである．

星状神経節ブロック
SGB：stellate ganglion block

1. 適応となる疾患[1~4]

前頚部，顔面，上肢，上胸部にブロック効果があり，同部位の痛みや末梢循環の改善，発汗抑制などが期待できる．疾患では，帯状疱疹や CRPS，口腔顔面痛，ホットフラッシュ，手掌・顔面多汗症，三叉神経障害などに対して有効である可能性がある．

複合性局所疼痛症候群
CRPS：complex regional pain syndrome

2. 手 技[1,2,5~8]

1）使用する薬物と量

0.5~1%［w/v］リドカイン塩酸塩（あるいは同等の局所麻酔薬）などの短時間作用型の局所麻酔薬を使用する．注入量は，通常 3~8 mL であるが，超音波ガイド下では 2 mL でも有効であるとの報告もあり．

2）使用するブロック針

ランドマーク法では，23~25 G，25~32 mm の注射針を使用する．超音波ガイド法では，アプローチの方法により異なり，前方アプローチの場合はランドマーク法に準じるが，側方アプローチの場合は，23~25 G のカテラン針を使用する．

3）手 技

① ランドマーク法

体位は仰臥位で，頚部を伸展させ顎を前方に突き出す．その際，軽く開口させることで前頚部の筋緊張を緩和することができる．施行者の位置は基本的に患側とするが，頭側の場合もある．穿刺部周辺の皮膚を消毒した後に，示指と中指で輪状軟骨レベルの胸鎖乳突筋と気管の間に分け入り，総頚動脈や軟部組織を外側に圧排して C6 横突起の前結節を触れる．示指と中指の指尖で前結節を挟み，横突起に対して垂直に針を刺入しゆっくり進める．横突起に針が接触したら針先が動かないように固定して吸引を行う．血液の逆流がないことを確認した後に，局所麻酔薬を 0.5 mL 注入して患者の状態を確認する．問題がなければ，適宜吸引しながら，薬液を少量ずつ注入する．注入後は，血管穿刺の有無を確認する目的に吸引しながら針を抜き，穿刺部を数分間圧迫する．

② 超音波ガイド法

a. 超音波ガイド下前方アプローチ

ランドマーク法と同様な体位をとり，施行者の位置は患側とし，穿刺部周辺の皮膚を消毒する．ランドマーク法の示指と中指の代わりに，マイクロコンベックスプローブで輪状軟骨レベルの胸鎖乳突筋と気管の間に分け入り，総頚動脈や軟部組織を外側に圧排して C6 レベルで横突起や頚長筋の横断面像を描出する．刺入経路に神経や血

管が存在しないことを確認する．血管の同定にはカラードップラーが有用である．プローブによる圧迫を続けながらプローブの内側，または，外側より平行法で針を穿刺し，針先が頸長筋内に達したらランドマーク法と同様に薬液を注入する．注入時にブロック針の針先が動くことを予防するためには，ブロック針と注射器の間に延長チューブを接続し，介助者に薬液を注入させるとより安全である．

b. 超音波ガイド下側方アプローチ

　患側を上にした半側臥位に体位をとり，施行者の位置は患側とし，穿刺部周囲の皮膚を消毒する．リニアプローブを側頸部に当てC6レベルの頸長筋を同定する．前結節が刺入経路の妨げになる場合は，プローブを頭尾側に移動したり，回転させたりする．視覚的に刺入経路に神経や血管が存在しないことを確認する．血管の同定にはカラードップラーが有用である．しかしながら刺入経路には同定困難な末梢神経や小血管が存在する可能性があるため注意する．背側から平行法で針を穿刺し，針先が頸長筋内に達したらランドマーク法と同様に薬液を注入する．前方アプローチ同様に延長チューブを使用するとより安全である．

3. 施行上の注意点[1,2,5,8~13]

　施行および安静観察中は，パルスオキシメーターを用い，経皮的動脈血酸素飽和度と脈拍数を監視することが望ましい．施行後は，監視下に，ベッド上で30分程度の安静が必要である．緊急対応が必要な合併症が起こる可能性があることを常に念頭に置き，気道確保と血管確保のための器具や，昇圧薬や抗けいれん薬などの薬液，血圧計や心電図の準備が必要である．施行は救急蘇生ができる専門医が行うべきである．

4. 合併症[1,2,5,8~13]

　血腫，局所麻酔薬中毒，感染，反回神経麻痺（嗄声），腕神経叢麻痺，硬膜外腔注入，くも膜下腔注入，神経損傷，食道損傷，気胸などがある．SGBは急性に発症する合併症以外に，院外で遅発性に出現する合併症（血腫による気道閉塞や咽後膿瘍などの感染）があるため，患者に対して，異常がある場合はすぐに連絡するように説明し，緊急時の連絡先を明示することが必要である．

　咽後間隙血腫による気道閉塞や，局所麻酔薬中毒によるけいれんや呼吸抑制，硬膜外腔注入やくも膜下腔注入による呼吸や循環の抑制に対しては，緊急の対処ができる体制が必要である．

　超音波ガイド下SGBは刺入経路の血管や神経などの構造物を確認することができるため，より安全であるとする報告が多数存在する．血腫に関しては，米国区域麻酔・疼痛医学会などの学会合同によるガイドラインの「重篤な出血リスクの可能性に基づいた疼痛治療の手技の分類」で，SGBは中等度リスク群に分類されている．SGBは，解剖学的に周囲に多くの血管が存在し，椎骨動脈の走行異常の可能性もあるため，血管穿刺の危険性が高いということを念頭に置く必要がある．抗血栓療法中の場合は，『抗血栓療法中の区域麻酔・神経ブロックガイドライン』を参考に適切な休薬期間を設けることが望ましい．

参考文献
1）平川奈緒美ほか：頸部交感神経節（星状神経節領域）．ペインクリニック 41：355-364，2020
2）若杉文吉ほか：星状神経節ブロック．若杉文吉 監，ペインクリニック第2版 神経ブロック法，医学書院，22-31，2000

3) 慢性疼痛診療ガイドライン作成ワーキンググループ 編：慢性疼痛診療ガイドライン，真興交易医書出版部，2021

4) 日本ペインクリニック学会，インターベンショナル痛み治療ガイドライン作成チーム 編：インターベンショナル痛み治療ガイドライン，真興交易医書出版部，2014

5) Narouze S：Ultrasound-guided stellate ganglion block：Safety and efficacy. Curr Pain Headache Rep 18：424, 1-5, 2014

6) Lee MH et al：Minimal volume of local anesthetic required for an ultrasound-guided SGB. Pain Med 13：1381-1388, 2012

7) Shibata Y et al：A new approach of ultrasound-guided stellate ganglion block. Anesth Analg 105：550-551, 2007

8) Gofeld M et al：Development and validation of a new technique for ultrasound-guided stellate ganglion block. Reg Anesth Pain Med 34：475-479, 2009

9) Higa K et al：Retropharyngeal hematoma after stellate ganglion block：analysis of 27 patients reported in the literature. Anesthesiology 105：1238-1245, 2006

10) 奥田泰久ほか：神経ブロックに伴う合併症 1）星状神経節ブロックにおける合併症と局所麻酔薬中毒．ペインクリニック 35：1610-1615, 2014

11) Goel V et al：Complications associated with stellate ganglion nerve block：a systematic review. Reg Anesth Pain Med 16：2019

12) Narouze S et al：Interventional spine and pain procedures in patients on antiplatelet and anticoagulant medications（second edition）：guidelines from the American Society of Regional Anesthesia and Pain Medicine, the European Society of Regional Anaesthesia and Pain Therapy, the American Academy of Pain Medicine, the International Neuromodulation Society, the North American Neuromodulation Society, and the World Institute of Pain. Reg Anesth Pain Med 43：225-262, 2018

13) 日本ペインクリニック学会・日本麻酔科学会・日本区域麻酔学会合同，抗血栓療法中の区域麻酔・神経ブロックガイドライン作成ワーキンググループ 編：抗血栓療法中の区域麻酔・神経ブロックガイドライン．https://www.jspc.gr.jp/Contents/public/kaiin_guideline01.html（2023 年 1 月閲覧）

Ⅱ-8　硬膜外ブロック

　硬膜外ブロックは，硬膜外腔に局所麻酔薬を注入することにより，脊髄神経，交感神経を遮断する方法である．顔面を除く頚椎・胸椎・腰椎・仙骨神経支配部位の除痛を選択的に得ることができる．

硬膜外ブロック
epidural block

1. 適応となる疾患[1~5]

　帯状疱疹，PHN，椎間板ヘルニア，脊柱管狭窄症，変形性脊椎症，椎間関節症，脊椎術後症候群（FBSS），脊椎圧迫骨折，側弯症，筋・筋膜性疼痛，外傷性頚部症候群，頚肩腕症候群，胸郭出口症候群，CRPS，肋間神経痛，脊髄損傷後疼痛，幻肢痛，腕神経叢引き抜き損傷，開胸術後疼痛症候群，術後遷延痛，糖尿病性神経障害，閉塞性動脈硬化症，バージャー病，レイノー症候群，がん性疼痛など

帯状疱疹後神経痛
PHN：postherpetic neuralgia
脊椎術後症候群
FBSS：failed back surgery syndrome
複合性局所疼痛症候群
CRPS：complex regional pain syndrome
Buerger 病
Raynaud 症候群

2. 手　　技[1~5,7]

1）使用薬物と使用量

　薬液を 1 回注入して針を抜く単回硬膜外注入法と，カテーテルを留置して行う持続硬膜外注入法がある．使用する局所麻酔薬は，リドカイン塩酸塩（あるいは同等の局所麻酔薬）である．注入量および濃度は，年齢，症状，全身状態に合わせて，適宜，使用量や濃度を決定する．炎症の強い患者ではステロイド薬を添加することもある．粒子状ステロイド薬の血管内注入による脊髄梗塞や脳梗塞の危険性を考慮すると，水溶性ステロイド薬を使用するべきである．

① 単回硬膜外注入法

0.5～2%［w/v］リドカイン塩酸塩（あるいは同等の局所麻酔薬）5～10 mL を用いる．ただし，仙骨（硬膜外）ブロックで 0.5～2%［w/v］リドカイン塩酸塩（あるいは同等の局所麻酔薬）10～20 mL 程度を用いる．

② 持続硬膜外注入法

頻回に硬膜外ブロックが必要な患者には硬膜外カテーテルを挿入し，持続注入または間欠注入を行う．

持続注入法は注入器を用い，硬膜外カテーテルより 0.5～2%［w/v］リドカイン塩酸塩（あるいは同等の局所麻酔薬）0.5～4 mL/時を持続的に注入する．なお，局所麻酔薬だけでは鎮痛が不十分な場合に，オピオイド鎮痛薬〔強度〕（モルヒネ塩酸塩 1～5 mg/日など）を併用注入することもある．注入器には使い捨て持続注入ポンプや精密注入装置，植え込み型薬物送達システム（IDDS），また患者自己調節鎮痛（PCA）機能が備わったポンプなどがある．

間欠注入法は硬膜外カテーテルより 0.5～2%［w/v］リドカイン塩酸塩（あるいは同等の局所麻酔薬）2～10 mL を，2 時間以上の間隔で間欠的に注入する．

2）手　　技

穿刺は，作用させたい支配神経に対応した頚部，胸部，腰部の椎弓間隙より正中法または傍正中法で，硬膜外針（Tuohy 針）や神経ブロック針を用いて行う．硬膜外腔の確認は生理食塩水を用いた抵抗消失法で行うのが一般的である．ヤコビ線を基準として椎間レベルを同定し，棘突起を触れて穿刺位置を決定するランドマーク法が一般的であるが，手技の確実性や安全性の観点から X 線透視下での施行が望ましい．また，穿刺前に超音波画像で穿刺目標をプレスキャンすることで，正確な正中ラインと椎間の同定，硬膜外腔までの距離の測定が可能となり，穿刺の失敗や再穿刺の回数を減らすことができる[6]．

仙骨（硬膜外）ブロックは，仙尾靭帯を貫いて仙骨裂孔より神経ブロック針や注射針を仙骨管内に刺入し，薬液を注入する．仙骨裂孔を触れて穿刺位置を決定するランドマーク法は，肥満や仙骨裂孔の解剖学的変異により不成功となる場合があり，手技の確実性の観点から超音波ガイド下や X 線透視下での施行が望ましい．

① X 線透視法

a．頚部，胸部，腰部硬膜外ブロック

体位は胸部または腹部に枕を入れた腹臥位とする．X 線透視正面像で正中を合わせ，目的とする椎弓間隙が広くなるように調整する．穿刺点は椎弓間隙の左右正中で中央高位より 5 mm 程度尾側とし，わずかに頭側に向けて針先を確認しながら進める．棘突起が椎弓間隙中央部を占める場合には，傍正中で穿刺する．神経ブロック針が黄色靭帯に固定されたら，生理食塩水を用いて抵抗消失法で硬膜外腔に到達する．非イオン性造影剤を 1～2 mL 注入し，正面像で神経根造影に連続するように左右頭尾側に拡がることを確認し，薬液を注入する．血管内注入を認めたときは，再度抵抗消失法から施行し，針先の位置をずらすように調整する．

b．仙骨（硬膜外）ブロック

体位は下腹部に枕を入れた腹臥位とする．X 線透視正面像で仙骨裂孔を確認し，正中から体表面に対して約 45° の角度で神経ブロック針を穿刺する．仙骨管へ向けて刺入し，側面像で仙骨裂孔から仙骨管へ針が進んでいることを確認する．非イオン性造影剤を 5～10 mL 注入して正面像で硬膜外腔が造影されることを確認し，薬液を注入

植え込み型薬物送達システム
IDDS：implantable drug delivery system

患者自己調節鎮痛
PCA：patient controlled analgesia

Jacoby 線

する.

② 超音波ガイド法

a. 腰部硬膜外ブロックのプレスキャン法[8]

　体位は膝を抱えた側臥位とする. 高度肥満の場合は坐位で行うこともある. プローブを体軸と平行（矢状断）に仙骨上縁に当て，棘突起を目印に目的椎体を同定する. そこでプローブを 90°回転させて体軸と垂直（水平断）に当て，プローブを頭尾側にスライドさせて棘突起間で左右の椎間関節や横突起が左右対称に描出される像を得る. 硬膜，くも膜下腔，椎体後縁が描出されるようにプローブの傾きを調整して皮膚から硬膜までの距離を測定し，プローブの上下左右をマーキングする. このマーキングの交点が穿刺点となり，プローブの傾きは神経ブロック針の刺入角度の参考になる.

b. 仙骨（硬膜外）ブロック

　体位は下腹部に枕を入れた腹臥位とする. プローブを体軸と垂直（水平断）に仙骨に当て正中仙骨稜を描出し，プローブを尾側にスライドさせて仙骨角を確認する. 交差法または平行法で仙尾靭帯を貫いて仙骨裂孔より仙骨管内へ刺入し，薬液を注入する.

3. 施行上の注意点[1~5]

1）薬液注入後の監視

　薬液注入後は一定時間の監視と安静が必要である. 使用薬液量や濃度，穿刺部位，患者の年齢や全身状態によって観察項目や安静時間は異なるが，重要な点は呼吸・循環動態の変動に留意することである. 輸液，昇圧薬，酸素投与の処置が必要となることもある. 特に頸椎や上位胸椎では，くも膜下注入による死亡事故も報告されており注意を要する. 監視のためのモニターや人員を確保し，輸液や酸素投与をすみやかに行うことのできる場所で施行する. また，腰部硬膜外ブロック，仙骨（硬膜外）ブロックでは，筋力低下による転倒に注意する.

2）感染対策

　感染を防ぐため，清潔操作を行うに十分な広さのある処置室で施行する. 十分な皮膚消毒の後に施行することが重要である. 特に，持続硬膜外ブロックを行う場合には感染予防に努めなければならない. 糖尿病患者やステロイド薬服用患者では特に注意を要する.

4. 合　併　症[1~5]

1）低血圧・徐脈：高位の硬膜外ブロックにより低血圧・徐脈が起こることがある.

2）局所麻酔薬中毒：硬膜外腔は血管が豊富で，多量の局所麻酔薬を投与すると血中濃度が上昇して局所麻酔薬中毒を起こす可能性がある. 特に仙骨硬膜外腔は静脈叢に富んでおり，血液の逆流がなくとも血管内注入となることがあるため注意を要する.

3）硬膜穿刺：硬膜穿刺後頭痛が起こることがある. また硬膜穿刺に気づかず局所麻酔薬を注入すると広範囲のくも膜下ブロックとなる. 針先が硬膜とくも膜の間にとどまり硬膜下穿刺になる場合もある.

4）神経損傷：神経ブロック針を進めすぎた場合には脊髄損傷，神経ブロック針を正中から大きく離れて進めると神経根損傷が起こり得る.

5）気脳症：抵抗消失法で空気を使用した場合に生じることがある.

6）皮膚感染

　7）硬膜外血腫
　8）硬膜外感染・硬膜外膿瘍

参考文献
1）佐伯　茂：腰神経叢ブロック．小川節郎 編，ペインクリニシャンのための新キーワード 135，真興交易医書出版部，213-214，2014
2）山上裕章：頸部硬膜外ブロック．ペインクリニック 32：223-228，2011
3）橋爪圭司ほか：胸部硬膜外ブロック．ペインクリニック 32：229-237，2011
4）安藤智子ほか：腰部硬膜外ブロック．ペインクリニック 32：238-244，2011
5）間宮敬子：仙骨硬膜外ブロック．表　圭一 編，神経ブロックに必要な画像解剖，文光堂，174-179，2014
6）Perlas A et al：Lumbar neuraxial ultrasound for spinal and epidural anesthesia：a systematic review and meta-analysis. Reg Anesth Pain Med 41：251-260, 2016
7）渡邉恵介：腰部硬膜外ブロック．森本昌宏ほか 編，"痛み" の X 線透視下インターベンショナル治療，克誠堂出版，51-60，2020
8）小野ゆき子ほか：硬膜外ブロック．齊藤洋司ほか 編，痛み治療のための超音波ガイド下神経ブロック実践テキスト，南江堂，119-123，2017

Ⅱ-9　神経根ブロック・経椎間孔ブロック

　神経根およびその周囲に局所麻酔薬とステロイド薬の混合液を注入する神経ブロックを神経根ブロックと呼ぶ．神経根症などの疾患に対して行われ，治療効果が期待できるだけでなく，責任神経根の同定も可能である．また，同時に行う造影により，造影剤の拡がりから病変部位診断を行うことが可能な場合もある．そのため，選択的神経根造影・ブロックと呼ぶこともある．

　経椎間孔ブロック（TFEB）は，椎間孔から硬膜外腔に薬液を注入する神経ブロックで，硬膜外ブロックというよりは，神経根ブロックの perineural approach という意味合いが強い．通常の硬膜外ブロックは，主に脊柱管の背側に薬液が注入されるが，TFEB は主に腹側に注入されるため，効果も硬膜外ブロックよりは神経根ブロックに近く[1]，神経根ブロックとして扱うのが望ましいため，本項で扱うこととする．

　最近は，特に頸部において，X 線透視を用いずに超音波ガイド下に施行する方法も普及してきている．

1．適応となる疾患
　下記疾患による神経根症の診断および治療が適当となる．
①腰椎椎間板ヘルニアや腰部脊柱管狭窄症，坐骨神経痛などの腰部仙骨部神経根症．
②脊椎手術後症候群（FBSS）や外傷性神経根症に伴う腰部仙骨部神経根症．
③頸椎椎間板ヘルニアや椎間孔狭窄，頸部脊柱管狭窄などの頸部神経根症．
④外傷性頸部神経根症に伴う頸部神経根症．
⑤帯状疱疹関連痛による頸部胸部腰部仙骨部神経根症．
⑥その他様々な疾患に伴う頸部・胸部・腰部・仙骨部神経根症．

2．手　　技
1）概　　要
　神経根ブロックは，施行部位により体位，穿刺方法などが変わる．また起こり得る合

神経根ブロック
nerve root block

経椎間孔ブロック
TFEB：transforaminal epidural block

硬膜外ブロック
epidural block

脊椎手術後症候群
FBSS：failed back surgery syndrome

併症も異なる．X線透視を利用する場合は，どの場合でも正しいX線透視方向下で穿刺することが確実な神経ブロックにつながり，合併症も避けることができる．そのため，目的とする椎体終板のラインが透視下で一直線になるように調整する．神経穿刺時には支配領域の放散痛が得られる．十分な放散痛がある場合には治療効果が高いと推測されてきたが，放散痛の強弱や造影所見にかかわらず，治療効果は同等であるとする報告もある[2]．放散痛を求めてむやみに穿刺を繰り返すことは，神経損傷や痛みの増強などの合併症を起こす可能性が高くなるため避けるべきであり，病態に応じて経椎間孔法など放散痛が惹起される可能性の少ない手技を用いるべきである．

超音波ガイド下で行う場合は，当該神経と針先を確実に描出しながら，注意深く薬液を注入することが必要である．

2) 使用薬物の種類と使用量

穿刺のために皮膚・皮下に局所麻酔薬を使用するが，これは一般的な局所麻酔薬（1%[w/v]リドカイン塩酸塩（あるいは同等の局所麻酔薬））5～10 mL でよい．

神経根部に注入するのは，局所麻酔薬（1～2%[w/v]リドカイン塩酸塩（あるいは同等の局所麻酔薬））1～3 mL または0.1%ジブカイン塩酸塩と0.3%サリチル酸ナトリウム，0.2%臭化カルシウムの合剤2 mL と水溶性ステロイド薬（デキサメタゾン1～4 mgなど）である．

X線透視を利用する場合は針先の位置を確認するために，脊髄造影にも使用できる非イオン性造影剤のイオトロランやイオヘキソール1～5 mL を使用する．

3) 実際の手技

① 頚部神経根ブロック

C1，C2神経根ブロックの場合は，X線透視台の上に腹臥位となり，開口位で入射角を調節して穿刺する後方アプローチ法が一般的である．C3-C6神経根ブロックの場合は，仰臥位で前方より穿刺する前方アプローチ法，腹臥位で後方から穿刺する後方アプローチ法，仰臥位で頭部を健側に向ける側方アプローチ法，側臥位で行う後側方アプローチ法などがある．X線透視軸を，目的とする椎体終板に対して垂直にして行うことが重要であるが，頚部の場合には椎体終板を正しく把握することが困難なこともあり，経験が必要となる．正しい透視軸でない状態で穿刺を行うと，針先が予期せぬ位置に進んでいることがあり，合併症の原因となることが多い．針先の位置確認には，非イオン性造影剤を用いる．

超音波ガイド下で施行する方法も確立してきたが，その際は，C7には横突起前結節がないことを指標に，神経ブロックする高位を同定する．

また，頚部神経根ブロックは，血管穿刺やくも膜下腔注入，脊髄穿刺など重篤な合併症が多く，呼吸管理や循環管理が行える体制で施行すべきである．

② 胸部神経根ブロック

X線透視台の上に腹臥位とし，後方から行う後方アプローチ法と斜位で行う斜位法がある．X線透視軸を目的とする椎体終板に正しく合わせる．穿刺針を，横突起を越えて20 mm 以上進めると，気胸や，部位によっては食道穿刺になることがあるので，横突起を越えた場合は側面透視での針先の確認が必要となる．針先の位置確認には，頚部神経根ブロックと同様に，非イオン性造影剤を使用する．さらに，胸部神経根ブロックにも，上述の合併症の他に血管穿刺やくも膜下腔注入，脊髄穿刺などの合併症があるため，呼吸管理や循環管理が行える体制で施行する．気胸を起こした疑いのある場合は，時間経過とともに増悪するので，観察時間を長くし，胸部X線やCT検査

をする.

③ 腰仙骨部神経根ブロック

　X線透視台の上に腹臥位とし,後方から行う腹臥位法と斜位で行う斜位法・経椎間孔法（経椎間孔ブロック）などがある.他の部位よりは合併症は少ないが,X線透視軸を目的とする椎体終板に正しく合わせることが重要である.針先の位置確認には,他の神経根ブロック同様に非イオン性造影剤を用いる.

経椎間孔ブロック
TFEB：transforaminal
epidural block

3.　施行上の注意点

　神経根ブロックは侵襲性が高い手技であるため,MRIなどで診断が明らかな場合には診断目的で施行する必要性は少ないが,責任神経根の同定には有用である.治療的意義としては,短期・中期的には有用性が認められることもある.基本的に,注入薬物は局所麻酔薬を用いるが,ステロイド薬を用いる場合は水溶性のステロイド薬を投与すべきであり,粒子状ステロイド薬の投与について十分な安全性は保障されていないため,使用すべきではない[3].

　神経ブロック施行後は1～2時間安静臥床し,脱力や気胸などの合併症がないことを確認した後,帰宅させる.

4.　合　併　症

　一般的な神経ブロックと同様に穿刺に伴う出血,感染などがある.放散痛を求めすぎて何度も穿刺を繰り返すと神経損傷を起こしやすく,CRPSになる可能性もある.同一神経根に対しては,7～14日の間隔を空けて,2～3回/月の施行を限度とすることが望ましい.

複合性局所疼痛症候群
CRPS：complex regional pain
syndrome

　その他の一過性の合併症として,迷走神経反射,一過性神経症状（痛み,虚脱,パレステジア,頭痛,過敏症状,一過性全健忘,末梢ニューラプラキシア）,交感神経ブロック,皮膚発赤が認められることがある[4].また,どの部位においても針先の位置によっては,くも膜下,硬膜下ブロックになる可能性がある.

**ニューラプラキシア（一過性
伝導障害）**
neuropraxia

　重篤な合併症としては,頚部神経根ブロックにおいて,脊髄梗塞・脊髄浮腫（前脊髄動脈症候群）,脳梗塞・脳浮腫,皮質性盲,脊髄・脳合併症などの致死的な合併症が発生する可能性がある[4].胸部神経根ブロックにおいては気胸の可能性がある.腰部神経根ブロックでは他の部位よりは合併症は少ないが,対麻痺の報告がある[5].

参考文献
1) Roberts ST et al：Efficacy of lumbosacral transforaminal epidural steroid injections：A systematic review. Pm R 1：657-668, 2009
2) Pfirrmann CW et al：Selective nerve root blocks for the treatment of sciatica：Evaluation of injection site and effectiveness：a study with patients and cadavers. Radiology 221：704-711, 2001
3) 川股和之ほか：懸濁性ステロイド剤を用いた頚部神経根ブロックにより小脳・脳幹部梗塞をきたした1例. 日本ペインクリニック学会誌 17：25-28, 2010
4) Benny B et al：Complications of cervical transforaminal epidural steroid injections. Spine 89：601-607, 2010
5) Glaser SE et al：Paraplegia following a thoracolumbar transforaminal epidural steroid injection. Pain Physician 8：309-314, 2005

II-10　椎間関節ブロック・後枝内側枝ブロック

A．椎間関節ブロック

　椎間関節ブロックは，脊椎椎間関節に針を穿刺し，局所麻酔薬やステロイド薬を注入する神経ブロックであるが，厳密には神経ブロックではなく，関節内注入法である．痛みの緩和目的のほかに，椎間関節痛の高位診断が可能となる．椎間関節ブロックの効果が短期間の場合は，高周波熱凝固法（RF）を用いた後枝内側枝ブロックを考慮する．パルス高周波法（PRF）を用いて行う方法もあるが，現時点において，鎮痛効果や効果期間に関するエビデンスレベルは RF がより高いとされている[1]．

椎間関節ブロック
facet block

高周波熱凝固法
RF : radiofrequency thermocoagulation

パルス高周波法
PRF : pulsed radiofrequency

1．適応となる疾患

　慢性の頚部痛，背部痛，腰痛のうち，頚部痛の 36〜67%，背部痛の 34〜48%，腰痛の 27〜41% は椎間関節が痛みに関与しているとされている[2]．主な適応は頚椎・胸椎・腰椎椎関節症であるが，急性腰痛症（ぎっくり腰）や外傷性頚部症候群，椎体圧迫骨折などに伴う椎間関節症なども適応となる．

2．手　　技
1）使用薬物と使用量

　穿刺のために皮膚や皮下に局所麻酔を行う場合には，一般的な局所麻酔薬（1%［w/v］リドカイン塩酸塩（あるいは同等の局所麻酔薬））1〜5 mL でよい．

　関節内に注入するのは，1 椎間あたり局所麻酔薬（1〜2%［w/v］リドカイン塩酸塩（あるいは同等の局所麻酔薬））0.5〜1 mL，もしくは局所麻酔薬にステロイド薬（デキサメサゾン 1〜4 mg もしくはそれと同等のステロイド薬）を添加した薬液である．

2）手　　技

　一般的には，X 線透視下もしくは超音波ガイド下で施行するが，高位診断の目的で行う場合は X 線透視下がより望ましい．また，椎体の変形が強い高齢者などでは，超音波ガイド下で関節内注入を行うことは困難であることも多い．

　X 線透視下に行う場合には，目的とする椎体終板のラインが X 線透視下で一直線になるようにした上で，目的とする椎間関節の裂隙が最もはっきり見えるように斜位を調整する．一般的に，関節内に針先が入ると，ヌルっとした手ごたえが感じられることが多い．針先の位置確認には，非イオン性造影剤を 1 部位当たり 0.5 mL 程度使用する．血管内やくも膜下・硬膜外造影の所見がなく，関節内の造影であることを確認し，薬液を注入する．この時に疼痛部位に放散痛が得られれば，その椎間関節が痛みに関与している可能性が高い．

　超音波ガイド下に行う場合には，一般的には長軸像で施行高位を確認した後，プローブを回転させ短軸像とし，目的椎間関節を同定し，平行法で外側より穿刺する．穿刺針の刺入経路には重要な血管や神経はないことが多いが，安全かつ確実な効果を得るためには穿刺針の全長をしっかり描出しながらゆっくりと針を進め，薬液も緩徐に注入する．

① 頚椎椎間関節ブロック

　後頭環椎関節ブロック（C0/1 椎間関節ブロック）や環椎軸椎関節ブロック（C1/2 椎間関節ブロック）の場合は，X 線透視台の上に側臥位で施行する側方アプローチ法と，

腹臥位で施行する後方アプローチ法が一般的である．C2/3以下の椎間関節ブロックは，側臥位で関節後方から斜めに穿刺する側方アプローチ法，仰臥位で患側をやや持ち上げた斜位の体位で外側から穿刺する前方斜位法と，腹臥位で後側方から穿刺する後方斜位法などがある．中・下位頚椎では超音波ガイド下に行う手技もある．

　② 胸椎椎間関節ブロック

　腹臥位で，目的関節の尾側の椎体椎弓根の中央を目標とした後方アプローチ法が一般的であるが，腰椎移行部付近の下位胸椎では斜位法で行うことも可能である．斜位法の場合は，気胸に注意する．

　③ 腰椎椎間関節ブロック

　腹臥位でやや尾側から穿刺する後方アプローチ法と，腹臥位から患側をやや持ち上げた斜位の体位で，目的椎間関節裂隙が最も明瞭に見える角度から穿刺する斜位法がある．腰椎領域は近年，超音波ガイド下で行うことが多くなってきた．

3. 施行上の注意点

　椎間関節ブロックは，診断的エビデンスは高い[1]が，厳密には関節内注入である．そのため，効果が短期間の場合は，頻回に施行するのではなく，罹患椎間関節の支配神経である後枝内側枝に対するRFを考慮するべきである．

4. 合 併 症

　合併症としては，針の穿刺に伴う出血，感染などの可能性がある．後頭環椎・環椎軸椎関節ブロックでは，椎骨動脈穿刺の可能性があるため，造影剤による注意深い観察が重要である．また，針を深く刺入すると，くも膜下腔注入や脊髄穿刺，硬膜外腔注入など重篤な合併症が起きる可能性があり，造影像での確認が重要である．

参考文献

1) Manchikanti L et al：Comprehensive evidence-based guidelines for facet joint interventions in the management of chronic spinal pain：American Society of Interventional Pain Physicians（ASIPP）Guidelines. Pain Physician 23：1-127, 2020
2) Boswell MV et al：A best-evidence systematic appraisal of the diagnostic accuracy and utility of facet（zygapophysial）joint injections in chronic spinal pain. Pain Physician 18：497-533, 2015

B. 後枝内側枝ブロック

　後枝内側枝ブロックは，脊髄神経後枝内側枝に対する神経ブロックである．椎間関節の知覚は，隣接する頭尾側の脊髄神経後枝内側枝によって二重支配されているため，1つの椎間関節をブロックするためには，その上下の後枝内側枝ブロックを行うこととなる（例えば第4/5腰椎椎間関節痛は，第3・4腰神経の後枝内側枝）．局所麻酔薬による後枝内側枝ブロックの効果が短期間の場合は，RFを用いた後枝内側枝ブロックを考慮する．PRFを用いて行う方法もあるが，現時点において，鎮痛効果や効果期間に関するエビデンスレベルはRFがより高いとされている[1]．

1. 適応となる疾患

　基本的には椎間関節ブロックと同様であるが，慢性椎間関節症の場合は，椎間関節ブ

ロックや後枝内側枝ブロックによる高位診断の上で，RFを用いた後枝内側枝ブロックを考慮する．

2. 手　　技

1）使用薬物と使用量

穿刺のために皮膚や皮下に局所麻酔を行う場合には，一般的な局所麻酔薬（1%［w/v］リドカイン塩酸塩（あるいは同等の局所麻酔薬））でよい．

穿刺後に後枝内側枝の放散痛が得られた部位で，1ヵ所あたり局所麻酔薬（1～2%［w/v］リドカイン塩酸塩（あるいは同等の局所麻酔薬））0.5～1 mL，もしくは局所麻酔薬にステロイド薬（デキサメサゾン1～4 mgもしくはそれと同等のステロイド薬）を添加した薬液を注入する．X線透視下の場合は，針先の位置確認ためには非イオン性造影剤を1部位当たり0.5 mL程度使用する．

2）手　　技

一般的に，RFを行う場合はX線透視下で施行するが，近年，局所麻酔薬による場合は，超音波ガイド下での施行が多くなった．

① 頚椎後枝内側枝ブロック

側臥位で施行する側方アプローチ法と腹臥位で後側方から穿刺する後方斜位法などがある．目的とする椎弓根を目標としてスライター針を穿刺し，放散痛が得られた部位で局所麻酔薬を注入する．RFやPRFでは，局所麻酔薬を注入した後に，RF（70～90℃，90～180秒程度）やPRF（120～360秒程度）を行う．

超音波ガイド下で行う場合は，側臥位でプローブを短軸に当て，プローブの背側から関節柱を狙って平行法で穿刺し，局所麻酔薬を注入する[2]．

② 胸腰椎後枝内側枝ブロック

腹臥位で椎弓根基部を目標としてスライター針を穿刺し，放散痛が得られた部位で局所麻酔薬を注入する．RFやPRFでは，局所麻酔薬を注入した後に，RF（70～90℃，90～180秒程度）やPRF（120～360秒程度）を行う．

超音波ガイド下で行う場合は，腹臥位でプローブを長軸に当て，正中より外側で関節突起を確認する．プローブの頭側より平行法で穿刺し，関節突起の頂点に局所麻酔薬を注入する[3]．

3. 施行上の注意点

後枝内側枝ブロックの注入薬にステロイド薬を用いるかどうかについては，結論は出ていない[1]．

1回に複数部位で（特にRFで）施行する場合は脊柱起立筋の筋力低下による支持性の脆弱化が起きる可能性がある．また，針先の位置や局所麻酔薬の注入量によっては神経根ブロックになる可能性があり，脱力に注意を要する．

局所麻酔薬による後枝内側枝ブロックの効果が短期間の場合は，RFもしくはPRFを用いた後枝内側枝ブロックを考慮する．

神経根ブロック
nerve root block

4. 合　併　症

合併症としては，針の穿刺に伴う出血，感染などの可能性がある．胸椎で行う場合は，気胸に注意する．

超音波ガイド下で行う場合は，穿刺針の全長をしっかり描出して行わないと，くも膜

下腔注入や脊髄穿刺，硬膜外注入など重篤な合併症が起きる可能性がある．

参考文献
1）Manchikanti L et al：Comprehensive evidence-based guidelines for facet joint interventions in the management of chronic spinal pain：American Society of Interventional Pain Physicians（ASIPP）Guidelines. Pain Physician 23：1-127, 2020
2）新堀　博：Ⅱ．頚部領域 4．椎間関節ブロック．斎藤洋二ほか　編，痛み治療のための超音波ガイド下神経ブロック実践テキスト，南江堂，60-64，2017
3）上島賢哉：Ⅳ．体幹領域 2．椎間関節ブロック．斎藤洋二ほか　編：痛み治療のための超音波ガイド下神経ブロック実践テキスト，南江堂，106-109，2017

Ⅱ-11　仙腸関節ブロック，仙腸関節枝高周波熱凝固法

　仙骨と腸骨の間にある仙腸関節に起因する痛みに対して，関節腔内に薬液を注入する手技である仙腸関節ブロックや，仙腸関節後方の靭帯に薬液を注入する仙腸靭帯内注入が行われる．これらの神経ブロックの効果が短時間しか得られない場合には，仙腸関節枝高周波熱凝固法（RF）の施行を検討する[1]．

仙腸関節ブロック
sacroiliac joint block

高周波熱凝固法
RF：radiofrequency thermocoagulation

1. 適応となる疾患

　変形性仙腸関節症，強直性脊椎炎，仙腸関節由来の腰臀部痛などが適応となる．仙腸関節は体幹の荷重を受け止めるが，関節面は荷重方向に平行に近いため，非常に負担がかかりやすい．仙骨と腸骨が互いの耳状面で接し，その周囲は，前仙腸靭帯，骨間仙腸靭帯，後仙腸靭帯で強固に覆われ固定される．

2. 手　　技
1）X線透視法[2,3]

　健側下腹部に枕などを置いて腹臥位に近い斜位とする．仙腸関節の尾側端を目標とし，管球を，X線が仙骨に対して垂直になるように頭尾側方向に調節する．関節裂隙が見えやすいように斜位方向を調節する．穿刺は，仙腸関節の上端，中間部，下端の3ヵ所で行うのが望ましいが，尾側端のみで行う方法もある．目的とする穿刺部が確認できる関節裂隙付近の皮膚に局所麻酔を行う．

　22～23 G 60～80 mm 神経ブロック針，もしくは23～25 G 60～80 mm カテラン針を用いて穿刺する．いったん仙骨側に針を当て，そこから関節裂隙下端の方向にウォーキングさせ，針先が抜ける位置を探し，少し進める．針先が固定された感覚があることが多い．非イオン性造影剤を注入する．関節裂隙に針先があれば，頭側に造影剤が拡がる像が得られる．斜位で仙腸関節が耳状に造影されていることを確認した後，薬液を注入する．薬液は0.5～2%［w/v］リドカイン塩酸塩（あるいは同等の局所麻酔薬）2～5 mLを用い，必要に応じてステロイド薬（デキサメタゾン1～4 mg など）を添加する．

2）超音波ガイド法[4]

　患者は腹臥位とし，術者は患者の健側に立ち，対面に超音波機器を配置する．リニア

プローブ，もしくは，体格の大きな患者の場合はコンベックスプローブを使用する．薬液を入れた注射筒と延長管，針（22〜23 G 60〜80 mm 神経ブロック針，もしくは23〜25 G 60〜80 mm カテラン針）を接続しておく．仙骨後面と腸骨稜を観察し，その位置から腸骨稜を追いながら，プローブを尾側に平行移動していく．穿刺部位は，仙腸後仙骨孔が観察される部位より少し尾側の外側，仙骨側が少し窪んだ形となっているその外側端あたりに関節裂隙が"ギャップ"として観察される．内側から平行法で穿刺する．穿刺部に局所麻酔を行い，針先を慎重に描出しながら進め，針先が"ギャップ"の間を通過することを確認する．薬液は 0.5〜2%［w/v］リドカイン塩酸塩（あるいは同等の局所麻酔薬）2〜5 mL を用い，必要に応じてステロイド薬（デキサメタゾン 1〜4 mg など）を添加する．

3）仙腸靭帯内注入[5]

仙腸関節の後方に位置する，骨間仙腸靭帯，後仙腸靭帯が痛みの原因になることがある．仙腸関節そのものよりも，後方の靭帯部分が痛みの原因になっていることが多いともいわれている．X 線透視下で施行する場合は，腹臥位とし，下腹部に枕などを置く．22〜23 G 60〜80 mm 神経ブロック針，もしくは 23〜25 G 60〜80 mm カテラン針を使用し，仙骨の棘突起のやや外側を穿刺点とする．仙骨後面にいったん針を当て，外側に進めていく．S1 後神経孔と S2 後神経孔の間のレベル，上後腸骨棘の下あたりに潜り込ませるように針を進め，造影剤を注入して拡がりを確認し，薬液を注入する．

超音波ガイド下で施行する場合は，S1 後神経孔と S2 後神経孔を確認し，その間のレベルで腸骨と仙骨の間に針を進め，薬液を注入する．どちらの手技も，施行前に圧痛点を確認し，その位置によってはより頭側，もしくは尾側を目標とする場合もある．仙腸関節内への注入と併用する場合もある．

4）仙腸関節枝高周波熱凝固法（RF）[6〜8]

仙腸関節の支配神経を高周波熱凝固する手技である．仙腸関節ブロックの効果が短期的には得られるが，長期効果を認めない患者が適応となる．X 線透視下で施行する場合は，健側高位の斜位から腹臥位とする．仙腸関節の知覚は主に，S1（100%），S2（100%），S3（88%）の外側枝に支配されているが，L5 後枝（8%），S4 外側枝（4%）が関与する場合もある[9]．そのため，S1〜S3 の外側枝に対し施行する．X 線透視下に後仙骨孔を確認し，そのやや下方を穿刺点とし，周辺皮膚面に局所麻酔をする．S1〜S3 の外側枝から関節に向かう枝は，それぞれの仙骨孔の外側に伸びるが，その数はそれぞれ 1 本から 2 本が多く，S1 では外側下方に 1 本から 2 本，S2 では外側上方および外側下方に 2 本，もしくは外側下方に 2 本，S3 では外側上方に 1 本の場合が多いと報告されている[9]．このことを念頭に置きながら，22 G 100 mm 程度のスライター針を用い，それぞれの仙骨孔の外側を仙骨孔に沿って，針先をウォーキングさせ，RF の電気刺激を適宜行って放散痛が得られる位置を探す．放散痛が得られたら，少量の造影剤を注入し，血管内造影などの異常所見がないことを確認する．異常がなければ，2%［w/v］リドカイン塩酸塩（あるいは同等の局所麻酔薬）0.5〜1 mL を注入し，70〜90℃で 60〜180 秒の RF，もしくは 120〜360 秒のパルス高周波法（PRF）を施行する．また，仙腸関節裂隙手前で電気刺激を行いながら，数ヵ所で施行する方法もある．超音波ガイド下で施行する場合[10]も，患者を腹臥位とし，下腹部に枕などを置く．リニアプローブで S1〜S3 の後仙骨孔を確認し，それぞれの外側に確認できる外側仙骨陵の隆起（transverse sacral tubercle）を目標とする．順番に 22 G 100 mm 程度のスライター針を穿刺し，X 線透視法と同様に局所麻酔薬を注入後，RF，もしくは PRF を施行する．

パルス高周波法
PRF：pulsed radiofrequency

3. 施行上の注意点[2~4]

　仙腸関節ブロックでは，上述のように仙腸関節の尾側端を目標とするため，少し尾側に針を進めると大坐骨孔に針先が向かうこととなる．その位置には，仙骨の腹側面から大腿骨の大転子に向かう梨状筋があり，さらに梨状筋の腹側には坐骨神経（もしくは仙骨神経叢）が存在する．したがって，大坐骨孔内に針先が位置すると梨状筋ブロック，もしくは坐骨神経ブロックとなる可能性がある．X線透視下でも，超音波ガイド下でも，針先が尾側に向かないように（もしくは，やや頭側に向くように）注意する必要がある．

坐骨神経ブロック
sciatic nerve block

4. 合　併　症

　1）**感染，出血**：一般的な神経ブロックと同様，針の穿刺に伴う感染，出血などの可能性がある．

　2）**坐骨神経ブロック**：上述の施行上の注意点のとおり，梨状筋内へ薬液が注入されると坐骨神経がブロックされる．

参考文献
1) Dutta K et al：Comparison of efficacy of lateral branch pulsed radiofrequency denervation and intraarticular depot methylprednisolone injection for sacroiliac joint pain. Pain Physician 21：489-496, 2018
2) 河西　稔：仙腸関節ブロック．大瀬戸清茂 監，透視下神経ブロック法，医学書院，138-140, 2009
3) 大野健次：関節ブロック・関節内注射．ペインクリニック 27：488-500, 2006
4) 深澤圭太：仙腸関節ブロック．奥田泰久ほか 編，超音波診断装置が有用な運動器疾患診断治療ガイド，克誠堂出版，134-135, 2017
5) 大野健次：2つの仙腸関節ブロック—仙腸関節内注入と仙腸靭帯への浸潤．宮崎東洋 編，ペインクリニシャンのための痛みの診療のコツと落とし穴，中山書店，169-170, 2007
6) 仲西信乃ほか：仙腸関節枝高周波熱凝固法．大瀬戸清茂 監，透視下神経ブロック法，医学書院，138-140, 2009
7) 福井弥己郎：仙腸関節枝高周波熱凝固法，P-RF．大瀬戸清茂 監，よくわかる神経ブロック法，中外医学社，131-134, 2011
8) Vallejo R et al：Pulsed radiofrequency denervation for the treatment of sacroiliac joint syndrome. Pain Med 7：429-434, 2006
9) Roberts SL et al：Cadaveric study of sacroiliac joint innervation：Implications for diagnostic blocks and radiofrequency ablation. Reg Anesth Pain Med 39：456-464, 2014
10) Roberts SL et al：A cadaveric study evaluating the feasibility of an ultrasound-guided diagnostic block and radiofrequency ablation technique for sacroiliac joint pain. Reg Anesth Pain Med 42：69-74, 2017

Ⅱ-12　傍脊椎神経ブロック

　傍脊椎神経ブロックは，傍脊椎部に局所麻酔薬を注入する神経ブロックである．複数部位を穿刺し注入する方法や，カテーテルを留置し持続注入する方法もある．注入部位の頭尾側の体性神経および交感神経のブロック効果が得られる．

傍脊椎神経ブロック
TPVB：thoracic paravertebral block

1. 適応となる疾患

　胸・腹部の術中・術後鎮痛に用いられる．乳房手術や胸部外科手術で安全性と有効性が報告されている[1,2]．胸部帯状疱疹関連痛に対して，早期の施行が勧められる[3]．

2. 手　技

1）使用薬物と使用量

0.5%［w/v］ブピバカイン塩酸塩15 mLで平均5分節（2.5〜3 mL/椎体）の体性神経ブロックと8分節の交感神経ブロックが起こる[4]．頭側よりも尾側に拡がりやすい．成人で0.25〜0.5%［w/v］ブピバカイン塩酸塩15〜20 mL（0.3 mL/kg）または1%［w/v］リドカイン塩酸塩（あるいは同等の局所麻酔薬）15〜20 mLの使用を推奨している報告もある[5]．

複数部位の穿刺では，1%［w/v］ブピバカイン塩酸塩または0.5%［w/v］ロピバカイン塩酸塩を3〜4 mLずつ注入する．単一部位からの大用量投与は硬膜外注入や両側に拡がる危険がある．

持続法では，乳房手術に際して全身麻酔と併用する維持量として，0.2%［w/v］ロピバカイン塩酸塩か0.25%［w/v］ブピバカイン塩酸塩を5 mL/時で投与する[6]．

2）手　技

① ランドマーク法

ランドマーク法は，胸椎棘突起の外側25〜50 mmで棘突起上端の高さから，20〜22 G 60〜100 mm スパイナル針または16〜18 G Tuohy針（持続法）を皮膚に垂直に穿刺する．穿刺点は棘突起から離れるほど横突起に当たりにくくなり，近づくほど脊髄損傷のリスクが高くなる．横突起までの深さは個人差があるが，一般的に頚椎・腰椎部よりも胸椎部は浅く，20〜50 mmの深さで横突起に当たることが多い．横突起に接触したら針を皮下まで引き抜き尾側にずらし，横突起に接触した深さより10〜15 mmまで進める．多くの患者で皮膚から傍脊部までの距離は30〜60 mmである．生理食塩水を満たしたガラス注射筒を接続して進めると，上肋横靭帯を貫通する際にわずかなpopを感じて抵抗が消失する．血液や空気の逆流のないことを確認して薬液を注入する．横突起へ接触しない場合は頭尾側に針先をずらして再穿刺する．横突起接触後に過度に尾側に振ること（＞45°）は合併症のリスクを高めるため避ける[7]．ランドマーク法の失敗率は6〜10%と報告されている[8]．

② 超音波ガイド法

近年，主に超音波ガイド下に施行されるようになった．穿刺前に横突起，胸膜までの距離を測定する補助的な方法や，肋骨に垂直にプローブを当て平行法で穿刺する方法がある．本項では肋骨に平行にプローブを当てる平行法[9]を紹介する．体位は腹臥位または側臥位で，針先の描出が容易で胸膜穿刺のリスクが少ないTouhy針を使用する．目的の肋間隙で，肋骨に平行にリニアプローブを当て，横突起下端と傍脊椎腔を描出する．外側から穿刺し，針先が内肋間膜を貫き傍脊椎腔に達するまで進める．薬液注入時に胸膜が腹側に押し下げられる様子を確認する．カテーテルを挿入する持続注入法も行われる．

3. 施行上の注意点

胸郭の変形や側弯症には注意を要する．

4. 合　併　症

胸膜穿刺，気胸，血管穿刺，神経損傷（中枢，末梢），臓器損傷，局所麻酔中毒，硬膜穿刺後頭痛などがあるが，重篤な合併症（発生頻度%）としては，低血圧（4.6%），血管穿刺（3.8%），胸膜穿刺（1%），気胸（0.5%）などがあるが稀である[7]．しかし，肺出

血や慢性痛，脊髄半側症候群の発生なども報告されており，事前に慎重な評価が必要である．抗血栓薬を投与されている患者や血液凝固異常のある患者は相対禁忌，穿刺部位の感染や穿刺経路に腫瘍が存在する患者は禁忌である．

参考文献
1) Feray S et al：PROSPECT guideline for video-assisted thoracoscopic surgery：a systematic review and procedure-specific postoperative pain management recommendations. Anesthesia 77：311-325, 2022
2) Singh NP et al：Efficacy of regional anesthesia techniques for postoperative analgesia in patients undergoing major oncologic breast surgeries：a systematic review and network meta-analysis of randomized controlled trials. Can J Anesth 69：527-549, 2022
3) Lin CS et al：Interventional treatments for postherpetic neuralgia：a systematic review. Pain Physician 22：209-228, 2019
4) Cheema SP et al：A thermographic study of paravertebral analgesia. Anaesthsia 50：118-121, 1995
5) Karmakar MK：Thoracic paravertebral block. Anesthesiology 95：771-780, 2001
6) Boezaart AP et al：Continuous thoracic paravertebral block for major breast surgery. Reg Anesth Pain Med 31：470-476, 2006
7) Ardon AE et al：Paravertebral block：anatomy and relevant safety issue. Korean J Anesthesiol 73：394-400, 2020
8) Lonnqvist PA et al：Failure rate and complications. Anesthesia 50：813-815, 1995
9) 柴田康之：傍脊椎（肋間神経）ブロック．小松　徹ほか 編，超音波ガイド下脊柱管・傍脊椎ブロック，克誠堂出版，89-96，2011

Ⅱ-13　交感神経ブロック

A. 胸腔鏡下交感神経節切除術（ETS）

　胸腔鏡下交感神経節切除術（ETS）は，交感神経を直視下で遮断するため胸部交感神経節ブロックよりも確実性が高い手技である．上肢の交感神経支配は T2（第2肋骨の交感神経幹）〜T5 で，T3 が上肢や手掌への関与が強い．交感神経遮断を確実に行いたい場合や長期間にわたって効果を持続させたいときは，胸部交感神経節ブロックよりも ETS が勧められる．

1. 適応となる疾患
　手掌多汗症，頭部多汗症，赤面恐怖症[1]．上肢の血行障害[2]，上肢の CRPS[3] などに有効な治療手段である．欧米では狭心症[4]にも行われているが，本邦では行われていない．

2. 手　　技
　経口挿管による全身麻酔で行う．神経を焼灼するだけであれば通常の挿管チューブでも可能であるが，ダブルルーメンチューブを用いた分離肺換気で行うと，視野が良く安全に行える．交感神経にクリップをかける場合は，神経の剥離操作に時間を要するため分離肺換気が必要である．体位は，両上肢を 90° 外転し，前腕は挙上位とする．約 30° 程度の Semi-Fowler 体位にし，虚脱肺を重力で下方に落とすことで胸腔内の視野を確保できる．
　前〜中腋窩線の間で，第5肋骨上に局所麻酔を行う．10 mm 程度の皮切を行い，気胸用 surgineedle を穿刺する．最大圧を 10 mmHg 程度に設定し，CO_2 を 0.7〜1.5 L 注入し，

胸腔鏡下交感神経節切除術
ETS：endoscopic thoracic sympathectomy

胸部交感神経節ブロック
thoracic sympathetic ganglion block

複合性局所疼痛症候群
CRPS：complex regional pain syndrome

気胸を作成する．1ポート法の場合はレゼクトスコープを用いる．2ポートで行う場合は，第3肋骨と前腋窩線の交点で局所麻酔を行い，同様にトロッカーを挿入する．止血鉗子を第5肋骨まで進め，肋骨上縁を滑らせて胸膜を穿破する．止血鉗子をトロッカーに持ち替え，トロッカーを胸腔内に挿入する．トロッカーを通して胸腔鏡を挿入し，肺尖部と腕頭動脈，奇静脈，肋骨を観察する．

　通常は胸腔内からは第1肋骨は見えないため，最も頭側に見える肋骨が第2肋骨であることが多い．脂肪が少ない患者では第1肋骨まで確認できるが，脂肪の沈着により第2肋骨まで埋没している場合もある．肋骨レベルの判断に迷うときはX線画像で確認する．肋骨を内側にたどれば肋骨小頭の隆起を目視でき，その前面または外側に胸膜を透かして交感神経幹もしくは交感神経節を確認できる．

　手掌多汗症や上肢の血行障害，CRPSに対しては第3か第4肋骨上で交感神経幹を遮断する．赤面恐怖症，頭部多汗症では第2肋骨上で交感神経幹を遮断する．

　遮断が終了したら出血がないことを確認し，胸腔鏡を抜去する．トロッカーに多孔シリコンチューブを通して胸腔内に留置して，トロッカーを抜去する．気道内圧を30～40 mmHgまで加圧しwater sealし十分に肺を膨らませCO_2を排出する．十分に排出できたらチューブに20 mLシリンジを付け，陰圧をかけながらチューブを抜去する．吸収糸を用いて筋膜と皮下組織を1～2針縫合する．

　両側施行の場合は，反対側も同様の操作を行う．術直後，術翌日は胸部X線を撮影し，気胸がないことを確認する．

3．施行上の注意点

　交感神経の遮断方法には，電気メスで焼灼する方法，交感神経幹や交感神経節を切除する方法，クリップで遮断する方法がある．クリップ法の場合は，代償性発汗などで手術に満足いかないときに再手術によりクリップを外すことができるが，クリップ抜去により代償性発汗が改善するかは明らかではない[5]．術後早期に抜去した方が回復する可能性が高いとされているが，早期のクリップ抜去が十分な回復を保証するものではない[6]．

4．合　併　症

ETSの合併症には手技による合併症のほかに，交感神経遮断による併発症がある．

1）手技による合併症

①　出　　血：胸腔鏡下での止血には限界があるため，止血が困難な場合は開胸による止血が必要になることが稀にある．

②　気　　胸：トロッカー挿入時や肺の癒着剥離時に気胸を起こす可能性がある．

③　感　　染：創部に感染が起こることがある．

④　手術不能：肺の癒着により交感神経の同定が困難な場合，内臓脂肪により交感神経の同定が困難な場合，交感神経と血管が伴走して切除が困難な場合に手術ができないことがある．

⑤　神経損傷：体位の影響で上肢の神経損傷が起こる可能性がある．

⑥　肋間神経損傷：トロッカー挿入時に肋間神経を損傷する可能性がある．

2）術後に問題となる併発症

①　代償性発汗：術後に腹部，臀部，背部，下肢などの発汗が増加することがある．代償性発汗の程度には個人差があり，手掌や顔面の汗が改善しているにもかかわらず，

代償性発汗で悩む患者も少なからず存在する．現時点では代償性発汗を回避できる手術法はなく，起こった場合に有効な治療法もないため術前に十分に説明しておくことが大切である．代償性発汗に対して神経再生術の報告があるが，その効果は不明である[7]．

② 味覚性発汗：術後，摂食時に顔面の発汗が増強する場合がある．

③ ホルネル徴候：上位の肋間レベルで神経を遮断するとホルネル徴候が出現することがある．

④ 左右差：左右で交感神経を遮断する部位が異なると，効果に左右差が生じる可能性がある．

⑤ 再発：神経が再生し発汗が再発することがある．

⑥ その他：倦怠感，頭痛など様々な症状を術後に訴える場合が稀に存在するが，対症療法で対応していくほか有効な手段はない．

Horner 徴候

参考文献
1) Drott C：Results of endoscopic thoracic sympathectomy（ETS）on hyperhidrosis, facial blushing, angina pectoris, vascular disorders and pain syndromes of the hand and arm. Clin Auton Res 13：26-30, 2003
2) Hoexum F et al：Thoracic sympathectomy for upper extremity ischemia. Minerva Cardioangiol 64：676-85, 2016
3) Alkosha HM et al：Predictors of long-term outcome of thoracic sympathectomy in patients with complex regional pain syndrome type 2. World Neurosurg 92：74-82, 2016
4) Lin Y et al：Sympathectomy versus conventional treatment for refractory coronary artery spasm. Coron Artery Dis 30：418-424, 2019
5) Kocher GJ et al：Is clipping the preferable technique to perform sympathicotomy? A retrospective study and review of the literature. Langenbecks Arch Surg 400：107-112, 2015
6) Kang CW et al：Short-term and intermediate-term results after unclipping：what happened to primary hyperhidrosis and truncal reflex sweating after unclipping in patients who underwent endoscopic thoracic sympathetic clamping? Surg Laparosc Endosc Percutan Tech 18：469-473, 2008
7) Rantanen T et al：Long-term effect of endoscopic sympathetic nerve reconstruction for side effects after endoscopic sympathectomy. Thorac Cardiovasc Surg 65：484-490, 2017

B. 胸部交感神経節ブロック

胸部交感神経節ブロックとは，胸部の交感神経節を，薬物もしくは高周波熱凝固法（RF）で遮断する方法である．体性神経への影響なしに血流の増大，皮膚温上昇，発汗停止，鎮痛効果などの効果を得ることができる．効果が確実であるETSが行われるようになってから施行頻度が減っていた．しかし近年，X線透視下で行う方法だけでなくCTガイド下で行う方法の報告もあり，より正確に安全に行えるようになった[1]．

胸部交感神経節ブロック
thoracic sympathetic ganglion block
高周波熱凝固法
RF：radiofrequency thermocoagulation
胸腔鏡下交感神経節切除術
ETS：endoscopic thoracic sympathectomy

1. 適応となる疾患

胸部交感神経節ブロックは，上肢の血行障害，上肢のCRPS，手掌多汗症，頭部多汗症，赤面症，狭心症などに有効である．

2. 手技
1) 手技
① 後方傍脊椎法

体位は，腹臥位で行うことが多い．X線透視下に，前後の椎体終板が1本に重なり，

かつ棘突起が椎体の中央に位置するように管球や体位を調整する．穿刺点は，棘突起から患側の外側 40 mm 前後で，X 線透視下に確認した肋間とする．針の操作がうまくいかない時は，適宜，穿刺点を変更する．針先をまず椎弓根に当てて，徐々に尾外側へ移動させ，下関節突起外縁に持っていく．針先を下関節突起外縁に滑り込ませてゆっくりと進めると椎体に当たる．その際，胸椎側面 X 線画像で針の深さを確認する．その後，椎体側面の靱帯と椎体の間に針のベベルを利用しながら滑り込ませて，目的の位置まで針先を進める[2~4)]．横突起が肋骨間に存在し，うまく針が進まない場合は，頭側，尾側に穿刺点を変更する．非イオン性造影剤と局所麻酔薬の混合液を 2～3 mL 注入し，薬液の拡がりを確認し，造影所見に問題がなければ無水エタノールの注入や RF を行う．

② 前方傍気管法

この方法は T2 など，T3 交感神経節に対する神経ブロックで，星状神経節ブロックと同様の体位で行う．針の穿刺方法は頚動脈の圧排方法により内側法，外側法がある．内側法は，星状神経節ブロックと同様に，頚動脈と胸鎖乳突筋を外側に圧排して行う．外側法は頚動脈を内側に，胸鎖乳突筋を外側に圧排する方法である．

X 線透視下で C7，T1 を確認し，頚動脈と胸鎖乳突筋を左示指と中指で分ける．穿刺部位は，なるべく T1 に近い部位にし，透視台に対して 60～80° の角度で針を刺入する．椎体外側縁に沿って針を進め，第 2 肋骨頭に針先を当て，放射状肋骨頭靱帯内に針を進め針先を固定させる．薬液の注入や神経破壊薬などは後方傍脊椎法と同じであるが，前方傍気管法は，後方傍脊椎法より効果が得られにくいため，長時間腹臥位が維持できない患者が適応となる．

③ CT ガイド法[5~6)]

CT ガイド法では，目的椎体の CT 撮影後に穿刺点に適した部位を決定する．体位は腹臥位．CT スカウトビューで目的椎体を確認し，同部位の CT 撮影を行う．横突起が見えなくなった椎体レベルの画像を参考にして神経ブロック穿刺路の予測線を引き，棘突起中央から穿刺点までの距離と，皮膚穿刺点から目標コンパートメントまでの深さを計測する．その後，CT テーブルをガントリー内に戻し，患者の皮膚面にスポットラインを当て，このライン上に計測した穿刺点をつける．針の穿刺は X 線透視下と同様であるが，針先と針の向きを，適宜 CT で確認しながら椎体の側面を滑り込ませるように目標コンパートメントまで進める．薬液の注入や神経破壊薬などは後方法と同じである．

2）使用薬物と使用量

① 局所麻酔薬のみの場合

胸部交感神経節 1 ヵ所当たり 1～2%［w/v］リドカイン塩酸塩（あるいは同等の局所麻酔薬）2～5 mL

② 神経破壊の場合

胸部交感神経節 1 ヵ所当たり 1～2%［w/v］リドカイン塩酸塩（あるいは同等の局所麻酔薬）3 mL 以内で十分な効果が得られる．合併症がないことを確認後，同用量以下の無水エタノールあるいはフェノール水を注入する．RF の場合は 70～90℃，90～180 秒間で行う．

3．施行上の注意点

胸部交感神経節ブロックは，腰部交感神経節ブロックと比較し，難易度の高い神経ブロックである．X 線透視下や CT ガイド下で行う X 線透視下神経ブロックには，穿刺点の違いにより後方傍脊椎法と前方傍気管法があるが，後方傍脊椎法の方が合併症のリス

星状神経節ブロック
SGB：stellate ganglion block

腰部交感神経節ブロック
lumbar sympathetic ganglion block

クは低い．神経ブロックを行うかETSを行うかは，それぞれの長所短所を考慮し，患者に応じて十分検討する必要がある．

4. 合併症

1) 気　胸：気胸は，時間の経過とともに胸痛，呼吸困難を訴え，次第にその症状が増悪する．胸部 X 線画像により，気胸が大きければ持続脱気を行う．針を進める際に，針先を常に骨に接触させながら進めれば起こりにくい．

2) ホルネル徴候：造影剤が T2 前面から頚長筋に沿って流れれば，ホルネル徴候が出やすい．特に治療を必要とすることなく，2 週間前後で改善することが多い．

3) 神経損傷：神経損傷は，椎間孔から出る神経根から肋間神経までの間で，針の刺入過程で起こり得る．針を進める際に放散痛が認められた場合は，刺入方向を変える必要がある．

4) 神　経　炎：硬膜外腔，神経根，肋間神経に神経破壊薬が作用すれば，神経炎が生じる．痛みは 2〜3 週間で軽減することが多いが，数ヵ月持続することもある．

5) 出血と感染：針の刺入経路に起こることがある．

参考文献

1) Jian-Guo Guo et al：CT-guided thoracic sympathetic blockade for palmar hyperhidrosis：Immediate results and postoperative quality of life. J Clin Neurosci 34：89-93, 2016
2) Ohseto K：Contrast radiography and effects of thoracic sympathetic ganglion block. J Anesth 5：132-141, 1991
3) Ohseto K：Efficacy of thoracic sympathetic ganglion block and prediction of the anterior para-tracheal and posterior paravertebral approaches in 234 patients. J Anesth 6：316-331, 1992
4) 大野健治：胸部交感神経節ブロック．MB Orthop 8：81-90，1995
5) 福井秀公ほか：胸部交感神経ブロック．ペインクリニック 32：107-114，2011
6) Brock M et al：CT-guided, percutaneous ethanol sympatholysis for primary hyperhidrosis. Cardiovasc Intervent Radiol 41：477-482, 2018

C. 腰部交感神経節ブロック

腰部交感神経節ブロックは，下肢を支配する交感神経を遮断し，下肢の血行改善，発汗停止，交感神経求心路が関与する痛みの緩和を目的に行われる神経ブロックである．

1. 適応となる疾患

閉塞性動脈硬化症，バージャー病，レイノー症候群などの末梢血管障害，CRPS[1]，PHN[2,3] などの交感神経の関与する痛み，腰部脊柱管狭窄症[4]，足底多汗症．

2. 手　　技

1) 穿刺手技

体位には，側臥位法，斜位法，腹臥位法があり，穿刺経路としては椎体側方からアプローチする傍脊椎法，および椎間板を貫く経椎間板法がある．X 線透視下で行われることが多いが，コーンビーム CT を含む CT ガイド下に施行されることもある[5]．L2，L3 で行うのが一般的であるが，L4 で施行しても治療効果に明らかな差はないとの報告がある[6]．局所麻酔薬によるテストブロック，RF や神経破壊薬（フェノール水，無水エタ

腰部交感神経節ブロック
lumbar sympathetic ganglion block

Buerger 病
（＝閉塞性血栓［性］血管炎
TAO：thromboangitis obliterans）

Raynaud 症候群
帯状疱疹後神経痛
PHN：postherpetic neuralgia

ノール）を使用する長期的な破壊的神経ブロックがある．

2）実際の手技

① 傍脊椎法

側臥位で行うことが多いが，両側を施行する場合は腹臥位で行う．X線透視下に，目標とする椎体の終板を一致させる．棘突起から外側70〜90 mmに穿刺点を決定し，局所麻酔後に体格に合わせて120〜150 mm 20〜22 G神経ブロック針，RFの場合には約150 mmのスライター針を刺入する．椎体前方1/2〜1/3のところで針先を椎体側面と接触させる．その後はベベルテクニックで前縦靭帯内に針先を軽く食い込ませ，椎体の前縁まで針を進める．

② 経椎間板法

椎間板を貫いて行う手技である．椎体の変形が強い場合や骨棘の増生など，椎体の形状上，傍脊椎法が困難である場合に選択する．穿刺部位は椎間であるため，L2/3の1ヵ所でよい．患側上の斜位とし，上関節突起が前方1/4程度になるように斜位を調整する．椎間板造影の要領で120〜150 mm 20〜22 G神経ブロック針，RFの場合には約150 mmスライター針で椎間板を穿刺し，上関節突起を滑らせるようにして椎間板に到達する．その後，患者を完全側臥位とし，X線画像の側面像・正面像で針先の位置を確認しながら，抵抗消失法により針先が椎間板前縁に出たところを確認する．

椎間板造影
discography

③ 造　　影

針先が椎体・椎間板の前縁に達したことをX線透視下に確認したら，非イオン性造影剤を1ヵ所当たり1〜3 mLずつ注入し，正面像，側面像で適切な像が得られることを確認する．良好な造影所見は，正面像では造影剤が椎体よりも内側にあること，側面像では針先端と椎体腹側縁の上下に拡がっていることである．

④ 局所麻酔薬

X線透視で針先の位置，造影所見が問題なければ，2％［w/v］リドカイン塩酸塩（あるいは同等の局所麻酔薬）を1ヵ所当たり1〜3 mL注入してテストブロックを施行する．

⑤ 高周波熱凝固・神経破壊薬

テストブロックの局所麻酔薬注入10〜20分経過後，鼠径部，下肢の感覚障害や運動障害がないこと，神経ブロックの効果として足の皮膚温上昇を確認する．RFは1ヵ所に当たり70〜90℃，60〜180秒で行う．熱凝固中に痛みなどの変化があれば，その分節の熱凝固は中止する．神経破壊薬は，1ヵ所当たり0.5〜3 mL程度を緩徐に注入する．

3．施行上の注意点

神経ブロック針またはスライター針刺入前の局所麻酔は，大腰筋内に局所麻酔薬が拡がり下肢の感覚低下をきたすと，のちに腰部交感神経節ブロックを行う際に合併症が生じるか否かの判断が難しくなるため，横突起より深部には局所麻酔薬が及ばないようにする．刺入経路には神経根や腰神経叢があるため，刺入の過程で下肢痛が生じた場合には神経障害をきたすことがあるので，その際には刺入の方向を変更する．神経破壊薬の注入は，血管造影，大腰筋造影となった場合には行わない．RFは，血管造影となった場合や針先が椎体より離れている場合には行わないが，神経破壊薬が注入できないような一部大腰筋に流れる像があった場合などには行うことができる．

4．合　併　症

1）陰部大腿神経炎：神経破壊薬が椎体より外側の大腰筋内に拡がり陰部大腿神経に

及んだ場合，大腿内側から鼠径部の知覚障害と痛みを起こす．造影で大腰筋造影所見がみられた場合や，局所麻酔薬でのテストブロック後に下肢の知覚低下を示した場合には神経破壊薬注入は中止する．また，針先が椎体より離れている場合のRFでも同様の症状が生じることがある．

2）神経根障害：神経根の走行に留意し，椎弓根の尾側を針が通過する際にはゆっくりと進める．

3）血管穿刺：脊髄栄養血管に神経破壊薬が注入されると脊髄損傷の危険性がある．大腰筋内での出血は穿刺側の下肢痛を伴い，筋力低下や知覚低下などの神経症状も出現することがある．

4）腎・尿管穿刺：X線透視下で針が椎体との接触を保っていれば，基本的には尿管損傷は生じない．低体重などにより椎体と腎臓の距離が近い場合は，L3以下での穿刺を検討する．

5）射精障害：男性で両側L1レベルの交感神経が遮断された場合に起こる可能性がある．

6）発汗停止：交感神経遮断効果が強いと，足底部の発汗が停止し足底のひび割れを生じる．外用薬などで保湿するようにする．

参考文献
1) Dev S et al：Does temperature increase by sympathetic neurolysis improve pain in complex regional pain syndrome?：A retrospective cohort study. World Neurosurg 109：783-791, 2018
2) Ozturk EC et al：Lumbar sympathetic block for intractable lower-limb postherpetic neuralgia：Report of two cases. Pain Pract 21：353-356, 2021
3) M Sethuraman R：Lumbar sympathetic block for postherpetic neuralgia of lower limb：Familiar for a long time!–Comment to Ozturk et al., 2021 Pain Practice. Pain Pract 21：817, 2021
4) 渡邉和之ほか：腰部脊柱管狭窄（症）―神経ブロックの適応も含めて―．ペインクリニック 32：1383-1391, 2011
5) 上島賢哉：【痛みの治療に必要な局所解剖】腰部交感神経節．ペインクリニック 41：377-388, 2020
6) An JW et al：Clinical identification of the vertebral level at which the lumbar sympathetic ganglia aggregate. Korean J Pain 29：103-109, 2016

D．不対神経節ブロック

不対神経節ブロック
GIB：ganglion impar block

　不対神経節は人体の交感神経節のなかで一番尾側に位置する．不対神経節ブロック（GIB）は交感神経由来の会陰部・肛門部の痛みの緩和のために行われる交感神経ブロックである．

1．適応となる疾患
　交感神経由来の会陰部および肛門部の痛みが適応になる．疾患として直腸がん術後の旧肛門部痛，痔核根治術後や外傷による難治性の肛門部・会陰部痛，S3-S5領域のPHNなどが挙げられる．

2．手　　技
1）使用薬物と使用量
①局所麻酔薬（1%［w/v］リドカイン塩酸塩（あるいは同等の局所麻酔薬））5 mL
②非イオン性造影剤（イオヘキソール）2 mLと局所麻酔薬（2%［w/v］リドカイン

塩酸塩（あるいは同等の局所麻酔薬））2 mL の混合液

③神経破壊薬（無水エタノール）5 mL

2）手　　技

① X 線透視法

a.　プランカルト原法

Plancarte 原法

　1990 年に報告された方法．腹臥位で尾骨先端から 10 mm 程度肛門側から曲針を用いて行う方法．尾骨の形状により施行困難な場合がある．

b.　側臥位法

　側臥位で仙骨正中から 70〜100 mm 外側より皮膚に局所麻酔を行った後，21 G 150 mm 程度のスライター針（非絶縁部 10 mm）を用いて穿刺を行う．側面像を見ながら仙骨部前面近傍に針を当て，針をウォーキングさせつつ仙骨前面まで進める．正面像にして仙骨正中までさらに針を進めた後に造影剤で確認する．

c.　垂直法[1]

　腹臥位で正面像にて仙尾骨接合部を確認する．皮膚に局所麻酔を行った後，22 G 60 mm 程度の神経ブロック針を用いて接合部正中を垂直に穿刺する．生理食塩水による抵抗消失法を用いて仙尾骨接合部の椎間板を通過するまで針を進め，後腹膜腔に到達して抵抗が消失した時点で造影剤を注入し確認する．

② CT ガイド法[2]

　腹臥位の状態で CT を撮影し仙尾骨接合部を確認し，穿刺点を決定する．皮膚に局所麻酔を行った後，垂直法同様に仙尾骨接合部を貫くように 22 G 60 mm の神経ブロック針を用いて穿刺する．生理食塩水による抵抗消失法を用いて仙尾骨接合部の椎間板を通過するまで針を進め，後腹膜腔に到達して抵抗が消失した時点で造影剤を注入し確認する．

③ 超音波ガイド法[3,4]

　放射線被曝量を減少させることが可能である．垂直法同様に超音波ガイド下で針先を仙尾骨接合部に刺入し，椎間板に到達するまで進める．生理食塩水による抵抗消失法を用いて抵抗が消失した時点で透視下にて針先の適切な位置を確認し，造影剤を注入する．局所麻酔薬のみで神経ブロックする場合には造影を行わず，超音波ガイド下のみで施行した報告もある[5]．

　すべての方法において造影剤で血管内注入がないこと，薬液の拡がりに問題がないこと（側面像で仙尾骨接合部の腹側へ三日月状に拡がり，正面像で左右対称に拡がっていること）を確認した後，局所麻酔薬による試験ブロックで痛みの軽減が得られていれば，無水エタノールを 1〜3 mL（最大量 8 mL）使用する．海外では無水エタノールを使用せず，局所麻酔薬とステロイド薬を注入し終了している報告も多く認めた[3,5〜7]．側臥位法では局所麻酔薬を注入後に RF（80〜90℃，120〜180 秒）を施行することも可能である．また垂直法や超音波ガイド下においてはパルス高周波法（PRF）（120〜180 秒）を施行した報告を認めた[4,8]．

パルス高周波法
PRF : pulsed radiofrequency

3.　施行上の注意点

　一般的には側臥位法と垂直法が多く行われている．骨盤疾患または手術歴，股関節外傷，または仙骨尾骨関節の融合および石灰化を有する患者は，仙尾骨接合部からの垂直アプローチは困難なため側方アプローチが望ましい．

4. 合 併 症
　局所の血腫，感染は起こり得るが機能障害のような重篤な合併症の報告は認めない．
ただし穿刺が深すぎると直腸穿刺が起こり得る可能性があるので注意を要する．

参考文献
1) 濱口眞輔：不対神経ブロック①透視下アプローチ．ペインクリニック 32：189-196，2011
2) 立原弘章ほか：不対神経ブロック②CT ガイド下アプローチ．ペインクリニック 32：197-204，2011
3) Ghai A et al：A prospective study to evaluate the efficacy of ultrasound-guided ganglion impar block in patients with chronic perineal pain. Saudi J Anaesth 13：126-130, 2019
4) Li SQ et al：Clinical efficacy of ultrasound-guided pulsed radiofrequency combined with ganglion impar block or treatment of perineal pain. World J Clin Cases 9：2153-2159, 2021
5) Kim CS et al：Factors associated with successful responses to ganglion impar block：A retrospective study. Int J Med Sci 18：2957-2963, 2021
6) Hong DG et al：Efficacy of ganglion impar block on vulvodynia：case series and results of mid- and long-term follow-up. Medicine 100：e26799, 2021
7) Malhotra N et al：Comparative evaluation of transsacrococcygeal and transcoccygeal approach of ganglion impar block for management of coccygodynia. J Anaesthesiol Clin Pharmacol 37：90-96, 2021
8) Sagir O et al：Retrospective evaluation of pain in patients with coccydynia who underwent impar ganglion block. BMC Anesthesiology 20：110, 2020

Ⅱ-14　トリガーポイント注射

　トリガーポイント（TP）とは，「圧迫や針の刺入，加熱または冷却により関連域に関連痛を引き起こす体表上の部位」と定義され[1]，TP 注射とは，軽度の刺激でも筋の緊張や攣縮が生じる TP に針を刺入し薬液を注入することで痛みの悪循環のサイクルを断ち切り痛みを軽減させる手技である[2]．

トリガーポイント注射
TP：trigger point injection

1. 適応となる疾患
　全身の筋・筋膜性疼痛症候群（MPS）に適応がある．緊張型頭痛を含む慢性頭痛や顎関節症，腰痛などに対して有効とされる[2]．

筋・筋膜性疼痛症候群
MPS：myofascial pain syndrome

2. 手　　技
　部位により穿刺しやすい体位（腹臥位や坐位など）で行う．患者に最も痛みが強い部位を尋ね，術者が同部を指で圧迫して索状硬結として触れる最も過敏な点を確認する．TP の確認には，圧迫による関連痛の発現，立毛や発汗といった自律神経反応の出現，局所単収縮反応（LTR）や逃避反応（jump sign）の発生などを確認することが重要である[1,3]．

局所単収縮反応
LTR：local twitch response

1）神経ブロック針
　神経ブロック針は，25 G 25 mm 注射針，27 G 19 mm 注射針，腰部では 25 G 40 mm 注射針などを用いる．超音波ガイド下で行う場合は 23〜25 G 60 mm のカテラン針や神経ブロック針を用いることもある．

2）使用薬物と使用量
　薬液としては，各種局所麻酔薬（リドカイン塩酸塩，メピバカイン塩酸塩，ロピバカイン塩酸塩など）の単独，またはこれらの局所麻酔薬に水溶性ステロイド薬を添加した薬液や，ジブカイン配合薬（ネオビタカイン®：0.1%［w/v］ジブカイン塩酸塩，0.3%

［w/v］，サリチル酸ナトリウム，0.2%［w/v］臭化カルシウム）を使用する．1ヵ所当たり0.5～3 mLを使用し，血流の豊富な組織や動脈近くでは吸収が良いため投与部位や極量を考慮し，なるべく少ない投与量で施行することが望ましい．ステロイド薬を併用するにあたっては，併用を推奨する強いエビデンスがないため，副作用や保険適用も考慮する必要がある．

3）方　法

① 平面診法[1]

平面診法では，痛みが存在する筋肉の直上の皮膚を一方向に引き寄せ，次に指先をすばやく筋線維を横切るように滑らせ，ローリング（弾指触診）により痛みを確認する．穿刺部位を消毒後，針を皮下まで刺入し，さらに針を進めると，軽い抵抗の後に筋膜を貫いた感覚が得られる．吸引を行い，血液の逆流がないことを確認後，薬液を注入する．抜針はできるだけ緩徐に行い，抜針後は穿刺部位をガーゼなどでしばらく圧迫する．

② 超音波ガイド法[1]

通常，リニアプローブを使用し，平行法または交差法で行う．筋膜下への薬液注入を視認でき，神経血管構造を避けながらより安全に施行できる．超音波画像では，TPは低エコー性として認められるという報告[5]や，穿刺時にLTRが目的とする筋の瞬間的な収縮として認められることがある．

3．施行上の注意点

禁忌事項として穿刺部付近の感染がある．穿刺痛を和らげるために，針はすばやく穿刺し，抜針はできるだけ緩徐に行う（速刺緩抜）．また，痛みのセンサーは筋膜付近にあることや[6]，注入した薬液の拡がり方を考慮すると，筋膜直下に薬液を注入することが重要である[7]．

比較的簡単な手技ではあるが，時に重篤な合併症も起こり得るため，通常の神経ブロックと同様に緊急の事態に対処することが可能な体制・設備が必要である．

4．合　併　症[1,2]

使用した薬液によるアレルギー反応，局所麻酔薬中毒（一度に複数箇所へ注入する場合は，総注入用量に注意），迷走神経反射，皮下出血，気胸，硬膜外ブロック，くも膜下ブロック，感染などの報告がある．

硬膜外ブロック
epidural block

5．その他

欧米で薬液なしの注射針を使用しTPに鍼刺激で筋のけいれんを誘発し筋肉の緊張と痛みを和げる治療法であるドライニードリング法が行われており，薬を注入するTP注射と同様の効果を認めるとの報告がある[8]．しかし最近では日本で施行されている鍼治療と混同されている報告もあり，治療原理が同一のものか現在議論がなされている[9]．ドライニードリング法は神経ブロック療法としては認められないため診療報酬請求はできない．

参考文献
1）森本昌宏ほか：トリガーポイント注射．ペインクリニック 35：744-752，2014
2）Hammi C et al：Trigger point injection. StatPearls Publishing, Treasure Island（FL）：2022
3）Shah JP et al：Myofascial trigger points then and now：A historical and scientific prospective. PMR 7：746-761, 2015

4) Ricci V et al：Ultrasound imaging of the upper trapezius muscle for safer myofascial trigger point injections：a case report. Phys Sportsmed 47：247-248, 2019
5) Clara SM Wong et al：A new look at trigger point injections. Anesthesiol Res Pract 2012：492452.
6) Schilder A et al：Sensory findings after stimulation of the thoracolumbar fascia with hypertonic saline suggest its contribution to low back pain. Pain 155：222-231, 2014
7) 伊達　久：【神経ブロック/インターベンションの EBM と臨床】慢性疼痛に対するブロック治療　肩こり（軸性痛）に対するブロック治療. ペインクリニック 42：382-390, 2021
8) 皆川陽一ほか：トリガーポイント鍼治療の動向に関する文献調査. 慢性疼痛 37：126-131, 2018
9) Liu L et al：Traditional chinese medicine acupuncture and myofascial trigger needling：The same stimulation points? Complement Ther Med 26：28-32, 2016

Ⅱ-15　関節内注射

関節内に薬液を注入して，関節由来の痛みを軽減する方法である．関節腔内に局所麻酔薬を注入する場合は，関節ブロックと呼ぶこともある．造影をすれば，関節内の病変も診断可能である．超音波ガイドを併用すると，解剖学的位置関係がわかりやすい．

関節内注射
intraarticular injection

1.　適応となる疾患
1）**肩関節痛**：肩関節周囲炎，変形性肩関節症，腱板断裂，癒着性肩関節包炎[1]，肩関節拘縮（凍結肩）[2]，インピンジメント症候群など
2）**膝関節痛**：変形性膝関節症[3]，関節リウマチの膝関節痛，半月板損傷，膝関節靭帯損傷など
3）**股関節痛**：変形性股関節症，先天性股関節脱臼に伴う成人の股関節痛
4）**肘関節痛**：上腕骨外側上顆炎（テニス肘），変形性肘関節症など
5）**足関節痛**：変形性足関節症など
6）**手関節痛**：手根管症候群，母指 CM 関節症など
7）**顎関節痛**：顎関節症など

2.　手　　技
関節内に薬液を注入する手技ではあるが，広義の関節である滑液包などにも注入する手技もある．超音波ガイド下もしくは X 線透視下で行うと確実に関節内に注入することができる．

1）使用薬物と使用量
関節腔内に注入する薬液は，1〜2%［w/v］リドカイン塩酸塩（あるいは同等の局所麻酔薬）1〜3 mL と，ステロイド薬（デキサメタゾン 1〜4 mg もしくはそれと同等の薬物）である．痛みが激しい場合のみステロイド薬を添加するが，漫然と投与を続けてはいけない．

肩関節周囲炎および変形性膝関節症の場合は，ヒアルロン酸ナトリウムを使用する．ヒアルロン酸ナトリウムは製剤によって使用方法が異なり，注意が必要である．1 週ごとに 2.5 mL を，連続 5 回，関節内に注入し，その後は症状の改善の程度をみながら，必要時には維持療法として，2〜4 週ごとに追加注入するヒアルロン酸ナトリウム製剤と，1 週ごとに 2 mL を連続 3 回関節内に注入し，その後の追加となる維持療法は行わないヒアルロン酸ナトリウム製剤がある．

　変形性膝関節症，変形性股関節症の場合は，ジクロフェナクエタルヒアルロン酸ナトリウムを使用することができる．ジクロフェナクエタルヒアルロン酸ナトリウムの使用法は，4週ごとに3 mLを関節内に注入する．

　関節リウマチの膝関節痛のうち，ヒアルロン酸ナトリウムが保険適用となるのは，①抗リウマチ薬等による治療で全身の病勢がコントロールできていても膝関節痛がある，②CRP値として10 mg/dL以下である，③膝関節の症状が軽症から中等症である，④膝関節のラーセンX線分類がgrade Ⅰからgrade Ⅲである，という条件を満たしている場合のみである．

Larsen X線分類

　関節腔内に確実に注入するためには，X線透視下もしくは超音波ガイド下で施行することが望ましい[1]．X線透視下で針先の位置確認のためには，非イオン性造影剤1〜3 mL程度を使用する．

2）実際の手技
① 肩 関 節

　肩関節腔内注入（狭義の肩関節関注）と肩峰下滑液包内注入に分けられる．狭義の肩関節腔内注射は，前方アプローチと後方アプローチがあるが，通常は坐位で前方から行う方法が一般的である．X線透視下で行う場合は，仰臥位で前方アプローチにて施行する．肩関節拘縮の場合は，透視下で関節造影を行った後，パンピング療法を行うこともある．また，頚部神経根ブロックや腕神経叢ブロック，肩甲上神経ブロックなどを同時に行い，マニピュレーションを行うこともある．

腕神経叢ブロック
brachial plexus block
肩甲上神経ブロック
suprascapular nerve block

　肩峰下滑液包内注入は，坐位での前方・側方・後方アプローチがあるが，確実な効果発現および神経損傷回避の面から超音波ガイド法を用いることが多い．

② 膝 関 節

　仰臥位で外側から穿刺する外側膝蓋下穿刺法が最も多く行われている．この場合，膝関節を伸展しながら，母指で膝蓋骨を圧排しながら行う方法と，膝関節を軽く屈曲させて穿刺する方法がある．内側から穿刺する内側膝蓋下穿刺法や，やや頭側から穿刺注入する外側膝蓋上穿刺法もある．また，超音波ガイド下に大腿部より穿刺することもある．注入薬物は，ヒアルロン酸ナトリウムのほか，ジクロフェナクエタルヒアルロン酸ナトリウムを用いることができる．

③ 股 関 節

　股関節穿刺は，必ずX線透視下もしくは超音波ガイド下で施行する．最も行われている方法は，仰臥位で両下肢を伸展し，やや内旋位で大転子よりやや頭側から穿刺する前外側穿刺法である．X線透視下の場合は，造影剤で関節腔内に針先があることを確認できる．局所麻酔薬単独もしくは局所麻酔薬に水溶性ステロイド薬を添加した薬液を3〜5 mL注入する．ジクロフェナクエタルヒアルロン酸ナトリウムを用いることもできる．

④ 顎 関 節

　仰臥位もしくは坐位で，患者に何回か口を開け閉めしてもらって顎関節の位置を確認し，皮膚に垂直に穿刺する．やや頭側に向けると上関節腔内に，やや尾側に向けると下関節腔内に穿刺することができる．薬液は，局所麻酔薬単独もしくは局所麻酔薬に水溶性ステロイド薬を添加した薬液を0.5〜1 mL程度注入する．

⑤ 肘 関 節

　確実な効果発現および神経損傷回避のため，超音波ガイド法を用いることが多い．
　仰臥位とし，肘を軽度屈曲させ，やや回内位で穿刺する．腕橈関節の内側で肘頭の

外側部から穿刺する外側後方アプローチと，橈骨頭外側から穿刺する外側前方アプローチがある．薬液は，局所麻酔薬単独もしくは局所麻酔薬に水溶性ステロイド薬を添加した薬液を 3〜5 mL 程度注入する.

⑥ 橈骨手根関節

　必ず超音波ガイド下で行う．仰臥位もしくは坐位で手関節を回内位（手背側が見える）にする．手関節を伸展屈曲させて，橈骨遠位端の位置を確認後，その末梢部で総指伸筋腱と短橈側手根伸筋腱の間で穿刺する．薬液は，局所麻酔薬単独もしくは局所麻酔薬に水溶性ステロイド薬を添加した薬液を 1〜3 mL 程度注入する.

⑦ 足関節（距腿関節）

　確実な穿刺のため，超音波ガイド法を用いることが多いが，X 線透視下で施行してもよい．仰臥位で足関節をやや伸展位とし，内果の前外方から穿刺する内側アプローチが一般的であるが，外側から穿刺する外側アプローチもある．薬液は，局所麻酔薬単独もしくは局所麻酔薬に水溶性ステロイド薬を添加した薬液を 5〜7 mL 程度注入する.

3. 施行上の注意点

　関節腔内は感染を起こしやすいため，十分に皮膚の消毒を行った上で穿刺する．穿刺に使用する皮膚・皮下に局所麻酔薬を使用せず，直接，関節腔内に穿刺することが多い．関節外に漏れると痛みが強くなることがあるので，X 線透視下もしくは超音波ガイド下で施行することが望ましい.

4. 合併症

　一般的な神経ブロックと同様に，針の穿刺に伴う出血，感染などの可能性がある．関節内および周辺の組織（靱帯・半月板・関節軟骨など）を損傷することもある．関節内血腫は絨毛による出血が多く，発生してしまった場合は，弾性包帯などで圧迫止血する．出血傾向がある患者や抗凝固薬を服用している患者では施行しない方がよい．ステロイド薬を頻回に使用すると，ステロイド性変形性関節症を引き起こすので，ステロイド薬は痛みが激しい場合のみに使用するなど，漫然と投与を続けないことが重要である．また，ジクロフェナクエタルヒアルロン酸ナトリウムはアナフィラキシーショックの報告がある.

参考文献
1）Kelley MJ et al：Shoulder pain and mobility deficits：Adhesive capsulitis. J Orthop Sports Phys Ther 43：1-31, 2013
2）Sun Y et al：Intra-articular steroid injection for frozen shoulder：A systematic review and meta-analysis of randomized controlled trials with trial sequential analysis. Am J Sports Med 45：2171-2179, 2017
3）McAlindon TE et al：OARSI guidelines for the non-surgical management of knee osteoarthritis. Osteoarthritis Cartilage 22：363-388, 2014
4）Aly AR et al：Ultrasound-guided shoulder girdle injections are more accurate and more effective than landmark-guided injections：A systematic review and meta-analysis. Br J Sports Med 49：1042-1049, 2015

II-16　頭頚部の末梢神経ブロック[1~4]

A．後頭神経ブロック

後頭神経ブロック
occipital nerve block

　後頭神経ブロックは後頭領域の鎮痛に使用する神経ブロックである．大後頭神経ブロックは後頭部皮膚に分布するC2神経の後枝内側枝を，小後頭神経ブロックは耳介後方の側頭部に分布する頚神経叢の末梢枝に作用する．

1．適応となる疾患

　片頭痛，群発頭痛（三叉神経・自律神経性頭痛），緊張型頭痛，頚原性頭痛，後頭神経痛，大後頭三叉神経症候群，後頭領域の三叉神経関連痛，頚肩腕症候群，外傷性頚部症候群などによる後頭神経領域の疼痛治療と診断に使用する．短時間持続性片側神経痛様頭痛発作（SUNCT），薬物の使用過多による頭痛（薬物乱用頭痛）や硬膜穿刺後頭痛への有効性も報告されている．

短時間持続性片側神経痛様頭痛発作
SUNCT：short-lasting unilateral neuralgiform headache with conjunctival injection and tearing

2．手　　技

1）使用薬物と使用量

　ランドマーク法，超音波ガイド法どちらも1%［w/v］リドカイン塩酸塩（あるいは同等の局所麻酔薬）を1~4 mL程度使用する．

2）手　　技

①　大後頭神経ブロック

a．ランドマーク法

　坐位か伏臥位で，顎を引いた体位を取る．外後頭隆起から後頭側角へ側方に延びる隆線である上項線レベルで，外後頭隆起と乳様突起を結んだ内側1/3（およそ外後頭隆起から20~30 mm外側）に走行する後頭動脈の拍動を可能であれば触知し，その内側に位置する大後頭神経領域に25~27 G 25~27 mmの注射針で皮膚に垂直に穿刺し後頭骨に接触させ，局所麻酔薬を注入する．穿刺時に放散痛が得られれば確実だが，必ずしも必要ではない．

b．超音波ガイド法

　遠位アプローチでは，リニアプローブを用いランドマーク法と同じ上項線レベルで後頭動脈の内側にある後頭神経を描出し，その周囲に局所麻酔薬を注入する．

　近位アプローチは頭斜筋レベルで行う方法である．まずリニアプローブを外後頭隆起に体軸に対して垂直方向に当て，尾側へスライドさせ先端が2つに分岐しているC2棘突起を同定する．プローブを外側へ平行移動させ，かつプローブの外側縁を少し頭側へ動かし下頭斜筋を描出する．大後頭神経を下頭斜筋背側浅層と頭半棘筋腹側深層間で同定でき，その筋膜間に平行法で23~25 G 40~60 mm針を使用し局所麻酔薬を注入する．

②　小後頭神経ブロック

a．ランドマーク法

　坐位か伏臥位で，顎を引いた体位を取る．上項線レベルで大後頭神経ブロックの穿刺部から外側20~30 mmに25~27 G 25~27 mmの注射針で皮膚に垂直に刺入し後頭骨に当て，局所麻酔薬を注入する．穿刺時に放散痛が得られれば確実だが，必ずしも

必要ではない.

3. 施行上の注意点

ランドマーク法,超音波ガイド法ともに共通であるが,十分に消毒を行い,穿刺後は血腫予防のため圧迫止血を行う.

ランドマーク法では薬液注入時は血液逆流がないことを確認する.頭部外傷後や頭頚部手術後の患者では,くも膜下穿刺の危険があるため頭蓋骨の欠損を確認し,深く穿刺しないようにする.

超音波ガイド法では,毛髪により良好な超音波画像が得られない場合があるので,注意深く後頭動脈や椎骨動脈を確認する.穿刺時も穿刺針の先端を描出するよう努め,針先を下頭斜筋より深くに進めないようにする.

4. 合　併　症

後頭動脈穿刺,穿刺部出血・血腫形成,頭蓋骨骨膜炎,髄膜炎,穿刺部脱毛,皮膚萎縮,くも膜下穿刺などがある.

超音波ガイド法では,椎骨動脈穿刺,脊髄穿刺,深頚静脈穿刺による脊髄損傷が報告されている.

参考文献
1) 中川美里：後頭神経ブロック.大瀬戸清茂 編,よくわかる神経ブロック法,中外医学社,49-54,2011
2) 原田修人ほか：超音波ガイド下神経ブロック⑤頭頚部の神経ブロックの実際（頚神経叢ブロック,星状神経節ブロック,大後頭神経ブロック）.日臨麻会誌 33：619-628,2013
3) Li J et al：Ultrasound-guided nerve blocks in the head and neck for chronic pain management：the anatomy, sonoanatomy, and procedure. Pain Physician 24：533-548, 2021
4) Matthew J et al：Clinical efficacy of an ultrasound-guided greater occipital nerve block at the Level of C2. Reg Anesth Pain Med 42：99-104, 2017

B. 頚神経叢ブロック[1~3]

頚神経叢ブロック
cervical plexus block

頚神経叢は C1-C4 前枝から構成され,浅頚神経叢と深頚神経叢に分かれる.浅頚神経叢は胸鎖乳突筋の後縁から皮膚に出て,小後頭神経（C2・C3）,大耳介神経（C3・C4）,頚横神経（C2・C3）,鎖骨上神経（C3・C4）となり,浅頚神経叢ブロックはその領域の知覚をブロックする.深頚神経叢は頚部筋群の運動を支配し,深頚神経叢ブロックはその領域の知覚・運動ともにブロックする.また,針先を頭長筋内に位置させてブロックすると,深頚神経叢と上頚神経節を同時にブロックできる.

1. 適応となる疾患

頚神経叢領域の頭頚部痛・PHN・悪性腫瘍による痛み,頚神経叢領域の手術における術中〜術後鎮痛の補助.

帯状疱疹後神経痛
PHN：postherpetic neuralgia

2. 手　　技

1）浅頚神経叢ブロック

① ランドマーク法

仰臥位で頭部を健側方向へ向ける．胸鎖乳突筋の後縁で外頚静脈との交点より頭側 15～20 mm を穿刺点とする．25～27 G 針を皮下より少し進め，血液の逆流がないことを確認し，0.5～1%［w/v］リドカイン塩酸塩（あるいは同等の局所麻酔薬）を 3～5 mL 注入する．

② 超音波ガイド法

ブロック側を上に側臥位とする．患者の背側からリニアプローブで C4 レベルの超音波画像を描出し，23～25 G 60 mm カテラン針をプローブの背側から平行に穿刺する．針先を皮下組織と胸鎖乳突筋外縁の間に誘導し，0.5～1%［w/v］リドカイン塩酸塩（あるいは同等の局所麻酔薬）を 3～5 mL 注入する．

2）深頚神経叢ブロック

ランドマーク法では血管誤穿刺，くも膜下穿刺などの重篤な合併症の可能性があり，超音波ガイド法が推奨される．

超音波ガイド法では，上述の超音波ガイド下に 23～25 G 60 mm カテラン針を穿刺し平行法で進める．針先を胸鎖乳突筋と頭長筋・中斜角筋の間に誘導すると深頚神経叢ブロックとなり，頭長筋内に進めると深頚神経叢と上頚神経節が同時にブロックされる．0.5～1%［w/v］リドカイン塩酸塩（あるいは同等の局所麻酔薬）を 3～5 mL 注入する．

3. 施行上の注意点

超音波ガイド法では解剖学的構造，神経ブロック針，局所麻酔薬の拡がりなどを確認できるため，ランドマーク法や X 線透視法よりも安全とされているが，施行時には超音波ガイド下に針全体（特に先端）を描出するように留意し，局所麻酔薬が過量にならないように注意する．また，深頚神経叢ブロックは出血に対して注意が必要な神経ブロックであり，抗血小板薬および抗凝固薬を服用している患者では，休薬可能かどうかなどについて処方医と相談する．

4. 合　併　症

血管や神経・くも膜下の誤穿刺，局所麻酔薬による横隔神経・反回神経麻痺等がある．

参考文献
1) Kim JS et al：Cervical plexus block. Korean J Anesthesiol 71：274-288, 2018
2) Lee HH et al：Ultrasonography evaluation of vulnerable vessels around cervical nerve roots during selective cervical nerve root block. Ann Rehabil Med 41：66-71, 2017
3) Park D：Distribution patterns of the vulnerable vessels around cervical nerve roots：A computed tomography-based study. Am J Phys Med Rehabil 97：242-247, 2018

Ⅱ-17　三叉神経ブロック

三叉神経ブロック
trigeminal nerve block

三叉神経ブロックとは，主に顔面の知覚を司る，三叉神経節（ガッセル神経節または半月神経節）から末梢枝に至るいずれかの部位で神経を遮断する手技である．

三叉神経節
Gasserian ganglion

1. 適応となる疾患

特発性三叉神経痛, 症候性三叉神経痛, 顔面のがん性疼痛, 帯状疱疹関連痛, その他の顔面領域の痛みが適応となる. 耳介側頭神経ブロックは, 片頭痛, 群発頭痛による側頭部痛に効果が期待できる. ただし神経破壊は, 通常は特発性三叉神経痛, 症候性三叉神経痛, 顔面のがん性疼痛以外には行わない.

2. 手　　技

1) 使用薬物と使用量

局所麻酔薬による神経ブロックを行う場合は 1〜2% [w/v] リドカイン塩酸塩 (あるいは同等の局所麻酔薬) 0.2〜2.0 mL を用いる. 高周波熱凝固法 (RF) の場合は, 2% [w/v] リドカイン塩酸塩 (あるいは同等の局所麻酔薬) 0.2〜2.0 mL 注入後に 70〜90℃ で 120〜180 秒間行う. パルス高周波法 (PRF) の場合は, 0.3〜0.5% [w/v] リドカイン塩酸塩 (あるいは同等の局所麻酔薬) 0.2〜2.0 mL を注入した後に 120〜360 秒間行う[1]. 神経破壊薬を用いる場合は, 2% [w/v] リドカイン塩酸塩 (あるいは同等の局所麻酔薬) 0.2〜2.0 mL 注入後 20 分は安静にし, 合併症がないことを確認した後, 同用量以下の神経破壊薬 (無水エタノールまたはフェノール水) を注入する.

高周波熱凝固法
RF：radiofrequency thermocoagulation

パルス高周波法
PRF：pulsed radiofrequency

2) 局所麻酔薬による神経ブロックと神経破壊を伴う神経ブロック

局所麻酔薬による三叉神経ブロックの場合は, 神経損傷の危険性を減らすため切痕や孔には刺入せず, その手前で浸潤麻酔を行うようにする. RF などの神経破壊を伴う三叉神経ブロックの場合は, 針先の位置が神経に近接している必要があり, 切痕や孔の中に針を注意深く進めていくことが必要となる.

三叉神経ブロックを安全確実に行うためには, ランドマーク法ではなく, 超音波ガイド下や透視下で行うことが望ましい. 特に神経破壊を伴う場合には, 超音波ガイド法もしくは X 線透視法を用いる.

3) 各神経ブロックの実際の手技

① 眼窩上神経ブロック

ランドマーク法の場合は, 眉毛の上縁で正中から 25 mm 耳側の点より 25〜27 G 注射針を皮膚に垂直に穿刺する. 針先が眼窩上切痕直上の骨に達したら, 局所麻酔薬を眉毛に沿って左右に浸潤するように母指と示指で穿刺部を挟み込みながら注入し, 眼窩上神経と滑車上神経の両方を遮断する.

超音波ガイド下で行う場合は, 21 G 50 mm 程度のスライター針 (非絶縁部 4 mm) を使用する. プローブを眼窩上縁で横断面に平行に当て, ゆっくりと頭尾側方向にスキャンすると骨縁の切れ目として眼窩上切痕が同定できる. 術者は患側に立ち, 針を外側より平行法で進め, 眼球方向へ進まないように注意をしながら, 切痕部位やや頭側に神経ブロック針の非絶縁部を留置して神経ブロックを行う. 局所麻酔を注入後に RF または PRF を行う.

② 眼窩下神経ブロック

ランドマーク法の場合は, 鼻翼から耳側に約 5 mm の部位を穿刺点とし, 局所麻酔薬を施行後, 正面に向かって開眼した患者の瞳の中心を刺入方向の目安として, 25 G 50 mm 程度の神経ブロック針を進める. 針先を眼窩下孔に穿刺し, 放散痛が得られたところで薬液を注入する.

超音波ガイド下で行う場合は, 21 G 50 mm 程度のスライター針 (非絶縁部 4 mm) を使用する. プローブを鼻翼から頬骨の方向に移動し, その途中で眼窩下縁に窪みとして

見える眼窩下孔を確認する．針を尾側より平行法で進め，眼窩下孔に刺入し，放散痛が得られたところで，局所麻酔薬を注入し RF または PRF を行う．

③ オトガイ神経ブロック

ランドマーク法の場合は，オトガイ孔の耳側 5 mm，上方 5 mm を穿刺点とし，局所麻酔を施行後，25 G 50 mm 程度の神経ブロック針を内側かつ尾側方向に進め，オトガイ孔に刺入し，放散痛が得られたところで局所麻酔薬を注入する．

超音波ガイド下で行う場合は，21 G 50 mm 程度のスライター針（非絶縁部 4 mm）を使用する．プローブを下顎骨と平行になるように移動し，その途中で下顎骨に窪みとして見えるオトガイ孔を確認する．針を外側から内側に向け，オトガイ孔内に針を進め，放散痛が得られたところで局所麻酔を注入し，RF または PRF を行う．

④ 上顎神経ブロック

ランドマーク法による場合は，患者を仰臥位として，顔を健側に 30° 傾ける．耳珠前縁より 30 mm 鼻側，頰骨弓下縁よりやや尾側を穿刺点とする．局所麻酔を施行後，22 G 70 mm 程度の神経ブロック針を外側角に向けて 60〜80° の角度で進める．一度，蝶形骨下縁に当てた後，下眼窩裂方向に針を再刺入し，上顎神経領域に放散痛が得られたところで，局所麻酔薬を注入する．

X 線透視下で行う場合は，22 G 100 mm 程度のスライター針（非絶縁部 4 mm）を使用する．患者を仰臥位として，顔を健側に約 60° 傾ける．穿刺点は耳珠から約 50〜60 mm 内側の頰骨下縁と下顎筋突起の交点とする．管球を尾側に傾けて，下顎骨・頰骨弓・眼窩・上顎洞を目安にして翼口蓋窩を確認する．25〜27 G 注射針を用いて局所麻酔を施行後に，翼口蓋窩後方に向けて神経ブロック針を刺し，翼状突起外側板に当てるように進める．翼口蓋窩に針が入ると針先が固定される．正面像にして，正円孔と眼窩下間の間でやや正円孔寄りに針を放散痛が出るまで進める．上顎神経領域に放散痛が得られたら局所麻酔薬を注入し，RF または PRF を行う．

⑤ 下顎神経ブロック

X 線透視下で行い，針は 22 G 100 mm 程度のスライター針（非絶縁部 4 mm）を使用する．頭部を患側に 20° 傾け，管球を尾側に 20〜30° 傾けると，下顎骨筋突起と上顎骨の間に卵円孔が確認できる．穿刺点は耳珠基部から鼻側へ 30〜40 mm で，頰骨弓の下縁やや尾側とする．25〜27 G 注射針を用いて局所麻酔を施行後に神経ブロック針を卵円孔の下縁中央に向けて進める．下顎神経領域に放散痛が得られたら局所麻酔薬を注入し，RF または PRF を行う．

⑥ 三叉神経節（ガッセル神経節）ブロック

三叉神経の複数枝の罹患患者や末梢枝ブロックの無効患者に用いられる．X 線透視下で行う．針は 22 G 100 mm 程度のスライター針（非絶縁部 4 mm）を使用する．頭部を患側に 20° 傾け，管球を尾側に 20〜30 度傾けると，下顎骨筋突起と上顎骨の間に卵円孔が確認できる．穿刺点は口角の外側 30〜35 mm とする．25〜27 G 注射針を用いて局所麻酔を施行後，神経ブロック針を卵円孔の後壁，内側寄りに向けて進める．卵円孔の入り口に達すると，下顎神経領域に放散痛が生じる．この部位からは抵抗消失法を用いて三叉神経槽入口部まで針先を進め，局所麻酔薬を注入する．RF の場合は，針が卵円孔入り口に達した後に 5 Hz の twitch 刺激および 20〜50 Hz の sensory 刺激を行いながら，罹患枝に放散痛が生じるように針先の位置の調整を行う方法もある．局所麻酔注入後に罹患枝の知覚が消失していることを確認し，RF または PRF を行う．

⑦ 耳介側頭神経ブロック

通常局所麻酔薬による神経ブロックを行う．仰臥位とし，下顎をやや挙上させ，顔を健側へ15°傾ける．X線透視下に卵円孔を確認し，穿刺点は口角の30 mm外側で20 mm頭側とする．25～27 G注射針を用いて局所麻酔を施行後，21 G 80～100 mm程度の神経ブロック針を刺入する．卵円孔の下壁，やや耳側へ針先を進める．こめかみから側頭への放散痛が得られたところで局所麻酔薬を注入する．

⑧ 大口蓋神経ブロック

通常神経破壊薬による神経ブロックを行う．仰臥位で頚部伸展位とし，十分に開口させる．大口蓋孔は上顎第2大臼歯の遠心側の歯槽突起起始部，硬口蓋後縁のすぐ前方で，正中線から外方約8～15 mmに位置しており，孔は前下方に開口している．視診で確認できたら25 G 25 mm神経ブロック針を使用し，大口蓋孔に向かって穿刺する．局所麻酔薬0.3～0.6 mL注入で効果が得られる．局所麻酔薬の投与後に異常がなければ，無水エタノールを0.3 mL程度注入する．

3. 施行上の注意点

神経破壊には，神経破壊薬を注入する方法とRFによる方法とがあるが，効果が確実で安全性が高いRFを行うことが多い．神経破壊薬は効果期間を長く保ちたい場合やRFでは痛みがとりきれない場合に使用することがある．術後のしびれを気にする患者には低温でRFを行うことや，PRFを行うことがある．PRF単独の効果はRFには劣るが[2]，RFと併用すると有効であったとの報告がある[3]．

局所麻酔薬のみでブロックする場合は，必ずしも刺入時にパレステジアを得る必要はない．

神経ブロック施行後は5～10分間圧迫止血し，30分程度安静を保つ．神経破壊薬を用いた場合は，圧迫止血および安静を長めに指示する．

神経破壊を行った直後は痛みが改善しないことがあるが，神経破壊を行った神経の支配領域に知覚の低下が起こっていれば，2～3週間のうちに治療効果が出ることが多いため，痛みの訴えがあっても2～3週間は経過をみる．反対に治療前後で知覚の変化がない場合は，治療がうまくいっていない可能性が高いため，早めに再ブロックを検討する．

三叉神経末梢枝の神経ブロックで，孔や切痕が見えにくいときは3D-CTを撮影すると孔や切痕の形状や位置が確認でき参考となる[4]．

4. 合併症

神経破壊薬を使用した場合には，合併症が長期にわたる可能性があるため注意が必要である．RFでは，針先の絶縁部のみで熱凝固が生じるので，神経破壊薬に比べて合併症を起こしにくい．

1) しびれ，知覚低下：神経ブロックを行った神経の支配領域の知覚低下，しびれ感が現れる．神経破壊を行った場合は，しびれ，知覚低下も持続するため必ず術前に説明する必要がある．

2) 浮　腫：神経破壊薬を用いた神経ブロックで起こりやすい．特に眼窩上神経ブロックでは，開眼不能なほど上眼瞼が腫れ上がることがあり注意を要する．

3) 外眼筋麻痺：眼窩上神経ブロックや眼窩下神経ブロックで，眼窩内に針を進めると局所麻酔薬や出血の影響で外眼筋麻痺が起こることがある．複視が出現した場合は，神経破壊薬の注入は避ける．

4）咬筋麻痺：下顎神経ブロック，ガッセル神経節ブロックの際に，下顎神経の運動枝の遮断によって起こる．特に下顎神経ブロックでは，ほぼ全例に起こるため術前に十分に説明する必要がある．両側が遮断されると咀嚼ができなくなる可能性があるため，両側のガッセル神経節ブロックまたは下顎神経ブロックは極力回避する．

5）アルコール神経炎：ジリジリした灼熱痛が生じる．無水エタノールの使用が過量とならないように注意する．アルコール神経炎を避けるためにRFによる神経破壊を行うことが多くなっている．

6）髄 膜 炎：ガッセル神経節ブロックを行った際に起こる可能性がある．髄膜炎の原因として，神経ブロック針による口腔内穿刺の可能性が指摘されている[5]．無菌的操作に努めるとともに，予防的に抗菌薬を投与する．

7）耳管穿刺：卵円孔後方にある耳管に穿刺して局所麻酔が注入されると，激しい眩暈，眼振，嘔気が出現する．X線透視下で卵円孔をしっかりと確認して穿刺することで予防できる．

8）血圧上昇：神経ブロック中，痛みを感じると血圧が上昇することがあるため，血圧をモニタリングして神経ブロックを行う方がよい．

参考文献
1）Chua NH et al：Pulsed radiofrequency treatment in interventional pain management：mechanisms and potential indications-a review. Acta neurochirurgica 153：763-771, 2011
2）Agarwal A et al：Radiofrequency treatment of idiopathic trigeminal neuralgia（conventional vs. pulsed）：A prospective randomized control study. Anesth Essays Res 15：14-19, 2021
3）Elawamy A et al：Effects of pulsed versus conventional versus combined radiofrequency for the treatment of trigeminal neuralgia：A prospective study. Pain physician 20：873-881, 2017
4）篠崎未緒ほか：眼窩下孔および卵円孔の奇形症例について．ペインクリニック 34：401-404，2013
5）橋本孝太郎ほか：ガッセル神経節の高周波熱凝固後に急性化膿性髄膜炎を発症した1例．日本ペインクリニック学会誌 18：392-394，2011

II-18　翼口蓋神経節ブロック

翼口蓋神経節（PPG）は頭部で最大の副交感神経節で知覚神経，交感神経，副交感神経の線維を含む．知覚枝は上顎神経からの枝で鼻粘膜，口蓋骨，歯肉，口腔内粘膜，口蓋垂，扁桃腺，軟口蓋，眼窩，咽頭粘膜に分布する．交感神経線維は上頚神経節に由来し，鼻粘膜，咽頭粘膜の粘液腺，涙腺に分布し，副交感神経線維は脳幹の上唾液核に由来し，鼻粘膜，軟口蓋，口蓋垂，扁桃腺，口腔内上壁，上口唇，歯茎，咽頭上部の粘液腺や涙腺に分布し分泌調整を行い，髄膜などの血管運動調整を行う[1,2]．翼口蓋神経節ブロック（PPGB）は，PPGに局所麻酔薬，または高周波熱凝固法（RF）やパルス高周波法（PRF）を行い，顔面痛や頭痛を緩和する治療である．

1．適応となる疾患

三叉神経・自律神経性頭痛（特に群発頭痛），片頭痛，硬膜穿刺後頭痛，薬物の使用過多による頭痛，上顎神経領域の三叉神経痛やPHN，内視鏡下鼻副鼻腔手術の術後痛，頭頚部の癌性疼痛などに対しての有効性が報告されている[3]．

翼口蓋神経節ブロック
PPGB：pteryopalatine ganglion block（SPGB：sphenopalatine ganglion block も同義語）

翼口蓋神経節
PPG：pteryopalatine ganglion（SPG：sphenopalatine ganglion も同義語）

高周波熱凝固法
RF：radiofrequency thermocoagulation

パルス高周波法
PRF：pulsed radiofrequency

帯状疱疹後神経痛
PHN：postherpetic neuralgia

2. 手　技

1) 使用薬物と使用量

局所麻酔薬（0.5～1%［w/v］リドカイン塩酸塩（あるいは同等の局所麻酔薬））1～2 mL を用い，必要に応じてステロイド薬（デキサメタゾン 1～4 mg）添加する．RF を行う場合は，2%［w/v］リドカイン塩酸塩（あるいは同等の局所麻酔薬）0.2～0.5 mL 投与後に RF を行い，終了後にステロイド薬（デキサメタゾン 1～4 mg）を添加した局所麻酔薬（0.5～1%［w/v］リドカイン塩酸塩（あるいは同等の局所麻酔薬））0.5 mL を投与する．

2) アプローチ法

① 上頬骨法による側方アプローチ

頬骨前頭突起尾側縁かつ側頭突起頭側縁から穿刺し前頭面に平行で尾側方向に針の角度を調整し局所麻酔薬を浸潤させる方法である．ランドマーク法や超音波ガイド法[4]（頬骨弓の尾側に沿ってエコーを当て，針を交差法で描出する方法）がある．

② 頬骨弓下アプローチ

透視下側面像で翼口蓋窩を確認し，その直上かつ頬骨弓下縁を穿刺点とする．側面像を確認しながら針を穿刺し，正面像で針を鼻腔側壁まで到達させる．そこで局所麻酔薬を投与し，必要があれば RF，PRF を施行する方法である．

③ 経鼻的アプローチ

盲目的に中鼻甲介後縁，さらに骨も貫通したところで局所麻酔薬を投与する方法や，内視鏡下で中鼻甲介下部後方のやや上方の粘膜面に神経ブロック針を穿刺する方法がある．

④ 口腔からのアプローチ

120°の角度のある歯科用針を口蓋粘膜より大口蓋孔に上方，やや後方に向け穿刺し，約 25 mm 刺入する方法がある[2]．

3. 施行上の注意点

神経ブロック施行後は，5～10 分程度圧迫止血を行い，30 分程度安静を保つ．頬骨弓下アプローチによる RF や PRF を行う場合は，試験刺激で鼻根部に刺激を確認し，さらに頬部や歯，上口唇に刺激を感じない部位に針先を調整する[5]．

＊局所麻酔薬を染み込ませた綿棒を中鼻甲介上縁に沿って挿入する方法もあるが，局所麻酔薬浸潤法であるため，神経ブロックとして請求することはできない．

4. 合併症

出血（鼻出血や内出血），感染，神経損傷，上歯や硬口蓋・咽頭のしびれや感覚異常，複視，起立性低血圧，反射性徐脈，局所麻酔薬中毒などがある[1,2]．

参考文献

1) Robbins MS et al：The sphenopalatine ganglion：anatomy, pathophysiology, and therapeutic targeting in headache. Headache 15：240-258, 2016
2) 佐伯　茂：翼口蓋神経節ブロック．ペインクリニック 32：97-106，2011
3) Ho KWD et al：Sphenopalatine ganglion：block, radiofrequency ablation and neurostimulation—a systematic review. J Headache Pain 18：118, 2017
4) Cometa MA et al：Percutaneous sphenopalatine ganglion block：an alternative to the transnasal approach. Int J Obstet Anesth 45：163-164, 2020
5) Lazzari ZT et al：A prospective case series of sphenopalatine ganglion pulsed radiofrequency therapy for refractory chronic cluster headache. Eur J Neurol 27：1190-1196, 2020

Ⅱ-19　上肢の末梢神経ブロック

A. 腕神経叢ブロック

腕神経叢ブロックは頚椎から出た脊髄神経が腕神経叢を形成する部位に薬液を注入する治療法である．本法には，施行側上肢の体性神経および自律神経の遮断効果があり，頚部から肩，上肢の痛みや血行障害を改善することができる．

腕神経叢ブロック
brachial plexus block

1. 適応となる疾患

頚椎症，頚椎椎間板ヘルニア，帯状疱疹痛，PHN，胸郭出口症候群，上肢のCRPS，上肢血行障害等による上肢の急性期および慢性期の痛みに対する治療や，リハビリテーション施行時の痛みの軽減などに用いられる[1]．

帯状疱疹後神経痛
PHN：postherpetic neuralgia
複合性局所疼痛症候群
CRPS：complex regional pain syndrome

2. 手　技

アプローチ法により腋窩法，鎖骨下法，鎖骨上窩法，斜角筋間法などに大別される．最近では被曝の危険性がなく，確実に神経ブロックの効果が得られることから，超音波ガイド法が用いられるようになってきている．超音波ガイド法では神経組織，血管を含めた周囲組織と針先の位置関係が描出可能であり，薬液の拡がりも観察できるため，局所麻酔薬の使用量を減らすことができる[2]．しかしながら斜角筋間法，鎖骨上窩法における神経ブロックの有効性は，局所麻酔薬の濃度よりも用量に依存するという報告もある[3]．また，大半の研究（29件中22件）では，超音波ガイド法で施行することにより，神経ブロック施行時間の短縮，穿刺回数の減少，血管穿刺の減少，知覚神経遮断の効果発現時間短縮，神経ブロック成功率の上昇などの項目で有用性が高いという報告もある[4]．ただし，超音波ガイド下では血管内注入の判別はできないので注意を要する．

1）使用薬物と使用量

外来診療で行う場合は，神経ブロック後に上肢の脱力が続くため，低濃度の局所麻酔薬（0.5～1%［w/v］リドカイン塩酸塩（あるいは同等の局所麻酔薬））3～10 mLを用い，必要に応じてステロイド薬（デキサメタゾン1～4 mg）を添加する．

2）アプローチ法

① 腋 窩 法

ランドマーク法では，仰臥位とし肘を軽く屈曲させ，肩関節を90°外転・外旋する．上腕内側の動脈をできるだけ中枢側で触知し，血管周縁に向かって薬液の充填された延長チューブを接続した23～27 G注射針を進める．神経血管鞘を貫き，放散痛の得られたところで薬液を注入する[5]．

超音波ガイド法では，同様に仰臥位とし，大胸筋の外側縁にプローブを当て，腋窩動脈周囲の正中神経，尺骨神経，橈骨神経，上腕二頭筋と烏口腕筋間の筋皮神経を確認し，それぞれの神経周囲に薬液を注入する[6]．腋窩法は合併症が少ないが，中枢側への薬液の拡がりが不良であるため，神経根部への作用がなく，ペインクリニック領域における応用は限られる．

② 鎖骨下法

超音波ガイド法で，仰臥位をとり，上肢は可能であれば90°外転する．近位アプローチと遠位アプローチがある．近位アプローチではプローブを鎖骨の下で鎖骨に沿って当

て，拍動する腋窩動脈を確認し，動脈を円形に描出するようにプローブを調整する．内側に腋窩静脈，外側に高エコー性の陰影に囲まれた円形の低エコー性の陰影が集まった"ブドウの房状"に見える腕神経叢を確認し，薬液を注入する．この方法は肋鎖間隙へのアプローチとして報告されているものと類似している[7]．遠位アプローチでは，そこから遠位方向に腋窩動脈と腕神経叢を追いかけながらプローブを移動し，腋窩動脈動脈を円形に描出するようにプローブを調整し，腋窩動脈の内側，外側，背側にそれぞれ内側神経束，外側神経束，後神経束の3本に分岐するのを確認し，薬液を注入する[6]．

③ 鎖骨上窩法

従来のランドマーク法は，中枢側への薬液の拡がりは良好であるが，合併症として気胸を起こしやすかったため，外来での治療法としては選択しにくかった．この欠点を補うべく考えられたのが，X線透視下腕神経叢ブロックである．仰臥位とし，顔を軽く健側に向けさせる．X線透視下に第1肋骨と第2肋骨の交点を確認し穿刺点とする．第1肋骨中央部（第1肋骨上の中斜角筋付着部）を目標として23 G 60 mm カテラン針を進める．第1肋骨に接する直前の位置で造影剤と局所麻酔薬の混合液を注入し，中斜角筋の筋膜内に拡がる像を確認する[8]．

超音波ガイド法では同様の体位をとり，鎖骨上窩で鎖骨に平行にプローブを当て，鎖骨下動脈の外側に，高エコー性の陰影に囲まれた円形の低エコー性の陰影が集まった"ブドウの房状"に見える腕神経叢を確認し，薬液を注入する[6]．

④ 斜角筋間法

ランドマーク法では，患者を仰臥位として，顔を軽く健側に向けさせる．胸鎖乳突筋の外側で，輪状軟骨の高さを穿刺点とする．指の腹で中斜角筋を後方に寄せるようにし，前方にある前斜角筋との間隙を押し拡げるようにする．薬液の充填された延長チューブを接続した23～27 G注射針を皮膚に垂直に，またはやや背尾側方向に向かって進める．放散痛の得られたところで薬液を注入する[5]．

超音波ガイド法では，患側を上とした側臥位～半側臥位とし，頚椎の短軸方向にプローブを当て頚椎の横突起を描出する．神経根は頚椎横突起の前結節と後結節の間から出てくる低エコー性円形構造物として描出される．それらを追いかけながら，より末梢（尾側）にプローブを動かすと神経根が外側方向に向かって走行し，前斜角筋と中斜角筋の間にいくつかの神経根が並んでいく像が観察される[6]．各神経根を同定することで選択的な神経ブロックが可能になる．

3．施行上の注意点

いずれの神経ブロックも，施行後は30分から1時間程度安静とする．必要に応じて血圧や心拍数，経皮的酸素飽和度の測定を行い，呼吸状態を慎重に観察する．安静解除後にも上肢の運動麻痺が続く場合には，安静時間の延長も検討する．

4．合併症

神経損傷，感染，出血，血管内注入，気胸，横隔神経ブロック，ホルネル徴候，意図しない硬膜外ブロック・くも膜下ブロックなどがある．

Horner 徴候
硬膜外ブロック
epidural block

参考文献
1) 羽尻裕美：透視下腕神経叢ブロック．ペインクリニック 27：422-428，2006
2) Capdevila X et al：How and why to use ultrasound for regional blockade. Acta Anaesthesiol Belg 59：147-154, 2008

3）北山眞任ほか：超音波ガイド下神経ブロックの進歩—腕神経叢ブロック—．日臨麻会誌 38：265-269，2018
4）Choi S et al：Evidence base for the use of ultrasound for upper extremity blocks：2014 Update. Reg Anesth Pain Med 41：242-250，2016
5）長沼芳和：腕神経叢ブロック．若杉文吉 監，ペインクリニック 神経ブロック法，第 2 版，医学書院，85-88，2000
6）深澤圭太：腕神経叢ブロック：斜角筋，鎖骨上，鎖骨下，腋窩．ペインクリニック 34：343-352，2013
7）Karmakar MK et al：Benefits of the costocla-vicular space for ultrasound-guided infraclavicular brachi-al plexus block：descrip-tion of a costoclavicular approach. Reg Anesth Pain Med 40：287-288，2015
8）湯田康正：整形外科医のための神経ブロック療法．日整会誌 68：62-71，1994

B. 肩甲上神経ブロック

肩甲上神経は肩関節や肩甲骨周辺，腕などの知覚と運動を支配しており，肩甲上神経ブロックは，肩甲上神経の周辺に局所麻酔薬やステロイド薬の投与，パルス高周波法（PRF）などを使用することによって肩甲上神経が支配している領域の痛みを緩和する神経ブロックである．

肩甲上神経ブロック
suprascapular nerve block

パルス高周波法
PRF：pulsed rediofrequency

1. 適応となる疾患

肩関節周囲炎，変形性肩関節症，外傷・骨折・脱臼，関節リウマチを含む関節炎，悪性腫瘍，帯状疱疹，肩関節手術後などの鎮痛のほか，頚椎由来か肩関節由来かの痛みの鑑別や，さらには運動療法の補助目的でも用いられる．

2. 手　　技
1）使用薬物と使用量

局所麻酔薬（0.5〜2%［w/v］リドカイン塩酸塩（あるいは同等の局所麻酔薬））を 5〜10 mL 注入する．除痛効果を高める目的で水溶性ステロイド薬（デキサメタゾン 1〜4 mg）を局所麻酔薬に添加することもある．

2）手　　技

本神経ブロックにはこれまで様々な手技が考案されている[1]．ランドマーク法と X 線透視法は肩甲上神経が肩甲切痕を通り抜け，棘上筋内で上下の関節枝に分枝した近傍で行う方法であり，超音波ガイド法には鎖骨上で腕神経叢の上神経幹または C5 神経根から分枝する肩甲上神経を同定して行う前方アプローチと，肩甲切痕部で棘上筋，上肩甲横靭帯の下にある肩甲上神経を同定して行う後方アプローチがある．

① ランドマーク法
a. ムーアの変法[2]

Moore の変法

上腕を体側につけた坐位とし，両手を膝の上に置かせた姿勢をとる．肩甲棘に沿って肩峰先端より肩甲骨内側縁に至る線を引く．この線の中点から脊柱に平行な線を引いて作られた外側上方角の二等分線を引き，同線上で各線の交点から 25 mm の部位を穿刺点とする．穿刺点より 23 G 60 mm カテラン針を皮膚に垂直に刺入すると約 40 mm 程度で棘上窩骨面に針先が当たる．その後血液の逆流がないことを確かめ，局所麻酔薬（0.5〜2%［w/v］リドカイン塩酸塩（あるいは同等の局所麻酔薬））を 5〜10 mL 注入する．

b. 簡　便　法[2,3]

上述の坐位姿勢で，母指と中指で肩甲棘と鎖骨を挟み，両者の間にできる三角部の

くぼみに示指を当てて指先がすっぽりと入ったところの爪先中央部を穿刺点とする．この位置はムーアの原法の穿刺点とほぼ一致する．穿刺点より 23 G 60 mm カテラン針を皮膚に垂直に穿刺すると通常は 40～50 mm 程度で棘上窩骨面に針先が当たる．針先が棘上窩面に達したら，血液の逆流がないことを確かめ，局所麻酔薬を 5～10 mL 注入する．

Moore の原法

② X 線透視法[1]

腹臥位で軽度頚部を前屈させ，上肢を体幹につけるか軽く外転する．棘上窩面に垂直に入射するよう X 線管球を頭側に 15～30°，患側に 0～15° 傾ける（C アームでない場合は患側を同程度挙げた斜位をとる）．脊柱に平行で烏口突起起始部内側縁から尾側に引いた線と肩甲棘縁の交わる点を穿刺点とし，皮膚局所麻酔後に 23 G 60 mm カテラン針（高周波熱凝固法（RF）を行う場合は 22 G 50 mm 程度のスライター針（非絶縁部 4 mm））を肩甲切痕下方 4 mm 程度の骨面に当てる．X 線透視画像を見ながら針先を上方にずらし，肩に放散痛が得られたところで造影剤を注入して，針先が血管内にないことを確認し局所麻酔薬を 5 mL 程度注入する．PRF や RF を追加する場合は，針先を 50 Hz 刺激で 0.3 V 以下，3 Hz 刺激で 0.4 V 以下で放散痛や棘上筋，棘下筋収縮が得られる位置に固定し，局所麻酔薬注入後に行う．なお，運動麻痺を防ぐために PRF を行うことが望ましい．慢性肩関節痛に対する PRF は短期から長期（少なくとも 3 ヵ月間）の有効性と高い安全性が示されており，選択されるべき治療と考えられる[5]．

高周波熱凝固法
RF：radiofrequency

③ 超音波ガイド法[6,7]

a. 前方アプローチ

患側を坐位，もしくは上にした半側臥位とし，高周波リニアプローブを用いて腕神経叢を鎖骨上に描出する．プローブを頭尾側へスライドして C5 神経根および上神経幹を同定し，そこから分枝して背側へと走行する肩甲上神経を同定する．カラードップラーで並走する肩甲上動脈の有無を確認した後，プローブの背側外側縁より平行法で穿刺し，針を十分神経に近づけたところで神経を取り囲むように局所麻酔薬 1～2 mL を注入する．

b. 後方アプローチ

患者を坐位とし，患肢で対側の肘を触るように指示する．肩甲棘に沿うように当てたリニアプローブを頭側へスライドして僧帽筋と棘上筋を同定する．棘上筋の奥の肩甲骨上にある肩甲切痕を確認し，カラードップラーを用いて肩甲上動脈を同定する．上肩甲横靭帯の上に肩甲上動脈が，下に肩甲上神経が描出される．平行法で穿刺し，僧帽筋と棘上筋を貫き，棘上筋の筋膜下まで針を進め，神経を取り囲むように局所麻酔薬 1～2 mL を注入する．RF もしくは PRF を行う場合は X 線透視下神経ブロックと同様であるが，悪性腫瘍の浸潤による痛みなどで神経破壊が必要な場合は，直接肩甲上神経に針を穿刺し，局所麻酔薬（2%［w/v］リドカイン塩酸塩（あるいは同等の局所麻酔薬）0.5～1 mL を注入後，90℃，120 秒の RF を行う．

3. 施行上の注意点

神経ブロック施行後は患側上肢の筋力が低下するので，特に杖などを使用している患者では転倒に注意する．

4. 合 併 症[7]

1）気　　胸：簡便法などで針先を前方（腹側）に向けて深く刺入すると気胸を生じ

ることがある．特に，肥満患者や坐位以外の体位で行う場合などでは慎重に行う．

2）**血管穿刺，局所麻酔薬中毒**：特に簡便法で生じやすい．いずれの方法でも肩甲上動脈を穿刺する可能性はあるので注意を要する．

3）**神経損傷**：ムーアの原法では針先を棘上窩に当ててから少し引き抜き，内前方の肩甲切痕に進めて放散痛を得るが，神経損傷の危険性があるので慎重に行う必要がある．

4）**横隔神経麻痺**：超音波ガイド法（前方アプローチ）で局所麻酔薬の投与量が多い場合は注意を要する．

5）**運動神経麻痺**：局所麻酔薬により一過性に患側上肢の筋力が低下する．またRFを施行する場合は，悪性腫瘍の浸潤などのように運動機能を犠牲にしても仕方のない場合などに限定する．

参考文献
1）Marcos RF et al：Suprascapular nerve block：Important procedure in clinical practice. Part II Rev Bras Reumatol 52：610-622, 2012
2）岩下成人ほか：各論3：肩・上肢．肩甲上神経ブロック．大瀬戸清茂 監，よくわかる神経ブロック法．中外医学社，77-80, 2011
3）深澤圭太：各論10：肩甲上神経．肩甲上神経ブロック．細川豊史ほか 編，神経ブロック・鍼療法，医歯薬出版，78-80, 2012
4）石田克浩：透視下肩甲上神経パルス高周波療法．ペインクリニック 28：707-710, 2007
5）慢性疼痛診療ガイドライン作成ワーキンググループ 編：パルス高周波法（PRF）を用いた神経ブロックは慢性疼痛に有用か？　慢性疼痛診療ガイドライン，真興交易医書出版部，89-91, 2021
6）新堀博展：肩甲上神経ブロック．齊藤洋司ほか 監，痛み治療のための超音波ガイド下神経ブロック実践テキスト．南江堂，69-73, 2017
7）Schoenherr JW et al：Suprascapular nerve block. StatPearls[Internet]. Treasure Island(FL)：StatPearls Publishing；2022 Jan.

C. 肩甲背神経ブロック

肩甲背神経ブロック
dorsal scapular nerve block

肩甲背神経は腕神経叢の主にC5の神経根から分岐し，中斜角筋を貫いて走行し，肩甲挙筋と菱形筋を支配する．肩甲骨の内側に限局する疼痛は，菱形筋の筋緊張により肩甲背神経が絞扼されて生じるという報告もある[1]．肩甲背神経ブロックは，頚部，肩甲部，上肢に痛み，しびれを訴える患者で，肩甲背神経走行部に沿って痛みと圧痛を示す疾患に用いられる．

1. 適応となる疾患

肩甲背神経支配領域に圧痛を示す変形性頚（胸）椎症，頚（胸）椎椎間板ヘルニア，外傷性頚部症候群，肩関節周囲炎，筋膜性疼痛症候群，肩甲胸郭関節機能障害など[2]．

2. 手　　技

1）ランドマーク法

胸鎖乳突筋背側縁中央を穿刺点とし，中斜角筋内に局所麻酔薬を注入する．その他，T1またはT2棘突起外側60 mmで肩甲挙筋に局所麻酔薬を浸潤させる方法や，肩甲骨内側縁と棘突起の中間の圧痛点を穿刺点として大，小菱形筋に局所麻酔薬を浸潤させる方法もある．1%［w/v］リドカイン塩酸塩（あるいは同等の局所麻酔薬）1～2 mLを用

いる[3].

2) 超音波ガイド法

斜角筋間レベルで中斜角筋内にある肩甲背神経を同定する．肩甲背神経は，C5 神経根から分岐し，境界を持つ低エコー像として描出される．後方からアプローチする[4].

3. 施行上の注意点

肩甲背神経ブロック後は，肩甲挙筋と菱形筋が麻痺し，肩甲骨挙上困難となる．

4. 合併症

腕神経叢，頚神経叢，頚椎神経根をブロックすることがある．気胸のリスクがある．

参考文献
1) 寺田　哲：【臨床整形超音波学—エコー新時代，到来．】マスターへの道　神経をセメる　胸椎レベルに対する神経ブロック．臨床整形外科 55：587-592，2020
2) Sultan HE et al：Role of dorsal scapular nerve entrapment in unilateral interscapular pain. Arch Phys Med Rehabil 94：1118-1125, 2013
3) 中崎和子ほか：肩甲背神経ブロック．ペインクリニック：神経ブロック法，若杉文吉 編，医学書院，156-158，1988
4) Auyong DB et al：Selective blockade of the dorsal scapular nerve for scapula surgery. J Clin Anesth 26：684-687, 2014

Ⅱ-20　肋間神経ブロック

肋間神経ブロックとは，胸神経前枝である肋間神経が肋骨下縁で走行するスペースに局所麻酔薬や神経破壊薬を注入するコンパートメントブロックである．

肋間神経ブロック
intercostal nerve block

1. 適応となる疾患

帯状疱疹，PHN，外傷（肋骨骨折など），開胸術（胸腔鏡下手術），脊椎疾患（胸椎），腫瘍の胸壁への転移・浸潤などに伴う胸痛，特発性肋間神経痛などに用いられる．持続注入による肋間神経ブロックは胸腔鏡下手術後の鎮痛手段の一つとしてその有効性が報告されている[1].

帯状疱疹後神経痛
PHN：postherpetic neuralgia

2. 手技

1) ランドマーク法[2]

体位は腹臥位，側臥位，仰臥位，坐位で施行可能であるが，効果や合併症，手技の問題から，胸部に枕を入れて肩甲骨を外側に移動させた腹臥位が推奨される．穿刺点は腹臥位では肋骨角周囲（棘突起より 60〜75 mm 外側）に，側臥位では肋骨角周囲もしくは後腋窩線上に，仰臥位では前腋窩線上もしくは鎖骨中線上にとる．

施術者が右利きの場合，患者の左側に立ち，目的とする神経のすぐ上の肋骨下端に左示指で触れ，やや頭側に指で皮膚をずらした後，薬液の入った注射器を右手に持ち，注射針を肋骨直上で穿刺して骨に当てる．次に，ずらした皮膚を元に戻しながら，注射針を少し浮かせて肋骨表面上を尾側に移動させ，その後，針先が肋骨下縁を滑るようにして 1〜3 mm 程度進めると，肋間溝にある神経血管鞘まで到達する．左手で針先の移動が

生じないように固定し，軽く注射器を吸引して空気や血液の逆流がないことを確かめてから局所麻酔薬（0.5～2％［w/v］リドカイン塩酸塩（あるいは同等の局所麻酔薬））を2～3 mL注入する．

2）X線透視法[3]

体位は通常腹臥位で行うが，Cアームなどを利用し正面像が得られるのであれば患側を上にした側臥位でも可能である．下部肋間では23～27 G 27 mm程度の短めの注射針で可能であるが，肩甲骨が重なる部位や術者の手指の被曝を避けるため，22 G～25 60 mm神経ブロック針やカテラン針などの長めの針を使用してもよい．神経ブロックを行う肋間神経が走行する肋骨をX線透視下で確認した後，肋骨角付近で前述の手技を用いて肋間溝に針先を進め，局所麻酔薬を注入する．神経破壊を行う場合は局所麻酔薬と造影剤の混合液を2～3 mL注入して薬液の拡がりを確認する．造影剤漏れや血管内注入にならない位置に針先を固定して，神経破壊薬を0.5～1 mL注入する．高周波熱凝固法（RF）を行う場合は22 G 50 mm程度のスライター針（先端非絶縁部4 mm）を用いて90℃，90～180秒間の加熱を行う．

高周波熱凝固法
RF：radiofrequency thermocoagulation

3）超音波ガイド法[4,5]

体位は，通常腹臥位もしくは患側を上にした側臥位とするが，仰臥位，坐位でも実施できる．腹臥位，側臥位でのアプローチでは肋骨角に限らず，まず目的とする肋間を中心に肋骨に対して垂直にリニアプローブを当て，カラードップラーを用いて肋間動脈を確認し，内肋間筋（膜），神経血管鞘の同定を行う．仰臥位では中～前腋窩線上で行う．皮膚消毒後，滅菌カバーを装着したリニアプローブを先ほどの像が得られるように当て，プローブのすぐ尾側より平行法で神経ブロック針を刺入し，肋間動脈の尾側へと針先を誘導する．血液の逆流がないことを確認して，薬液をまず0.5～1 mL注入する．内肋間筋直下に無エコー空間が拡がることが確認できれば，残りの薬液を総量1.5～3 mL注入する．同様の手技を用いて，17～18 GのTuohy針で穿刺を行い，傍脊椎腔にカテーテルを留置することも可能であり，PCAポンプなどで局所麻酔薬を持続注入する．

患者自己調節鎮痛
PCA：patient controlled analgesia

3．施行上の注意点

除痛効果を高める目的で水溶性ステロイド薬（デキサメタゾン1～4 mg）を局所麻酔薬に添加することもある．神経ブロック施行後のベッド上安静時間は30分程度とし，必要に応じて血圧・脈拍・経皮的酸素飽和度の測定を行い，呼吸状態を慎重に観察する．

4．合併症

穿刺部の出血・感染の他に以下の合併症が生じることがある．

1）気　　胸：可能な限り，肋骨角での穿刺を行い，針を進める時に肋骨までの距離を確認し，深く入りすぎないようにする．肥満患者など肋骨が触れにくい場合は，X線透視法や超音波ガイド法で神経ブロックを行う．また，胸膜損傷を少しでも避けられるようにショートベベルの神経ブロック針を用いることが多い．

2）局所麻酔薬中毒：本法では，局所麻酔薬の血中濃度が他の神経ブロックに比較し上昇しやすいため，1回の投与量はもちろんのこと，投与総量にも注意する．

3）血管損傷（血胸）：針先の操作（過度な出し入れや刺入方向など）によっては生じることがある．

4）神経損傷：機械的損傷や神経破壊による運動麻痺に伴い，吸気時の胸部締め付け感を訴えることがある．また，無水エタノールによる神経破壊では神経炎を生じるこ

とがある.

　5）**脊髄梗塞**：神経破壊薬が肋間動脈を経て根動脈に流入すると，脊髄の栄養血管を閉塞する可能性がある.

参考文献
1）Federico P et al：Enhanced recovery pathways in thoracic surgery from Italian VATS Group：Perioperative analgesia protocols. J Thorac Dis 14：555-563, 201
2）Caleb S et al：Intercostal nerve block. StatPearls [Internet]. Treasure Island（FL）：Stat Pearls Publishing；2022 Jan.
3）廣田一紀ほか：肋間神経ブロック. 大瀬戸清茂 監，透視下神経ブロック法，医学書院，67-69，2009
4）深澤正之ほか：肋間神経ブロック. 齊藤洋司ほか 監，痛み治療のための超音波ガイド下神経ブロック実践テキスト，南江堂，102-105，2017
5）Rosa M et al：Ultrasound-guided intercostal nerve block. StatPearls [Internet]. Treasure Island（FL）：Stat Pearls Publishing；2022 Jan.

Ⅱ-21　内臓痛に対する神経ブロック

A. 腹腔神経叢ブロック（内臓神経ブロック）

　内臓神経ブロックは，椎体前面，横隔膜脚背側，大動脈に囲まれたコンパートメントである retrocrural space 内の左右の大・小内臓神経へ薬液を注入する手技である. 狭義の腹腔神経叢ブロックは，神経ブロック針先端を大動脈前面の腹腔神経叢まで到達させる手技である. 内臓神経ブロックは腹腔神経叢ブロックと同等の効果が得られること，また，大動脈裂孔を通じて横隔膜腹側の腹腔神経叢へ薬液が拡がり，血管損傷などの危険性が少ないため，安全性の観点から内臓神経ブロックが推奨される. 腹腔神経叢ブロック（内臓神経ブロック）は，上腹部内臓の悪性疾患によるがん性疼痛緩和の目的に行われ，オピオイド鎮痛薬の使用量を減らすことが可能である. 治療時期を逃さずに全身状態が良好な時期に施行すれば，QOL の改善が期待できる[1~4].

1. 適応となる疾患

　上腹部内臓悪性腫瘍による上腹部痛または背部痛で，肝臓，胆嚢，胆管，膵臓，脾臓，胃，十二指腸，小腸，上行結腸，横行結腸，腸間膜，副腎，腎臓，大動脈周囲リンパ節由来の内臓痛に適応がある[1~4]. 非がん性疾患では，難治性の慢性膵炎に対しても適応となる[5,6]. また，下腸間膜動脈神経叢ブロックの補助的ブロックとして行われることがある.

2. 手　　技

　腹腔神経叢は T1/L2 レベルの大動脈腹側の左右に位置していることが多い. X 線透視下および CT ガイド下で椎体後方から行う方法，術中に椎体前方から行う方法，超音波内視鏡下に行う方法[7]や超音波ガイド下に経皮的に行う方法がある[3~6]. 後方アプローチ法として経椎間板アプローチと傍脊椎アプローチがある. 経椎間板アプローチは，腹臥位また軽度斜位の体位で行い，1 回の穿刺で両側の神経ブロックが可能であるが，刺入経路である椎間板腔の狭小化があると手技が難しくなる. 傍椎体アプローチは，側臥位

腹腔神経叢ブロック
celiac plexus block
内臓神経ブロック
splanchnic nerve block

下腸間膜動脈神経叢ブロック
inferior mesenteric plexus block

または腹臥位で行うが，薬液の拡がりや治療効果が片側に偏ることがあるため，反対側からの施行が必要となることも多く，また，刺入椎体の圧迫骨折などの変形があると，手技として難しくなる[5]．胸・腰椎単純X線画像やCTで脊柱や肋骨弓の位置を施行前に確認しておく必要がある．施行前の全身状態，画像所見より神経ブロックの手技を選択する．術前の全身状態が不良な患者では，施行後に血圧が著明に低下することがある．血圧低下に対処するために，施行前に必ず静脈路を確保して補液をする．神経ブロック施行時に非観血的の血圧測定，心電図モニター，パルスオキシメータを装着する．

1）X線透視法
① 経椎間板アプローチ

腹臥位または軽度斜位（約30°）とし，T11/12，T12/L1，またはL1/L2を刺入部位として椎体終板の前後像が一致するように透視の管球を調節する．腹臥位の場合は，穿刺椎体間の椎間関節が椎体幅の約1/3外側に位置するように，管球を30～40°穿刺側に傾ける．穿刺点は，棘突起から30～60 mm外側とし，22～25 Gのカテラン針で上関節突起に針先を当てて深さを確認した後に，局所浸潤麻酔を行う．21～22 G 120～150mmの神経ブロック針を刺入する[1,5]．まず，上関節突起外側縁の椎間板上下縁の中央を目標点とし，上関節突起外側縁に当たったら外側縁を滑らすように神経ブロック針を穿刺する．椎間板へ神経ブロック針が挿入された時点で，正面像，側面像のX線透視像で針先を確認する．最終目標の針先端位置は，椎間板の腹側を貫通した時点の透視正面像で椎間板の正中であり，貫通する位置を予測し，不適切であれば，穿刺点を変える．ベベルの反対方向に針は進むので，必要に応じてベベルの向きを変更する．椎間板に神経ブロック針を刺入した後は透視像を側面像に変更して，椎間板内を腹側に進める．椎間板を貫通する前に生理食塩水または造影剤を用いて抵抗消失法で針を進め，椎間板を貫通し，抵抗が消失した位置がretrocrural spaceとなる．造影剤と局所麻酔薬の混合液（造影剤と2%［w/v］リドカイン塩酸塩（あるいは同等の局所麻酔薬）を1：1に配合）を5～15 mL注入し，側面像で椎体の腹側，正面像では脊柱に重なり，両側の薬液の拡がりを確認し，さらに痛みの緩和を確認する．

② 傍椎体アプローチ

体位は側臥位または腹臥位とする．L1の施行椎体の終板の前後像が一致するように透視の管球を調節する．棘突起から外側60～80 mmを穿刺点とするが，第12肋骨弓を確認し，穿刺の際，肋骨弓に当たらないように穿刺点を変える．椎体の前面中央を目標点とすると，腰動静脈を穿刺する可能性があるため，椎体背側の椎間孔上縁，横突起尾側と椎体前面の正中より上下にずらした点を刺入経路とする．局所麻酔を施行後，21～22 G 120～150 mmの神経ブロック針を椎体の前後経の中点にまず当てるようにゆっくり穿刺する[5]．椎体との接触を保つように，神経ブロック針を椎体前縁数mm腹側までゆっくりと進める．造影剤と局所麻酔の混合液（造影剤と2%［w/v］リドカイン塩酸塩（あるいは同等の局所麻酔薬）を1：1に配合）を5～15 mL注入し，薬液の拡がりと痛みの緩和を確認する．造影所見は，側面像で椎体腹側，正面像では脊柱に重なり，左右に薬液が拡がるとH状となる．血管，臓器内，椎間孔への流入，また，明らかな呼吸による同調する動きがないことを確認する．

2）CTガイド法[6]

体位は腹臥位とするが，保持困難の場合は斜位または側臥位にする．穿刺椎体の終板の前後像が一致するようにCTの傾斜を調節する．穿刺法は，傍脊椎法または経椎間板法どちらでも可能で，あらかじめCT画像を確認し，retrocrural spaceへの最短なルー

トを検討する．刺入角度や深さを測定し，CT のポインターで皮膚に穿刺点をマーキングする．局所麻酔を施行後，神経ブロック針を予定の深さの約1/2程度刺入した時点で，再度，CT 撮影を行い，刺入経路を再確認または修正する．抵抗消失法で神経ブロック針を retrocrural space までゆっくり進める．

3．施行上の注意点

　がん患者の場合，体位による痛みの増強，また強い痛みや全身状態悪化のため，姿勢の保持が困難であることも多く，腹臥位または側臥位が可能かどうか評価しておく．また，施行前に CT 画像や MRI 画像で，T11〜L2 レベルの retrocrural space の腫瘍浸潤やリンパ節の存在を確認し，穿刺先の薬液を注入するスペースが確保されていること，刺入経路に腫瘍浸潤がないことを事前に確認しておく．また腹腔神経叢の浸潤の程度，糖尿病の既往，がん手術後の患者は神経ブロックの効果が減弱するため[1,5] 既存疾患，手術歴，浸潤の程度を把握し，凝固能や血小板機能に異常がないこと，感染性の炎症所見がないことを確認する．

　X 線透視下経椎間板法では，外側縁に当たったら外側縁を滑らすように神経ブロック針を刺入すると，神経根に当たる可能性が低く，椎間板へ針を挿入できる．X 線透視下傍椎体法では，左側穿刺の方が retrocrural space が狭く，薬液が右側に拡がりやすく，下大静脈穿刺を避けられるが，大動脈穿刺の可能性や下大静脈はより腹側にあることから右側穿刺を好む術者もいる．どちらにしてもあらかじめ刺入経路を確認して穿刺することが重要である．神経破壊薬を用いる場合は，局所麻酔注入後20分は知覚低下や運動麻痺などの合併症がないことを確認し，10〜20 mL の無水エタノールまたはフェノール水などの神経破壊薬を緩徐に注入する．最後に，刺入経路の皮下組織に無水エタノールが散布されないように，神経ブロック針内に残存している神経破壊薬を内筒で押し出すように最後まで挿入するか，生理食塩水を極少量注入してから神経ブロック針を抜去する．神経ブロック施行後2時間は低血圧に注意し，施行時と同体位を2時間保持し，その後12時間は安静臥床とする．初回歩行時には起立性低血圧に注意し，医療従事者が付き添う．

4．合併症

　神経破壊薬の注入には細心の注意が必要である．

　1）低血圧・起立性低血圧：血圧は，通常，24時間以内に回復することが多い．血圧低下の進行は，出血による場合もあるため，注意を要する．神経破壊薬を用いた神経ブロックの場合は，1週間以上の長期にわたって血圧低下や起立性低血圧になることもあるため，重篤な場合には補液や昇圧薬を使用する．

　2）腹部症状：腸蠕動亢進による下痢，腹痛が数週続くことがある．腸管閉塞がある場合は注意する．

　　低血圧や下痢の発症は34〜44％と高率である[6]．

　3）急性アルコール中毒：無水エタノールを用いた際に血中アルコール濃度が上昇した場合には，頻脈，冷感，嘔吐，酩酊を生じることがあるため，施行前にアルコール不耐性の有無を確認しておく．

　4）感　　染：十分な消毒と清潔操作に心がける．特に，経椎間板法では椎間板炎に十分注意をし，予防的抗菌薬投与を行う．

　5）薬物アレルギー：稀ではあるが，造影剤，局所麻酔薬，無水エタノールによるア

レルギーが起こるため，事前に確認しておく．無水エタノールにアレルギーがある場合はフェノール水を使用する．

6）大動脈穿刺，損傷：22～23 G 神経ブロック針ではあまり問題にならないとされているが，動脈の石灰化がある患者や全身状態の悪い患者に施行する場合は，神経ブロック施行後の血圧低下に注意すべきである．神経破壊薬を用いた後に腹部大動脈解離を生じた患者の報告[8]がある．

7）臓器損傷：横隔膜，腎，尿管，肝，肺穿刺（気胸）の可能性がある．横隔膜穿刺の場合，造影剤陰影の呼吸性変動が強く，神経破壊薬を注入すると肩や胸部へ激しい放散痛を生じる．腎穿刺では，針が呼吸に同調して動く．

8）神経障害：腰部交感神経節ブロックや，椎間孔に薬液が注入されると，下肢の知覚や筋力低下が起こる．傍椎体法では，無水エタノールが壁側胸膜椎体の間に通って流れ，肋間神経炎を合併することがある．

9）その他：稀ではあるが，対麻痺や前脊髄動脈症候群が生じる[9]．また，右側の傍脊椎法の場合，胸管や奇静脈の穿刺を起こし，数日後に乳び胸が生じた患者症例の報告[10]もある．排尿障害，性機能障害，後腹膜壊死[11]，肺塞栓[12]，急性胃拡張などの報告もある．

参考文献
1) 日本緩和医療学会緩和医療ガイドライン作成委員会 編：神経ブロック．がん疼痛の薬物療法に関するガイドライン 2010 年版，金原出版，88-92，2010．
2) Loukas M et al：A review of the thoracic splanchnic nerves and celiac ganglia. Clin Anat 23：512-522, 2010
3) Saurabh V et al：Celiac plexus block—An old technique with new developments. Pain Physician 24：379-398, 2021
4) István M et al：Celiac plexus block increases quality of life in patients with pancreatic cancer. J Pain Res 12：307-315, 2019
5) Hyun JK et al：Factors associated with successful response to neurolytic celiac plexus block in patients with upper abdominal cancer-related pain：a retrospective study. Korean J Pain 34：479-486, 2021
6) Avinash K et al：CT-guided celiac plexus neurolysis：A review of anatomy, indications, technique, and tips for successful treatment. RadioGraphics 31：1599-1621, 2011
7) Sílvia L et al：Endoscopic ultrasound-guided celiac plexus interventions. GE Port J Gastro 28：32-38, 2021
8) Kaplan R et al：Aortic dissection as a complication of celiac plexus block. Anesthesiology 83：632-635, 1995
9) Takeda J et al：Anterio spinal artery syndrome after left celiac plexus block. Anesth Analg 83：178-179, 1996
10) 高橋　浩ほか：腹腔神経叢ブロック後に乳び胸を生じた1症例．日本ペインクリニック学会誌8：99-102, 2001
11) Zhou Y et al：Retroperitoneal necrosis as a rare complication after celiac plexus block. Cureus 13：e13169. DOI 10.7759/cureus.13169, 2021
12) McAninch SA et al：Pulmonary embolism following celiac plexus block and neurolysis. Proc（Bayl Univ Med Cent）29：329-330, 2016

B．下腸間膜動脈神経叢ブロック

下腸間膜動脈神経叢ブロック
inferior mesenteric plexus block

　下腸間膜動脈神経叢ブロックは，総腸骨動脈分岐部から 40～70 mm 頭側の腹部大動脈（L3 レベル）の前面に存在する下腸間膜神経叢を遮断することで，その支配領域にある横行結腸左半分，下行結腸，S状結腸や直腸領域の内臓痛を緩和する神経ブロックである．本法は単独で行われることは稀で，腫瘍やリンパ節浸潤の部位によっては，腹腔

神経叢ブロックや上下腹神経叢ブロックなどと併用される．適応，手技が適正であれば有効性は高い．下腸間膜動脈神経叢ブロックの報告は少なく，有効性に関する質の高い臨床研究，無作為化比較試験はないが，薬物治療で管理困難な骨盤内がん患者に腹腔神経叢ブロック，下腸間膜動脈神経叢ブロック，上下腹神経叢ブロックの組み合わせを施行し，全患者で痛みとモルヒネ使用量が有意に低下し，重篤な合併症は発生しなかったとの報告がみられる[1]．

上下腹神経叢ブロック
superior hypogastric plexus
block

1. 適応となる疾患
　横行結腸左半分，下行結腸，S状結腸，直腸の腫瘍に由来する内臓痛に有用であり，同部位の大動脈リンパ節転移や腫瘍浸潤もしくは放射線腸炎[2]による下腹部痛や腰痛にも行われる．

2. 手　　技
1）X線透視法
　経椎間板アプローチと傍脊椎アプローチがあるが，事前にCT画像でより安全・確実な穿刺ルートを計画し，アプローチを選択する．一般に経椎間板アプローチの方が安全・確実であるため，以下に概略を述べる．側臥位または腹臥位とする．棘突起の外側50～60 mmを穿刺点として局所浸潤麻酔を施行後，21～22 G 120～150 mm神経ブロック針をL2/3もしくはL3/4椎間で刺入する．皮膚との刺入角度は，あらかじめ計測した角度を維持し，椎間板に刺入した後に椎間板の左右径内側1/4程度まで進んだら，側面像で針先の位置を確認する．生理食塩水による抵抗消失法で神経ブロック針を進め，抵抗が消失して針先が側面像で椎間板のやや腹側かつ腹大動脈の側面に位置したら，造影剤または局所麻酔薬と造影剤の混合液を注入する．腹部大動脈の位置は，L3/4椎間ではで正中から左寄りにあるが，個人差もあるため，CTで腹部大動脈や下大静脈の位置関係を確認することは重要である．非イオン性造影剤を注入して神経ブロック針の位置と動脈前面に拡がる造影所見を確認し，15～20分後に神経破壊薬（無水エタノールまたはフェノール水）を8～15 mL注入する．

2）CTガイド法
　上記の神経ブロック手技をCTガイド下に行う．可能であれば，CT画像をほぼリアルタイムにその場で得ながら穿刺できるCT透視ガイド下に行う方が圧倒的に有利であると考える．詳細は成書[3]に譲る．

3. 施行上の注意点
　下腸間膜神経叢は腹部大動脈の前方にあるために，動脈前面にも拡がる造影所見が理想的である．腹部大動脈周囲に腫瘍が浸潤し，薬液が目的の部位に拡がらない患者では効果が認められないこともある．より有効な神経ブロックとするための針先の留置部位の判断が難しいこともあるが，動脈穿刺などの合併症を最小限にすることが大切である．そのため手技に先立ち，薬液を注入するL3レベルの腹部大動脈の走行と，周囲への腫瘍の浸潤の状態をCTで十分に確認しておく．また，全身状態の悪い患者の場合は，神経ブロック時の体位保持が困難であったり，施行後に血圧低下が起こったりすることがあるので，適応を慎重に判断する必要がある．本法では，針を刺入していく際に神経根に接触したり，椎体や横突起に阻まれたりすることは少ないが，針の刺入角度が重要なポイントとなる．

4. 合 併 症

運動，感覚，排尿，排便への影響はないが，低血圧および起立性低血圧（約20％），下痢（約25％），酩酊（20〜30％）が主な合併症としてみられる．一方，血管損傷，後腹膜出血，射精障害，椎間板炎，椎体炎などはいずれも稀であり，その頻度は数％以下である．

参考文献
1）Kitoh T et al：Combined neurolytic block of celiac, inferior mesenteric, and superior hypogastric plexuses for incapacitating abdominal and/or pelvic cancer pain. J Anesth 19：328-332, 2005
2）Tanaka M et al：Neural block therapy radiation enteritis：a case report. JA Clin Rep 5：20, 2019
3）伊奈廣明：各論6：下腸間膜神経叢ブロック．齋藤　繁ほか 編，CT ガイド下神経ブロック，真興交易医書出版部，89-96, 2011

C. 上下腹神経叢ブロック

上下腹神経叢ブロックは，骨盤内臓器由来の下腹部痛や会陰部痛，肛門痛の緩和目的に行われる神経ブロックである．

上下腹神経叢ブロック
superior hypogastric plexus block

1. 適応となる疾患

骨盤内臓器由来の下腹部痛および会陰部痛，肛門部痛が適応となる．直腸，前立腺，精巣，膀胱，子宮，卵巣のがん性疼痛の場合，オピオイド鎮痛薬の必要量を減量することが可能となる[1〜5]．良性疾患では，子宮内膜症や直腸術後遷延痛などの慢性骨盤内痛に適応となる．また，下腸管膜神経叢ブロックや不対神経節ブロックを補助的に行うことがある．

不対神経節ブロック
GIB：ganglion impar block

2. 手　　技

上下腹神経叢はL5とS1の前面に位置していることが多く，下下腹神経叢とS2〜S4レベルでつながり，骨盤内臓器へと分布する．一般的に，X線透視法が行われるが，傍脊椎法（プランカルトの原法）[2]は手技的に困難なことが多いため経椎間板法で行われる．そのほか，CTガイド下[3]または超音波ガイド下[4,5]による腹側アプローチ法もある．

Plancarte 原法

1）X線透視法
① 経椎間板アプローチ[6,7]

体位は，腰椎が前弯しないように腹部に大きめの枕を入れて，腹臥位または軽度斜位とする．L5/S1の椎体終板の前後像が一致するように管球位置を調節し，S1の上関節突起がL5椎体外側幅の約1/4〜1/5になるように穿刺側に管球を傾ける．22〜25 Gのカテラン針で上関節突起に針先を当てて局所浸潤麻酔を行った後に，21〜22 G 120〜150 mm神経ブロック針を穿刺する．上関節突起外側縁に神経ブロック針を当てた後に，骨を滑らすように針を進めると，椎間板に刺入される．X線透視の正面像と側面像を確認し，神経ブロック針の最終目標地点を椎間板の腹側正中になるよう刺入方向を調節する．椎間板を貫通する前に透視像を側面像に変更し，生理食塩水を用いた抵抗消失法でゆっくりと針を進める．抵抗が消失したところで，造影剤と局所麻酔薬の混合液（造影剤と2％［w/v］リドカイン塩酸塩（あるいは同等の局所麻酔薬）を1：1に配合）を6〜10 mL注入し，造影剤の拡がりと痛みの緩和を確認し，必要に応じて神経破壊薬を投与する．

② 傍椎体アプローチ（傍脊椎法：プランカルト原法）[2,3,7]

　体位は腹臥位とするが，痛みが片側性の場合は患側を上とした側臥位で行う．腹臥位がとれない場合も側臥位で行う．L4/5 椎間板または L5 上縁の高さで，棘突起から 50〜80 mm 外側を穿刺点とし，局所浸潤麻酔を行った後に内側約 45°，尾側約 30° の角度で，21〜22 G 120〜150 mm 神経ブロック針を刺入して，L5 下縁・前外側面に針を進める．透視を側面像に変えて，抵抗消失法を用いて神経ブロック針を椎体前面へ進め，抵抗が消失したところで造影剤と局所麻酔薬の混合液（造影剤と 2%［w/v］リドカイン塩酸塩（あるいは同等の局所麻酔薬）を 1：1 に配合）を 6〜8 mL 注入し，造影剤の拡がりと痛みの緩和を確認し，必要に応じて神経破壊薬を投与する．

　2) CT ガイド法[6,8]

　体位は腹臥位とするが，保持困難の場合は斜位または側臥位にする．穿刺椎体の終板の前後像が一致するように CT の傾斜を調節する．経椎間板アプローチまたは傍椎体アプローチのいずれも可能であり，あらかじめ CT 画像を確認し，最短のルートを決定する．刺入角度や深さを測定し，CT のポインタで皮膚に穿刺点をマーキングし，局所麻酔後に神経ブロック針を予定の深さの約 1/2 程度刺入する．その後，再び CT 画像で刺入経路を再確認，修正して抵抗消失法で神経ブロック針をゆっくり進める．使用する薬液は同様である．

3. 施行上の注意点

　施行前の CT や MRI で骨盤内臓器の評価，神経ブロック刺入経路にがん浸潤がないことや全身状態の評価や体位保持（腹臥位または側臥位）が可能か確認しておく．また，CT 画像で刺入経路の予測や，左右腸骨動静脈の分岐は 64% が L4 椎体レベル[1]とされるが個人差があるため位置の確認や動脈瘤の有無を確認しておく．男性は女性に比して骨盤が狭いため，経椎間板アプローチでは刺入角度が鋭角になることが多い[8]．したがって，刺入経路を CT 画像で予測しておく．また，経椎間板アプローチは 1 回の穿刺で両側の神経ブロックが可能であるが，L5 と S1 の椎間板腔が狭小の場合，腰椎の仙骨化，または仙骨の腰椎化がある場合は穿刺が困難となる．一方，傍椎体アプローチでは，針先を上下腹神経叢が位置する椎体腹側正中まで刺入させるのが困難であり，左右両側の穿刺が必要となる．両アプローチとも穿刺困難な患者は存在するため，神経ブロック前に腰椎 X 線画像で椎体の変形や腸骨の形状，L5 横突起の位置関係を十分に評価しておく．

　神経破壊薬を用いる場合は，局所麻酔薬注入から 20 分間は合併症がないことを確認した後，同用量以下の神経破壊薬を緩徐に注入する．最後に，神経ブロック針内に残存している神経破壊薬を内筒で押し出すようにするか，生理食塩水をごく少量注入してから抜針する．

4. 合 併 症[2〜5]

　重篤な副作用の報告はない．

　1) 感　　染：十分な消毒と清潔操作に心がける．特に経椎間板法では椎間板炎に十分注意し，予防的に抗菌薬を投与する．

　2) 出　　血：傍脊椎法の場合は腸骨動脈穿刺の可能性があるため，神経ブロック前の CT 画像で椎骨動脈の位置を確認しておく．

　3) アレルギー：造影剤や局所麻酔薬のアレルギーが起こり得るため，施行前に確認をしておく．

4）**神経損傷**：L5 神経根を穿刺する可能性があり，刺入の際は丁寧に行う．

5）**臓器損傷**：針が腹側に刺入しすぎると直腸穿刺，また，外側にずれると尿管穿刺する可能性があるため，刺入経路には十分注意する．

6）**そ の 他**：頻度は低いが，低血圧，下痢，膀胱直腸障害，射精障害などが起こることがある．

参考文献
1）日本緩和医療学会緩和医療ガイドライン作成委員会 編：神経ブロック．がん疼痛の薬物療法に関するガイドライン 2010 年版，金原出版，88-92，2010
2）Plancarte R et al：Superior hypogastric plexus block for pelvic cancer pain. Anestheology 73：236-239, 1990
3）Ghoneim AA et al：Comparative study between computed tomography guided superior hypogastric plexus block and classic posterior approach：A prospective randomized study. Saudi J Anaesth 8：378-383, 2014
4）Michael G et al：Ultrasound-guided superior hypogastric plexus block：A cadaveric feasibility study with fluoroscopic confirmation. Pain Practice 17：192-196, 2017
5）Seema M et al：Efficiency of the anterior ultrasound-guided superior hypogastric plexus neurolysis in pelvic cacer pain in advanced gynecological cancer patients. Pain Med 14：837-842, 2013
6）伊奈廣明：上下腹神経叢ブロック．表　圭一 編，神経ブロックに必要な画像解剖，文光堂，264-269，2014
7）伊達　久：上下腹神経叢ブロック．大瀬戸清茂 編，よくわかる神経ブロック法，中外医学社，135-139，2010
8）Choi JW et al：The optimal approach for a superior hypogastric plexus block. Pain Prac 18：314-321, 2017

II-22　下肢の末梢神経ブロック

A．外側大腿皮神経ブロック

外側大腿皮神経ブロック
lateral femoral cutaneous nerve block

外側大腿皮神経は L2，L3 神経から形成される純粋な感覚神経である．上前腸骨棘の 10 mm 内側の遠位から鼠径靭帯下を通過して大腿外側部の知覚を支配する[1]．

1．適応となる疾患

外側大腿皮神経の絞扼性障害である meralgia paresthetica の診断と治療や股関節術後痛．

感覚異常性大腿（神経）痛
meralgia paresthetica

2．手　　技

局所麻酔薬を使用する場合は，25〜27 G 25〜40 mm の針を使用し，1%［w/v］リドカイン塩酸塩（あるいは同等の局所麻酔薬）の局所麻酔を 2〜5 mL，またはステロイド薬（デキサメタゾン 1〜4 mg）の混合液を注入する[1]．

1）ランドマーク法

体位は仰臥位で行う．穿刺部位は上前腸骨棘の内側 20 mm 尾側 20 mm となる．皮膚消毒後，針を皮膚に垂直に穿刺し，大腿筋膜を貫く感じ（pop 感）が得られたところまで針を進める．血液の逆流がないことを確認しながら，痛みが緩和されるまで局所麻酔を放射状に注入する[2]．

2）超音波ガイド法

　体位は仰臥位で行う．リニアプローブを鼠径靭帯と平行になるように皮膚に当て，上前腸骨棘と鼠径靭帯，下前腸骨棘が抽出されるところを確認する．鼠径靭帯下に外側大腿皮神経が抽出されるが，神経の同定が困難な場合も多い．皮膚を消毒後，平行法または交差法で針を刺入し，血液の逆流がないことを確認しながら神経周囲に局所麻酔を痛みが緩和するまで注入する[1~6]．描出された神経に対してパルス高周波法（PRF）を行う場合[2]もある．

パルス高周波法
PRF : pulsed radiofrequency

3．施行上の注意点

　外側大腿皮神経は高率に解剖学的な位置異常がみられる[2,6]．上前腸骨棘の内側を走行するのは60％のみで，上前腸骨上が23％，19％は上腸骨棘後方外側を通過する[1]．通常は鼠径靭帯下で外側大腿皮神経は2分岐するが，骨盤内で2分岐するのが11.8％，3分岐するのが1.2％である[5]．よってランドマーク法の成功率は40％である[4,7]．超音波ガイド下での施行が確実性のため推奨される．

4．合　併　症

　出血，感染，神経損傷に注意する[1]．

参考文献

 1）Kenechi ON et al：Ultrasound-guided peripheral nerve injection techniques. AJR 207：507-516, 2016
 2）Jacob P et al：Meralgia paresthetica. Pain Practice 11：302-308, 2011
 3）Şule ŞO et al：Ultrasound-guided diagnosis and treatment of meralgia paresthetica：Pain Physician 19：667-669, 2016
 4）Tomas DN et al：The lateral femoral cutaneous nerve. Description of the sensory territory and a novel ultra soundguided nerve block technique. Reg Anesth Pain Med 47：357-366, 2018
 5）Hassan K：Meralgia paresthetica：a case report with an update on anatomy, pathology, and therapy. Cureus 13：e13937, 2021
 6）Jeong E et al：Ultrasound-guided lateral femoral cutaneous nerve block in meralgia paresthetica. Korean J Pain 24：115-118, 2011
 7）Kosiyatrakul A et al：The anatomical variation of the lateral femoral cutaneous nerve in relation to the anterior superior iliac spine and the iliac crest. Musculoskelet Surg 94：17-20, 2010

B．伏在神経ブロック

伏在神経ブロック
saphenous nerve block

　伏在神経は大腿神経の枝で，膝蓋骨および下腿内側の皮膚知覚を支配している純粋な感覚神経である．選択的に神経ブロックを行うことで大腿四頭筋力を保ちながら神経支配領域の鎮痛が期待できる．

1．適応となる疾患

　膝関節術後や変形性膝関節症などの膝関節内側部や下腿内側部の痛み．

2．手　　技[1~3]

　伏在神経のみをターゲットとする場合，大腿神経から内側広筋枝が分枝した後の内転筋管レベルから末梢でブロックする必要がある．大腿骨内側顆，膝下部，傍伏在静脈，足関節脛骨内果アプローチなどの方法があるが，本項では超音波ガイド下内転筋管アプ

ローチについて述べる.

　上前腸骨棘と膝蓋骨間の遠位 1/3 にリニアプローブを大腿長軸に対して垂直に当てて行う. この部位では, 縫工筋下の内転筋管内を走行する伏在神経を, 大腿動脈周囲に高エコー性に確認できる. 22～25 G 40～60 mm 針を平行法で穿刺して 1%［w/v］リドカイン塩酸塩（あるいは同等の局所麻酔薬）5～10 mL を注入する. 長時間の鎮痛効果を期待する場合は同量の 0.2～0.5%［w/v］ロピバカイン塩酸塩などの使用を考慮する.

　局所麻酔薬よりも長期間の効果を期待する場合, PRF を用いて 42℃で 120～360 秒間通電する方法もある. 内転筋間アプローチ PRF では, 変形性膝関節症による慢性の膝の痛みに対して 3 ヵ月の鎮痛効果が報告されている[4,5]. 伏在神経膝蓋下枝を目標として PRF や高周波熱凝固法（RF）を行う方法もある.

高周波熱凝固法
RF：radiofrequency
thermocoagulation

3. 施行上の注意点

　内転筋管では大腿動静脈, 末梢では伏在静脈を穿刺する可能性があるため, 血液の逆流がないことを確かめながら少量ずつ注入する.

4. 合 併 症

　血管穿刺, 出血, 神経損傷, 局所麻酔薬中毒, 大腿四頭筋脱力に伴う転倒など.

参考文献
1) Arnold C et al：Saphenous nerve block. 2021 Jul 19. In：StatPearls［Internet］. Treasure Island（FL）：StatPearls Publishing；2022 Jan.
2) Wong WY et al：Defining the location of the adductor canal using ultrasound. Reg Anesth Pain Med 42：241-245, 2017
3) Tao Y et al：Median effective volume of ropivacaine 0.5% for ultrasound-guided adductor canal block. J Int Med Res 46：4207-4213, 2018
4) Uematsu H et al：Double-blind, placebo-controlled study of ultrasound-guided pulsed radiofrequency treatment of the saphenous nerve for refractory osteoarthritis-associated knee pain. Pain Physician 24：761-769, 2021
5) Carpenedo R et al：Ultrasound-guided pulsed radiofrequency of the saphenous nerve for knee osteoarthritis pain：a pilot randomized trial. Pain Manag 12：181-193, 2022

C. 坐骨神経ブロック

坐骨神経ブロック
sciatic nerve block

　坐骨神経は L4 神経～S3 神経の前枝からなる仙骨神経叢の枝で, 人体で最も太く長い末梢神経である. 坐骨神経ブロックでは目的とする鎮痛域により複数のアプローチ（傍仙骨, 臀下部, 前方, 膝窩部）が存在する[1,2].

1. 適応となる疾患

　梨状筋症候群の診断と治療, 坐骨神経領域の疼痛, 変形性股関節症・膝関節症・足関節症の治療.

2. 手　　技

　坐骨神経ブロックはランドマーク法や X 線透視下, 超音波ガイド下に行われる. 各アプローチにおいて, 痛みの診療には 0.5～1%［w/v］リドカイン塩酸塩（あるいは同等の局所麻酔薬）, 0.1～0.2%［w/v］ロピバカインなどの局所麻酔薬 5～10 mL 程度を用い

る．梨状筋下孔や上双子筋，大臀筋，内閉鎖筋，大腿方形筋などの周辺組織の圧痛があり，坐骨神経との癒着が疑われる部位には，超音波ガイド下ハイドロリリースも施行されている[3]．本項では超音波ガイド下傍仙骨アプローチ，膝窩アプローチについて述べる．

ハイドロリリース
hydrorelease（hydrodissection）

1）超音波ガイド下傍仙骨アプローチ

体位はシムス位（半腹臥位）とし，股関節を軽度屈曲させる．後上腸骨棘と坐骨結節を結んだ直線上かつ後上腸骨棘から 60 mm 下方の部位でコンベックスプローブを大腿骨大転子に向けて当てる．大臀筋，梨状筋腹側に高エコー性の坐骨神経が確認できる．22～23 G 60～100 mm のカテラン針や神経ブロック針を穿刺して坐骨神経近傍に針先を誘導し，薬液を注入する．

Sims 位

2）超音波ガイド下膝窩部アプローチ

体位は側臥位，腹臥位，仰臥位のいずれでもよい．リニアプローブを膝窩溝付近に当て，腋窩動静脈の外背側に高輝度エコーの脛骨神経を確認する．脛骨神経を中枢にたどると，外側からやや細い総腓骨神経が合流し，坐骨神経となるのが確認できる．大腿外側から大腿二頭筋を貫くように 22～23 G 60～100 mm のカテラン針や神経ブロック針刺入して坐骨神経近傍に針先を誘導し，薬液を注入する．

3．施行上の注意点

傍仙骨アプローチでは内腸骨，中臀動静脈などの血管損傷や内臓（直腸など）損傷，膝窩アプローチでは膝窩動静脈損傷が起こり得る．血液の逆流がないこと，超音波画像上で薬液の拡がりを確認しながら注入する．施行後は運動神経ブロックによる転倒に注意する．

4．合　併　症

血管穿刺，出血，血腫，神経損傷，医原性梨状筋症候群，直腸穿刺など．

参考文献
1）柴田康之ほか：坐骨神経ブロック．表　圭一 編，神経ブロックに必要な画像解剖，文光堂，196-203，2014
2）橋本　篤ほか：超音波ガイド下神経ブロックの進歩―仙骨神経叢～坐骨神経ブロック―．日臨麻会誌 38：119-122，2018
3）吉田眞一ほか：腰・殿部診療におけるエコー検査のコツ．関節外科 40：107-122，2021

D．深腓骨神経ブロック

深腓骨神経ブロック
deep fibular nerve block

深腓骨神経は，膝窩部で坐骨神経から分岐した総腓骨神経が腓骨頭を横切った後に下腿前面で浅腓骨神経と分岐して始まる[1]．その後，前脛骨筋の外側を前脛骨動脈とともに足関節まで下行する．下伸筋支帯と舟状骨，内側・中間・外側楔状骨および立方骨に囲まれた部位（前足根管）を内側枝と外側枝に分岐しながら通過する．内側枝は足背動脈と併走した後に第 1 趾外側と第 2 趾内側の感覚を支配する．深腓骨神経ブロックは，この経路の痛みに対する神経ブロックである．

1. 適応となる疾患

　前足根管症候群[2]や難治性こむらがえりに効果を示した報告がある[3,4]．足関節以下の手術麻酔であるアンクルブロックの1つとして行われることが最も多い．

2. 手　技

　深腓骨神経ブロックは，ランドマーク法や超音波ガイド下に行われる．足関節部あるいは前足根管，中足骨基底部などで行う．痛みの診療には22〜25 G 60 mm 神経ブロック針を穿刺して薬液を注入する．0.5〜1%［w/v］リドカイン塩酸塩（あるいは同等の局所麻酔薬），0.1〜0.2%［w/v］ロピバカインなどの局所麻酔薬2〜5 mL 程度を用いる．

1）超音波ガイド法（足関節）

　足関節部での神経ブロックでは，体位は仰臥位で足関節を伸展させる．足関節部にリニアプローブを下肢長軸に対して垂直に当てて行う．脛骨と前脛骨筋または長母趾伸筋の間に前脛骨動静脈を確認し，動脈の腹側または外側に高エコーの深腓骨神経を確認して行う．

2）超音波ガイド法（前足根管）

　前足根管での神経ブロックでは，体位は仰臥位で足関節を伸展させる．まずは，足関節部にリニアプローブを下肢長軸に対して垂直に当てて行う．やや尾側にずらすと下伸筋支帯と短趾伸筋を描出する．その下方を通過する深腓骨神経を確認して神経ブロックを行う．

3. 施行上の注意点

　血液の逆流がないこと，強い放散痛などがないことを確かめながら注入する．

4. 合　併　症

　血腫形成や穿刺，注入を原因とする神経損傷の可能性がある．

参考文献
1）杉浦健之ほか：アンクルブロック．後藤英之 編，迷わず打てる関節注射・神経ブロック，羊土社，209-217，2019
2）Fortier LM et al：An update on peroneal nerve entrapment and neuropathy. Orthop Rev 13：1-9, 2021
3）Imura T et al：Treatment of nocturnal leg cramps by blockade of the medial branch of the deep peroneal nerve after lumbar spine surgery. Brain Behav 5：e00370, 2015
4）辻　隆宏ほか：妊婦の難治性こむら返りに対して深腓骨神経ブロックが奏効した1例．日本ペインクリニック学会誌 26：70-71, 2019

Ⅱ-23　腰神経叢ブロック（大腰筋筋溝ブロック）

腰神経叢ブロック
lumbar plexus block
大腰筋筋溝ブロック
psoas compartment block

　腰神経叢は，主として L1-L4 神経から構成されている．大腰筋筋溝とは，大腰筋の浅頭と深頭の間の溝のことで，腰神経叢が走行する．大腰筋筋溝に局所麻酔薬を注入することで腰神経叢（外側大腿皮神経，陰部大腿神経，大腿神経，閉鎖神経，腰仙骨神経幹）を一時的にブロックするのが大腰筋筋溝ブロックである．

1. 適応となる疾患

　腰神経叢が関係する片側の腰下肢痛として，椎間板ヘルニア，腰部脊柱管狭窄症，変形性腰椎症などの脊椎疾患だけでなく，帯状疱疹関連痛などにも適応となる．脊椎の変形が強い患者に対しても施行可能であり，片側のみの神経ブロックであるため，循環動態への影響は少ない．

2. 手　　技

　抵抗消失法を利用したランドマーク法，X線透視法，超音波ガイド法がある．ランドマーク法は特殊な装置を使用しないため，簡便であるが，確実性および安全性はX線透視法，超音波ガイド法には劣る．

1）X線透視法[1]

　体位は腹臥位で，腹部に枕を入れ，腰椎の前弯を減弱させ椎体が水平となるようにする．X線透視装置を椎体に垂直になるように傾け，L2～L4椎体のうち1つの横突起を確認する．棘突起の外側40～50 mm外側より22～24 G 60～100 mmのカテラン針もしくは神経ブロック針を穿刺し，横突起まで針を進める．横突起の上縁または下縁に針を滑らせ，生理食塩水を用いた抵抗消失法で針を刺入すると，横突起から約10 mmの深さで大腰筋筋溝に到達する．造影剤の注入により紡錘状に筋溝が造影されていることを確認し，局所麻酔薬（0.5～1%［w/v］リドカイン塩酸塩（あるいは同等の局所麻酔薬）5～15 mL）を注入する．

2）超音波ガイド法[1]

　X線透視法と同様，体位は腹臥位で，腹部に枕を入れる．コンベックスプローブを仙骨上縁に当て，棘突起を描出する．仙骨から棘突起を目印にプローブを頭側に移動し，L4棘突起を同定する．L2～L4のなかの1つの椎体の棘突起部位でプローブを90°回転させると，棘突起，横突起，脊柱起立筋，腰方形筋，大腰筋が描出できる．腰神経叢は大腰筋内に高エコー性として確認できる．22～24 G 60～100 mmのカテラン針もしくは神経ブロック針を超音波ガイド下に平行法で穿刺し，針先が大腰筋内であることを確認し，血液の逆流がないことを確認し，薬液（0.5～1%［w/v］リドカイン塩酸塩（あるいは同等の局所麻酔薬）5～15 mL）を注入する．

3. 施行上の注意点

　片側の神経ブロックであるため，呼吸・循環に与える影響は少ないが，下肢筋力の低下により転倒の危険性があるため，十分な安静時間を確保する必要がある．また，針を内側に向けすぎると後述する合併症の危険性があるため，針は皮膚に対して直角に穿刺する．

4. 合　併　症

　穿刺針の刺入方向を内側に向けすぎると，局所麻酔薬が椎間孔から硬膜外腔やくも膜下腔に達する可能性があるため[2]，特に腰椎の変形が強い場合は注意する．また横突起から穿刺針を滑らす際に神経根を穿刺する可能性もあるため，慎重に針を進めていき，根性痛が出現した場合は横突起を滑らす位置を変更する．L4椎体で穿刺を行う場合，腸腰動静脈の腰骨枝を穿刺する可能性があるため，局所麻酔薬注入前には必ず吸引テストを施行し，血液の逆流がないことを確認する．

参考文献
 1）原　章：大腰筋筋溝．痛みの治療に必要な局所解剖．ペインクリニック 41：549-558，2020
 2）Capdevil X et al：Approaches to the lumbar plexus：success, risks, and outcome. Reg Anesth Pain Med 30：150-162, 2005

Ⅱ-24　硬膜外自家血注入（硬膜外自家血パッチ）

硬膜外自家血注入（硬膜外自家血パッチ（EBP））とは，脳脊髄液漏出症や硬膜穿刺後頭痛（PDPH）に対して，脊髄硬膜からの髄液漏出を治療するために，採取した自家血を硬膜外腔に注入する手技である．EBPの治療効果には，2つの機序が考えられている．1つは，注入直後から一過性に起こる硬膜圧迫による髄液圧の増大効果（mass effect）である．もう1つは，漏出部位の硬膜外腔組織の癒着・器質化による漏出の停止効果である[1]．治療効果を高めるために漏出部位に確実に血液を到達させることが重要である[2]．

硬膜外自家血注入（硬膜外自家血パッチ）
EBP：epidural blood patch
硬膜穿刺後頭痛
PDPH：postdural puncture headache

1. 適応となる疾患

安静・臥床や輸液，各種薬物治療などで症状が改善しない硬膜穿刺後頭痛，特発性脳脊髄液漏出症が適応となる．脳脊髄液漏出症は病態を示す用語であるが，国際頭痛分類第3版[3]（ICHD-3）では「低髄圧による頭痛（7.2）」に「脳脊髄液瘻性頭痛（7.2.2）」と「特発性低頭蓋内圧性頭痛（7.2.3）」に分類されている．EBPの適応についてはICHD-3診断基準に基づき脳脊髄液漏出の画像的証拠をもって適切に診断されることが重要である．

国際頭痛分類第3版
ICHD-3：The International Classification of Headache Disorders 3rd edition

2. 手　技

1）Target-EBP

漏出部が推定される患者では漏出部近傍で穿刺することが合理的であり，Target-EBPと呼ばれる．一方，漏出部が不明の際などに穿刺が容易な腰部で穿刺し，比較的大量（20～30 mL）の自家血を注入することも行われる．システマティックレビューではTarget-EBPの優位性は証明されていない[4,5]．

2）ランドマーク法

主に非Target-EBPの際に腰部で施行される．また下位胸椎から腰椎に穿刺孔が存在するPDPHでも用いられることが多い．体位は側臥位または腹臥位で，硬膜外ブロックと同様に穿刺し清潔下に採取した自家血を注入する．

硬膜外ブロック
epidural block

3）X線透視法[6]

注入した血液の拡がりを確認するためにX線透視下に造影剤を用いて行う方法で，主に頚胸椎移行部でのTarget-EBPで施行される．造影剤は非イオン性水溶性造影剤を使用する．X線透視下で自家血の拡がりを確認することにより，確実に硬膜外注入ができると同時に，自家血注入量を減らすことができる．体位は側臥位あるいは腹臥位とも可能であるが，X線透視で正面像と側面像の観察が容易な腹臥位がよい．

静脈路を確保し，対側の上肢に清潔下に採血可能な静脈の見当をつけておく．生理食塩水を用いた抵抗消失法で硬膜外腔を確認し，自家血を採取し，造影剤を混合（例：血液：造影剤＝3～4：1）した後，拡がりをX線透視下で確認しながらゆっくりと注入す

る．適切な造影像が得られなければ，それ以上注入せず，再穿刺するなど針先位置の調整を行う．

3．施行上の注意点

　十分な効果を得るのに必要な自家血注入量については10～30 mLと様々な報告がある．産科麻酔のPDPHに対するRCT[7]では15 mL，20 mL，30 mLの注入量に対して，それぞれ有効率61％，73％，67％であり，15 mL群が低い傾向にあった．ただし，20 mL群の19％，30 mL群の46％が途中で注入痛を訴え中止されている．また，低髄液圧症候群では20 mL以上の投与群は20 mL未満の投与群より有効性が高いとするシステマティックレビュー[4]もある一方，差がないとするもの[5]もある．注入した自家血が硬膜外腔の癒着により腫瘤状に貯留し，硬膜外血腫をきたした報告[8]もあるため，20 mLを目安に注入し，注入痛があれば中止することが妥当である．特に2回目以降のEBPでは無理をしないことが重要である．自家血による感染を予防するため，術前に抗菌薬の静脈投与が望ましい．

　処置後の安静時間についてのレビューはないが，1日程度はベッド上安静にすべきである．また，処置後は十分な補液を行う．

4．合併症[1,4,5]

　硬膜外ブロックと同様に出血や感染の可能性がある．注入部位に痛みや違和感が数日続くことがある．また注入量が多くなると，頭痛や腰痛，注入部位周辺に痛みが出現することもある．重篤な合併症は稀で安全とするレビューが多いが，硬膜外血腫による神経圧迫・神経麻痺，皮下・硬膜外膿瘍などの感染症，および癒着性くも膜炎，硬膜外腔炎が起こり得る．

無作為化比較試験，ランダム化比較試験
RCT : randomized controlled trial

参考文献
1）Patel R et al：A Comprehensive update on the treatment and management of postdural puncture headache. Curr Pain Headache Rep 24：24, 2020
2）Cho KI et al：Spontaneous intracranial hypotension：Efficacy of radiologic targeting vs blind patch. Neurology 76：1139-1144, 2010
3）国際頭痛学会・頭痛分類委員会：国際頭痛分類第3版. 日本頭痛学会・国際疼痛分類委員会 訳, 医学書院, 2018
4）D'Antona L et al：Clinical presentation, investigation findings, and treatment outcomes of spontaneous intracranial hypotension syndrome：A systematic review and meta-analysis. JAMA Neurol 78：329-337, 2020
5）Signorelli F et al：A systematic review and meta-analysis of factors affecting the outcome of the epidural blood patching in spontaneous intracranial hypotension. Neurosurg Rev 44：3079-3085, 2021
6）Watanabe K et al：Fluoroscopically guided epidural blood patch with subsequent spinal CT scans in the treatment of spontaneous cerebrospinal fluid hypovolemia. J Neurosurg 114：1731-1735, 2011
7）Paech MJ：Epidural blood patch trial group. The volume of blood for epidural blood patch in obstetrics. Anesth Analg 113：126-133, 2011
8）Riley CA et al：Complications following large-volume epidural blood patches for postdural puncture headache. Lumbar subdural hematoma and arachnoiditis：initial cause or final effect？ J Clin Anesth 21：355-359, 2009

Ⅱ-25　高周波熱凝固法（RF）

　高周波熱凝固法（RF）とは，高周波で生じた熱エネルギーを利用し，組織を熱凝固させ鎮痛を得る方法である．放射された高周波電流は組織のイオン分子を振動させ，分子運動が活発化した組織は高温となって蛋白変性を起こす[1]．凝固巣の大きさは非絶縁部の長さ，針の太さ，設定温度，凝固時間によって決定する．アルコールなどの神経破壊薬による神経遮断と比較し，合併症は少ない．

高周波熱凝固法
RF：radiofrequency thermocoagulation

1．適応となる疾患[2,3]

　RF は，椎間関節由来の頚部痛，腰痛の原因となる脊髄神経後枝内側枝や，仙腸関節由来の臀部痛に対する L5 後枝内側枝および仙骨神経外側枝，三叉神経痛に対する三叉神経節もしくは三叉神経末梢枝，変形性膝関節症による慢性膝痛に対する膝関節神経に対して有効性が期待できる．四肢の虚血性疼痛，CRPS に対しても効果が期待できるが，有効性を示すエビデンスは限定的である．

複合性局所疼痛症候群
CRPS：complex regional pain syndrome

2．手　　技

　X 線透視下または超音波ガイド下に，目的とする神経に針を進める．50～100 Hz の知覚神経刺激および 2 Hz の運動神経刺激をいずれも 0.3～0.5 V 程度の電気刺激で行い，再現痛や筋収縮が得られることを確認する．局所麻酔薬（1～2%［w/v］リドカイン塩酸塩（あるいは同等の局所麻酔薬））を使用してから一般的には 70～90℃ で 60～180 秒間通電を行う．

3．施行上の注意点

　適切な電気刺激を行うことで，目的以外の神経を熱凝固することが避けられる．熱凝固施行中に，目的神経領域以外の部位に，痛みやパレステジアなどの症状が発現しないかどうかを注意し，出現した場合は，ただちに熱凝固を中止し，針先の部位を再確認する．

4．合　併　症

　穿刺に伴う感染，出血，穿刺部痛などが挙げられる．対極板の接触不良による熱傷に注意する．凝固条件によっては知覚障害や運動障害をきたす可能性がある．RF 後の脊髄梗塞の報告もあり，手技中～後の痛みや神経学的所見には注意が必要である[4]．

参考文献
1）藤井宏一ほか：治療機器：高周波熱凝固装置．医療機器学．90：285-289，2020
2）慢性疼痛診療ガイドライン作成ワーキンググループ 編：慢性疼痛診療ガイドライン．真興交易医学出版部，2021
3）Manchikanti L et al：An update of comprehensive evidence-based guidelines for interventional techniques in chronic spinal pain：Part Ⅱ．Guidance and recommendations. Pain Physician 16：49-283, 2013
4）濱口眞輔ほか：脊髄神経刺激，高周波熱凝固，パルス高周波に伴う合併症．麻酔 65：686-692，2016

Ⅱ-26　パルス高周波法（PRF）

パルス高周波法（PRF）とは，42℃以下で高周波を間欠的に発生させることで電場を発生させ，神経に影響を与えることによって鎮痛を得る方法である[1]．PRF は神経組織の変性を起こす可能性は極めて低く，合併症が少ないとされるため，広く臨床応用されており，近年は海外を中心に多数の臨床研究が行われ，エビデンスレベルの高い論文も多くみられるようになった．

PRF では，高周波熱凝固法（RF）よりもはるかに強い電場を作ることができ，そのことが鎮痛効果に重要な役割を果たしていると考えられる．鎮痛機序は明らかではないが，神経細胞の微細構造を変化させ神経細胞の機能を変化させることや，脊髄後角における長期抑制を誘導し，長期増強に拮抗作用をもたらすこと，下行性疼痛抑制系を賦活すること，炎症性サイトカイン産生を抑制すること，などが報告されている[1,2]．

パルス高周波法
PRF：pulsed radiofrequency

高周波熱凝固法
RF：radiofrequency thermocoagulation

1. 適応となる疾患

頚部神経根症に対する神経根 PRF，PHN に対する肋間神経 PRF や神経根 PRF，慢性肩関節痛に対する肩甲上神経 PRF は有用性と安全性が示されている[3]．帯状疱疹関連痛，腰部椎間関節痛に対する後枝内側枝 PRF，慢性膝関節痛に対する関節内/関節枝/伏在神経 PRF なども有効性・安全性の報告は多数あり，施行することが推奨されている[4]．椎間板性腰痛，手根管症候群，開胸術/乳房切除後の慢性神経障害性疼痛，変形性膝関節症による慢性膝痛に有効であるとする報告もあり，今後の研究が期待される[5]．ただし特発性三叉神経痛に対しては，RF に比較して効果が低いため，PRF よりも RF が優先される[3]．

帯状疱疹後神経痛
PHN：postherpetic neuralgia

2. 手　　技

RF と同様に X 線透視下または超音波ガイド下に目的とする神経にスライター針を進め，電気刺激による再現痛と筋収縮が得られることにより位置確認を行ったのち，42℃以下で 120〜360 秒間程度通電する．

3. 施行上の注意点

RF に準じた注意が必要である．適切な電気刺激を行うことで，目的以外の神経に影響を与えることが避けられる．施行中に，目的神経領域以外の部位に，痛みやしびれなどの症状が発現しないか注意しながら施行する必要がある．痛みやしびれなどの症状が発現した場合は，PRF の施行は中止し，針先部位の再確認を行う．

4. 合　併　症

RF と同様である．PRF は筋力低下や知覚障害，運動麻痺が生じにくく，RF が禁忌の部位にも使用可能である．

参考文献
1) Chua NH et al：Published radiofrequency treatment in interventional pain management：Mechanisms and potential indications：A review. Acta Neurochir（Wien）153：763-771, 2011
2) Van Boxem K et al：Pulsed radiofrequency：A review of the basic science as applied to the pathophysiology of radicular pain：A call for clinical translation. Reg Anesth Pain Med 39：149-159, 2014

3）慢性疼痛診療ガイドライン作成ワーキンググループ 編：慢性疼痛診療ガイドライン，真興交易医書出版部，2021
4）Venneste T et al：Pulsed radiofrequency in chronic pain. Curr Opin Anaesthesiol 30：577-582, 2017
5）福井　聖ほか：神経障害性疼痛とパルス高周波法．麻酔 69：960-969，2020

Ⅱ-27　椎間板内治療

A．椎間板ブロック・椎間板造影[1~3]

椎間板ブロック
intradiscal injection
椎間板造影
discography
経皮的椎間板摘出術
percutaneous discectomy

　腰椎椎間板ヘルニアおよび椎間板性腰痛に対して治療的・診断的に行われる．経皮的椎間板摘出術などのインターベンショナル治療の適応決定にも応用される．

1．適応となる疾患
　腰椎椎間板ヘルニア，椎間板性腰痛．

2．手　　技
　X線透視下やCTガイド下に側臥位あるいは腹臥位で行う．ここではX線透視下に側臥位で行う方法について説明する．
　体位は患側上の側臥位もしくは軽度腹臥位に近い斜位とし，腰枕を使用し患側凸の軽度側屈とする．目的とする椎間板の上下終板が一直線になるようにCアームの管球を調節し，下位椎骨の上関節突起前縁が椎間板の背側1/3～1/4に位置するように体を腹側に傾ける．上関節突起前縁で椎間板中央部を目標とする部位を穿刺点とし，消毒後に23G 60 mm カテラン針で皮膚に局所麻酔し，針が点になるように進めて上関節突起に当てて局所麻酔をする．21G 120～140 mm 神経ブロック針を穿刺して上関節突起前縁に接触させたのち，外側縁を滑るように椎間板へ刺入する．椎間板に刺入すると針先の抵抗が変わり，さらに10 mm 程度進める．患者を側臥位として，管球を調節して正面像とし，針先を患側寄りの椎間板中心まで進める．管球を再度側面像とし，針先が椎間板の中央からやや背側に位置していることを確認する．非イオン性造影剤を注入抵抗や放散痛を確認しながら注入する．椎間板内圧が高い場合は，患者が放散痛を訴えた時点で注入を中止する．少量のステロイド薬（デキサメタゾン 1～4 mg）と局所麻酔薬（1%［w/v]リドカイン塩酸塩（あるいは同等の局所麻酔薬）0.5～1 mL 程度）を注入後に抜針する．その後，可能であればCT撮影を行う．
　L5/S1 椎間板の場合は，透視像でL5終板，S1上関節突起前縁，腸骨稜上縁に囲まれた三角形が見えるように管球を調節し，この三角形に向かって針を進める．腸骨稜上縁の位置関係で三角形とならない場合は，腸骨稜上縁より頭側を穿刺点とし，尾方のS1上関節突起前縁に向かって外側縁を滑るように椎間板へ刺入する．

3．施行上の注意点
　事前に腰椎MRIを撮影し，軸位断画像を参考に目的椎間板への刺入経路の検討を行っておく．通常，椎間板へ刺入する際に針が上関節突起から離れていなければ神経根に接触しないが，下肢への放散痛が生じた場合は，針が腹側にある神経根に触れている可能

性があるため，針を進めず少し引き抜いた後，針を尾側背側に向かうように修正する．造影後の CT 検査によりヘルニア腫瘤と髄核の交通の有無やヘルニアの位置・大きさ・型分類等の情報を得られる．

4. 合 併 症

　椎間板炎や椎体炎は最も注意すべき合併症である．清潔操作を徹底し，施行前に予防的な抗菌薬の投与を行う．

参考文献
1) Gruver C et al：Provocative discography. StatPearls［Internet］. Treasure Island（FL）：StatPearls Publishing；2022 jan-2022 May 8
2) Michael F et al：Fluoroscopy discography assessment, protocols, and interpretation. StatPearls［Internet］. Treasure Island（FL）：StatPearls Publishing；2022 Jan-2022 May 15
3) Brinjikji W et al：MRI Findings of disc degeneration are more prevalent in adults with low back pain than in asymptomatic controls：A systematic review and meta-analysis. AJNR Am J Neuroradiol 36：2394-2399, 2015

B. 椎間板内加圧注入法[1~2]

　椎間板内に薬液を加圧注入してヘルニア腫瘤と硬膜外腔を交通させ，ヘルニアによる神経根の圧迫の軽減，椎間板内圧の低下，ヘルニア周囲の炎症物質の洗浄，ヘルニア腫瘤の吸収・縮小等を期待し，痛みの緩和を図る治療である．

1. 適応となる疾患

　脱出型ヘルニアや遊離型ヘルニアで，他の神経ブロック療法に抵抗する場合や痛みが強く早急な痛みの軽減が必要な場合に適応になる．

2. 手　　技

　X 線透視下に腹臥位，斜位で行う方法があるが，斜位法が一般的である．神経ブロック針の穿刺方法は，椎間板ブロックの手技に準ずる．20〜22 G 100〜150 mm 神経ブロック針を椎間板後縁まで進めたら造影剤を 1 mL 程度注入しヘルニア腫瘤を確認する．生理食塩水 5〜10 mL 程度で加圧する．注入圧が上がると患肢へ放散痛が生じるが，その後注入を続けると注入圧が急激に低下すると同時に造影剤が硬膜外腔へ漏出する．注入圧に変化がみられず加圧穿破できない場合は，髄核内まで針を進めて造影し，針をヘルニア腫瘤付近まで戻して加圧注入する．1%［w/v］リドカイン塩酸塩（あるいは同等の局所麻酔薬）1〜2 mL とデキサメタゾン 1〜4 mg を注入し抜針する．

3. 施行上の注意点

　外側脊柱管狭窄をきたしている患者や神経根絞扼患者では加圧注入すると症状が増悪するので注意が必要である．また，加圧しても圧が減少せず痛みの訴えが強い場合は無理をせず注入を中止する．コーンビーム CT 対応の透視装置を使用すると，治療中の経過も CT ライクイメージングの画像で確認できるため，正確で安全である．

椎間板内加圧注入法
intradiscal high-pressure injection
椎間板ヘルニアの分類
膨隆型
protrusion：髄核移動があるが，線維輪は穿破していない．
髄核脱出型
subligamentous extrusion：髄核が線維輪を穿破しているが，後縦靭帯は穿破していない．
transligamentous extrusion：髄核が後縦靭帯も穿破している．
遊離型
sequenstration：穿破した髄核の一部が断裂し，脊柱管内に遊離している．
contained type：後縦靭帯などによりヘルニア塊が硬膜外腔から隔絶されているヘルニアのタイプ
protrusion と subligamentous extrusion が相当する．

4. 合 併 症

　椎間板炎や椎体炎は最も注意すべき合併症である．一度感染を起こせば難治性であり，外科的手術を要する場合もあるため，抗菌薬の予防的投与や清潔操作が必要である．神経根損傷を起こす可能性や一時的に腰下肢痛が増悪する可能性もあるため，治療前に十分なインフォームド・コンセントが必要である．

参考文献

1）上島賢哉ほか：椎間板注入の EBM と適応．ペインクリニック 42：366-373，2021
2）Fukui S et al：The results of percutaneous intradiscal high-pressure injection of saline in patients with extruded lumbar herniated disc：comparison with microendoscopic discectomy. Pain Med 13：762-768, 2012

C. 経皮的椎間板摘出術（経皮的髄核摘出術）

経皮的椎間板摘出術
percutaneous discectomy
経皮的髄核摘出術
percutaneous nucleotomy

　経皮的椎間板摘出術は，椎間板ヘルニアに対して行われる治療法である．
　X 線透視装置を用いて経皮的に椎間板内にカニューレを挿入後，デバイスを使用して髄核を摘出することで，椎間板内圧を減少させ疼痛を緩和させる．デバイスには様々なものがある．

1. 適応となる疾患

　椎間板ヘルニアが対象となる．脊椎 MRI で椎間板ヘルニアがあり，椎間板造影で再現痛を認め，造影直後の CT 画像で髄核からヘルニア腫瘤まで連続する造影画像がある場合に適応となる．椎間板内圧が高く少量の薬液注入で再現痛が得られる場合は良い適応であるが，再現痛がなくとも，痛みが一時的に緩和された場合は検討してもよい．ヘルニア腫瘤が後縦靱帯を穿破していない contained type（protrusion と subligamentous extrusion）が良い適応とされているが，変性椎間板でも効果が期待できる場合もある．

2. 手　　技
1）使用できる機器
① 主な機器
　経皮的椎間板摘出術の原型は，1975 年に土方貞久が開発した土方式髄核摘出術である．X 線透視下で椎間板内に穿刺留置したカニューレにヘルニア鉗子を挿入し，髄核を摘出する方法である．さらに，Onik が考案した電動ピストンにより髄核の自動裁断・吸引を行う自動腰椎椎間板切除術（APLD）や，アルキメデススクリューの原理による吸引効果で髄核を摘出する方法（Dekompressor®）などがあるが[1]，さらに髄核を蒸散，線維輪に modulation などを行う手段としてラジオ波（Disc-FX®，DART®）[2]やプラズマレーザー（L-DISQ®）[3]などの方法もある[4]．

自動腰椎椎間板切除術
APLD：automated percutaneous lumbar discectomy

② その他の機器
①穿刺部への局所麻酔薬（1%［w/v］リドカイン塩酸塩（あるいは同等の局所麻酔薬）10 mL 程度）出血予防目的にエピネフリン添加のものを使用する場合もある．
②カテラン針（23 G 60 mm）
③スパインニードル（使用する機器により異なる）

2）手　技

　手術手技の体位および方法は，椎間板造影および椎間板ブロックに準じる．痛みの原因となる責任椎間板に対して，局所麻酔後，スパインニードルを穿刺する．穿刺部位は，事前に撮影したMRI画像および椎間板造影後のCT画像などにより，椎間板ヘルニアとの位置関係から計画しておくとよい．X線透視下で目的の位置に針先が到達したことを確認した後に，カニューレを挿入する．カニューレを経由してデバイスを用いて髄核にアプローチし，髄核の摘出を行い，椎間板内圧を減少させる．

　手技により髄核摘出量に差があるため，ヘルニアの程度により治療を選択しなければならない．また，ヘルニアのタイプごとに治療計画を立てるべきである．

3.　施行上の注意点

　いずれのデバイスも切除範囲は小さく，施行時間も通常は30分以内で終了するため，患者への負担は少ない．また，頚椎椎間板や変性し狭小化した椎間板にも使用可能な細いタイプのデバイスも開発されており，適応範囲が拡大している．ただし，椎間板腔が十分でないとカニューレが挿入できないため，あらかじめ椎間板腔を確認しておくことが重要である．また，スパインニードルやカニューレ，デバイスなどが椎間板のどの位置にあるかを，X線透視の正面像，側面像を確認しながら治療を進める．カニューレの方向を変更する場合は，カニューレが曲がらないように，内針や内筒を入れて愛護的に行うことが望ましい．

4.　合　併　症

　椎間板炎，腸腰筋血腫が挙げられる．椎間板炎の予防は無菌操作を徹底させることが重要であるが，周術期に抗菌薬の予防的投与も行う．

参考文献

1) Manchikanti L：Percutaneous lumbar mechanical disc decompression utilizing Dekompressor®：an update of current evidence. Pain Physician 16：1-24, 2013
2) Kumar N：Annulo-nucleoplasty using Disc-Fx in the management of degenerative lumbar disc pathology：How long can the effect last?. Global Spine J 8：365-373, 2018
3) Lee SH：Efficacy of a new navigable percutaneous disc decompression device（L'DISQ）in patients with herniated nucleus pulposus related to radicular pain. Pain Med 12：370-376, 2011
4) 安部洋一郎：椎間板ヘルニアに対する椎間板内治療の up to date．ペインクリニック 40：101-110，2019

D.　椎間板内パルス高周波法

　椎間板性腰痛の原因となる椎間板内の神経に，パルス高周波法（PRF）を施行し，痛みの緩和を図る治療である．

椎間板内パルス高周波法
intradiscal pulsed radiofrequency
パルス高周波法
PRF：pulsed radiofrequency

1.　適応となる疾患

　保存的治療に反応しない慢性の椎間板性腰痛のうち，椎間板造影で再現痛が認められ，椎間板ブロックで一時的に痛みが軽減する場合．

2. 手　技
1）使用薬物と使用量
①穿刺部への局所麻酔薬（1%［w/v］リドカイン塩酸塩（あるいは同等の局所麻酔薬）5 mL 程度）
②カテラン針（23 G 60 mm）
③高周波発生装置
④高周波刺激電極（150 mm）
⑤スライター針（20〜21 G 約 150 mm，非絶縁部 10 mm）
⑥対極板

2）手　技
　海外では絶縁部が 20 mm のガイディングニードル（Diskit Ⅱ®）などを使用する方法もあるが，本項では電極針を 1 本用いて行う方法について説明する．

　手技は腰椎椎間板造影，椎間板ブロックに準じた方法で行う（椎間板造影，椎間板ブロックの項を参照）．

　体位は腹臥位，もしくは側臥位で行う．対極板を下肢に貼布しておく．穿刺部位は，腰痛が正中の場合は左右どちらからの穿刺でも良いが，左右差がある場合，腹臥位では腰痛が強い側から穿刺する．また側臥位では患側を上にして穿刺する．局所麻酔後，椎間板へガイディングニードルを刺入し，X 線正面画像で患側寄りの椎間板中央まで針を進めるが，側面像で中心よりやや後方に針先が位置するよう針先を調整する．その後，電極針を挿入し，PRF を 15〜20 分間施行する[1,2]．

3. 施行上の注意点
　PRF を行う時間が比較的長いため，治療中に患者が保持しやすい体位とする．

4. 合　併　症
　硬膜や神経の損傷，硬膜外腔への出血，椎間板炎，手技による痛みの増悪，下肢筋力低下などが挙げられるが，現時点で椎間板 PRF による重篤な合併症の報告はない[3]．ただし，椎間板に感染が発症すると難治性となるため，予防的に抗菌薬を使用し，施行中の清潔操作を徹底する．

参考文献
1) Fukui S et al：Intradiscal pulsed radiofrequency for chronic lumbar discogenic low back pain：a one year prospective outcome study using discoblock for diagnosis. Pain Physician 16：435-442, 2013
2) Yang S et al：Use of pulsed radiofrequency for the treatment of discogenic back pain：A narrative review. Pain Pract 21：594-601, 2021
3) Park CH et al：Intradiscal pulsed radiofrequency application duration effect on lumbar discogenic low back pain. Pain Physician 23：535-540, 2020

E. 椎間板内酵素注入療法（コンドリアーゼ）

椎間板内酵素注入療法（コンドリアーゼ）
intradiscal enzyme injection（condoliase）

　コンドリアーゼは，椎間板の髄核の主な成分であるプロテオグリカンを構成するグリコサミノグリカン（主にコントドロイチン硫酸を含有）を特異的に分解し，プロテオグリカンの保水能を低下させる．その結果，椎間板内圧が低下する．コンドリアーゼを椎

間板髄核内に直接注入すれば，ヘルニアによる神経根への圧迫を軽減させることができる[1].

1. 適応となる疾患

神経症状（腰，下肢痛）のある後縦靭帯下脱出型の腰椎椎間板ヘルニア患者で，保存療法に十分な効果が得られない場合に適応となる．高度に変性した椎間板への使用は避ける.

2. 手　　技

1）使用薬物と使用量

① 調整時に必要な薬物および備品

①コンドリアーゼ（ヘルニコア®）バイアル 1.25 単位
②生理食塩水 1.25 mL で希釈
③注射用ルアーロック付きディスポーザブルシリンジ（プラスチック製）
④注射針

② 投与時に必要な薬物および備品

①穿刺部の局所麻酔薬（1%［w/v］リドカイン塩酸塩（あるいは同等の局所麻酔薬）5 mL）
②椎間板穿刺用注射神経ブロック針（スパインニードル）（21〜23 G 120〜150 mm）

2）手　　技

腰椎椎間板造影と同様の手技となる（椎間板造影の項を参照）.

正確に椎間板髄核内に注入する必要があるため[2]，椎間板内に穿刺できたら，正面像で針先が正中に到達するまで進め，側面像で椎体前後径の中央に針先があることを確認する.

穿刺針の内針を抜き，ルアーロック付きディスポーザブルシリンジに充填した調整済みコンドリアーゼを 1 mL 投与する．注入時に抵抗を感じたり，痛みの訴えや神経症状がみられたりした場合には投与を中止する.

3. 施行上の注意点

施行にあたっては医師要件と施設要件を満たす必要があるが，診療報酬で施設基準が定められている．適正使用ガイドは 2022 年 8 月 1 日に改訂がありペインクリニック領域での医師要件が一部緩和された.

日本ペインクリニック学会が提示する医師要件は，
①日本ペインクリニック学会 ペインクリニック専門医
②透視下椎間板穿刺の経験が 50 例以上ある医師
③学会が指定するセミナーを受講した医師
施設要件は，
①X 線透視設備があり（C-アームなど）清潔操作のもと本剤を投与可能な施設
②ショック・アナフィラキシーに対応可能な施設
③「日本脊椎脊髄病学会指導医，日本脊髄外科学会指導医または認定医のいる施設で院内連携ができる施設」または「緊急時に脊椎手術ができるもしくは脊椎手術ができる施設と連携している施設
④入院設備がある施設

　使用にあたっては，再投与ができない薬物であるため投与経験がない患者のみに使用する．異なった椎間板に新たにヘルニアが出現した場合でも使用することはできない．

　また，20歳未満もしくは70歳以上，妊産婦の患者などでの有効性，安全性は確立されていない．

4. 合併症

　投与後，早期に腰痛，下肢痛が発現することがある．投与時に一定の速度でゆっくり投与を行い，椎間板内圧の急激な上昇を抑える．他に，ショック・アナフィラキシー（異種蛋白であるため投与後は注意する）発疹，蕁麻疹，薬疹[1,3]，椎間板腔の低下[3]などがある．

参考文献
1) Inoue M et al：Efficacy and safety of condoliase disc administration as a new treatment for lumbar disc herniation. Spine Surg Relat Res 6：31-37, 2021
2) Banno T et al：Clinical outcome of condoliase injection treatment for lumbar disc herniation：Indications for condoliase therapy. J Orthop Sci 26：79-85, 2021
3) Banno T et al：Disc degeneration could be recovered after chemonucleolysis with condoliase. -1 year clinical outcome of condoliase therapy. J Orthop Sci 27：767-773, 2022

Ⅱ-28　脊髄刺激療法（SCS）

　脊髄刺激療法（SCS）は，硬膜外腔に電極を留置し，脊髄後索を電気刺激することにより，痛みの軽減や血流の改善をもたらす治療法である．痛みの部位に刺激を重ねて，鎮痛効果を発揮させることが基本である．痛み軽減のメカニズムはゲートコントロール説のほか，下行性抑制系の賦活，GABAやアセチルコリン，CGRPなどの関与も報告されているが，明確な痛みの抑制機序は解明されていない[1]．SCSの最大の利点は，低侵襲の手技で直接的にニューロモデュレーションができることである．本邦では，1992年に難治性慢性疼痛の治療に保険適用となった．薬物療法，他の手術療法および神経ブロックで効果が認められない難治性慢性疼痛に適応があり，痛み治療の最終的な治療法と位置づけられている．現在，本邦では3社のデバイスがあり，刺激パターンや刺激メカニズムは各デバイスにより異なり，それぞれに治療効果が認められている．また，これまでSCS装置植え込みの患者ではMRIは禁忌であったが，MRI対応の製品が開発され，一部の装置がMRI撮像が可能となった．現在のところ，磁力1.5 T（テスラ）のMRI装置のみ対応している．

1. 適応となる疾患

　SCSの有効性は，神経障害性疼痛，虚血性疼痛（末梢血管疾患，狭心痛）で高く，侵害受容性疼痛には効果が期待できない[2]．このなかで，脊椎手術後症候群（FBSS），末梢血管疾患などに高い推奨度を示しているガイドラインが多い．『慢性疼痛診療ガイドライン』[3]では，FBSS，末梢血管疾患に有用性があると評価され，推奨度はそれぞれ2B（弱い推奨・中等度のエビデンス），2C（弱い推奨・低いエビデンス）である．適応疾患の選択には，英国疼痛学会によるSCSの反応性と適応疾患についてのリコメンデーショ

脊髄刺激療法
SCS：spinal cord stimulation

ガンマ（γ）-アミノ酪酸
GABA：gamma（γ）-amino-butyric acid：

カルシトニン遺伝子関連ペプチド
CGRP：calcitonin gene-related peptide

ニューロモデュレーション
neuromodulation

脊椎手術後症候群
FBSS：failed back surgery Syndrome

英国疼痛学会
The British Pain Society

ンが有用である[4].

2. 手　技

　X線透視下で硬膜外カテーテルを挿入する要領で，硬膜外腔にリード（電極）を挿入する．一定期間（数日から1週間）の試験刺激（トライアル）で効果を検討し，痛みが半減から1/3になれば有効と判断する．有効かつ患者が希望すれば脊髄刺激装置（ジェネレーター）植え込みを行う．一般的に，2回の手術を行うが，患者の状態によっては1回の手術でリードとジェネレーターを同時に植え込むこともある．

　試験刺激には，経皮的トライアル（パンクチャートライアル）と外科的トライアル（サージカルトライアル）がある．パンクチャートライアルは皮膚を切開せずに硬膜外針を通してリードを挿入する．リードが体外に出ているので，トライアル期間が終了したら，リードは必ず抜去することになる．サージカルトライアルは皮膚を小切開してリードを体内で固定する．このリードに専用の延長ケーブルを接続し体外に出す．効果が認められたら，体内に残っているリードとジェネレーターを接続する．ジェネレーターは腹部や臀部に外科的にポケットを作製し，植え込む．

　電極数については，以前は4個（4極）であったが，最近は8極が主流で，16極の製品も出てきた．通常，リードは2本植え込むことが多い．電極数が増えることにより，痛みの部位をより広範囲にカバーできるようになったため，効果がみられる患者が増加している．ジェネレーターには非充電式と充電式がある．非充電式は装置の容積が大きいが，充電のわずらわしさがない．一方，充電式は容積が小さく，体内での違和感が少ない．バッテリー寿命は充電式の方が長いので，ジェネレーター交換の間隔が長くなる．

　刺激方法は，使用する電極を決めた後，刺激の強さ（mAまたはV），刺激の頻度（周波数：0〜1,200 Hz），刺激の幅（パルス幅：0〜1,000 μ 秒）の3つのパラメータを設定し，刺激を始める．パラメータの数値は患者の痛みの状態により異なる．刺激が強く，高頻度で，パルス幅も大きいと電気の使用量が大きくなり，ジェネレーターの消耗が早くなる．

　近年，刺激方法は様々な方法が行えるようになった．従来の刺激方法はトニック刺激といわれ，刺激を感じる方法である．最近の刺激方法は刺激を感じない方法（パレステジアフリー）を用いることが多い．パレステジアフリーの刺激としては，バーストDR刺激，高頻度刺激，DTM刺激，FAST刺激，contour刺激などがある．

DTM：differential target multiplexed

FAST：fast-acting sub-perception therapy

3. 施行上の注意点

　現在，リード挿入によるトライアルとジェネレーターの植え込みは，各々で保険請求できるが，適応を十分に検討し，適正に使用することが大切である．また，手技には習熟が必要である．出血傾向や抗凝固薬投与中の患者は本法の対象外である．

4. 合　併　症

　SCSの重篤な合併症は少ない．手術操作による神経損傷，硬膜外出血，硬膜外膿瘍などがある[1]．軽度な合併症としては，創部痛，リードの位置ずれ，リードの断線，感染，不快な刺激などが発生する[1,5]．最近は，アンカーの性能が上がって固定性が良くなり，リードの位置ずれは少なくなっていると考えられる．

参考文献
1) 上利　崇：X脊髄刺激療法．伊達　勲 編，ここが知りたい 定位脳手術・電気刺激療法，中外医学社，171-223，2019
2) Simpson EL et al：Spinal cord stimulationfor chronic pain of neuropathic or ischaemic origin：Systematic review and economic evaluation. Health Technol Assess 13：1-154, 2009
3) CQE-1：脊髄刺激療法（SCS）は難治性慢性疼痛に有用か？　慢性疼痛診療ガイドライン作成ワーキンググループ編，慢性疼痛診療ガイドライン，真興交易医書出版部，102-103，2021
4) The British Pain Society's spinal cord stimulation for the management of pain：Recommendations for best clinical practice. www.britishpainsociety.org（2022 年 11 月閲覧）
5) 立山真吾：主な合併症の種類と対応：II 脊髄刺激療法（SCS）．上利　崇ほか 編，メディカルチームのためのニューロモデュレーション治療完全ガイドブック，メジカルビュー社，127-128，2020

II-29　硬膜外腔治療

A．硬膜外洗浄

　X 線透視下に，目的となる神経根近傍へ硬膜外カテーテルを挿入し生理食塩水を注入後，局所麻酔薬・ステロイド薬を投与する手技である．造影剤を用いて硬膜外腔造影を行うことで，責任神経根周囲の充盈不良像を診断することができる．生理食塩水は発痛物質の洗浄・希釈作用[1~3]が考えられている．外来で施行可能な手技のため，硬膜外腔癒着剥離術の適応を判断する診断的ブロックとしても用いられている[4].

硬膜外腔癒着剥離術
percutaneous epidural adhesiolysis and neuroplasty

1．適応となる疾患

　腰椎椎間板ヘルニア，腰部脊柱管狭窄症，腰椎手術後症候群などで，薬物療法や硬膜外ブロック・神経根ブロックなどの保存的治療の効果が乏しい腰下肢痛に対して行われる．

硬膜外ブロック
epidural block

神経根ブロック
nerve root block

2．手　　技

　X 線透視下に行う．持続硬膜外麻酔カテーテル挿入キット内の 17 G 80 mm の Tuohy 針とカテーテルを使用する．造影剤は，非イオン性造影剤を使用し，事前に造影剤をカテーテル内に満たしておくと，透視下でカテーテル位置を確認しやすい．
　体位は仙骨裂孔・後仙骨孔アプローチで行う場合は腹臥位とし，経椎間孔アプローチで行う場合は患側上の斜位とする．穿刺部位に 23～25 G 注射針で 1%［w/v］リドカイン塩酸塩（あるいは同等の局所麻酔薬）2～4 mL で皮膚・皮下を局所麻酔し，Tuohy 針を使用し仙骨裂孔/後仙骨孔/経椎間孔のいずれかから硬膜外腔に到達する．仙骨裂孔アプローチは，仙骨角の間を Tuohy 針で穿刺し仙尾靱帯を抜けた後に針先が仙骨管の腹側に達するが，仙骨と Tuohy 針の間でカテーテルが挟まれる可能性があるため，針は穿刺角度を浅くし仙骨管内を進める．ただし，針を進めすぎると硬膜嚢穿破の可能性があるため，針先は第 3 仙骨孔より頭側へ進めない．後仙骨孔アプローチでは，後仙骨孔外側下縁へ向け穿刺し，5 mL 抵抗消失用シリンジを装着し，生理食塩水による抵抗消失法で靱帯を感じながら針を進め，神経根の腹側から硬膜外腔に到達する．経椎間孔アプローチは，上関節突起にまず針を当てる．針を 180°回転させ上関節突起外側を滑らせるように椎間孔へ刺入し，生理食塩水を用いて抵抗消失法で靱帯を感じながら針を進め神経根

の腹側から硬膜外腔に到達する（Kambin's triangle アプローチ）．

　いずれのアプローチも内筒を抜去した際に血液や髄液の逆流がないことを確認後，カテーテルを挿入する．カテーテルの弯曲や外筒針の向きを利用しながら目標となる神経根近傍へカテーテルを進める．もし，カテーテルがスムーズに進まない場合は針の刃先でカテーテル切断が起こる可能性があるため無理な操作は行わない．

　カテーテルから 1～5 mL ほど非イオン性造影剤を投与し硬膜外腔造影であることを確認する．また，原因と考えられる神経根周囲の欠損像・狭窄像・硬膜外腔の頭側への拡がりを観察する．生理食塩水投与時は注入時痛の有無などについて患者とコミュニケーションを取りながら行う．また，急速に注入すると脳圧が上昇し，頭痛や嘔気・嘔吐，耳鳴り，めまい，一時的血圧上昇を伴うことがある．1 回に 3～5 mL ずつ，計 15～20 mL 生理食塩水を投与することが多いが，患者の訴えに応じて注入速度や注入量を調整する．生理食塩水投与後に，狭窄部位の造影剤所見を確認するため，造影剤を再注入することもある．1% ［w/v］リドカイン塩酸塩（あるいは同等の局所麻酔薬）6～8 mL と必要に応じてステロイド薬（デキサメタゾン 1～4 mg）を添加した薬液を注入後，穿刺針とカテーテルを一緒に抜去し，終了とする．

3. 施行上の注意点

　仙骨裂孔アプローチでは，くも膜下穿刺を避けるため針先は第 3 仙骨孔より頭側（上）に進めないようにする．経椎間孔アプローチの場合，safe triangle アプローチはカテーテルと硬膜外腔のなす角度が急なため，カテーテルが外筒針から出にくいことや根動脈損傷をきたす可能性があるため Kambin's triangle アプローチが推奨[5]されている．

　カテーテル操作時に抵抗がある場合，無理な操作はカテーテルの切断・遺残を引き起こす可能性がある．抵抗がある際は，外筒針とカテーテルを一緒に抜去し，再穿刺もしくは違うアプローチ方法を試みる．

4. 合併症

　感染，穿刺部痛，血管損傷，出血，硬膜外血腫，神経損傷，アレルギー，くも膜下穿刺，硬膜損傷による高位脊髄神経ブロック，カテーテルくも膜下・硬膜下迷入，カテーテル遺残，硬膜穿破に関連する頭痛，生理食塩水投与時の硬膜外腔上昇に伴う頭痛，嘔気，嘔吐などが起こる可能性がある．

参考文献
1）五十嵐 孝ほか：【難治性慢性痛患者へのインターベンショナル治療】鏡視下神経剥離術　epiduroscopy．麻酔 68：932-939，2019
2）Lee F et al：Epidural lysis of adhesions. Korean J. Pain 27：3-15, 2014
3）Hazer DB et al：The outcome of epiduroscopy treatment in patients with chronic low back pain and radicular pain, operated or non-operated for lumbar disc herniation：a retrospective study in 88 patients. Korean J Pain 31：109-115, 2018
4）松本富吉ほか：【難治性慢性痛患者へのインターベンショナル治療】硬膜外腔神経根癒着剥離術（percutaneous epidural lysis of adhesions and neuroplasty：PEA）．麻酔 68：949-958，2019
5）安部洋一郎：【痛みのインターベンショナル治療 up to date】診断的治療　超高齢化社会での脊柱管狭窄症に対するインターベンショナル治療の有用性．ペインクリニック 40：37-46，2019

Kambin's triangle
下位椎体上縁終板，上関節突起椎間孔側，上位の exiting nerve root で作られる三角形

safe triangle
横突起下面と脊髄神経根頭側面で形成された三角形の領域

B. 硬膜外腔癒着剥離術（スプリングガイドカテーテル）

硬膜外腔癒着剥離術
percutaneous epidural
adhesiolysis and neuroplasty

　X線透視下にスプリングガイドカテーテルを用いて硬膜外腔の癒着を剥離する手技・治療である．

1. 適応となる疾患

　脊椎術後症候群（肩背部痛，上肢痛，腰下肢痛の患者），椎間板ヘルニア，腰部脊柱管狭窄症，根性坐骨神経痛など，硬膜外腔の癒着が原因の痛みが適応症例となる．

2. 手　　技

1) 使用機器

①スプリングガイドカテーテル（ステンレス製の連続スプリングコイルで形成され，操作が安定するようにカテーテルの中にスタイレットが挿入できる構造になっている）
②スプリングガイドカテーテル挿入専用の硬膜外針（先端が鈍で，カテーテルを出し入れしても，カテーテルの損傷・切断が起こりにくく加工されている）
③X線透視装置とX線透視が可能な手術台
④注射器各種（硬膜外腔確認抵抗消失用，皮膚局所麻酔用，洗浄生理食塩水用，非イオン性造影剤用，注入局所麻酔薬＋ステロイド薬用，高張食塩水用）

2) 使用薬物の種類と使用量

　スプリングガイドカテーテルによる機械的剥離と生理食塩水による液性剥離が治療の主体である．非イオン性造影剤が目的神経根周囲に到達するまで適宜剥離する．原法ではヒアルロニダーゼ（結合組織融解剤）を使用することになっているが，本邦では薬機法が通っておらず，また薬効のエビデンスは少ないため使用することはほとんどない．

薬機法
医薬品，医療機器等の品質，
有効性及び安全性の確保等に
関する法律

　高張食塩水は，高浸透圧で神経根周囲の腫脹を取り除き，またC線維の長期ブロック効果のほか，再癒着の抑制も示唆されている[1]．通常10%［w/v］高張食塩水であるが5%［w/v］でも効果の点で有意差がないという報告もある[2]．高張食塩水は，通常腰椎では5～10 mL，頚椎では4～6 mL，胸椎では5～6 mLが目安で使われることが多い．使用する10%塩化ナトリウム注射液の用法・用量は，電解質補給の目的で静脈内注射または点滴静注となっているが，保険収載の申請の際に高張食塩水の投与を含めて承認されている．しかし，偶発的なくも膜下注入では重篤な副作用の可能性があるため十分注意を要する．

3) 実際の手技

　硬膜外腔へのアプローチ経路によって，経仙骨裂孔アプローチ，経椎弓間アプローチ，経椎間孔アプローチ，経S1後仙骨孔アプローチ[3~6]などが報告されている．頚椎，胸椎をターゲットにする場合は通常の硬膜外ブロックと同様，経椎弓間アプローチで行うのが一般的である．どのアプローチでも，カテーテル先端を目的部位まで誘導した後に薬液投与を行う．ここでは経仙骨裂孔アプローチでの手技について述べる．体位は腹臥位とし，仙骨裂孔をできるだけ水平になるように下腹部に枕を入れた状態にする．下肢は30°程度開脚し，足先は内側を向くように足を内転させると安定しやすい．

硬膜外ブロック
epidural block

　触診，超音波ガイド下もしくはX線透視下で仙骨裂孔を確認し，その付近に局所麻酔（エピネフリン含有リドカイン塩酸塩5～10 mL）を行った後，正中よりやや健側より仙骨裂孔に向けて専用の15～16 Gの専用硬膜外針を刺入する．X線透視下で針先が硬膜外腔に挿入されたことを確認する．くも膜下穿刺を避けるため，針先はS3より頭側には

進めないようにする．血液や髄液の逆流がないことを確認し，非イオン性造影剤を注入し硬膜外造影を行い，硬膜外腔への拡散像と神経根の造影欠損部位を確認する．その後，スタイレットを挿入したスプリングガイドカテーテルを硬膜外針経由で硬膜外腔に誘導する．この時，スタイレットの先端を軽く屈曲させておくとその後のカテーテル操作が容易になる．カテーテル先端を目的の神経根部位まで誘導し，可能ならば先端やカテーテルの側面で神経根周囲の癒着剥離を行った後，スタイレットを抜去し，カテーテルを薬液注入ポートの付いたコネクターに接続して，生理食塩水で液性剥離を行う．十分剥離ができたところで，薬液（0.2%［w/v］ロピバカイン 10 mL＋デキサメサゾン 1〜4 mg）を注入する．場合によってはその後高張食塩水を注入することもある．カテーテルの留置を行う場合は，カテーテルだけ残して硬膜外針を抜去し，絹糸などでカテーテルを挿入部で皮膚に固定する．留置期間には 1 日法と 3 日法がある．原法は 3 日法であるが効果の点では有意差がないという報告がある[7]．

3. 施行上の注意点

腰椎ではカテーテルを硬膜外腔の腹側に進めていくことが重要である．また，椎弓根直下の神経根 exit zone にカテーテル先端を配置すると薬液が腹側硬膜外腔や神経根全周に注入しやすいといわれている[8]．スプリングガイドカテーテルは愛護的に操作し，先端が曲がってしまった場合は新しいカテーテルに交換する．

10%［w/v］高張食塩液の投与は，注入時痛軽減のため 0.2%［w/v］ロピバカイン塩酸塩 5〜10 mL 投与後 30 分以降が望ましい[5]．

4. 合併症

硬膜外穿刺，カテーテル操作などの手技に関連するものとして，硬膜穿破とそれに関連する頭痛，硬膜外血腫，血管損傷，神経損傷，脊髄損傷などの報告がある．愛護的なカテーテル操作と X 線透視下によるカテーテルの位置確認が重要である．また，出血傾向の患者に本法は禁忌である．次に，投与薬物に起因するものとして，局所麻酔薬の硬膜下・くも膜下投与による高位脊髄くも膜下麻酔，薬物アレルギーがある．なお，灌流液は少量しか使用しないため，エピドラスコピーで発生することがある脳圧亢進による合併症の危険性は低いと考えられる．その他，局所の感染，硬膜外膿瘍，髄膜炎などが報告されている．

エピドラスコピー
epiduroscopy

参考文献
1) Birkenmaier C et al：An evaluation of medications commonly used for epidural neurolysis procedures in a human fibroblast cell culture model. Reg Anesth Pain Med 36：140-144, 2011
2) Choi J et al：A retrospective study to evaluate the effect of concentration of hypertonic saline on efficacy and safety of epidural adhesiolysis. Anesth Analg 124：2021-2029, 2017
3) Manchikanti L et al：Assessment of effectiveness of percutaneous adhesiolysis in managing chronic low back pain secondary to lumbar central spinal canal stenosis. Int J Med Sci 10：50-59, 2013
4) 松本富吉：Racz カテーテル® 経仙骨裂孔硬膜外神経形成術 3 日間法：腰部脊椎手術後難治性疼痛 54 症例. ペインクリニック 34：245-252, 2013
5) Moon DE et al：Assessment of clinical outcomes of cervical epidural neuroplasty using a Racz-catheter and predictive factors of efficacy in patients with cervical spinal pain. Pain Physician 18：163-170, 2015
6) 松本富吉：Racz カテーテル® 経椎間孔アプローチが奏効した腰部脊柱管狭窄症による多発神経根症. 慢性疼痛 29：63-68, 2011
7) Hossieni B et al：The results of treating failed back surgery syndrome by adhesiolysis：comparing the one- and three-day protocols. Anesth Pain Med 7：e60271, 2017
8) 安部洋一郎：硬膜外腔癒着剥離術. ペインクリニック 42：505-516, 2021

C．エピドラスコピー

　エピドラスコピーは，内視鏡下かつ X 線透視下に硬膜外腔の癒着を剥離する手技である．

1．適応となる疾患

　腰椎椎間板ヘルニア，腰部脊柱管狭窄症，腰椎手術後の腰下肢痛などで，仙骨硬膜外造影で癒着がみられ，神経根ブロックで一時的に効果のある患者に効果がみられる．

2．手　　技

1）使用機器，薬物，使用量

　X 線透過性手術台もしくは X 線透視台，細径内視鏡（外径 0.9 mm），内視鏡光源装置，ビデオガイドカテーテル（コバメッド硬膜外腔アクセスキット™，バイオメディカソリューション，東京），硬膜外腔穿刺針，輸液セットなどが必要である．

　穿刺のため皮膚に浸潤する局所麻酔薬は一般的な局所麻酔薬（1%［w/v］リドカイン塩酸塩（あるいは同等の局所麻酔薬））5〜10 mL でよい．局所麻酔薬にエピネフリンを添加した薬液を用いると穿刺部の出血が少なくなる．手術終了時に硬膜外腔に投与する薬物は，1%［w/v］リドカイン塩酸塩（あるいは同等の局所麻酔薬）10 mL 程度と水溶性ステロイド薬（デキサメタゾン 1〜4 mg）である．粒子状ステロイド薬（トリアムシノロンアセトニドなど）は脳脊髄梗塞などの危険があるため使用しない．術中の造影には，非イオン性造影剤のイオトロラン（240），またはイオヘキソール（180，240）を10〜30 mL 使用する．

2）実際の手技[1,2]

　下腹部または腸骨部に枕を入れた腹臥位で行う．皮膚の浸潤麻酔後に，硬膜外針を仙骨裂孔に刺入し，針先が硬膜外腔にあることを造影により確認する．セルジンガー法を用いてイントロデューサーを仙骨硬膜外腔に留置する．イントロデューサーを通してビデオガイドカテーテルを挿入する．ビデオガイドカテーテルには 2 つのポートがあり，一方に細径内視鏡を挿入し，もう一方を薬液の注入に使用する．内視鏡で硬膜外腔を観察しながら，癒着剥離，洗浄灌流，薬液投与を行う．内視鏡操作中に，内視鏡の位置，神経周囲の癒着，癒着剥離状態を X 線透視と造影により確認する．手術終了時に，局所麻酔薬およびステロイド薬を投与して終了する．癒着剥離に伴う痛みを軽減するため，全身麻酔で行うこともあるが，完全に意識を遮断しない意識下鎮静にすると，癒着剥離時の痛みの再現性を確認したり，神経損傷や硬膜外腔の圧上昇などの副作用を予防したりするのに有用である．

3．施行上の注意点

　対象患者の 5% 程度で仙骨裂孔が狭小化しており，イントロデューサーの挿入が困難である場合がある．術中の生理食塩水の投与速度が速いと，硬膜外腔圧が高くなり，頭痛や頚部痛を生じることがあるので，投与速度に注意する．

　また，2022 年 7 月 31 日現在では，保険適用にはなっていないため自費診療での施行となる．

4. 合併症

　生理食塩水の投与によって頭蓋内圧が亢進し一過性の頭痛をきたすことがある[3]. 癒着剥離操作に伴う硬膜, 神経根, 脊髄の損傷, 硬膜外腔圧上昇に伴う網膜出血や脳脊髄出血, 梗塞, けいれんなどが起こり得る. 硬膜外血腫の報告例もある[4]. 内視鏡の視野を確保して愛護的な手術操作をすることが重要である. また, 腹臥位麻酔の操作であるため, 術中の全身状態の十分な観察が必要となる.

参考文献
1) Igarashi T et al : Spinal canal endoscopy.(Waldman SD, eds) Pain management. 2nd ed. Philadelphia, PA : Elsevier/Saunders, 162-174, 2011
2) 五十嵐　孝 編：エピドラスコピー, 克誠堂出版, 2002
3) Murai K et al : Epiduroscopy for intractable low back pain or sciatica in operated and non-operated back patients : results from The Japan Society of Epiduroscopy. Pain Clin 19：163-169, 2007
4) 島田宣弘ほか：エピドラスコピー後に硬膜外血腫を生じた1症例. 日本ペインクリニック学会誌 21：528-531, 2014

Ⅱ-30　くも膜下鎮痛法

　くも膜下鎮痛法（IT 鎮痛法）は, 脊髄くも膜下腔にカテーテルを留置して, オピオイド鎮痛薬〔強度〕や局所麻酔薬などを持続的に投与することにより, 有効な鎮痛効果を期待するものである. 脳脊髄液（CSF）中に投与された薬液が拡散して, オピオイド鎮痛薬は脳や脊髄後角の μ 受容体や κ 受容体に結合して, シナプス前の一次求心性線維からの神経伝達物質の放出とシナプス後の侵害受容ニューロンの活動を抑制する. 局所麻酔薬は神経線維の Na^+ チャネルに作用して, 活動電位の伝導を抑制する. IT 鎮痛法には, 皮膚から出したカテーテルを介して注入する体外カテーテル法, 体外から皮下ポートを介して注入する皮下ポート法と植え込み型薬物送達システム（IDDS）法がある. IDDS によるモルヒネ髄注療法（ITM）は, 2020 年に保険適用拡大が承認されているものの, 本邦で現時点（2022 年 12 月 31 日）で薬価収載されているのはバクロフェン髄注療法（ITB）のみである. このため本邦で IT に実際に使用されているのは体外カテーテル法または皮下ポート法である. 海外では広く IDDS 法が用いられており, ほとんどの論文は IDDS 法についての論文であり, 皮下ポート法などの報告やエビデンスは乏しいのが現状である.

1. 適応となる疾患

　オピオイド鎮痛薬の全身投与では鎮痛困難な難治性がん性疼痛や, オピオイド鎮痛薬の副作用のため増量困難ながん性疼痛にも適応がある. 前述したように本邦では体外カテーテル法か皮下ポート法しか使用できないため, 年単位の長期使用はほとんどなく, 非がん性慢性疼痛には使用されていないが, 海外では脊髄刺激療法（SCS）で鎮痛コントロールのできないような難治性慢性疼痛にも使用されている. 手術適応のない多発圧迫骨折, 椎間板疾患, 脊柱管狭窄症, 脊椎術後症候群（FBSS）, 内臓痛または体性痛の腹部骨盤痛, 四肢の神経根症や関節症, CRPS, PHN, 開胸術後痛などに広く使用されている[1]. GABA-B 受容体作動薬であるバクロフェン注射液を髄注し, 脳卒中や脳性麻

くも膜下鎮痛法（IT 鎮痛法）
IT : intrathecal analgesia

脳脊髄液
CSF : cerebrospinal fluid

植え込み型薬物送達システム
IDDS : implantable drug delivery system
モルヒネ髄注療法
ITM : intrathecal morphine
バクロフェン髄注療法
ITB : intrathecal bacrofen

脊髄刺激療法
SCS : spinal cord stimulation
脊椎術後症候群
FBSS : failed back surgery syndrome
複合性局所疼痛症候群
CRPS : Complex Regional Pain Syndrome
帯状疱疹後神経痛
PHN : postherpetic neuralgia

痺，頭部外傷，低酸素脳症，脊髄損傷，多発性硬化症，神経変性疾患などが原因で生じる痙縮に対する症状緩和がなされている．施行するにあたって，痛みの心理社会的な要因を事前に評価する必要がある．

2. 手 技

海外で一般的に用いられている IDDS は，前述したように本邦では薬価収載されていないため使用することはできない（2023 年 3 月現在）．本邦では体外カテーテル法または皮下ポート法を用いる．体外カテーテル法は，経皮的に穿刺し，脊髄くも膜下腔にカテーテルを留置する．皮下トンネルを作製することで，感染のリスクを減らすことができ，数週間から 1 ヵ月程度は留置可能である．皮下ポート法は，体外カテーテル法と同様にカテーテルを脊髄くも膜下腔に留置し，皮下トンネルを通して皮下ポートを造設する．皮下ポートは前胸部の肋骨上または腹壁に造設することが多い．皮下ポート針が衣服や上肢，女性の場合には乳房で圧迫されるなど邪魔にならないような位置を検討する．がん患者の場合には，腹水貯留や人工肛門造設，閉塞性黄疸の際の減黄処置などに支障をきたさないような位置を選択する．くも膜下腔のカテーテル先端は，可能な限り痛みの神経支配を考慮して，その脊髄高位よりやや高位か同等程度の位置とする．モルヒネ塩酸塩注射液のみを投与する場合は，CSF 中を拡散して脳脊髄に広く作用するが，フェンタニルクエン酸塩注射液を用いたり，オピオイド鎮痛薬〔強度〕に局所麻酔薬を併用したりする場合は，脊髄分節的に作用するため，カテーテル先端の位置が効果発現に重要となる．薬液はモルヒネ塩酸塩注射液を初期投与量 0.1～0.5 mg/日から開始し，最大投与量 15 mg/日と海外のガイドラインには記載されているが[1,2]，本邦では導入前のオピオイド鎮痛薬〔強度〕の経口モルヒネ換算の 1/300～1/100 が 1 日投与量になることを目安に少量より開始することが多い．神経障害性疼痛の際にはブピバカイン塩酸塩水和物注射剤を 1～4 mg/日から併用し，最大投与量は 10 mg/日とされているが[2]，効果と副作用を慎重に評価して適宜増減することが必要である．薬液の取り扱いは滅菌操作が必要である．痙縮に対する ITB および薬価収載待ちの ITM で使用される IDDS は，事前講習の受講が必要で，全身麻酔下にカテーテルおよびポンプの埋め込みを行う．

3. 施行上の注意点

脊髄くも膜下穿刺を行うため，脳圧亢進状態は禁忌である．がん患者の場合に，脳転移の有無を評価する必要がある．切迫脊髄損傷となっている部位よりも遠位でのくも膜下穿刺は脊髄損傷を助長する危険性が指摘されており，近位での穿刺が推奨される．薬液の補充や穿刺針の交換などは，滅菌操作で行う．

4. 合 併 症

海外の報告のため，IDDS におけるものがほとんどである．最も重大な合併症である死亡の原因は呼吸抑制であり，IDDS 導入 1 年以内の呼吸抑制の発生率は 3.89％と報告されている[3]．感染に関しては，髄膜炎が 2.3～15.4％，創部感染が 4.2～8.8％と報告されている[4]．メタアナリシスで，14 の報告から IDDS では 2.8％，11 の報告から体外式ポンプでは 2.9％との報告がある[5]．がん患者における IDDS コホート研究では悪心・嘔吐 33.3％，眠気 24.2％，便秘 15.2％，めまい 12.1％，低血圧 6.1％，下痢 3.0％，硬膜穿刺後頭痛 54％，尿閉 16％，退薬症状 39％，感染 5％，血腫 3％，ポンプ位置変位 3％と報告されている[6]．

参考文献
1) Deer TR et al：The polyanalgesic consensus conference（PACC）：recommendations on intrathecal drug infusion systems best practices and guidelines. Neuromoduration 20：96-132, 2017
2) British Pain Society：Intrathecal drug delivery for the management of pain and spasticity in adults：an executive summary of the British Pain Society's recommendations for best clinical practice. Br J Pain 10：67-69, 2016
3) Patel VB et al：Systematic review of intrathecal infusion systems for long-term management of chronic non-cancer pain. Pain Physician 12：345-360, 2009
4) Raphael JH et al：Randomised, double-blind controlled trial by dose reduction of implanted intrathecal morphine delivery in chronic non-cancer pain. BMJ Open 3：e003061, 2013
5) Perruchoud C et al：Management of cancer-related pain with intrathecal drug delivery：A systematic review and meta-analysis of clinical studies. Neuromoduration 21：S1094-7159（21）06969-5, 2021
6) Cheng Y et al：Effects of family integrated care on refractory cancer-related pain receiving intrathecal morphine pump therapy：a cohort study. Ann Palliat Med 9：2163-2170, 2020

Ⅱ-31　ボツリヌス療法

ボツリヌス毒素（BoNT）はグラム陽性嫌気性菌である Clostridium botulinum が分裂・増殖する際に産生される毒素であり，アセチルコリン作動性神経終末近傍に遊離したボツリヌス毒素の活性サブユニットは可溶性 N-エチルマレイミド感受性因子結合蛋白質受容体（SNARE）複合体を特異的に切断して破壊する[1]．BoNT には A〜G の7種が存在するが，臨床上用いられるのは A 型と B 型である．A 型ボツリヌス毒素（BoNT/A）は SNARE 蛋白質に属する SNAP-25，B 型ボツリヌス毒素（BoNT/B）はシナプトブレビン2（VAMP2）を切断し，これらの SNARE 蛋白質が破壊されるとシナプス小胞と細胞膜の膜融合が起こらないために，Ca^{2+} 依存性アセチルコリン放出が阻害されて筋弛緩作用が発現する[2]．

一方，同様の機序が発汗に関わる交感神経で起きると，発汗が停止する．BoNT の作用はあくまで末梢神経終末であり，血液脳関門を通過せず中枢神経に影響しないため安全性が高い．また，動物モデルでは，BoNT が SNARE 複合体との相互作用を介してグルタミン酸，サブスタンス P，カルシトニン遺伝子関連ペプチド（CGRP）の放出や TRP チャネルなどの痛みに関連する受容体活動におけるアセチルコリンの作用も抑制することで鎮痛効果が示されている[3]．

神経障害性疼痛の治療薬として，BoNT/A 50〜200 U を疼痛部位に投与することで痛みが軽減する RCT が6件あり，NNT は1.9と報告されている[4]（頭痛をはじめとする様々な神経疾患に対する適応は海外でのみ承認されている[5〜7]）．

1. 適応となる疾患

BoNT/A が眼瞼けいれん，片側顔面けいれん，痙性斜頚，小児脳性麻痺の下肢痙縮に伴う尖足，上肢痙縮，下肢痙縮，重度原発性腋窩多汗症，斜視の適応を有し，BoNT/B は2011年から痙性斜頚に対して適応が認められている．アンチエイジング治療として，65歳未満の眉間の表情皺，65歳未満の目尻の表情皺への自由診療用 BoNT/A 投与が自費診療で行われている．欧米では，筋筋膜性疼痛や緊張型頭痛などの筋肉の過緊張に由来する痛みを生じる疾患に対する報告がある[8,9]．

ボツリヌス療法
botulinum toxin therapy

ボツリヌス毒素
BoNT：botulinum neurotoxin

N-エチルマレイミド感受性因子結合蛋白質受容体複合体（SNARE 複合体）
SNARE complex：soluble N-ethylmaleimide-sensitive factor (NSF) attachment protein receptor complex
SNAP-25：synaptosomal-associated protein 25

カルシトニン遺伝子関連ペプチド
CGRP：calcitonin gene-relat-ed peptide

一過性受容器電位チャネル
TRP channel：transient receptor potential channel

無作為化比較試験，ランダム化比較試験
RCT：randomized controlled trial

治療必要数
NNT：number needed to treat（望ましい治療効果の患者を1人得るために必要な人数）

2. 手　　技
1）眼瞼けいれん

BoNT/A を初回 1.25〜2.5 単位/部位，1 眼当たり眼輪筋 6 部位の筋肉内に注射する．眼輪筋切除術施行後の患者に投与する場合には，筋電計を用いて注意深く目標とする部位を同定する．再投与は初回投与量の 2 倍までの用量を用いることができるが，閉瞼不全，眼瞼下垂等の副作用が現れた場合には，再投与時の用量を適宜減量する．1 ヵ月間に累積で 45 単位を超える投与は避ける．

2）片側顔面けいれん

BoNT/A をけいれん筋に筋肉内注射する．けいれん筋が複数ある場合は分割して投与し，初回投与の場合には合計で 10 単位を投与する．初回投与後 4 週間観察し，効果が不十分な場合には追加で合計 20 単位を上限として投与できる．症状再発の場合には，合計で 30 単位を上限として再投与できる．

3）痙性斜頚

BoNT/A を緊張筋に筋肉内注射する．緊張筋が複数ある場合は分割して投与する．初回投与の場合には合計で 30〜60 単位を投与する．初回投与後 4 週間観察し，効果が不十分な場合には追加で合計 180 単位を上限として投与できる．症状再発の場合には合計で 240 単位を上限として再投与できる．

4）上肢痙縮

BoNT/A を複数の緊張筋に合計 240 単位を分割して筋肉内注射する．1 回当たりの最大投与量は 240 単位であるが，投与量は必要最小限となるよう適宜減量する．

5）下肢痙縮

BoNT/A を複数の緊張筋に合計 300 単位を分割して筋肉内注射する．1 回当たりの最大投与量は 300 単位であるが，投与量は必要最小限となるよう適宜減量する．

6）重度原発性腋窩多汗症

BoNT/A を片腋窩あたり 50 単位，複数の部位（10〜15 ヵ所）に 5〜15 mm 間隔で皮内投与する．

どの部位の注射に関しても，症状が多くの筋群や深層の筋群に及んでいる場合には，超音波診断装置による正確な注入部位の決定が望ましい．

3. 施行上の注意点
1）絶対的禁忌：神経筋接合部疾患（重症筋無力症，イートン・ランバート症候群，筋萎縮性側索硬化症など），妊婦，ボツリヌス毒素または添加成分への過敏症の既往

Lambert-Eaton 症候群

2）相対的禁忌：筋弛緩作用を持つ薬物を使用中の患者，慢性の呼吸障害のある患者，重篤な筋萎縮および筋力低下のある患者，閉塞隅角緑内障のある患者．

ヒトに対して BoNT/A を経口投与した場合，致死量は 1 μg/kg と推定されている．BoNT が接触した器材はすべて 0.5%［w/v］次亜塩素酸ナトリウム溶液に 5 分間以上浸潤して失活させる．

症状再発の場合には再投与するが，眼瞼けいれん，片側顔面けいれん，痙性斜頚では 2 ヵ月以内，上肢痙縮，下肢痙縮では 3 ヵ月以内，重度原発性腋窩多汗症の場合では 4 ヵ月以内再投与は避ける．用量が過剰になると，中和抗体の産生を招き，有効性が下がるばかりでなく拮抗筋の過剰収縮を引き起こしたりする場合があるため，常に必要最小限の用量を心がける．

4. 合 併 症

　主な副作用として，眼瞼けいれんの治療では眼瞼下垂，兎眼，閉瞼不全，流涙，片側顔面けいれんの治療では兎眼，閉瞼不全，顔面麻痺，流涙，痙性斜頚の治療では嚥下障害，脱力（感），上肢痙縮・下肢痙縮の治療では脱力（感），筋痛，発疹，筋力低下，複視，2歳以上の小児脳性麻痺患者における下肢痙縮に伴う尖足の治療では転倒，下肢痛，下肢脱力，脱力，重度の原発性腋窩多汗症の治療では発汗，四肢痛，斜視の治療では眼瞼下垂，複視，斜視などが報告されている．

参考文献
1) Royal College of Physicians spasticity in adults : Management using botulinum toxin. National guidelines, London, Royal College of Physicians, 1-41, 2009
2) Caleo M et al : A reappraisal of the central effects of botulinum neurotoxin type A : By what mechanism? J Neurochem 109 : 15-24, 2009
3) Kim DW et al : Botulinum toxin as a pain killer : Players and actions in antinociception. Toxins 7 : 2435-2453, 2015
4) Finnerup NB et al : Pharmacotherapy for neuropathic pain in adults : A systematic review and meta-analysis. Lancet Neurol 14 : 162-173, 2015
5) Sandrini G et al : Botulinum neurotoxin type A for the treatment of pain : Not just in migraine and tri-geminal neuralgia. J Headache Pain 18 : 38, 2017
6) Paolucci S et al : Assessing and treating pain associated with stroke, multiple sclerosis, cerebral palsy, spi-nal cord injury and spasticity : Evidence and recommendations from the Italian Con-sensus Conference on Pain in Neurorehabilitation. Eur J Phys Rehabil Med 52 : 827-840, 2016
7) Bartolo M et al : Assessing and treating pain in movement disorders, amyotrophic lateral scle-rosis, severe acquired brain injury, disorders of consciousness, dementia, oncology and neuroin-fectivology : Evidence and recommendations from the Italian Consensus Conference on Pain in Neurorehabilitation. Eur J Phys Rehabil Med 52 : 841-854, 2016
8) Soares A et al : Botulinum toxin for myofascial pain syndromes in adults. Cochrane Database Syst Rev 25 : CD007533, 2014
9) Simpson DM et al : Practice guideline update summary : Botulinum neurotoxin for the treat-ment of blepharospasm, cervical dystonia, adult spasticity, and headache : Report of the Guide-line Development Subcommittee of the American Academy of Neurology. Neurology 86 : 1818-1826, 2016

Ⅱ-32　椎体形成術・骨穿孔術

A. 椎体形成術

　経皮的椎体形成術（PVP）は，痛みの強い圧迫骨折の治療に広く用いられている．これまでに，圧迫骨折の痛みに対して有効であること，活動性やQOLの改善が認められること，重篤な合併症が少なく安全性が高いことなどが報告[1,2]されている．発症から6週間以内かつNRSが5以上の患者では，コントロール群に比べて術後1ヵ月，1年後で有意にVASの低下が認められている[3]という報告がある．がん患者の椎体病的椎体骨折に対しても，痛み，活動性，QOLともに有意な改善が認められている[4]．

1. 適応となる疾患
　悪性疾患による椎体病的椎体骨折，骨粗鬆症性椎体椎体骨折．

経皮的椎体形成術
PVP : percutaneous vertebroplasty

数値評価スケール
NRS : numerical rating scale
視覚アナログスケール
VAS : visual analogue scale

2. 手 技

X線透視下で手術に準じた清潔操作で行う．術前に椎弓根までの深さや棘突起から穿刺部までの距離，穿刺針の角度などを腰椎CT，MRI上などで作図・測定しておく．骨セメントを注入するのみの場合は局所麻酔下で施行可能であるが，バルーンで椎体変形の整復も行うバルーン椎体形成術（BKP）の場合は全身麻酔下で施行する．

バルーン椎体形成術
BKP：balloon kyphoplasty

1）使用薬物と使用量

穿刺のために皮膚・皮下に局所麻酔（1%［w/v］リドカイン塩酸塩（あるいは同等の局所麻酔薬）10～20 mL）を行う．針先の位置の確認のため，非イオン性造影剤（イオトロランまたはイオヘキソール）1～5 mL を使用する．PVPで使用する椎体内に注入する骨セメントもしくは骨ペーストは，椎体用もしくは関節用を用いることが多い．BKPの場合はキットに含まれている．

2）実際の手技

① PVP

局所麻酔下にX線透視下もしくはCTガイド下で行う．13Gの骨穿刺針を用いることが多い．皮膚および椎弓根部を局所麻酔した後，骨穿刺針を椎弓根に穿刺する．X線透視下もしくはCTガイド下で，椎弓根内を穿刺針が進んでいくことを確認しながら，慎重に針を進め椎体まで到達させる．1椎体に対し，左右椎弓根より1本ずつ穿刺することが望ましい．適切な位置に針先を誘導したら，造影を行い，血管内注入や脊柱管内注入などになっていないことを確認する．骨セメントや骨ペーストをゆっくり注入する．PVPでは注入量は1～2 mLで十分である．術中・術後は予防的な抗菌薬投与を行う．

② BKP

全身麻酔下にX線透視下で行う．圧壊した椎骨に針を挿入し，針先端の医療用バルーンを用いて膨らませ，バルーンが膨らんだことによって生じる空洞に骨セメントを注入し，元来の椎骨の形態を復元した状態での安定化を図る手技である．現在は脊椎専門医のみが行える手技である．

3. 施行上の注意点

脊柱管内への骨セメント誤注入が最も重篤な合併症になるので，必ず透視下で慎重に施行する．

4. 合 併 症

出血，感染，脊髄穿刺，脊柱管内骨セメント注入などが考えられる．脊髄穿刺や脊柱管内骨セメント誤注入は，透視下に慎重に施行すれば回避できる合併症である．

B. 骨穿孔術

骨穿孔術
bone drilling

骨穿孔術とは，痛み（骨痛）を伴う骨の骨髄腔まで骨穿孔を行って，閉鎖腔となっている骨髄腔を開放し，痛みの軽減を得る方法である．骨髄減圧術と呼ばれることもある．

この方法は，痛みを伴う骨の骨髄内圧は上昇しており，その骨に骨髄穿孔を行うと痛みが軽減し，骨髄内圧も低下するという臨床観察に基づいている[5]．骨髄内圧上昇による痛みの出現機序については，上昇した骨髄内圧による骨膜の痛覚受容器の刺激[5]，骨

髄内の痛覚線維の刺激[6]，骨髄内の循環障害に起因する発痛物質の産生[6]などが考えられているが，明確ではない．骨穿孔術の鎮痛効果の機序は，骨髄腔が開放されることにより，骨髄内圧の低下が起こり，骨髄内環境の改善が得られるためと推測されている[5]．

1.　適応となる疾患

変形性関節症（股関節，膝関節，肩関節），骨壊死症（股関節，膝関節，肩関節），骨粗鬆症性圧迫骨折，骨端症（オスグッド・シュラッター病），離断性骨軟骨炎，外傷性関節軟骨損傷，疲労骨折，骨嚢腫，難治性腱靱帯付着部炎．

Osgood–Schlatter 病

2.　手　　技

X 線透視下に，手術に準じた清潔操作で行う．局所麻酔下に 8～14 G 骨生検針ないしは骨髄生検針を使用して行う．術中術後は予防的抗菌薬の投与を考慮する．

1）使用薬物と使用量

穿刺のために皮膚・皮下に局所麻酔薬（1%［w/v］リドカイン塩酸塩（あるいは同等の局所麻酔薬））10～20 mL を使用する．

針先の位置の確認のため，必ず非イオン性造影剤であるイオトロラン，イオヘキソール 1～5 mL で確認する．

2）実際の手技

① 股 関 節：大腿骨頚部骨頭骨髄内を骨穿孔するのが一般的である．刺入部は，大腿外側，大転子直下である．

② 膝 関 節：大腿骨両顆部，脛骨顆部の骨髄内を骨穿孔する．刺入部は，大腿骨では両側上顆部，脛骨では脛骨粗面の高位の内外側面である．膝蓋骨の場合は，その両側面から刺入し，骨髄内を骨穿孔する．

③ 肩 関 節：狭義の肩関節である肩甲上腕関節のことであり，上腕骨頭骨髄内を骨穿孔するのが一般的である．上腕骨大結節部から刺入する．

④ 椎　　体：腹臥位で行う経椎弓根アプローチと側臥位ないしは前傾斜位で行う経椎体アプローチがある．どちらの体位でも，椎体骨髄内まで骨穿孔を行うことが望ましいとされていたが，骨髄液が吸引できれば椎弓までの穿刺でも十分な鎮痛が得られるとの報告もある[7]．

3.　施行上の注意点

骨穿孔術に伴う骨折および神経損傷，血管穿刺の危険性があるため，解剖を十分に理解した上で施行することが重要である．通常は X 線透視下で行うが，術前に超音波で神経や血管の位置を確認する．

4.　合　併　症

1）股 関 節：転子部骨折，感染などがある．ともに稀である．骨穿孔の口径が 10 mm 程度の場合には骨折の合併に注意を要する．

2）膝 関 節：伏在神経損傷，感染などがある．伏在神経損傷は内側，特に脛骨側の穿孔時に起こりやすいが，脛骨前方内側面から穿孔することにより避けられる．術後に下腿内側面にしびれや痛みが合併した場合は，早期に処置（局所麻酔，硬膜外ブロックなど）を行う．感染は稀である．

硬膜外ブロック
epidural block

3）肩 関 節：腋窩神経損傷，上腕回旋動静脈損傷による出血・血腫，感染などがあ

る．腋窩神経損傷，上腕回旋動静脈損傷による出血・血腫は，穿刺部位を上腕骨外科頸より頭側の大結節部外側とすることで避けられる．

　4）椎　　体：脊髄神経損傷，大血管損傷，血腫などがある．脊髄神経損傷，大血管損傷は，X線透視下に慎重に施行すれば避けられる．血腫は腰動静脈の損傷による可能性がある．

参考文献
1) Dimitrios KF et al：Percutaneous vertebroplasty and kyphoplasty：current status, new developments and old controversies. Cardiovasc Intervent Radiol 40：1815-1823, 2017
2) Wang H et al：Comparison of percutaneous vertebroplasty and balloon kyphoplasty for the treatment of single level vertebral compression fractures：A meta-analysis of the literature. Pain Physician 18：209-222, 2015
3) Klazen CA et al：Vertebroplasty versus conservative treatment in acute osteoporotic vertebral compression fractures（Vertos II）：An open-label randomized trial. Lancet 376：1085-1092, 2010
4) Berenson J et al：Balloon kyphoplasty versus non-surgical fracture management for treatment of painful vertebral body compression fractures in patients with cancer：A multicentre, randomized controlled trial. Lancet Oncol 12：225-235, 2011
5) 吉田　徹ほか：いわゆる変形性関節症の疼痛について．整形外科 26：745-752，1975
6) Haegerstam GA：Pathophysiology of bone pain：A review. Acta Orthop Scand 72：308-317, 2001
7) 太田孝一：脊椎圧迫骨折の急性痛に脊椎骨穿孔術を行うことにより在宅緩和医療に移行できた2症例．ペインクリニック 36：79-83，2015

Ⅱ-33　ハイドロリリース

ハイドロリリース
hydrorelease（hydrodissection）

　神経周囲間隙や筋膜間，靭帯，腱などの周囲の線維性の立体網目状組織（fascia）に生理食塩水や電解質液，ブドウ糖液などの薬液を注入することで滑動性を回復させる手技である．主に海外で報告されている手根管症候群や肘部管症候群といった絞扼性神経障害（entrapment neuropathy）に対して，神経の存在するコンパートメントに薬液を注入し，液性剥離を行うハイドロディセクションも広義にはハイドロリリースに含まれる．ハイドロリリースの鎮痛機序は明らかではないが，液性剥離による絞扼の解除，fasciaの伸展によるコンパートメント内圧の低下，結合組織同士の可動性と滑走性の改善，神経・血管周囲間隙の拡大により周囲の神経や血管の緊張低下や血流増加が生じる，そして組織代謝の改善といったことが複合的に関与しているのではないかと考えられている．

絞扼性神経障害
entrapment neuropathy

1．適応となる疾患

　結合組織の異常が関わる病態は広く適応になり，筋・筋膜性疼痛症候群をはじめ，手根管症候群，肘部管症候群，ギヨン管症候群，足根管症候群，ド・ケルバン病，バネ指，凍結肩，顎関節症などが代表的な適応疾患と考えられる．

Guyon 管症候群
de Quervain 病

2．手　　技

　超音波ガイド下に針を刺入する．薬液を注入する部位は，超音波画像上でfasciaが白く重積した部位や，動的画像上癒着のために組織間の滑走性が悪くなっていると考えられる部位，神経が絞扼されている部位などが対象となる．リリースポイントを見つけるためには問診，動作分析・可動域評価，触診・圧痛評価などによる治療部位の検索が重

要となる.

　治療に用いる薬液は，筋・筋膜性疼痛症候群においては生理食塩水が局所麻酔薬よりも治療効果が高いことを示す報告や[1,2]，また，重炭酸添加リンゲル液が有効とする報告もある．手根管症候群60人を生理食塩水群と，ヒアルロニダーゼを加えた群とに無作為に分けて正中神経周囲でハイドロディセクションを行った報告では，ヒアルロニダーゼを加えた群でより改善していた[3]．また，手根管症候群や肘部管症候群に対して行ったハイドロディセクションを対象としたシステマティックレビューでは，生食食塩水やステロイド薬よりも，5%ブドウ糖や多血小板血漿がより有効であったことが報告されている[4].

3. 施行上の注意点

　薄いfascia内に針先を入れるためには針先は細い方がよいが，細い針ほど超音波ガイド下での視認性は悪くなる．また，fasciaの重積が強いほど薬液注入抵抗は大きいが，細い針を用いると，さらに注入抵抗は高くなる．一方，太い針を使用すると注入時痛や刺入後痛が強くなるばかりでなく，重積（fascia組織）内部に薬液が入らないといったことも起こる．したがって，適切な針や注射器の選択も，リリースを成功させるには重要な要素と考えられる.

4. 合併症

　穿刺部痛，穿刺部の感染，血管穿刺による血腫，神経損傷，局所麻酔薬中毒などがある.

多血小板血漿
PRP：plate rich plasma：自己の血液から血小板を多く含む血漿成分を遠心分離を用いて抽出したもの．日本では保険診療として認められていない.

参考文献
1) Frost FA et al：A control, double-blind comparison of mepivacaine injection versus saline injection for myofascial pain. Lancet 1：499-500, 1980
2) Kobayashi T et al：Effects of interfascial injection of bicarbonate Ringer' solution, physiological saline and local anesthetic under ultrasonography for myofascial pain syndrome：Two prospective, randomized, double-blinded trials. J Juzen Med Soc 125：40-49, 2016
3) Abdelraheem E et al：Efficacy of hyalase hydrodissection in the treatment of carpal tunnel syndrome：A randomized, double-blind, controlled, clinical trial. Pain Physician 23：175-183, 2020
4) Buntragulpoontawee M et al：The effectiveness and safety of commonly used injectates for ultrasound-guided hydrodissection treatment of peripheral nerve entrapment syndromes：A systematic review. Front Pharmacol 11：621150, 2021

Ⅲ-1　非ステロイド性抗炎症薬（NSAIDs）

1. 作用機序

1）プロスタグランジン生合成阻害

非ステロイド性抗炎症薬（NSAIDs）の主な作用機序はプロスタグランジン（PG）生合成阻害で説明されることが多い．組織が傷害されると，アラキドン酸カスケードと呼ばれる代謝経路で様々な生理活性物質が産生される．細胞膜リン脂質からホスホリパーゼ A2 によりアラキドン酸が遊離され，アラキドン酸はシクロオキシゲナーゼ（COX）により PGG2 に変換され，さらに各種酵素により PGE2 などの様々な PG が産生される．炎症メディエーターである PG には発痛作用はないが，発痛物質であるブラジキニンの作用を増強させる．ステロイド薬はホスホリパーゼ A2 を阻害するのに対して，NSAIDs は COX を阻害することにより PG の産生を抑制して鎮痛作用を発揮する．

2）COX のサブタイプと NSAIDs

COX には COX-1 と COX-2 のサブタイプがあり，COX-1 は大部分の組織に活性型として常在している酵素（構成型酵素）で，産生される PG は胃粘膜保護作用や腎血流量の維持作用などがある．一方，COX-2 は炎症などによって発現する誘導型酵素だが，脳，脊髄，腎臓には常在している．NSAIDs には COX-2 を選択的に阻害するものと，COX-1 と COX-2 を非選択的に阻害するものがある．非選択的 NSAIDs では胃粘膜や腎機能に障害が及ぶ可能性がある．正常な胃粘膜は COX-2 選択的阻害薬が投与されても障害されにくいが，胃潰瘍においては粘膜の修復時に COX-2 が誘導されるため，COX-2 選択的阻害薬は胃粘膜の修復の障害に成り得る．また，腎臓では COX-2 は構成型酵素であり，COX-2 選択的阻害薬は腎機能に影響を及ぼす可能性がある．

非ステロイド性抗炎症薬
NSAIDs：nonsteroidal antiinflammatory drugs
プロスタグランジン
PG：prostaglandin
シクロオキシゲナーゼ
COX：cyclooxygenase

2. 薬物名

1）**内服薬**：アスピリン，インドメタシン，ジクロフェナクナトリウム，イブプロフェン，ロキソプロフェンナトリウム水和物，ナプロキセン，ロルノキシカム，メロキシカム，エトドラク，セレコキシブ，など多数（COX-2 選択的阻害薬：セレコキシブ，COX-2 選択性が高い薬物：エトドラク，メロキシカム，ロルノキシカムなど）

2）**外用薬**：坐剤（インドメタシン，ジクロフェナクナトリウムなど），湿布剤・塗布剤（インドメタシンなど多数）

3）**注射薬**：フルルビプロフェンアキセチル

4）**経皮吸収型持続性疼痛治療剤**：ジクロフェナクナトリウム

3. 効果の期待できる病態

炎症や組織損傷による急性および慢性の侵害受容性疼痛に効果が期待できる．慢性疼痛に対する長期投与は副作用の観点から避けることが望ましい．

軽度のがん性疼痛に対する NSAIDs の投与，およびオピオイド鎮痛薬で適切な鎮痛効果が得られないがん性疼痛の患者に対してオピオイド鎮痛薬と NSAIDs を併用することが推奨されている[1]．

4. 保険適用（2023 年 3 月 31 日現在）

NSAIDs の保険適用は，薬物や剤型によって適用疾患が異なるので注意が必要であ

る．例えば，フルルビプロフェンの効能・効果は，錠剤は「関節リウマチ，変形性関節症，腰椎，歯髄炎，歯根膜炎，及び抜歯・歯科小手術後の鎮痛・消炎」であるのに対し，注射薬は「術後，各種がん」である．また貼付剤エスフルルビプロフェン製剤は「変形性関節症における鎮痛・消炎」となっている．がん性疼痛に保険適用が正式に認められた薬物はこれまでフルルビプロフェンアキセチル注射薬のみであったが，2021年に上市されたジクロフェナクナトリウム経皮吸収型持続性疼痛治療剤は，各種がんにおける鎮痛に加えて，腰痛症，肩関節周囲炎，頸肩腕症候群および腱鞘炎における鎮痛・消炎が承認されている．

5. 副 作 用

1）腎 障 害[2,3]

腎臓ではCOX-1，COX-2いずれも構成型酵素であり，すべてのNSAIDsで腎障害を起こし得る．特に慢性腎臓病（CKD）患者への短期投与においては，特に腎血流やGFRの減少している高齢者を中心にアセトアミノフェンはNSAIDsより安全な可能性があり，その使用を提案する．ただしアセトアミノフェンについても長期投与時の安全性は不確定である．NSAIDsの投与は，eGFR<30 mL/分/1.73 m^{2}の場合は投与を避け，eGFR<60 mL/分/1.73 m^{2}の場合は長期の使用を避けることが提案されている．75歳以上の高齢患者では多剤併用が多く，腎血流量や糸球体濾過量の低下は尿細管細胞壊死をきたし急性腎障害の発症リスクを上げる．NSAIDsは蛋白結合率が高く透析により除去されにくいため，透析患者（腹膜透析も含む）においても慎重に行うべきである．

慢性腎臓病
CKD：chronic kidney disease

eGFR：estimated glomerular filtration rate

2）消化管障害[4]

NSAIDsは消化性潰瘍や上部消化管出血のリスクを明らかに高める．上部消化管障害の病態は，主に①粘膜に対する直接の障害（酸性NSAIDsが細胞膜を通過し胃粘膜の上皮細胞内に蓄積し障害をきたす）と，②胃粘膜の防御機能の減弱による障害（NSAIDsのCOX阻害によるPG減少が関与）がある．このため，NSAIDs投与中には胃粘膜障害への対処が推奨される．

NSAIDs潰瘍のハイリスク群は，出血を伴った潰瘍既往歴，2種類以上のNSAIDs併用（アスピリンを含む），高用量，抗凝固・抗血小板薬内服，70歳以上，H. pylori陽性者，ステロイド薬内服，全身疾患保有者，ビスホスホネート併用者，選択的セロトニン再取り込み阻害薬（SSRI）内服などである．

H. pylori：Helicobacter pylori

選択的セロトニン再取り込み阻害薬
SSRI：selective serotonin reuptake inhibitor

消化管出血は無症状のことがあるので注意が必要である．NSAIDs潰瘍の発生時期は，非ピリン系NSAIDsでは投与3ヵ月以内の発生リスクが高い．NSAIDsの種類によって潰瘍の発生率に差があり，用量依存的にリスクが増加する．多剤併用で増加し，経口投与と坐剤では発生率に差がない．COX-2選択的阻害薬は他の非選択的NSAIDsに比べ，潰瘍発生率，出血等の合併症が減少している．

NSAIDs潰瘍が発生した場合は投与中止が推奨されるが，NSAIDsの中止が不可能な場合は，プロトンポンプ阻害薬（PPI）やミソプロストール（プロスタグランジン製剤）の投与が推奨される（PPIは保険適用上病態によって投与期間の制限がある）．胃潰瘍の既往のない患者に対するPPIの予防投与については，国内では適応外使用となるが，潰瘍の既往歴がない患者においても行うよう推奨するガイドラインもある[4]．予防にはPPI，PG製剤，高用量ヒスタミンH$_2$受容体拮抗薬（H$_2$RA）が有効であるが，ハイリスク群ではPPI，PG製剤が有効である．一方で，潰瘍既往歴がないなどの低リスク群ではCOX-2選択的阻害薬は予防薬を併用する必要がないという報告もある．

プロトンポンプ阻害薬
PPI：proton pump inhibitor

3）心血管障害

米国食品医薬品局（FDA）では，低用量アスピリンを除くすべての NSAIDs の添付文書に心血管障害を記すよう勧めている．COX-2 選択的阻害薬は一般に心血管リスクを上げるが，セレコキシブの心血管イベントの頻度は他の NSAIDs やロキソプロフェンと同等といわれる．

米国食品医薬品局
FDA：Food and Drug Administration

4）アスピリン喘息

アスピリン喘息はアスピリン以外の NSAIDs でも起こる可能性がある．COX-1 阻害作用の強い NSAIDs ほど，過敏症状を誘発しやすく，かつ誘発症状は強い．基本的に通常の急性喘息発作の対応と同じであるが，アドレナリンの皮下注射が有効で，ステロイド薬の急速静注は禁忌である．

5）妊娠中，授乳中の投与について

妊娠後期の NSAIDs の投与は，胎児の動脈管を閉鎖させる危険性があるため，禁忌である．これは内服のみならず，湿布剤，塗布剤などの外用薬も同様である．また，授乳中においては乳汁に分泌される．

6）ライ症候群

特に小児に認められる副作用で，インフルエンザや水痘に感染している場合にアスピリンなど NSAIDs を投与すると脳症や脂肪肝になることが知られている．

7）光アレルギー性接触皮膚炎

NSAIDs 外用薬で起こる接触性皮膚炎の一種で，Ⅳ型アレルギーである．元来，抗原性のない低分子化合物が蛋白質と結合し，紫外線を浴びることで感作される．化学物質が接触し，紫外線が露光された部位のみに生じ，剥がした後，数週経過しても紫外線により誘発されることがある．感作後の誘発予防は，衣服の工夫と日焼け止めが有効である．

8）ニューキノロン系抗菌薬との併用によるけいれん

ニューキノロン系抗菌薬は中枢神経系の抑制性神経伝達物質 GABA の受容体への結合を阻害しけいれん誘発作用を起こすが，NSAIDs によりその作用を増強する可能性がある．

ガンマ（γ）-アミノ酪酸
GABA：gamma（γ）-amino-butyric acid

参考文献

1）1. 薬剤に関する臨床疑問　CQ2. がん疼痛のある患者に対して，NSAIDs の投与は推奨されるか？　日本緩和医療学会ガイドライン統括委員会 編，がん疼痛の薬物療法に関するガイドライン 2020 年版，金原出版，102-106，2020
2）日本腎臓病学会 KDIGO ガイドライン全訳版作成ワーキングチーム 編：KDIGO ガイドライン全訳版，東京医学社，119，2014
3）日本腎臓学会 編：エビデンスに基づく CKD 診療ガイドライン 2018，東京医学社，94，2018
4）日本消化器病学会 編：消化性潰瘍診療ガイドライン 2020，南江堂，95-155，2020

Ⅲ-2　アセトアミノフェン

1．作用機序[1~3]

1878 年に合成された古い薬物であるが，作用機序はまだ確定していない．中枢性に解熱鎮痛作用を示すと考えられており，末梢での抗炎症作用はほとんどない．脂溶性が高

く，血漿蛋白質との結合は弱く，血液-脳関門を容易に通過する[1]．

　アセトアミノフェンの代謝物である p-アミノフェノールが脳内に移行し，アラキドン酸と結合して合成される A-acylphenolamine（AM404）が主に CB1 受容体や TRPV1 受容体を介して鎮痛効果を示すと推察されているが，その他にも多彩な作用機序が関与する可能性がある．アセトアミノフェンは COX-1, 2 阻害作用があることが知られているが，炎症下でペルオキシダーゼ活性が高いときには COX 阻害作用が弱いという説がある．COX 阻害作用はアセトアミノフェンの主な鎮痛作用ではないと考えられており，末梢における COX の阻害作用が非常に弱いことから，NSAIDs と比べて胃腸障害や腎障害の発現頻度が極めて低い．

2. 薬 物 名
　アセトアミノフェン（国際一般名：パラセタモール）

3. 効果の期待できる疾患・病態
　頭痛，腰痛症，筋肉痛，打撲痛，月経痛，分娩後痛，がん性疼痛，歯痛，手術や歯科治療後の痛み，変形性関節症，筋骨格系の痛みなど，多くの痛みに効果が期待できるが，神経障害性疼痛に対しての有効性を示す RCT はない．実証された効果と安全性の高さから，変形性関節症に起因する痛みを含む急性疼痛・慢性疼痛の治療に関する 11 のガイドラインで第一選択薬とされる[1]．NSAIDs と異なり，胃粘膜障害，腎機能障害，アスピリン喘息，ライ症候群，インフルエンザ脳症のリスクがある患者でも比較的安全に使用できる．新生児から高齢者，妊婦に対しても医学的に適切に使用すれば安全性が高く，授乳中でも安全性が高いとされる[5]．

4. 保険適用（2023 年 3 月 31 日現在）
　1）内服薬（錠剤，液剤，散剤）：効能・効果には，頭痛，耳痛，症候性神経痛，腰痛症，筋肉痛，打撲痛，捻挫痛，月経痛，分娩後痛，がん性疼痛，歯痛，歯科治療後の痛み，変形性関節症が挙げられており，他の鎮痛薬と比較して，多岐にわたる病名への保険適用がある．用量は，「成人には 1 回 300〜1,000 mg を経口投与し，投与間隔は 4〜6 時間以上とする．なお，年齢，症状により適宜増減するが，1 日総量として 4,000 mg を限度とする」である．ただし急性上気道炎における解熱鎮痛に関しては，1 回 300〜500 mg であり，1 日最大量も 1,500 mg となっているので，注意が必要である．
　2）坐　　剤：小児科領域の解熱・鎮痛に適用される．
　3）注 射 薬：内服薬および坐剤の投与が困難な場合における疼痛および発熱に保険適用がある．成人における鎮痛用量は，「1 回 300〜1,000 mg を 15 分かけて静脈内投与し，投与間隔は 4〜6 時間以上，1 日総量として 4,000 mg を限度とする（ただし，体重 50 kg 未満の成人には体重 1 kg あたり 1 回 15 mg を上限とし，1 日総量として 60 mg/kg を限度とする）」である．

5. 副 作 用
　1）肝機能障害
　アセトアミノフェンに特徴的な副作用は肝機能障害[6]である．国内の一般薬のなかで，アセトアミノフェンは約 1,500 品目に含まれている．一般薬の多くは，総合感冒薬，解熱鎮静薬の配合剤として最大含有量は 300 mg である．医療機関から処方されたアセト

CB1：cannabinoid receptor 1
TRPV1：Transient Receptor Potential Vanilloid 1
シクロオキシゲナーゼ
COX：cyclooxygenase

アセトアミノフェン（パラセタモール）
acetaminophen（paracetamol）

無作為化比較試験，ランダム化比較試験
RCT：randomized controlled trial

アミノフェン以外に，患者本人の気がつかないうちにアセトアミノフェンが服用されている可能性がある．また，大量摂取による重篤な中毒も起こり得る．

　アセトアミノフェンの代謝は，肝臓で 90% 以上がグルクロンサン抱合または硫酸抱合を受け，腎臓から排泄される．数% が CYP2E1 により，N-アセチル-p-ベンゾキノンイミン（NAPQI）になる．NAPQI は肝毒性があり，肝臓でグルタチオンにより無毒化される．大量のアセトアミノフェンを摂取するとグルタチオンが枯渇し，NAPQI が増加する．重篤な肝機能障害が起こる 1 回量は，臨床的には成人で 7,500 mg といわれる．肝機能障害のある患者に投与する場合は，少量から開始し，定期的に鎮痛効果と肝機能のモニタリングを行う．アセトアミノフェンの血中濃度測定は保険適用がある．アルコール多飲者や CYP2E1 を誘導する薬物（フェニトイン，カルバマゼピン，イソニアジドなど）服用者では酵素誘導により NAPQI の産生が促進されており，また低栄養状態ではグルタチオンが少ない影響で NAPQI 過剰となることから，肝障害のハイリスク群である．

　肝障害の程度はアセトアミノフェンの摂取量と関連しており，10 g 以上（アルコール依存症などでは 4 g 以上）の摂取で中毒を起こし，15 g 以上が致死量とされる．解毒薬である N-アセチルシステイン（グルタチオンの前駆体）は NAPQI をグルタチオン抱合することにより肝障害を防止すると考えられている．急性アセトアミノフェン中毒に対しては，アセトアミノフェン摂取後 8 時間以内に投与することが望ましい[7]．

CYP2E1 : cytochrome P450 2E1

N-アセチル-p-ベンゾキノンイミン

NAPQI : N-acetyl-p-benzo-quinone imine

参考文献
1) Howard SS：痛みの治療薬—その基礎から臨床まで．エルゼビア・ジャパン，26-30，2005
2) 山本悠介ほか：アセトアミノフェン．ペインクリニック 37：603-610，2016
3) Ohashi N et al：Analgesic effect of acetaminophen：A review of known and novel mechanisms of action. Front Pharmacol 11：580289，2020
4) 川合眞一：変形性関節症に対する Acetaminophen 療法—文献調査と実態調査に基づく検討—．薬理と治療 35：785-795，2007
5) 国立成育医療研究センター：授乳中に安全に使用できると考えられる薬．https://www.ncchd.go.jp/kusuri/news_med/druglist.html（2022 年 11 月閲覧）
6) 上條吉人：アセトアミノフェン．臨床中毒学．医学書院，109-116，2009
7) 鈴木誠一郎ほか：アセトアミノフェン中毒．Intensa Vist 9：641-650，2017

Ⅲ-3　オピオイド鎮痛薬

A. オピオイド鎮痛薬〔軽度・中等度〕

　オピオイド鎮痛薬は，一般的にいわゆる強オピオイド鎮痛薬（中等度から高度の強さの痛みに用いるオピオイド鎮痛薬〔強度〕）と，弱オピオイド鎮痛薬（軽度から中等度の強さの痛みに用いるオピオイド鎮痛薬〔軽度・中等度〕）に分類されるが，厳密な定義はなく，各種ガイドライン，国別の区分は異なる．本治療指針ではコデイン・トラマドール・ブプレノルフィン貼付剤をオピオイド鎮痛薬〔軽度・中等度〕とし，モルヒネ・オキシコドン・フェンタニル・タペンタドール・ヒドロモルフォン・メサドンをオピオイド鎮痛薬〔強度〕と定義する．2018 年に改訂された WHO がん疼痛ガイドライン[1]では，WHO 三段階除痛ラダーが本文から削除され，がん性疼痛治療におけるオピオイド鎮痛

WHO : Wolrd health Organization

薬（コデインとトラマドール）の位置づけは変化している．一方，非がん性慢性疼痛の治療においては，『非がん性慢性疼痛に対するオピオイド鎮痛薬処方ガイドライン』[2]に沿ったオピオイド鎮痛薬〔軽度・中等度〕の処方が普及してきている．

1.　コデイン，ジヒドロコデイン

1）作用機序

コデインは，肝臓でCYP2D6によりO-脱メチル化され，約10％がモルヒネに代謝されて鎮痛効果を発揮する．鎮痛効果はモルヒネの1/6～1/10程度である．ジヒドロコデインはコデインの誘導体で，ジヒドロモルヒネに代謝されて鎮痛効果を発揮する．

2）薬　物　名

コデインリン酸塩，ジヒドロコデインリン酸塩

3）効果の期待できる疾患・病態

コデインリン酸塩，ジヒドロコデインリン酸塩は，がん，非がんを問わず，軽度から中等度の疼痛のコントロールに用いることができる．

4）保険適用（2023年3月31日現在）

保険適用は，①各種呼吸器疾患における鎮咳・鎮静，②疼痛時における鎮痛，③激しい下痢症状の改善である．がん性，非がん性を問わず，疼痛コントロールに使用可能であり，呼吸器症状緩和の目的でも使用される．コデインリン酸塩の成人における用法・用量は「1回20 mg，1日60 mgを経口投与する．なお，年齢，症状により適宜増減する．」，ジヒドロコデインリン酸塩の成人における用法・用量は「1回10 mg，1日30 mgを経口投与する．なお，年齢，症状により適宜増減する．」となっている．コデインリン酸塩とジヒドロコデインリン酸塩はオピオイド鎮痛薬〔軽度・中等度〕に分類されるが，本邦の制度では1％〔w/v〕製剤は全く規制のない薬物，10％〔w/v〕製剤およびコデインリン酸塩錠は医療用麻薬に分類される[3,4]．

5）副　作　用

副作用はモルヒネと同様であり，主に悪心・嘔吐，便秘，眠気などである．悪心・嘔吐，便秘の発生は，モルヒネの1/4以下である．遺伝的にCYP2D6の活性が過剰であることが判明している患者では，活性代謝産物であるモルヒネの血中濃度が上昇し，副作用が発現しやすくなる恐れがある．連用により依存性を生じることがあり注意が必要である．連用中に投与量の急激な減量や中止をすることにより退薬症状が現れる可能性があるので，中止する場合は患者の状態を観察しながら徐々に減量していく必要がある．

2.　トラマドール

1）作用機序

トラマドールはμオピオイド受容体作動性作用およびモノアミン再取り込み阻害作用を有する薬物である．μオピオイド受容体に対する親和性は，モルヒネにおける親和性の1/6,000と弱いが，トラマドール活性代謝物M1（モノ-O-脱メチル体）のμオピオイド受容体への親和性はトラマドールの175倍であり，オピオイド鎮痛薬として効果を発揮するのは，主に活性代謝物M1である．また，主にモノアミン再取り込み阻害作用を有しており，SNRI様作用として，下行性抑制系を賦活して鎮痛効果を発揮する．M1への代謝には，主にCYP2D6が関与している．CYP2D6の活性には個人差があり，活性が低い場合は鎮痛効果が劣る場合もある[5]．

CYP2D6：cytochrome P450 2D6

セロトニン・ノルアドレナリン再取り込み阻害薬
SNRI：serotonin-noradrenaline reuptake inhibitor

2) 薬　物　名

トラマドール塩酸塩

3) 効果の期待できる疾患・病態

非がん性慢性疼痛に対して，定期内服による持続的な鎮痛効果が期待できる．セロトニン・ノルアドレナリン再取り込み阻害作用を持ち，『神経障害性疼痛薬物療法ガイドライン 改訂第2版』[6]では，第二選択薬の一つに挙げられている．また，中等度のがん性疼痛に対して持続痛および突出痛のコントロールに用いられる．

4) 保険適用（2023年3月31日現在）

内服薬と注射薬があり，ともに本邦では麻薬指定されていないオピオイド鎮痛薬である．

① 内 服 薬：短時間作用型（口腔内崩壊錠）と長時間作用型（徐放錠）の製剤があり，非オピオイド鎮痛薬で治療困難ながん性疼痛および非がん性慢性疼痛に適用がある．また，短時間作用型製剤にはアセトアミノフェンとの配合錠があり，効能・効果は非オピオイド鎮痛薬で治療困難な非がん性慢性疼痛，抜歯後の疼痛である．

② 注 射 薬：各種がん，術後鎮痛に適用がある．

5) 副　作　用

主に悪心・嘔吐，便秘，眠気などである．他に，浮動性めまい，頭痛，口渇，セロトニン症候群などがある[7]．連用により依存性を生じることがあるので，患者の状態を観察して慎重に投与することが必要である．

3. ブプレノルフィン貼付剤

1) 作用機序

ブプレノルフィンは，*in vitro* では μ オピオイド受容体部分作動薬で，他のオピオイド鎮痛薬の作用に拮抗することが知られていた．しかし，ブプレノルフィン貼付剤の臨床用量においては μ オピオイド受容体完全作動薬として鎮痛効果を発揮し，他のオピオイド鎮痛薬との併用は問題なく，安全に使用できることが示されている[8]．また，ブプレノルフィンは腎機能低下のある患者でも投与量を減量する必要がなく安全に使用できる．

2) 薬　物　名

ブプレノルフィン経皮吸収型製剤

3) 効果の期待できる疾患・病態

μ オピオイド受容体作動薬であることから，がん性疼痛，非がん性慢性疼痛によらず，中等度の侵害受容性疼痛や神経障害性疼痛に効果が期待できる薬物であるが，本邦においては一部の非がん性慢性疼痛疾患に効能が限定されている．

4) 保険適用（2023年3月31日現在）

非オピオイド鎮痛薬で治療困難な変形性関節症に伴う慢性疼痛，慢性腰痛症における鎮痛に適用がある．成人に対し，前胸部・上背部・上腕外部または側胸部に貼付し，7日ごとに貼り替えて使用する．初回貼付用量は5mgで，患者の症状に応じて適宜増減するが，最高用量は20mgである．本邦では向精神薬に分類されている．処方にはe-learning の受講が必須である．

5) 副　作　用

悪心（62.5%），嘔吐（35.7%），便秘（33.7%），傾眠（30.3%）などオピオイド鎮痛薬特有の副作用の他，貼付部位の掻痒感（28.6%）や貼付部位の紅斑（15.3%）など外用薬

特有の副作用もみられる．依存性や呼吸困難などの重大な副作用の可能性もあるので，患者の状態を観察しながら慎重に投与すべきである[9]．

参考文献
1) World Health Organization：WHO guidelines for the pharmacological and radiotherapeutic management of cancer pain in adults and adolescents. 2018
2) 日本ペインクリニック学会非がん性慢性疼痛に対するオピオイド鎮痛薬処方ガイドライン作成ワーキンググループ 編：非がん性慢性疼痛に対するオピオイド鎮痛薬処方ガイドライン改訂第2版，真興交易医書出版部，2017
3) リン酸コデイン散1%「メタル」添付文書．1．慎重投与，2．重要な基本的注意．中北薬品 2019年7月版
4) コデインリン酸塩錠20 mg「第一三共」添付文書．第一三共 2021年4月版
5) 中川貴之：トラマドールおよび新規オピオイド系鎮痛薬タペンタドールの鎮痛作用機序とその比較．日緩和医療薬誌6：11-22，2013
6) 日本ペインクリニック学会神経障害性疼痛薬物療法ガイドライン改訂版作成ワーキンググループ 編：神経障害性疼痛薬物療法ガイドライン改訂第2版，真興交易医書出版部，2016
7) Beakley BD et al：Tramadol, pharmacology, side effects, and serotonin syndrome：A review. Pain Physician 18：395-400, 2015
8) van Niel JCG, et al：Efficacy of full μ-opioid receptor agonists is not impaired by concomitant buprenorphine or mixed opioid agonists/antagonists-preclinical and clinical evidence. Drug Res (Stuttg) 66：562-570, 2016
9) ノルスパン®テープ添付文書．ムンディファーマ 2016年1月版

B．オピオイド鎮痛薬〔強度〕

　現在，本邦でがん性疼痛に対してモルヒネ，オキシコドン，フェンタニル，タペンタドール，ヒドロモルフォン，メサドンの6種類のオピオイド鎮痛薬〔強度〕が使用可能である．これらすべては，μオピオイド受容体に親和性の高いオピオイド鎮痛薬である．

　一方，非がん性疼痛に使用できるオピオイド鎮痛薬〔強度〕は，モルヒネ塩酸塩錠（または水和物原末）とフェンタニル貼付剤（1日用および3日用）に加え，2020年からオキシコドン徐放製剤に対して保険適用拡大となった．オピオイド鎮痛薬〔強度〕は鎮痛作用が強く，適正に使用していれば重篤な副作用はほとんど現れないが，不適切な使い方や薬物相互作用，患者の状態などによっては呼吸抑制などの死亡につながる副作用を起こすことがあるので，注意を要する．

1．モルヒネ
1）作用機序

　主にμオピオイド受容体を介し作用を発現する．吸収されたモルヒネは肝臓でグルクロン酸抱合を受け，多くはモルヒネ-3-グルクロニド（M-3-G）に，一部がモルヒネ-6-グルクロニド（M-6-G）に代謝され，約10%が未変化体として尿中に排泄される．M-6-Gは強力な鎮痛作用を有するため，腎機能低下患者の場合，排泄が遅延することでM-6-Gが蓄積し，眠気や呼吸抑制が生じやすくなる[1]．

M-3-G：morphine-3-glucuronide

M-6-G：morphine-6-glucuronide

2）薬物名

　モルヒネ硫酸塩水和物，モルヒネ塩酸塩水和物

3）効果の期待できる疾患・病態

　中等度から高度のがん性疼痛に効果があり，多様な剤形（内服薬，坐剤，注射薬）があるため様々な状態のがん患者の疼痛コントロールに適応できる．また，保険適用ではないが，がん患者の呼吸困難の緩和に対する使用が推奨されている．

　一部のモルヒネ塩酸塩水和物は，『非がん性慢性疼痛に対するオピオイド鎮痛薬処方ガイドライン』を遵守すれば，非がん性慢性疼痛に対する鎮痛に効果が期待できる．鎮痛以外に，鎮静，激しい咳嗽発作における鎮咳作用，激しい下痢症状の改善に保険適用がある．

4）保険適用（2023 年 3 月 31 日現在）
① 激しい疼痛を伴う各種がんにおける鎮痛
・モルヒネ硫酸塩水和物：内服薬（徐放錠，徐放カプセル，徐放細粒）
・モルヒネ塩酸塩水和物：内服薬（原末，速放錠，内服液，徐放カプセル），坐剤，注射薬
② 激しい疼痛時の鎮痛
・モルヒネ塩酸塩水和物：内服薬（原末，速放錠），注射薬（プレフィルドシリンジ製剤を除く）

5）副 作 用
　便秘，悪心・嘔吐，眠気などは頻度が高い副作用である．その他，ミオクローヌス，呼吸抑制，依存症，退薬症候，せん妄，掻痒，排尿障害，性腺機能障害などがある．腎機能低下患者では眠気やせん妄，呼吸抑制の起こるリスクが高く，少量から慎重に投与量を調整する必要がある．

2．フェンタニル

1）作用機序
　μオピオイド受容体に対する選択性が非常に高く，完全作動薬として作用する．鎮痛効果はモルヒネの約 100 倍といわれている．肝臓で CYP3A4 により代謝され，活性のないノルフェンタニルとして尿中から排泄される．

2）薬 物 名
　フェンタニル，フェンタニルクエン酸塩

3）効果の期待できる疾患・病態
　中等度から高度のがん性疼痛に効果があり，内服薬が使用できない患者には貼付剤（経皮吸収型製剤）が有用である．口腔粘膜吸収型製剤（舌下錠，バッカル錠）は，突出痛のコントロールに適した薬物だが，持続痛のコントロールを十分に行った上で使用する必要がある．注射薬は，モルヒネや他のオピオイド鎮痛薬と比較して速効性がある．脂溶性が高く，比較的分子量が小さいため，血液脳関門をすみやかに移行する．腎機能低下患者に対しては，他のオピオイド鎮痛薬と比較して安全性が高い．
　貼付剤（後発品を除く）は，非オピオイド鎮痛薬や他の疼痛治療の効果が乏しい非がん性慢性疼痛に対して，『非がん性慢性疼痛に対するオピオイド鎮痛薬処方ガイドライン』を遵守して使用すれば効果が期待できる．
　注射薬は，重症虚血肢など高度の痛みを伴う非がん性疾患の急性・亜急性期の疼痛コントロールに有用である．

4）保険適用（2023 年 3 月 31 日現在）
① 中等度から高度のがん性疼痛：貼付剤は他のオピオイド鎮痛薬から切り替えて使用するのが原則であるが，フェンタニルクエン酸塩 0.5 mg 貼付剤に限り他のオピオイド鎮痛薬を使用していなくても使用することができる．
・フェンタニル：貼付剤（1 日用，3 日用）
・フェンタニルクエン酸塩：貼付剤（1 日用），口腔粘膜吸収型製剤（舌下錠，バッカ

ル錠），注射薬

② **中等度から高度の非がん性慢性疼痛**：非オピオイド鎮痛薬およびオピオイド鎮痛薬〔軽度・中等度〕で治療困難な場合に，他のオピオイド鎮痛薬から切り替えて使用する．処方するには，各製剤の e-learning を受講し，処方可能医師として登録される必要がある．

　・フェンタニル：貼付剤（1日用，3日用，後発品を除く）

　・フェンタニルクエン酸塩：貼付剤（1日用，後発品を除く）

③ **激しい疼痛に対する鎮痛**

　・フェンタニルクエン酸塩：注射薬

5）副 作 用

モルヒネと同様，悪心・嘔吐があるが，便秘，眠気は比較的少ない．貼付剤は経皮的に薬物が吸収されるため，発熱，外部熱源への接触，高温入浴などにより急激に吸収量が増加し，過量投与になる可能性があるため，注意が必要である[2]．

3．オキシコドン

1）作用機序

アヘンからモルヒネ，コデインを製造する過程で生じるテバインから合成された半合成オピオイド鎮痛薬である．主にμオピオイド受容体を介して作用を発現する[3]．グルクロン酸抱合を受けず，生体内利用率が高い．吸収されたオキシコドンは肝臓でノルオキシコドンに代謝されるが，ほとんど薬理作用を持たない．また一部は CYP2D6 により鎮痛作用を有するオキシモルフォンに代謝されるが，わずかな産生のため臨床上問題とならない[4]．

2）薬 物 名

オキシコドン塩酸塩水和物

3）効果の期待できる疾患・病態

中等度から高度のがん性疼痛に対し，内服薬（徐放製剤，速放製剤）と注射薬による導入と維持療法が推奨されている．腎機能障害を有する患者においても比較的安全に使用できる．また，徐放型の乱用防止製剤（後発品を除く）が非がん性慢性疼痛に対する適応拡大を受けた．がんサバイバーにおける非がん性慢性疼痛に対しても『非がん性慢性疼痛に対するオピオイド鎮痛薬処方ガイドライン』を遵守して使用することが求められている．

4）保険適用（2023年3月31日現在）

① **中等度から高度のがん性疼痛**

② **非オピオイド鎮痛薬や他のオピオイド鎮痛薬で治療困難な中等度から高度の非がん性慢性疼痛**：徐放製剤（後発品を除いた乱用防止製剤）

　非がん性慢性疼痛に対して処方するには，e-learning を受講し，処方可能医師として登録される必要がある．

5）副 作 用

便秘，悪心・嘔吐，眠気，呼吸抑制などがある．

4．タペンタドール

1）作用機序

新規に合成されたμオピオイド受容体作動薬であり，ノルアドレナリン再取り込み阻

害作用を併せ持ち，下行性抑制系の賦活を介して鎮痛効果を発揮する[5].

2）薬 物 名

タペンタドール塩酸塩

3）効果の期待できる疾患・病態

中等度から高度の持続性がん性疼痛に徐放製剤の内服薬が使用されている．オピオイド受容体への作用はモルヒネやオキシコドンよりも弱いが，μ受容体作動性とノルアドレナリン再取り込み阻害作用が相乗的に働くため，強力な鎮痛作用を持ちながら副作用が少ない．下行性疼痛抑制系の賦活作用により，神経障害性疼痛にも有効性が高いと考えられている．徐放製剤しかないため，内服ができる患者にのみ使用可能で，他の速放性オピオイド鎮痛薬をレスキューで使用する必要がある．

4）保険適用（2023 年 3 月 31 日現在）

海外では非がん性慢性疼痛の治療に用いられているが，わが国では中等度から高度の痛みを伴う各種がんにおける鎮痛のみに保険適用がある．

5）副 作 用

μオピオイド受容体への親和性が低いことから，便秘，悪心・嘔吐などの消化器症状は少ないと報告されている[6].

5. メサドン

1）作用機序

μオピオイド受容体作動薬であり，NMDA 受容体阻害作用やセロトニン・ノルアドレナリン再取り込み阻害作用を併せ持つ．NMDA 受容体の活性は脊髄後角において痛覚過敏やワインドアップ現象に関与しており，セロトニン・ノルアドレナリン再取り込み阻害作用は下行性抑制系を増強させる．そのため，神経障害性疼痛への効果や鎮痛効果に対する耐性を抑制できる可能性がある．半減期が非常に長く，個人差も大きいため，他のオピオイド鎮痛薬との鎮痛換算比が不明確である．主な代謝物に薬理活性がなく，活性体の尿中排泄も少ないため，腎機能低下患者でも比較的安全に使用できる．薬物相互作用が多く，使用する場合は注意を要する．

N−メチル−D−アスパラギン酸
NMDA：N−methyl−D−aspartic acid

2）薬 物 名

メサドン塩酸塩

3）効果の期待できる疾患・病態

神経障害性疼痛を含む難治性がん性疼痛で，他のオピオイド鎮痛薬でコントロール不良の場合に，メサドンへの切り替えにより痛みが緩和する可能性がある[7].肝機能・腎機能が低下した患者でも比較的安全に使用できる．海外では注射薬があるが，本邦では錠剤しかないため，内服ができる患者にのみ使用可能である．

4）保険適用（2023 年 3 月 31 日現在）

他のオピオイド鎮痛薬〔強度〕で治療困難な中等度から高度の痛みを伴うがん性疼痛に適用があり，他のオピオイド鎮痛薬〔強度〕から切り替えて使用する．オピオイド鎮痛薬の継続的な投与を必要とする難治性疼痛があり，メサドンによる治療の有益性が危険性を上回ると判断される患者にのみ使用する．処方するには，e-learning を受講し，処方可能医師として登録される必要がある．

5）副 作 用

他のオピオイド鎮痛薬と共通する副作用が出現するが，便秘，悪心・嘔吐，せん妄は比較的少なく，眠気や呼吸抑制については他のオピオイド鎮痛薬より注意が必要であ

る．用量依存性の QT 延長や不整脈（torsade de pointes）が出現する可能性があり，投与前・投与中は定期的に心電図の評価を行い，電解質異常や薬物相互作用に注意することが望ましい．

6. ヒドロモルフィン

1）作用機序

モルヒネから誘導された，構造式がモルヒネに類似した半合成オピオイド鎮痛薬である．主に μ オピオイド受容体に作用して鎮痛効果を発揮する．肝臓でのグルクロン酸抱合でヒドロモルフォン-3-グルクロニド（H-3-G）に代謝され，尿中に排泄される．H-3-G はほとんど鎮痛作用を有しないため，腎機能障害を有する患者においても比較的安全に使用できる．

H-3-G：hydromorphone-3-glucuronide

2）薬物名

ヒドロモルフォン塩酸塩

3）効果の期待できる疾患・病態

中等度から高度のがん性疼痛に対し，内服薬（徐放製剤，速放製剤）と注射薬による導入と維持療法が推奨されている．鎮痛効果はモルヒネやオキシコドンと同等である．腎機能障害を有する患者において，比較的安全に使用できる[8]．モルヒネと構造が類似していることから，呼吸困難に対する効果が期待されるが，保険適用はない．

4）保険適用（2023 年 3 月 31 日現在）

中等度から高度の痛みを伴う各種がんにおける鎮痛

5）副作用

便秘，悪心・嘔吐，眠気などオピオイド鎮痛薬共通のものが挙げられる．

参考文献
1) Dean M：Opioids in renal failure and dialysis patients. J Pain Symptom Manage 28：497-504, 2004
2) Fentanyl patches：preventable overdose. Prescrire Int 19：22-25, 2010
3) Yoburn BC et al：Supersensitivity to opioid analgesics following chronic opioid antagonist treatment：relationship to receptor selectivity. Pharmacol Biochem Behav 51：535-539, 1995
4) Lemberg KK et al：Pharmacological characterization of noroxymorphone as a new opioid for spinal analgesia. Anesth Analg 106：463-470, table of contents, 2008
5) Anand P et al：Novel insights on the management of pain_highlights from the 'Science of Relief' meeting. Pain Manag 9：521-533, 2019
6) Raffa RB et al：Does "Strong Analgesic" equal "Strong Opioid"？ Tapentadol and the concept of "μ-Load". Adv Ther 35：1471-1484, 2018
7) メサペイン® 錠 添付文書. 帝國製薬 2022 年 8 月版
8) King S et al：A systematic review of the use of opioid medication for those with moderate to severe cancer pain and renal impairment：A European palliative care research collaborative opioid guidelines project. Palliat Med 25：525-552, 2011

Ⅲ-4　ガバペンチノイド（Ca²⁺チャネル α₂δ リガンド）

1．作用機序

γ-アミノ酪酸(GABA)類縁化合物であるガバペンチン(GBP)，プレガバリン(PGB)，ミロガバリン（MGB）などは，シナプス前膜の電位依存性 Ca^{2+} チャネル（VDCC）の $\alpha_2\delta$ サブユニットに結合して，VDCC を介した神経細胞興奮を抑制する．その結果，神経障害による異常発火が減弱され，興奮性神経伝達物質の遊離が抑制されて痛みが緩和される[1,2]．その他に，GBP が NMDA 受容体阻害作用を示し，GBP と PGB が p38MAPK や NF-κB などのシグナル伝達分子を阻害して，IL-6 や IL-8 による神経炎症を軽減することが基礎研究で示されている[3~5]．さらに，ガバペンチノイド（Ca^{2+} チャネル $\alpha_2\delta$ リガンド）は気分安定作用を示し，GBP が気分障害の治療に有用であることや[6]，PGB が全般性不安障害に対する抗不安作用や気分安定作用を示すことが知られている[7]．しかし現段階では，その薬理学的機序を詳述した論文は見いだせていない．

GBP の最高血中濃度（Cmax）と血漿中濃度-時間曲線下面積（AUC）の増加は比例しないために細かな用量調節が必要となるが，PGB と MGB の Cmax と AUC は比例するため，GBP より生物学的利用効率が高い[8]．

2．薬物名

本邦で利用可能なガバペンチノイドには，ガバペンチン，プレガバリン，ミロガバリンがある．

3．効果の期待できる疾患・病態

ガバペンチノイドの神経障害性疼痛に対する有用性は広く知られており[9]，日本ペインクリニック学会をはじめ，国際疼痛学会（IASP）や英国立医療技術評価機構などが提唱する神経障害性疼痛治療ガイドラインの第一選択薬となっている[10]．疾患としては，末梢および中枢の神経障害によって生じる神経障害性疼痛を呈する疾患に有用であり，精神科領域では気分障害の治療にも用いられている（本邦では適応外使用）．

4．保険適用（2023 年 3 月 31 日現在）

PGB は，「神経障害性疼痛（末梢性，中枢性を含む）」と「線維筋痛症」に効能・効果が認められている．添付文書には，「神経障害性疼痛には，通常，初期用量としてプレガバリン 1 日 150 mg を 2 回に分けて経口投与し，1 週間以上かけて 300 mg まで漸増するが，1 日最高用量は 600 mg を超えない．また，線維筋痛症に伴う疼痛には 1 日 150 mg を 2 回に分けて経口投与を開始し，1 週間以上かけて 300 mg まで漸増するが，1 日最高用量は 450 mg を超えない」とされている．

GBP は，痛みに対する保険適用を有していなかったが，2018 年 2 月から「神経障害性疼痛」に対する単剤処方について，公知申請により適応外使用が認められている．GBP の経口投与時の吸収のばらつきを改善するために，プロドラッグ化された製剤であるガバペンチン・エナカルビル（レグナイト®）も製造されている．しかし，ガバペンチン・エナカルビルは痛みに対する効能・効果はなく，「中等度から高度の特発性レストレス

側注（右欄）

ガンマ（γ)-アミノ酪酸
GABA：gamma（γ)-amino-butyric acid

GBP：gabapentin

PGB：pregabalin

MGB：mirogabalin

VDCC：voltage-dependent calcium channel

p38MAPK：p38 mitogen-activated protein kinase

NF-κB：nuclear factor-kappa B

IL-6：interleukin-6

Cmax：maximum plasma concentration

AUC：area under the curve

国際疼痛学会
IASP：International Association for the Study of Pain

レッグス症候群」のみに承認されている.

　MGB は 2019 年 4 月の発売時点では「末梢性神経障害性疼痛」のみの適用であったが,2022 年 3 月 28 日に中枢性神経障害性疼痛への適用も承認され,現在の効能・効果は「神経障害性疼痛」となっている. 添付文書には,「初期用量 1 回 5 mg を 1 日 2 回経口投与し,その後,1 回用量として 5 mg ずつ 1 週間以上の間隔を空けて漸増して,1 回 15 mg を 1 日 2 回経口投与する. 年齢や症状により 1 回 10〜15 mg の範囲で適宜増減し,1 日 2 回投与する」と記載されている.

5. 副 作 用

　ガバペンチノイド共通の副作用としては,眠気や傾眠,ふらつき,めまい,浮腫や体重増加がみられる. 特に,眠気や傾眠,ふらつき,めまいなどは投与開始時や増量時に多くみられ,投薬中は自動車運転をしないよう指示する必要もある. 浮腫に関しては,ガバペンチノイドが L 型 Ca チャネルに作用して末梢血管を拡張させ,間質への体液移動を生じさせるためと考えられている[11]. また,ガバペンチノイドは GABA 模倣特性があるためにドパミン作動性の報酬系に直接・間接的に作用することが報告されており[12],陶酔感,社交性増加や鎮静などの症状を呈する. 米国食品医薬品局（FDA）は GBP や PGB と,オピオイド鎮痛薬などの呼吸抑制作用を持つ薬物の併用,高齢者や COPD 患者への使用に関する注意喚起を 2019 年に行っている[13,14].

米国食品医薬品局
FDA：Food and Drug Administration
COPD：chronic obstructive pulmonary disease

参考文献
1) Ryan P et al：Mechanisms of the gabapentinoids and $a2\delta$-1 calcium channel subunit in neuropathic pain. Pharmacol Res Perspectives 4：e00205, 2016
2) Wiffen PJ et al：Gabapentin for chronic neuropathic pain in adults. Cochrane Database Syst Rev 6：CD007938, 2017
3) Hara K et al：Inhibitory effect of gabapentin on N-methyl-D-aspartate receptors expressed in Xenopus oocytes. Acta Anaesthesiol Scand 51：122-128, 2007
4) Yamaguchi K et al：Anti-inflammatory actions of gabapentin and pregabalin on the substance P-induced mitogen-activated protein kinase activation in U373 MG human glioblastoma astrocytoma cells. Mol Med Rep 16：6109-6115, 2017
5) Kremer M et al：Antidepressants and gabapentinoids in neuropathic pain：mechanistic insights. Neuroscience 338：183-206, 2016
6) Greenberg DB et al：Adjuvant therapy of melanoma with interferon-alpha-2b is associated with mania and bipolar syndromes：Gabapentin may serve as a mood stabilizer. Cancer 89：356-362, 2000
7) Anderson C et al：Pregabalin in acute treatment of anxious depression：a case series. Psychiatry Res 215：246-248, 2014
8) Patel R et al：Mechanisms of the gabapentinoids and $a_2\delta$-1 calcium channel subunit in neuropathic pain. Pharmacol Res Perspect 27：4：e00205, 2016
9) Finnerup NB et al：Pharmacotherapy for neuropathic pain in adults：a systematic review and meta-analysis. Lancet Neurology 14：162-173, 2015
10) 日本ペインクリニック学会 神経障害性疼痛薬物療法ガイドライン作成ワーキンググループ 編：神経障害性疼痛薬物療法ガイドライン 改訂第 2 版,真興交易医書出版部,2016
11) Wustmann T et al：Metabolic considerations in a case of pregabalin-induced edema. Pharmacopsychiatry 42：75-76, 2009
12) Fabrizio S et al：Novel psychoactive substances of interest for psychiatry. World Psychiatry 14：15-26, 2015
13) US Food and Drug Administration. FDA in brief：FDA requires new warnings for gabapentinoids about risk of respi-ratory depression. https://www.fda.gov/news-events/fda-brief/fda-brief-fda-requires-new-warnings-gabapentinoids-about-risk-respiratory-depression（2022 年 11 月閲覧）
14) US Food and Drug Administration. FDA warns about serious breathing problems with seizure and nerve pain medications gabapentin（Neurontin, Gralise, Horizant）and pregabalin（Lyrica, Lyrica CR）. https://www.fda.gov/drugs/drug-safety-and-availability/fda-warns-about-serious-breathing-problems-seizure-and-nerve-pain-medicines-gabapentin-neurontin（2022 年 11 月閲覧）

Ⅲ-5　抗てんかん薬

　本項ではカルバマゼピン（CBZ），バルプロ酸ナトリウム（VPA），ラモトリギン（LMT），トピラマート（TPM），ゾニサミド（ZON），フェニトイン（PHT），クロナゼパム（CNZ），ラコサミド（LAC）について解説する.

1.　作用機序
　抗てんかん薬の鎮痛機序は薬物によって異なり，①Na^+チャネルの不活性化による神経細胞膜の安定化，②GABA-A受容体を介したCl^-チャネル開口による神経細胞興奮の抑制，③L型またはT型Ca^{2+}チャネルを介した神経細胞内へのCa^{2+}流入阻害による神経細胞興奮の抑制，④脳内のGABA濃度上昇によるドパミン（DA）濃度上昇，⑤脳内のGABA濃度上昇による5-HT代謝促進による下行性抑制系の賦活化，などの薬理作用を示す[1,2]. システマティックレビューによると[3]，VPAやCNZはGABAを介した鎮痛，CBZ，LMT，TPM，ZON，PHTはNa^+チャネル遮断による鎮痛を主とするとされているが，その他のCa^{2+}チャネルを介した作用も併せて存在するなど，その鎮痛機序は複合的と考えられている. 例えば，TPMは主に電位依存性Na^+チャネルを遮断するが，GABA受容体の作用増強や，L型Ca^{2+}チャネル阻害作用も示す[4].

2.　薬　物　名
　本邦で利用可能な抗てんかん薬には，カルバマゼピン，バルプロ酸ナトリウム，ラモトリギン，トピラマート，ゾニサミド，フェニトイン，クロナゼパム，ラコサミド（ビムパット®）などがある.

3.　効果の期待できる疾患・病態
　抗てんかん薬が神経障害性疼痛を緩和する代表的な疾患としてCBZの三叉神経痛に対する有効性が確立されているが[5]，その他の神経障害性疼痛に対する有効性の報告は少ない[6]. VPA，LMT，TPM，ZONについても神経障害性疼痛に対するRCTの結果には乖離がみられ，推奨度は高くない[7~9]. CNZは，健常成人に対する研究で，中枢性感作を抑制する可能性が示されている[10]. また，VPAやTPMは片頭痛予防薬としての有効性が複数のRCTで確認されている[11,12].

4.　保険適用（2023年3月31日現在）
　本邦では，CBZ，VPA，ZON，PHT，CNZ，LMT，TPM，LACやジアゼパム，フェノバルビタールが使用されており，CBZは三叉神経痛，VPAは片頭痛発作の急性期治療のみでは日常生活に支障をきたしている患者における片頭痛発作の発症抑制に効能・効果を有する. 片頭痛の発症抑制目的の場合は，400~800 mgのVPAを1日2~3回に分割投与し，1,000 mg/日を超えないこととされている. しかし，その他の抗てんかん薬は痛み疾患に対する保険適用はない.

5.　副　作　用
1）一般的な副作用
　主な副作用に，眠気，めまい，ふらつき，薬疹などがあるが，重大なものとして骨髄

CBZ : carbamazepine
VPA : valproic acid
LMT : lamotrigine
TPM : topiramate
ZON : zonisamide
PHT : phenytoin
CNZ : clonazepam
LAC : lacosamide

ガンマ（γ）-アミノ酪酸
GABA : gamma（γ）-amino-butyric acid
セロトニン
5-HT : 5-hydroxy tryptamine

無作為化比較試験，ランダム化比較試験
RCT : randomized controlled trial

抑制による無顆粒球症，スティーブンス・ジョンソン症候群（SJS）や中毒性表皮壊死症（TEN），全身性エリテマトーデス（SLE）様症状，過敏症症候群，アナフィラキシー反応，血栓塞栓症，急性腎不全（間質性腎炎など），好酸球増多性肺浸潤症候群，間質性肺炎，徐脈，うっ血性心不全，洞不全，抗利尿ホルモン不適合分泌症候群（SIADH），無菌性髄膜炎，悪性症候群なども生じる可能性がある．特に，CBZ は眠気，めまい，便秘，嘔気，運動失調などの有害作用が多く，アジア人に多いヒト白血球抗原 B＊1502 を有する患者では，有しない患者に比して SJS や TEN の発症頻度が10倍高くなるので[13]，注意が必要である．また，LMT も SJS や TEN の発症の可能性が報告されており，保険適用がない現状では使用を制限した方がよい．

2）スティーブンス・ジョンソン症候群（SJS）

SJS は高熱や全身倦怠感などの症状を伴って口唇・口腔，眼，外陰部などを含む全身に紅斑やびらんが広範囲に出現する重篤な疾患である．全身症状としては高熱，全身倦怠感，食欲低下などが認められ，皮膚病変では全身に様々な滲出性紅斑，水疱を有する紅斑〜紫紅色斑が多発散在する．また，口唇・口腔粘膜，鼻粘膜にも発赤や水疱が出現する．眼では結膜充血，偽膜形成，角膜上皮や結膜上皮のびらんなどが認められ，重篤な眼病変では後遺症を残すことが多い．上気道粘膜や消化管粘膜の障害により，呼吸器症状や消化管症状を併発することもある．

3）中毒性表皮壊死症（TEN）

水疱，びらんなどの表皮剥離体表面積が 10％未満の場合を SJS，10〜30％の場合は TEN と診断される．TEN では，一見正常に見える皮膚に軽度の圧力をかけると表皮が剥離し，びらんを生じるニコルスキー現象がみられることもある．

参考文献
1）Munro G et al：Pharmacological comparison of anticonvulsant drugs in animal models of persistent pain and anxiety. Neuropharmacology 53：609-618, 2007
2）Sidhu HS et al：Current status of the new antiepileptic drugs in chronic pain. Front Pharmacol 25：276, 2016
3）Wiffen PJ et al：Antiepileptic drugs for neuropathic pain and fibromyalgia-an overview of cochrane reviews. Cochrane Database Syst Rev 11：CD010567, 2013
4）Chong MS et al：The rationale and use of topiramate for treating neuropathic pain. Clin J Pain 19：59-68, 2003
5）Attal N et al：EFNS guidelines on pharmacological treatment of neuropathic pain. Eur J Neurol 13：1153-1169, 2006
6）Finnerup NB et al：Pharmacotherapy for neuropathic pain in adults：A systematic review and meta-analysis. Lancet Neurol 14：162-173, 2015
7）加藤信也ほか：抗てんかん薬—その適応と実際の使用—．ペインクリニック 29：633-644, 2008
8）Moore RA et al：Zonisamide for neuropathic pain in adults. Cochrane Database Syst Rev 1：CD011241, 2015
9）Argoff CE：Topical analgesics in the management of acute and chronic pain. Mayo Clin Proc 88：195-205, 2013
10）Besson M et al：GABAergic modulation in central sensitization in humans：A randomized placebo-controlled pharmacokinetic-pharmacodynamic study comparing clobazam with clonazepam in healthy volunteers. Pain 156：397-404, 2015
11）Linde M et al：Valproate（valproic acid or sodium valproate or a combination of the two）for the prophylaxis of episodic migraine in adults. Cochrane Database Syst Rev 24：CD010611, 2013
12）Silberstein SD：Topiramate in migraine prevention：A 2016 perspective. Headache 57：165-178, 2017
13）Perucca P et al：Adverse effects of antiepileptic drugs. Lancet Neurol 11：792-802, 2012

スティーブンス・ジョンソン症候群
SJS：Stevens-Johnson syndrome
中毒性表皮壊死症
TEN：toxic epidermal necrolysis
全身性エリテマトーデス
SLE：systemic lupus erythematosus
抗利尿ホルモン不適合分泌症候群
SIADH：syndrome of inappropriate secretion of antidiuretic hormone

Nikolsky 現象

Ⅲ-6　抗うつ薬

1. 作用機序

　抗うつ薬は，シナプス間隙に放出されたセロトニン（5-HT）やノルアドレナリン（NA）のシナプス前ニューロンへの再取り込みを阻害することで，シナプス間隙のモノアミン濃度を上昇させ，下行性疼痛抑制系を賦活化する[1]．また，他にもオピオイド受容体を介した抗侵害作用，N-メチル-D-アスパラギン酸（NMDA）受容体の遮断，γ-アミノ酪酸（GABA）A 受容体数の増加と機能増強，Na^+チャネルの遮断，K^+チャネルの開口促進，アデノシン A1 受容体の活性化，などの多くの鎮痛機序が報告されている[2]．

セロトニン
5-HT：serotonin, 5-hydroxy tryptamine

ノルアドレナリン
NA：noradrenarine

N-メチル-D-アスパラギン酸
NMDA：N-methyl-D-aspartate

ガンマ（γ）-アミノ酪酸
GABA：gamma（γ）-aminobutyric acid

2. 薬 物 名

　抗うつ薬は，その薬理作用機序から分類されており，本邦では三環系抗うつ薬（TCA），四環系抗うつ薬（TeCA），セロトニン・ノルアドレナリン再取り込み阻害薬（SNRI），選択的セロトニン再取り込み阻害薬（SSRI），5-HT$_{2A}$受容体拮抗・再取り込み阻害薬（SARI），ノルアドレナリン作動性・特異的セロトニン作動性抗うつ薬（NaSSA）やセロトニン再取り込み阻害・セロトニン受容体調節薬（S-RIM）などが臨床使用されている．

三環系抗うつ薬
TCA：tricyclic antidepressants

四環系抗うつ薬
TeCA：tetracyclic antidepressants

セロトニン・ノルアドレナリン再取り込み阻害薬
SNRI：serotonin-noradrenarine reuptake inhibitor

選択的セロトニン再取り込み阻害薬
SSRI：selective serotonin reuptake inhibitor

5-HT$_{2A}$受容体拮抗・再取り込み阻害薬
SARI：serotonin 2 A antagonist/reuptake inhibitors：

ノルアドレナリン作動性・特異的セロトニン作動性抗うつ薬
NaSSA：noradrenergic and specific serotonergic antidepressant

セロトニン再取り込み阻害・セロトニン受容体調節薬
S-RIM：serotonin reuptake inhibitor and modulator

帯状疱疹後神経痛
PHN：postherpetic neuralgia

3. 効果の期待できる疾患・病態

　日本ペインクリニック学会の『神経障害性疼痛薬物療法ガイドライン 改訂第2版』[3]では，TCA と SNRI のデュロキセチンが神経障害性疼痛治療の第一選択薬に挙げられている．

　TCA は，各種ガイドラインで神経障害性疼痛に対する第一選択薬であり，アミトリプチリンは糖尿病性神経障害，PHN に対して，高いエビデンスを有している[4,5]．ノルトリプチリンは，アミトリプチリンに比して鎮痛効果に有意差がないことや忍容性に優れていることから，低用量（10〜25 mg）の就寝前服用を初期投与として開始することが推奨されている[6]．

　TeCA は，各種システマティックレビューやガイドラインでは推奨されていない．

　SNRI のデュロキセチンは，有痛性糖尿病性神経障害，線維筋痛症，PHN，非特異的腰痛，変形性関節症に対する有用性が多く報告されている[7]．同じ SNRI であるベンラファキシンも末梢性神経障害性疼痛に対する有効性が示唆されているが，症例報告やエビデンスが少なく，ガイドラインのアルゴリズムには挙げられていない．また，ミルナシプランは，米国食品医薬品局（FDA）で線維筋痛症への適用が認められているが，本邦では痛みに対する保険適用を有していない．

米国食品医薬品局
FDA：Food and Drug Administration

NNT：number needed to treat

　SSRI は，TCA，SNRI などに比して痛み疾患に対する NNT が大きく，鎮痛効果に関する質の高いエビデンスも少ない．そのため，神経障害性疼痛のガイドラインには記載されていない[5]．しかし，フルボキサミンはκ3 オピオイド受容体と親和性が高く，ブプレノルフィンと類似した鎮痛効果が期待でき，パロキセチンやセルトラリンは神経細胞のNa^+チャネル遮断作用を示す．また，エスシタロプラムは有痛性多発性神経障害に対して，抗うつ作用は示さないが，痛みのみを軽減させる．

　SARI のトラゾドンは，5-HT$_2$受容体を強く阻害することで遊離 5-HT を増やす．トラゾドンの有痛性糖尿病性神経障害に対する症例報告があるが，臨床使用例が少ないた

めに，ガイドラインなどでは推奨されていない.

　NaSSA のミルタザピンは，線維筋痛症の疼痛閾値（痛いと認識される刺激の最低強度）を上昇させることにより痛みの訴えを減少させる可能性があり，うつ症状および不眠を伴っている慢性疼痛患者に有用とされている[8].

　S-RIM であるボルチオキセチンは，SSRI の作用に加えて 5-HT$_{1A}$ 受容体を刺激することでドパミンの放出量を増加させて抗うつ作用を示す. ボルチオキセチンの長期投与によって，慢性絞扼性神経障害やオキサリプラチン誘発性神経障害モデルにおける痛覚過敏を軽減した報告や，舌痛症患者の疼痛スコアを改善したことが報告されている[9].

4. 保険適用（2023 年 3 月 31 日現在）

　デュロキセチンは，有痛性糖尿病性神経障害，線維筋痛症，慢性腰痛症，変形性関節症の痛みの緩和に関する保険適用が認められている. また，2015 年から，アミトリプチリン（10 mg, 25 mg）の効能・効果に「末梢性神経障害性疼痛」が追記されている. その他の抗うつ薬は痛み疾患に対する保険適用が認められていないが，神経障害性疼痛，緊張型頭痛，がん性疼痛，慢性疼痛などによる患者の抑うつ症状に対する治療としては認められているため，抑うつ症状などの治療目的に処方可能である.

5. 副 作 用

1）各薬物の副作用

　TCA では，抗コリン作用による口渇，便秘，尿閉，抗 α_1 作用による起立性低血圧，H$_1$ 受容体遮断による傾眠や鎮静，体重増加などがみられる. さらに，抗コリン作用，抗 α_1 作用，キニジン様作用による QT 延長は，心室細動などの原因となるので，脱水，便秘，前立腺肥大，循環器疾患などを有する患者や高齢者では慎重に投与する. 緑内障，尿閉，MAO 阻害薬内服中の患者には禁忌となる. TeCA も TCA と同様の副作用を生じ得るが，全般的にその程度は弱い. デュロキセチンは，投与早期の頭痛，悪心，胃腸症状，不眠，肝障害を生じ，ミルナシプランは尿閉，頭痛，頻脈，血圧上昇に注意する. SSRI は抗コリン作用や抗 α_1 作用は弱く，口渇，便秘，尿閉，起立性低血圧は起こりにくいが，5-HT$_3$ 受容体刺激による胃腸症状（悪心・嘔吐，下痢など）が多い. NaSSA は主な副作用として眠気と体重増加がみられる. S-RIM は他の抗うつ薬よりも悪心の副作用が多く，添付文書では 10% 以上と報告されている.

MAO：monoamine oxidase

2）賦活症候群

　投与初期や増量時の 5-HT$_{2A}$ 受容体刺激によると考えられる. 投与初期（特に 2 週間以内）の中枢神経刺激症状として，不安，焦燥，不眠，易刺激性，衝動性，アカシジア，敵意，パニック発作，躁状態がみられ，自傷・自殺行為を起こすこともある.

3）離脱症候群

　抗うつ薬の急激な断薬，減量後に生じる臨床症状であり，「脳への衝撃」や「脳ショック」などと表現される知覚異常（電撃感覚），めまい，発汗，嘔気，不眠，振戦がみられる. 抗うつ薬再投与が唯一の治療となる.

4）セロトニン症候群

　抗うつ薬はセロトニン症候群を発症する可能性があり[10]，神経筋症状の腱反射亢進とミオクローヌス，自律神経症状の発熱，頻脈，発汗，振戦，精神症状としての落ち着かない，イライラする，不安，錯乱，不眠などの症状がみられた場合には慎重に経過観察すべきである. 特に，抗うつ薬を内服中の患者にミオクローヌスがみられたらセロトニ

ン症候群を疑う．セロトニン症候群は脳内セロトニン濃度の過剰と活性亢進によって生じ，原因薬物の初回投与，過剰投与や投与量変更後6時間以内に発症する．一般に予後は良く，70％は発症から24時間以内に症状が軽快するが，死亡例も報告されている．治療は原因薬物の中止と補液，冷却が基本となる．

5）自傷行為・他害行為

24歳以下の若年者に使用すると自殺関連行動が増加することや，SSRIで他害行為を呈する可能性が指摘されており，うつ病を併発している若年患者への使用は，精神科専門医へのコンサルトの後に行うことが望ましい．

6）その他

認知機能障害・性機能障害がみられることがある．

参考文献

1) Attal N et al：EFNS guidelines on the pharmacological treatment of neuropathic pain：2010 Revision. Eur J Neurol 17：1113-1123, 2010
2) Mika J et al：Neuronal and immunological basis of action of antidepressants in chronic pain：Clinical and experimental studies. Pharmacol Rep 65：1611-1621, 2013
3) 日本ペインクリニック学会 神経障害性疼痛薬物療法ガイドライン作成ワーキンググループ 編：神経障害性疼痛薬物療法ガイドライン改訂第2版．真興交易医書出版部，2016
4) Finnerup NB et al：Pharmacotherapy for neuropathic pain in adults：A systematic review and meta-analysis. Lancet Neurol 14：162-173, 2015
5) Moore RA et al：Antidepressant drugs for neuropathic pain-an overview of Cochrane reviews. Cochrane Database Syst Rev 1：CD011606, 2017
6) Dworkin RH et al：Pharmacologic management of neuropathic pain：Evidence-based recommendations. Pain 132：237-251, 2007
7) Lunn MP et al：Duloxetine for treating painful neuropathy or chronic pain. Cochrane Database Syst Rev 4：CD007115, 2009
8) Freynhagen R et al：The effect of mirtazapine in patients with chronic pain and concomitant depression. Curr Med Res Opin 22：257-264, 2006
9) Adamo D et al：Vortioxetine as a new frontier in the treatment of chronic neuropathic pain：a review and update. Ther Adv Psychopharmacol 11：20451253211034320, 2021
10) Buckley NA et al：Serotonin syndrome. BMJ 348：g1626, 2014

Ⅲ-7　ケタミン

1．作用機序

ケタミンは1962年に開発され，「解離性麻酔薬」として広く知られる薬物である．これは，機能的・電気生理学的に，新皮質-視床系を抑制し，辺縁系を活性化する作用による[1]．

ケタミンにはS(+)とR(-)の光学異性体が存在する．現在臨床使用しているケタミンは，これらの異性体を等分に含む．S体はR体よりも，鎮痛作用が強く，精神作用が弱い[2]．ケタミンは肝臓においてチトクロームP450により代謝され，主代謝産物であるノルケタミンはNMDA受容体に親和性を有する．ノルケタミンはケタミンの1/3〜1/5の麻酔作用を有する[2]．

ケタミンによる鎮痛作用はNMDA受容体に対する非競合的拮抗作用により説明されている[1,2]．NMDA受容体は興奮性アミノ酸の受容体の一つであり，脊髄，視床，辺縁系，大脳皮質など中枢神経系の様々な部位に発現している．NMDA受容体は痛みの中枢

N-メチル-D-アスパラギン酸
NMDA：N-methyl-D-aspartic acid

感作や wind-up 現象に関与している[1,3,4].

　また，ケタミンによる下降性抑制系の増強[5]やオピオイド受容体活性化作用，抗炎症効果なども鎮痛効果に寄与している可能性がある[6].

　NMDA 受容体以外にも，ケタミンは様々な部位（オピオイド受容体，モノアミン作動性受容体，コリン作動性受容体，ニコチン・ムスカリン受容体，ドパミン受容体，各種イオンチャネル等）に作用している[1,4].　ケタミンの投与は，交感神経系への刺激効果により，心拍数・血圧上昇，唾液・気管内分泌物増加，気管支拡張をもたらす．心筋に対しては用量依存性の負の変力作用があり，内因性カテコラミンが枯渇した病態の患者では投与に際して注意が必要である[4].

2. 薬 物 名
　ケタミン

3. 効果の期待できる疾患・病態
　非がん性慢性疼痛において，神経障害性疼痛の要素が大きい患者に有効であるとされている．

　混合性神経障害性疼痛，CRPS，脊髄損傷による痛み，幻肢痛，PHN，線維筋痛症，虚血性疼痛，片頭痛，腰痛など，様々な病因による慢性疼痛に対するケタミンの効果についての RCT がある．慢性疼痛に対するケタミン静注に関するレビューによると，中長期的な効果が得られたのは CRPS に対してのみであった[1].　ケタミンの至適投与量や投与方法については一定の見解が得られておらず，長期投与における有効性や安全性に関しては確立されていない．

　ケタミンは，オピオイド鎮痛薬の効果を増強する，オピオイド誘発性痛覚過敏を抑制する，オピオイド耐性を改善するなどの報告もあり[1,3]，がん性疼痛に対する鎮痛補助薬としての役割が期待されている．しかし，その有効性と安全性に関して，十分コンセンサスが得られているとはいえない[7].

　近年，周術期のケタミン静脈内投与の急性疼痛に対する効果についての報告が増えており，それらをまとめたレビュー[8]によると，ケタミンは，周術期の疼痛強度と他の鎮痛薬の消費量を減少させる．

　また近年，ケタミンの抗うつ作用が認められ，2019 年に米国食品医薬品局（FDA）は難治性うつ病の追加治療薬として（S)-ケタミン点鼻薬を承認した[9].　ケタミンの抗うつ効果が慢性疼痛に対する鎮痛効果として寄与するのかについては，肯定的な意見もある[10]が，明らかではない．

4. 保険適用（2023 年 3 月 31 日現在）
　本邦における保険適用は，「手術，検査および処置時の全身麻酔および吸入麻酔の導入」であり，慢性疼痛やがん性疼痛に対しては適応外使用である．

　また，ケタミンは，麻薬，麻薬原料植物，向精神薬および麻薬向精神薬原料を指定する政令の改正により，平成 19 年 1 月 1 日から『麻薬及び向精神薬取締法』に規定する麻薬に指定され，その取り扱いが厳しくなった．これは，国内外で違法ドラッグとして乱用されていることが問題となったためである．

複合性局所疼痛症候群
CRPS : complex regional pain syndrome

帯状疱疹後神経痛
PHN : postherpetic neuralgia

無作為化比較試験，ランダム化比較試験
RCT : randomized controlled trial

米国食品医薬品局
FDA : Food and Drug Administration

5. 副作用（有害作用）

　けいれん発作既往，脳血管障害，高血圧，脳圧亢進症，重症心不全の患者は投与禁忌である．

投与時は，呼吸抑制，循環動態の変化，けいれんなどの症状に注意が必要である．比較的低用量で用いる場合にはこのような副作用は起きにくいが，初回投与時や増量時には安全のために呼吸循環状態のモニタリングが必要である．

　用量依存的に，幻覚，視力障害，悪夢，せん妄などの精神症状を示すとされ，慎重な経過観察が必要である．これらの症状は，ベンゾジアゼピンまたはa_2アドレナリン受容体作動薬の併用で軽減される[1,3]．

　ケタミンは乱用薬物として世界的に問題となっている．ケタミンの長期使用における後遺症として，記憶障害や，思考の異常などが報告されている[6]．また，下部尿路症状，肝機能異常なども報告されている[6]．

参考文献

1) Mion G et al：Ketamine pharmacology：an update（pharmacodynamics and molecular aspects, recent findings）. CNS Neurosci Ther 19：370-380, 2013
2) Peltoniemi MA et al：Ketamine：A review of clinical pharmacokinetics and pharmacodynamics in anesthesia and pain therapy. Clin Pharmacokinet 55：1059-1077, 2016
3) Niesters M et al：Ketamine for chronic pain：risks and benefits. Br J Clin Pharmacol 77：357-367, 2014
4) Cohen SP et al：Consensus guidelines on the use of intravenous ketamine infusions for chronic pain from the American Society of Regional Anesthesia and Pain Medicine, the American Academy of Pain Medicine, and the American Society of Anesthesiologists. Reg Anesth Pain Med 43：521-546, 2018
5) Niesters M et al：Effect of subanesthetic ketamine on intrinsic functional brain connectivity：a placebo controlled functional magnetic resonance imaging study in healthy volunteers. Anesthesiology 117：868-877, 2012
6) Sassano-Higgins S et al：A review of ketamine abuse and diversion. Depress Anxiety 33：718-727, 2016
7) Bell RF et al：Ketamine as an adjuvant to opioids for cancer pain. Cochrane Database Syst Rev 28；6：CD003351, 2017
8) Brinck EC et al：Perioperative intravenous ketamine for acute postoperative pain in adults. Cochrane Database Syst Rev 20；12：CD012033, 2018
9) Swainson J et al：Esketamine for treatment resistant depression. Expert Rev Neurother 19：899-911, 2019
10) Yang Y et al：Emerging concepts on the use of ketamine for chronic pain. Expert Rev Clin Pharmacol 13：135-146, 2020

Ⅲ-8　プロスタグランジン製剤

1. 作用機序

　プロスタグランジン（PG）は，アラキドン酸から生合成される不飽和脂肪酸代謝物で，多くの種類があり，その生理作用も分娩誘発，陣痛促進，血管拡張，血小板凝集抑制，胃酸分泌抑制，胃粘膜保護，新生児動脈管拡張，腸管収縮，眼圧低下作用など多種多様である．痛み治療で臨床使用されているのは，プロスタグランジン E1（PGE1）製剤，プロスタグランジン I2（PGI2）製剤で，主に血管拡張作用，血小板凝集や粘着の抑制作用，赤血球変形能亢進作用により神経組織血流量を増加させ，症状を改善すると考えられている[1,2]．

プロスタグランジン
PG：prostaglandin

2. 薬 物 名

　痛みの治療を目的に本邦で利用可能なプロスタグランジン製剤には，注射薬としてアルプロスタジル，アルプロスタジルアルファデクス（PGE1 製剤），内服薬としてリマプロストアルファデクス（PGE1 誘導体），ベラプロストナトリウム（PGI2 誘導体）がある．

3. 効果の期待できる疾患・病態

1）腰部脊柱管狭窄症による馬尾性間欠（性）跛行

　腰部脊柱管狭窄症に対する保存的療法の有効性に関するネットワークメタアナリシスにおいて，リマプロストアルファデクスは，日本整形外科学会（JOA）スコアとオズウェストリー腰痛障害質問票（ODI）の改善効果が他の保存的療法よりも優れていたことが示されている[3]．PGE1 製剤の有効性は 57〜87％ と報告されており[4]，腰部脊柱管狭窄症の間欠（性）跛行に頻用されている．PGE1 製剤による間欠（性）跛行の改善が患者により異なる理由を MRI で詳細に観察した研究では，腰椎横断像の硬膜内腔が $60\,mm^2$ 以下で神経根が変性している場合は効果が得られにくいと報告されている[4]．

日本整形外科学会
JOA：Japanese Orthopaedic Association
Oswestry 腰痛障害質問票
ODI：Oswestry disability index

2）慢性動脈閉塞症による四肢虚血・潰瘍に伴う痛み

　ベラプロストは経口投与可能な PGI2 誘導体であり，細胞内 cAMP の上昇を介して血小板凝集抑制・血管拡張作用を示すが，シロスタゾールと同様に抗動脈硬化に関連した多彩な作用を有する[5]．PGE1 に関する 3 件の試験では潰瘍の大きさが縮小する効果がみられたが，他の重要な臨床的エンドポイントに対しては良好なアウトカムは示されていない[6]．

4. 保険適用（2023 年 3 月 31 日現在）

　アルプロスタジルとアルプロスタジルアルファデクスでは，「慢性動脈閉塞症[4]における四肢潰瘍ならびに安静時痛の改善」に適用がある．ベラプロストナトリウムは，「慢性動脈閉塞症に伴う潰瘍，痛みおよび冷感の改善」に適用がある．リマプロストアルファデクスは，「閉塞性血栓血管炎に伴う潰瘍，疼痛及び冷感等の虚血性諸症状の改善」および「後天性の腰部脊柱管狭窄症[4,7]（SLR 試験正常で，間欠（性）跛行を呈する患者）に伴う自覚症状（下肢疼痛，下肢しびれ）および歩行能力の改善」に適用がある．

下肢伸展挙上試験
SLR：straight-leg-raising test

5. 副 作 用

　プロスタグランジンは幅広い生理活性を持ち，特に平滑筋への作用が強力で，妊婦または妊娠している可能性のある婦人に対しては使用禁忌となっている薬物が多い．
　血管拡張作用や血小板凝集抑制作用があるため，血圧低下・心悸亢進などの循環器系や出血傾向の副作用に注意が必要である．特に，抗血小板薬，血栓溶解薬，抗凝固薬，ワルファリンとの併用により出血傾向の増強をきたす可能性があるため，併用時には観察を十分に行い，用量を調節するなど注意が必要である．
　他に重大な副作用としては肝機能障害や黄疸がある．注射剤では心不全や肺水腫，胸水などが現れることがあるので，循環状態を十分に観察することが推奨される．その他に，頭痛，顔面潮紅発疹，掻痒感，下痢，悪心，腹部不快感，腹痛，食欲不振，胸やけ，肝機能異常，火照り，めまいなどが報告されている．なお，PGE1 誘導体であるルビプロストンは過敏性腸症候群や便秘の治療薬として用いられる[6]．

参考文献
1) Akahori H et al：Prostaglandin E1 in lipid microspheres ameliorates diabetic peripheral neuropathy：Clinical usefulness of Semmes-Weinstein monofilaments for evaluating diabetic sensory abnormality. Diabetes Res Clin Pract 64：153-159, 2004
2) Itoh Y et al：The therapeutic effect of lipo PGE1 on diabetic neuropathy：Changes in endothelin and various angiopathic factors. Prostaglandins Other Lipid Mediat 66：221-234, 2001
3) Chen X et al：Clinical effectiveness of conservative treatments on lumbar spinal stenosis：A network meta-analysis. Frontiers in Pharmacology 13：1-9, 2022
4) Kobayashi S：Pathophysiology, diagnosis and treatment of intermittent claudication in patients with lumbar canal stenosis. World J Orthop 5：134-145, 2014
5) 高橋健三：慢性動脈閉塞症治療薬の基礎．日薬理誌 130：393-397，2007
6) 横井宏圭：閉塞性動脈硬化症（PAD）の薬物療法〜循環器内科医の立場から〜．日フットケア会誌 15：95-98，2017
7) Schey R et al：Lubiprostone for the treatment of adults with constipation and irritable bowel syndrome. Dig Dis Sci 56：1619-1625, 2011

Ⅲ-9　リドカイン

1. 作用機序
　神経ブロックや局所麻酔にて使用されるリドカインは，神経細胞膜を貫通し細胞膜内側に存在する電位依存性 Na^+ チャネル（Nav チャネル）に結合して，Na イオンの細胞外からの流入を抑制することで，細胞膜の脱分極を抑止する．その結果，神経細胞膜の活動電位が抑制され神経興奮の発生・伝播を抑止する．一方，神経障害性疼痛に対するリドカインの全身投与により得られる鎮痛は，その投与量では正常な神経伝達は遮断されず，知覚・運動神経遮断は起こらない．神経障害性疼痛や炎症性疼痛において，Navチャネルは重要な役割を果たしており[1]，神経損傷部位に蓄積された Nav1.8 チャネルが病的な神経自発発射に関与すると考えられている．Nav1.8 チャネルは，リドカインに対する感受性が，他の Nav チャネルの5倍以上あるとされ[2]，正常の神経伝達に影響を与えない程度の低い血中濃度のリドカイン全身投与により，脊髄 WDR ニューロンの過剰興奮，損傷神経，後根神経節，神経腫から生じる異所性発火が抑制されると考えられている．

WDR：wide dynamic range

2. 薬物名
・局所麻酔剤：リドカイン塩酸塩
・貼付用局所麻酔剤：リドカイン（テープ）
・外用局所麻酔剤：リドカイン・プロピトカイン配合クリームおよび貼付剤
・表面麻酔剤：リドカイン塩酸塩（ゼリー，ビスカス，噴霧剤，点眼液）
・抗不整脈剤：リドカイン塩酸塩（静注用）

3. 効果の期待できる疾患・病態
　神経細胞の過剰興奮，異所性発火の病態による疼痛に対してリドカインの全身投与（3 mg/kg の静注用リドカイン塩酸塩を1時間かけて点滴静注[3]）は効果が期待できる．これらには，神経障害性疼痛（PHN）[3]，糖尿病性神経障害[4]，外傷性末梢神経障害後疼痛，脊髄損傷後疼痛[5]，CRPS[3,6]，中枢痛[7]などが含まれる．本邦では承認されていないが，

帯状疱疹後神経痛
PHN：postherpetic neuralgia
複合性局所疼痛症候群
CRPS：complex regional pain syndrome

リドカインパッチ5％の貼布投与は，PHNなどの末梢神経障害性疼痛に有効であり，国際疼痛学会では，神経障害性疼痛の薬物治療の第一選択薬の一つとしている[8]．これは，テープ貼布時の血中濃度の上昇が軽微であることから，局所に投与されたリドカインが直接皮膚の浅層内の末梢神経からの異所性興奮を抑制すると考えられている．

　リドカインの有する抗炎症作用，抗痛覚過敏作用，消化管蠕動運動作用により，リドカイン全身投与が消化器手術後の急性痛に対して抑制効果を示すことも示されている[9]．

4. 保険適用（2023年3月31日現在）

　リドカイン塩酸塩注射液（局所麻酔剤）の保険適用は，硬膜外麻酔，伝達麻酔，浸潤麻酔，表面麻酔であるが，疼痛治療における神経ブロックに用いることは認められている．リドカインの全身投与（静脈内投与）にて使用できる2％［w/v］リドカイン塩酸塩（静注用），期外収縮や発作性頻拍の治療，急性心筋梗塞時および手術に伴う心室性不整脈の予防に対して保険適用となっている．全身投与の神経障害性疼痛などに対する有効性は，数多くの高レベルのエビデンスにて立証されており，「難治性疼痛治療」に対する適応外使用が公知申請により認められている．リドカインテープやリドカイン・プロピトカイン配合クリームの外用薬は，注射針穿刺時の疼痛緩和の適用がある．

5. 副作用

　リドカインの全身投与は，一般的に安全性が高い[10]．副作用としては，稀ではあるが局所麻酔薬中毒が挙げられる．静脈内へ大量投与あるいは短時間投与されて血中濃度が急激に中毒レベル以上に上昇した場合，中枢神経刺激症状（興奮，めまい，頭痛，多弁，けいれんなど）を呈する．さらに血中濃度が高くなった場合には意識消失，循環虚脱，呼吸停止を生じる．中毒症状が発症した場合，けいれん抑制，呼吸・循環管理を行う．

参考文献
1) Cardoso FC et al：Sodium chsnnles and pain：from toxins to therapies. Br J Pharmacol 175：2138-2157, 2018
2) Leffler A et al：Use-dependent block by lidocaine but not amitriptyline is more pronounced in tetrodotoxin（TTX）-resistant Nav1.8 than in TTX-sensitive Na⁺ channels. J Pharmacol Exp Ther 320：354-364, 2007
3) Kim YC et al：Efficacy and safety of lidocaine infusion treatment for neuropathic pain：A randomized, double-blind, and placebo-controlled study. Reg Anesth Analg Med 43：415-424, 2018
4) Viola V et al：Treatment of intractable painful diabetic neuropathy with intravenous lignocaine. J Diabetes Complicat 20：34-39, 2006
5) Finnerup NB et al：Intravenous lidocaine relieves spinal cord injury pain. Anesthesiology 102：1023-1030, 2005
6) Wallace MS et al：Concentration-effect relationship of intravenous lidocaine on the allodynia of complex regional pain syndrome type Ⅰ and Ⅱ. Anesthesiology 92：75-83, 2000
7) Attal N et al：Intravenous lidocaine in central pain：a double-blind, placebo-controlled, psychophysical study. Neurology 54：564-574, 2000
8) Dworkin RH et al：Pharmacologic management of neuropathic pain：evidence-based recommendations. Pain 132：237-251, 2007
9) Eipe N et al：Intravenous lidocaine for acute pain：an evidence-based clinical update. BJA Education 16：292-298, 2016
10) Gupta H et al：Role of intravenous lidocaine infusion in the treatment of peripheral neuropathy. Orthopedic Reviews 13：1-13, 2021

Ⅲ-10　片頭痛治療薬（急性期の治療薬）

1. 作用機序

　片頭痛の急性期治療薬には，セロトニン（5-HT）受容体作動薬（トリプタン，ジタン），アセトアミノフェン，NSAIDs，エルゴタミンがあり，頭痛発作重積時にはステロイド薬や鎮静作用を持つ薬物（クロルプロマジン，ドロペリドール）などが使用される．片頭痛の急性期には悪心・嘔吐などの随伴症状を伴うことが多く，いずれの治療薬においても制吐薬（メトクロプラミド，ドンペリドン）の併用は有用とされている[1]．

　トリプタンは$5-HT_{1B/1D}$受容体作動薬であり，脳血管の$5-HT_{1B}$受容体に作用することで頭痛発作時に過度に拡張した血管壁を収縮させ，また，硬膜血管周囲の三叉神経終末に存在する$5-HT_{1D}$受容体に作用し，カルシトニン遺伝子関連ペプチド（CGRP）の放出を抑制し，血管周囲の炎症を抑制することで頭痛を改善させる[2]．ジタンは血管収縮作用を持たない選択的$5-HT_{1F}$受容体作動薬であり，三叉神経終末に存在する$5-HT_{1F}$受容体に選択的に作用し，頭痛を改善させる．

　アセトアミノフェンの鎮痛機序に関しては未だ不明な点も多いが，大脳皮質と視床の痛覚閾値の上昇が鎮痛に関与していると推測されている．

　NSAIDsはシクロオキシゲナーゼ（COX）を阻害し，炎症に関与するプロスタグランジン類（PGs）の生成抑制が主たる鎮痛機序である．NSAIDsの一つであるインドメタシンには頭蓋内圧亢進の改善，三叉神経の活動抑制など多様な作用が報告されており，他のNSAIDsが無効で，インドメタシンのみが有効な頭痛も存在する[3]．

　エルゴタミンは麦角アルカロイドであり，5-HT受容体に作用して血管収縮作用を発現することで頭痛を軽減する．トリプタンと比較して5-HT受容体への選択性は高くなく，アドレナリン受容体やドパミン受容体などにも作用するため，悪心・嘔吐の副作用が強い．

　ステロイド薬は急性期の片頭痛治療薬としてのエビデンスはないが，経験的に有効と考えられており，強い抗炎症作用を有することがその機序の一つと考えられている．

　クロルプロマジン，ドロペリドールは強い抗ドパミン作用を持ち，強い鎮静作用と制吐作用を持つ．

2. 薬物名
　1）**内服薬**：トリプタン（スマトリプタンコハク酸塩，ナラトリプタン塩酸塩，ゾルミトリプタン，リザトリプタン安息香酸塩，エレトリプタン臭化水素酸塩），ジタン（ラスミジタンコハク酸塩），アセトアミノフェン，NSAIDs，エルゴタミン
　2）**点鼻薬**：トリプタン（スマトリプタン）
　3）**注射薬**：トリプタン（スマトリプタンコハク酸塩），ステロイド薬，クロルプロマジン，ドロペリドール

3. 効果の期待できる疾患・病態
　軽度〜中等度の頭痛に対してはアセトアミノフェンやNSAIDsを使用し，これらが無効の場合，または中等度〜重度の頭痛に対してはトリプタンやジタンを使用する[1]．アセトアミノフェンは妊婦，小児，高齢者に安全に使用でき，ジタンはトリプタンと比較して心血管系の合併症を有する患者に安全に使用できる．

セロトニン
5-HT：serotonin, 5-hydroxy tryptamine

カルシトニン遺伝子関連ペプチド
CGRP：calcitonin gene-related peptide

シクロオキシゲナーゼ
COX：cyclooxygenase
プロスタグランジン
PG：prostaglandin

　エルゴタミンは，トリプタンやジタンが無効の場合に使用する価値があるが，悪心・嘔吐の副作用が強く，トリプタン使用後24時間以上間隔を空けて投与する必要があるので，その使用は限定的である．

　ステロイド薬，クロルプロマジン，およびドロペリドールは，トリプタン，ジタンなどが無効の片頭痛重積発作時に使用を考慮する[1]．

4. 保険適用（2023年3月31日現在）

　本邦で使用可能なすべてのトリプタン系薬物とジタンは片頭痛に保険適用があり，アセトアミノフェンは頭痛に対して保険適用がある．頭痛に対して使用可能なNSAIDsは限られており，多く使用されているロキソプロフェンは頭痛の保険適用はない．メフェナム酸，アスピリン，カフェインを含むいくつかの配合剤は頭痛に対して保険適用があるが，イブプロフェン，ナプロキセン，エトドラク，セレコキシブ，インドメタシンなどは片頭痛治療薬として有効性が高いものの，保険適用はない．現在，片頭痛に対して使用可能で保険適用のあるエルゴタミンは配合剤のみである．ステロイド薬，クロルプロマジン，ドロペリドールの片頭痛に対する保険適用はない．

5. 副作用

　トリプタンは血管収縮作用があり，心筋虚血，冠血管攣縮，脳梗塞を惹起させ得るため，虚血性心疾患や脳血管障害の患者には使用禁忌である．トリプタンとジタンは，ともに5-HT作動薬であるため，SSRIやSNRIとの併用でセロトニン症候群のリスクが高まることに注意が必要である．また，悪心・嘔吐，動悸，めまい，眠気などの副作用を認めることがある．特にジタンは眠気を訴える患者が多い．

選択的セロトニン再取り込み阻害薬
SSRI：selective serotonin reuptake inhibitor

セロトニン・ノルアドレナリン再取り込み阻害薬
SNRI：serotonin–noradrenaline reuptake inhibitor

　アセトアミノフェンは，他の薬物と比較して重篤な副作用が少ない薬であるが，高用量での使用で重篤な肝機能障害をきたす可能性がある．

　NSAIDsはCOX阻害によるPGs合成阻害により，消化管出血，腎機能障害をきたす可能性がある．

　エルゴタミンは，トリプタンに比較して悪心・嘔吐の副作用発現率が高く，血管収縮作用が強いために虚血性心疾患の患者に禁忌である．また，子宮収縮作用があるため妊婦にも禁忌である．

　クロルプロマジン，ドロペリドール投与時には錐体外路症状，血圧低下をきたす可能性がある．ドロペリドールはQT延長や心室頻拍をきたす可能性もあり，厳重なモニター下で使用する必要がある．

　片頭痛治療薬を頻用することにより，薬物の使用過多による頭痛（MOH）を発症する危険性があるため，1ヵ月当たりの服用頻度に関し，トリプタン，エルゴタミン，および配合剤では10日を超えないように，NSAIDsやアセトアミノフェンでは15日を超えないように患者教育と服薬指導を行うことが重要である．また，片頭痛に対するオピオイド鎮痛薬の使用は，中枢感作やMOHを惹起する危険性があることに加え，トリプタンの反応性を低下させる可能性があるため安易な処方は慎むべきである．

MOH：medication–overuse headache

参考文献
1）「頭痛の診療ガイドライン」作成委員会 編：頭痛の診療ガイドライン2021，医学書院，2021
2）Benemei S et al：Triptans and CGRP blockade：Impact on the cranial vasculature. J Headache Pain 18：103-109, 2017
3）Summ O et al：Mechanism of action of indomethacin in indomethacin-responsive headaches. Curr Pain

Headache Rep 17：327, 2013
4）Marmura MJ et al：The acute treatment of migraine in adults：the American headache society evidence assessment of migraine pharmacotherapies. Headache 55：3-20, 2015

Ⅲ-11　片頭痛予防薬

1. 作用機序

　従来の片頭痛予防の標準治療薬は, 抗てんかん薬, β遮断薬, 抗うつ薬, Ca^{2+}拮抗薬, アンジオテンシン変換酵素阻害薬, アンジオテンシンⅡ受容体拮抗薬であったが, 2021年から新たにカルシトニン遺伝子関連ペプチド（CGRP）関連薬物（抗CGRP抗体, 抗CGRP受容体抗体）が使用可能となった. そのほか, ジメトチアジン, エルゴタミン, チザニジン, オランザピン, マグネシウム, ビタミンB_2, ナツシロギク（feverfew）などにも片頭痛予防効果の報告がある[1].

　抗てんかん薬であるバルプロ酸ナトリウムは, GABA分解酵素を阻害してシナプス間隙のGABAレベルを増加させることにより, またトピラマートは電位依存性Na^+チャネルを抑制することで神経細胞の興奮性を抑制して片頭痛の発作を予防する.

　β遮断薬は, 末梢へのβ遮断作用だけでなく, 中枢における神経伝達に作用する可能性も示唆されており, これが片頭痛を予防する機序の一つと考えられている.

　抗うつ薬であるアミトリプチリンは, 中枢神経系の神経外セロトニンやノルアドレナリンの濃度を高める作用がある. 頭痛発作時に生じる脳血管内のセロトニン濃度異常の改善や, 三叉神経系の興奮抑制などが関与している可能性が示唆されている.

　Ca^{2+}拮抗薬であるロメリジンは, 片頭痛発作の前兆時に認められる皮質拡延性抑制（CSD）の改善作用, 血管透過性亢進の抑制, セロトニン受容体遮断作用に基づく血小板形態変化の抑制などにより, 神経原性炎症を抑制して片頭痛発作を予防する.

　アンジオテンシン変換酵素阻害薬, アンジオテンシンⅡ受容体拮抗薬は, 脳血管における抗炎症作用, 血管安定化作用があり, 片頭痛予防の機序として考えられている.

　CGRP関連薬物は, 大脳から脳幹に広く分布する内因性CGRPのシグナル伝達を阻害することで片頭痛発作を予防すると考えられている. 抗CGRP抗体は内因性CGRPに結合することでCGRP受容体への結合を阻害し, 抗CGRP受容体抗体はCGRP受容体に直接作用することで内因性CGRPのCGRP受容体への結合を阻害する.

2. 薬　物　名

　抗てんかん薬（バルプロ酸ナトリウム, トピラマート）, β遮断薬（プロプラノロール, メトプロロール）, 抗うつ薬（アミトリプチリン）, Ca^{2+}拮抗薬（ロメリジン, ベラパミル）, アンジオテンシン変換酵素阻害薬（リシノプリル）, アンジオテンシンⅡ受容体拮抗薬（カンデサルタン）, 抗CGRP抗体（ガルカネズマブ, フレマネズマブ）, 抗CGRP受容体抗体（エレヌマブ）.

3. 効果の期待できる疾患・病態

　片頭痛予防薬は, 頻回に片頭痛発作をきたす際に使用を開始する. 概ね2回/月程度の頻度であっても生活への支障度が高いときは使用を考慮する. 薬物選択の際には共存症

カルシトニン遺伝子関連ペプチド
CGRP：calcitonin gene-related peptide

ガンマ（γ）-アミノ酪酸
GABA：gamma（γ）-aminobutyric acid

皮質拡延性抑制
CSD：cortical spreading depression

を考慮することが重要である．

　閃輝暗点の前兆がある場合や，てんかん，躁うつ病を有する患者では，抗てんかん薬が推奨される．バルプロ酸ナトリウムは体重増加を生じることがあるため，肥満患者に対してはトピラマートが選択される．抑うつ状態や不眠を併発する場合はアミトリプチリンが選択される．高血圧症，冠動脈疾患，頻拍性不整脈を有する患者ではβ遮断薬が推奨される．プロプラノロールは妊婦に比較的安全に使用可能であるが，喘息患者に禁忌であり，メトプロロールはβ_1選択性が高いため喘息患者に使用しやすいが，妊婦に禁忌である．高血圧症のある患者では他に，ロメリジン，ベラパミル，リシノプリル，カンデサルタンの使用を考慮してよい．ロメリジンは有害事象が少ないため，副作用を極度に恐れる患者に使用しやすい．CGRP関連薬物は，従来の予防薬で十分な有効性が得られない，または副作用により投与継続が困難な場合に用いられる[2~4]．

4. 保険適用（2023年3月31日現在）

　バルプロ酸ナトリウムは片頭痛の発症抑制に保険適用があるが，トピラマートは認められていない．プロプラノロールは片頭痛の発症抑制に保険適用があるが，メトプロロールは認められていない．アミトリプチリンに保険適用はないが，2012年に公知申請で適応外使用が承認された．ロメリジンは片頭痛に保険適用があり，ベラパミルに保険適用はないが，2011年に公知申請により適応外使用が承認された．リシノプリル，カンデサルタンには片頭痛およびその予防に対する保険適用はない．ガルカネズマブ，フレマネズマブ，エレヌマブはいずれも片頭痛発作の発症抑制に適用があり，非薬物治療や急性期の片頭痛治療等を適切に行っても日常生活に支障をきたす患者にのみ投与することとされている．

5. 副作用

　抗てんかん薬の副作用には，傾眠，めまい，体重増加，食欲不振，肝障害などがある．バルプロ酸ナトリウムは催奇形性があるため妊婦に対して禁忌であり，トピラマートは口唇口蓋裂発生率増加の報告があるため妊婦への投与は行わない方がよい．

　β遮断薬の副作用には，めまい，倦怠感，抑うつ状態，悪心・嘔吐などがある．

　アミトリプチリンの副作用には，口渇，便秘，排尿障害，眠気，ふらつきなどがある．

　ロメリジンの副作用は比較的少ないが，催奇形性があるため妊婦に対して禁忌である．ベラパミルはうっ血性心不全のある患者，房室ブロックのある患者に対して禁忌であり，胎児毒性が報告されており妊婦に対して禁忌である．

　リシノプリルの副作用には，咳嗽，めまい，倦怠感，血管浮腫などがある．催奇形性や羊水過少症の危険性があり妊婦に対して禁忌である．カンデサルタンの副作用は比較的少ないが，羊水過少症の報告があり妊婦に対して禁忌である．

　ガルカネズマブ，フレマネズマブ，エレヌマブの副作用には，便秘，めまい，眠気がある．妊婦への投与は禁忌とはされていない．

参考文献
1）「頭痛の診療ガイドライン」作成委員会 編：頭痛の診療ガイドライン 2021，医学書院，2021
2）Mulleners WM et al：Safety and efficacy of galcanezumab in patients for whom previous migraine preventive medication from two to four categories had failed（CONQUER）：a multicentre, randomized, double-blind, placebo-controlled, phase 3b trial. Lancet Neurol 19：814-825, 2020
3）Ferrari MD et al：Fremanezumab versus placebo for migraine prevention in patients with documented failure to up to four migraine preventive medication classes（FOCUS）：a randomized, double-blind, pla-

cebo-controlled, phase 3b trial. Lancet 394：1030-1040, 2019
4) Reuter U et al：Efficacy and tolerability of erenumab in patients with episodic migraine in whom two-to-four previous preventive treatments were unsuccessful：a randomized, double-blind, placebo-controlled, phase 3b study. Lancet 392：2280-2287, 2018

Ⅲ-12　ワクシニアウイルス接種家兎炎症皮膚抽出液

1．作用機序

　ワクシニアウイルス接種家兎炎症皮膚抽出液は，ワクシニアウイルスを接種した家兎の炎症皮膚組織から抽出した非蛋白性生理活性物質を含有する製剤であり，セロトニン系およびノルアドレナリン系の下行性疼痛抑制系の賦活化，ブラジキニンの遊離抑制による抗炎症作用，興奮性神経ペプチドの放出抑制，脳由来神経栄養因子への作用，交感神経抑制作用，血流改善作用，神経保護作用などを有する[1]．

2．薬物名

　ノイロトロピン®（ワクシニアウイルス接種家兎炎症皮膚抽出液含有製剤）（錠剤：1錠4ノイロトロピン®単位（NU），注射液：1アンプル3.6ノイロトロピン®単位（NU））

3．効果の期待できる疾患・病態

　腰痛症，頚肩腕症候群，肩関節周囲炎，変形性膝関節症に対する有効性を示す根拠があり，使用が推奨される．PHN に関しては，『神経障害性疼痛薬物療法ガイドライン　改訂第2版』では第二選択薬に挙げられている．本邦で臨床試験が行われ，PHN や有痛性糖尿病性神経障害に対する臨床効果が示されている[2]．頭痛，口腔顔面痛，線維筋痛症，CRPS に対しては有効性を示す RCT は存在しないが，副作用が少なく安全性が高いため，標準的な治療に反応しない患者への選択肢として考慮する[3]．また，抗がん剤であるオキサリプラチンによる末梢神経障害や有痛性糖尿病性神経障害を改善するという結果が報告されている[4]．

帯状疱疹後神経痛
PHN：postherpetic neuralgia

複合性局所疼痛症候群
CRPS：complex regional pain syndrome

無作為化比較試験，ランダム化比較試験
RCT：randomized controlled trial

4．保険適用（2023年3月31日現在）

　錠剤の適用は，PHN，腰痛症，頚肩腕症候群，肩関節周囲炎，変形性関節症である．通常，成人には1日4錠を朝夕2回に分けて経口投与する．注射薬の適用は腰痛症，頚肩腕症候群，症候性神経痛，皮膚疾患（湿疹・皮膚炎・蕁麻疹）に伴う搔痒，アレルギー性鼻炎，スモン病（SMON）の冷感・異常知覚・痛みである．通常，1日1回3.6 NU を静脈内，筋肉内，皮下に投与し，スモン病のみ7.2 NU を投与する．

亜急性視神経脊髄末梢神経炎
SMON：subacute myelo-eptico neuropathy

5．副作用

　錠剤では胃部不快感，悪心・嘔吐，食欲不振，注射薬では発疹，搔痒感，眠気，火照りなどが報告されているが，発生頻度は低い．消化管障害，腎障害，心血管イベント，喘息発作などの重篤な副作用も認められず，安全性の高い薬物であるが，ショック，ア

ナフィラキシー様症状，肝機能障害，黄疸などの重篤な副作用（頻度不明）も報告されており，漫然と投与しないよう注意する[5]．

参考文献
1) 鈴木孝浩ほか：ペインクリニックで使用する薬の新展開：その他の問題：ノイロトロピン®の作用機序における新展開．ペインクリニック 31：S441-S445，2010
2) 日本ペインクリニック学会 神経障害性疼痛薬物療法ガイドライン改訂版作成ワーキンググループ 編：神経障害性疼痛薬物療法ガイドライン改訂第2版，真興交易医書出版部，2016
3) 濱口眞輔ほか：ワクシニアウイルス接種家兎炎症皮膚抽出液．麻酔 67：724-729，2018
4) Zhang RX et al：Neurospective effect of neurotropin on chronic oxaliplatin-induced neurotoxic-ity in stage Ⅱ and Ⅲ colorectal cancer patients：Results from a prospective, randomized, single-centre, pilot clinical trial. Int J Colorectal Dis 27：1645-1650, 2012
5) ノイロトロピン®錠添付文書．日本臓器製薬 2021 年1月版

Ⅲ-13　筋弛緩薬

1．作用機序

　筋弛緩薬は骨格筋弛緩作用を有し，中枢性筋弛緩薬と末梢性筋弛緩薬に分けられる[1,2]．中枢性筋弛緩薬は，脊髄・脳幹における単シナプスおよび多シナプス反射や固縮の抑制，筋紡錘の感覚低下，γ線維の活動性低下などを介した骨格筋の痙縮の緩和作用を有する．末梢性筋弛緩薬は，神経筋接合部での伝達を阻害し，筋小胞体からのCa^{2+}の放出阻害による筋収縮抑制作用を有する[1,2]．

2．薬物名

　筋弛緩薬は，中枢性筋弛緩薬としてアフロクアロン，エペリゾン塩酸塩，クロルフェネシンカルバミン酸エステル，バクロフェン，チザニジン塩酸塩，プリジノールメシル酸塩，メトカルバモール，末梢性筋弛緩薬としてダントロレンナトリウム水和物が挙げられる．

3．効果の期待できる疾患・病態

　痙縮・筋緊張治療薬として緊張型頭痛や腰痛症[3]，痙性麻痺に用いられるが，エビデンスレベルが高い薬物は存在しない．その他に，線維筋痛症，骨盤痛症候群，顎関節症などに対して補助的に使用されるが，エビデンスは弱いか不確定である．また，長期の使用は推奨されておらず，各筋弛緩薬の有効性に関するエビデンスはない[4]．

4．保険適用（2023年3月31日現在）

・運動器疾患に伴う有痛性痙縮，筋緊張状態の改善：アフロクアロン，エペリゾン塩酸塩，クロルフェネシンカルバミン酸エステル，チザニジン塩酸塩，プリジノールメシル酸塩，メトカルバモール
・痙性麻痺：アフロクアロン，エペリゾン塩酸塩，バクロフェン，チザニジン塩酸塩，ダントロレンナトリウム水和物

5. 副 作 用

　中枢性筋弛緩薬では，発疹，めまい，ふらつき，眠気，腹痛，口渇，消化不良，悪心，浮腫などがあり，薬物によっては血圧低下や光過敏症，知覚異常，依存症などが出現する場合もある．末梢性筋弛緩薬では，脱力感，眠気，頭痛，けいれん，食欲不振，悪心・嘔吐などがあり，重大な副作用としては呼吸不全，ショック，アナフィラキシー，イレウス，黄疸などがある[1,2]．

参考文献
1) 筋弛緩薬．北原光夫ほか 編，治療薬マニュアル 2018．医学書院，363-280，2018
2) 49 筋弛緩薬．島田和幸ほか 編，今日の治療薬 2022．南江堂，990-997，2022
3) Qaseem A et al：Noninvasive treatments for acute, subacute, and chronic low back pain：A clinical practice guideline from the American College of Physicians. Ann Intern Med 166：514-530, 2017
4) See S et al：Choosing a skeletal muscle relaxant. Am Fam Physician 78：365-370, 2008

Ⅲ-14　抗不安薬

1. 作用機序

　抗不安薬にはベンゾジアゼピン系抗不安薬とセロトニン系抗不安薬があるが，ここではペインクリニック領域で使用されるベンゾジアゼピン系抗不安薬について解説する．ベンゾジアゼピン系抗不安薬は縫線核や扁桃体，海馬，視床下部に存在する γ-アミノ酪酸 A（GABA-A）受容体に存在するベンゾジアゼピン受容体にアゴニストとして作用し，GABA の刺激によって Cl^- の細胞内への通過性を高めて抗不安効果を発揮する[1]．GABA-A 受容体を構成するサブユニットのうち，a_2 サブユニットは抗不安作用と筋弛緩作用に関与している[2]．健康成人における研究で，ベンゾジアゼピン系抗不安薬は，GABA-A 受容体を介して痛覚過敏の抑制と鎮痛作用を有する可能性が示唆されている[3]．

ガンマ（γ）-アミノ酪酸
GABA：gamma（γ）-aminobutyric acid

2. 薬 物 名

　半減期により，短時間型（クロチアゼピン，エチゾラムなど），中間型（ロラゼパム，アルプラゾラムなど），長時間型（ジアゼパム，クロナゼパムなど），超長時間型（ロフラゼプ酸エチルなど）の4段階に分類される[1]．

3. 効果の期待できる疾患・病態

　痛みに対しては，鎮痛補助薬として不安軽減や睡眠障害の改善，筋弛緩を目的に使用される．急性腰痛には有効性は認められておらず，慢性腰痛に関しても有効性は明らかではない[4]．関節リウマチに伴う痛み[5]，神経障害性疼痛，線維筋痛症に対する有効性を示すエビデンスはない[6]．緊張型頭痛では，若年者や女性で，エチゾラムと NSAIDs の併用が NSAIDs 単独使用よりも有意な症状軽減を認めたことが報告されている[7]．また，アルプラゾラムは NSAIDs との併用で NSAIDs の効果を増強することが示されている[8]．口腔痛に対して，クロナゼパム 1 mg の口腔内局所投与がプラセボと比較して有意に高い鎮痛効果が示され[9]，口腔灼熱痛症候群に対して，クロナゼパム 1 日 0.5 mg がプラセボと比較して有意に高い鎮痛効果がみられたと報告されている[9]．顎関節障害に関

しては，ジアゼパムはプラセボと比較して有意な鎮痛効果は認められなかった[10].

4. 保険適用 （2023 年 3 月 31 日現在）

　抗不安薬は，痛み疾患自体には保険適用はないが，心身症における身体症候（腰痛症，頚肩腕症候群など）には適用がある．エチゾラムは頚椎症，腰痛症，筋収縮性頭痛における筋緊張に対して，ジアゼパムは脳脊髄疾患に伴う筋けいれん・疼痛に保険適用がある．クロナゼパムはてんかんにしか保険適用がないので注意が必要である．2018 年度の診療報酬改定では，医薬品の適正使用の推進が課題となり，不安や不眠の症状に対して12 ヵ月以上のベンゾジアゼピン系抗不安薬・睡眠薬を長期処方している場合の処方料と処方箋料が減額された※．ただし，当該症状を有する患者に対する診療を行うにつき十分な経験を有する医師が行う場合や，精神科医から抗不安薬等の処方について助言を得ている場合等は，「特に規定する場合を除く」とも付記されている．

※厚生労働省のホームページ参照

5. 副 作 用[1,2]

　鎮静作用により，眠気やふらつき，めまい感が多くみられる．認知機能低下をきたすことがあり，これは運動機能にも影響を与えることから，車の運転などにおいて厳しく注意喚起されている．稀に，奇異反応（不安焦燥，躁状態，攻撃性，興奮など）が出現することがある．常用量でも依存形成をきたすことがあり，長期使用は極力避けるべきである．また，抗不安薬とオピオイド鎮痛薬との併用は依存のリスクを高めるため，併用を避けることが望ましい．

　医薬品医療機器総合機構（PMDA）は，医療従事者向け文書「医薬品適正使用のお願い」をホームページに掲載[11]し，①漫然とした継続投与による長期使用を避ける，②用量を遵守し，類似薬の重複投与がないことを確認する，③投与中止時は漸減，隔日投与等で慎重に減薬・中止を行う，という対応を呼びかけた．そのなかで「ベンゾジアゼピン受容体作動薬には，承認用量の範囲内でも長期服用するうちに身体依存が形成されることで減量や中止時に離脱症状が現れる特徴がある」と指摘し，不眠，不安，焦燥感，頭痛，悪心・嘔吐，せん妄，振戦，けいれん発作などの症状を挙げている．

医薬品医療機器総合機構
PMDA：Pharmaceutical and Medical Devices Agency

参考文献
1) 辻　敬一郎ほか：抗不安薬．日本臨床 70：42-46，2012
2) Howad P et al：Benzodiazepines. J Pain Symptom Manage 47：955-964, 2014
3) Vuilleumier PH et al：Evalation of antihyperalgesic and analgenic effects of two benzodiazepines in human experimental pain：A randomized placebo-controlled study. PLoS One 8：1-14, 2013
4) Chou R et al：Systemic pharmacologic therapies for low back pain：A systematic review for an American College of Physicians Clinical Practice Guideline. Ann Intern Med 7：480-492, 2017
5) Richards BL et al：Muscle relaxants for pain management in rheumatoid arthritis. Cochrane Database Syst Rev 1：CD008922, 2012
6) Corrigan R et al：Clonazepam for neuropathic pain and fibromyalgia in adults. Cochrane Database Syst Rev 5：CD009486, 2012
7) Hirata K et al：Multi-center randomized control trial of etizolam plus NSAID combination for tension-type headache. Intern Med 46：467-472, 2007
8) Baradaran M et al：Alprazolam role in the analgesic effect of ibuprofen on postendontic pain. Caspian J Intern Med 5：196-201, 2014
9) Liu YF et al：Burning mouth syndrome：A systematic review of treatments. Oral Dis 24：325-334, 2018
10) Pramod GV et al：Analgesic efficacy of diazepam and placebo in patients with temporomandibular disorders：A double blind randomized clinical trial. Indian J Dent Res 22：404-409, 2011
11) 医薬品医療機器総合機構 PMDA：ベンゾジアゼピン受容体作動薬の依存性について．https://www.pmda.go.jp/files/000217046.pdf（2022 年 11 月閲覧）

Ⅲ-15　漢方薬

1. 作用機序
　漢方薬による治療法（治法）は，解表・清熱・散寒・祛風湿・駆瘀血・利水・補腎・理気・補気・補血など中医学的診断に基づいて，対応する生薬および方剤を処方する．漢方医学的に分類した痛みの種類，漢方薬による治法，治療目的（作用機序）について整理・理解することが望ましい[1]．西洋医学的には，芍薬などが下行性抑制系の賦活化による鎮痛を示す可能性が報告されており[2]，近年の研究において，附子などのTRPチャネルへの作用なども関与していると考えられている[3]．その他，葛根による叙筋作用（筋緊張緩和作用）なども鎮痛効果を示すことが報告されている[4]．

TRP : transient receptor potential

2. 薬物名
　痛みを訴える患者の状態（体力，精神状態），疼痛部位，疼痛の増悪因子などを評価した上で，効果を有する生薬と方剤が選択される（表1）．

3. 効果の期待できる疾患・病態
　漢方薬は痛み，しびれ感や冷えを軽減する選択肢として有用である．西洋医学で病態が特定できない場合，循環障害や心理的要因などにより全身的な症状がみられる場合，西洋医薬の副作用で治療が困難な場合に漢方薬は有用となる[5]．そして，古典に基づいた診断で処方された場合は期待以上の治療効果がみられることも多い．近年では，肩こり，頚部痛や腰椎疾患の下肢痛，しびれ，冷えに対する鎮痛薬との併用[1]，オピオイド鎮痛薬による消化器症状の緩和や抗がん薬や分子標的治療薬による有害作用の緩和への有用性が示されている[6]．

4. 保険適用（2023年3月31日現在）
　漢方薬の保険適用は詳細に記載されている上，各製薬会社で若干異なることがあるた

表1　漢方薬による痛みの治法，生薬，方剤

治法	主な生薬	主な漢方薬（方剤）
解表	麻黄，桂枝，防風，生姜，白芷，細辛	葛根湯，葛根加朮附湯，桂枝加（苓）朮附湯，五積散
清熱	石膏，知母，黄連，黄芩，山梔子，竜胆	黄連解毒湯，竜胆瀉肝湯，白虎加人参湯
散寒（温裏）	附子，桂枝，乾姜，呉茱萸	呉茱萸湯，当帰四逆加呉茱萸生姜湯
祛風湿	独活，薏以仁	疎経活血湯，桂枝加（苓）朮附湯，薏苡仁湯
駆瘀血(活血)	桃仁，牡丹皮，芍薬，紅花，牛膝	桂枝茯苓丸，加味逍遥散，桃核承気湯
利水	猪苓，沢瀉，防己，黄耆，蒼朮，白朮，茯苓	五苓散，猪苓湯，真武湯
補腎	地黄，山薬，山茱萸，附子，枸杞子，杜仲	八味地黄丸，牛車腎気丸
理気	桂枝，陳皮，枳実，香附子，木香，厚朴，蘇葉，薄荷，柴胡	半夏厚朴湯，柴朴湯，柴胡剤全般
補気	人参，黄耆，白朮，蒼朮，甘草，大棗，茯苓	補中益気湯，六君子湯
補血	当帰，芍薬，地黄，枸杞子，竜眼肉	四物湯，十全大補湯，人参養栄湯
平肝熄風	天麻，釣藤鈎，疾莉子，地竜，全蝎，蜈蚣	抑肝散(加陳皮半夏)，釣藤散

めに，本項では記述しきれない．したがって，**表1**に示した漢方薬の効能・効果は，以下の主な製薬会社ホームページにアクセスしてご確認いただきたい（各会社名をアイウエオ順にホームページアドレスを記載した）．

大杉製薬　https://ohsugi-kanpo.co.jp/medical/
クラシエ　https://www.kracie.co.jp/ph/k-therapy/product/package/
小太郎漢方製薬　https://www.kotaro.co.jp/product/index.html
ツムラ　https://www.tsumura.co.jp/products/g_medical/b_01.html
帝國製薬　https://www.teikoku.co.jp/med_database/products/search/?product_type_idx=1

5. 副作用[7]

1）免疫・アレルギー反応（肺障害，肝障害）

以前から，免疫・アレルギー反応の関与が考えられる間質性肺炎や肝機能障害の副作用がみられることが知られており，黄芩を含有する処方例での報告が多いことが指摘されている[8]．PMDA のホームページから得られた報告（2004～2017 年）によると，漢方薬による薬物性肺障害は，肺障害の 7.2%，黄芩含有方剤による間質性肺炎は 0.27% と報告されている[9,10]．また，薬物性肝障害に関しては，879 例の薬物性肝障害の 7.1% の被疑薬が漢方薬であり[11]，黄芩含有方剤による肝障害が 1.0% であったと報告されている[12]．

医薬品医療機器総合機構
PMDA : Pharmaceuticals and Medical Devices Agency

2）薬　疹

漢方薬によるスティーブンス・ジョンソン症候群（SJS）を含む薬疹の報告がみられ，麻黄含有処方が 34.1% を占めていた[13]．

スティーブンス・ジョンソン症候群
SJS : Stevens–Johnson syndrome

3）甘草による偽アルドステロン症

甘草を含有する漢方製剤は 148 処方中 109 処方存在するが，甘草に含まれるグリチルリチンによって，偽アルドステロン症（浮腫，高血圧，低カリウム血症），ミオパチー，横紋筋融解症などが生じる．腸内細菌によって甘草のグリチルリチンがグリチルレチン酸になり，そのグリチルレチン酸が 11β-hydroxysteroid dehydrogenase Ⅱ を阻害することでコルチゾールが増加する．その増加したコルチゾールが腎尿細管のミネラルコルチコイド受容体に作用し，ナトリウムの再吸収とカリウムの排泄を促進することが偽アルドステロン症の発症機序とされている[14]．そのため，甘草を含有する方剤の添付文書には，1 日量として甘草を 2.5 g 以上含有する品目は，「アルドステロン症，ミオパチー，低カリウム血症の患者には，これらの疾患や症状が悪化するおそれがある」として禁忌とされており，2020 年度以降の保険診療では，甘草を含有する方剤の同時処方は 2 剤までとされている．

4）麻黄による交感神経刺激症状

麻黄に含有されるエフェドリン類によって，頻脈・動悸・血圧上昇・発汗過多・興奮などがみられる．

5）附子・烏頭による神経麻痺症状

附子・烏頭に含まれるアコニチン類によって神経麻痺症状が生じる．そのため，附子・烏頭は修治加工して生薬として用いられている．

6）大黄による下痢

大黄に含まれるセンノシド類によって，下痢を生じることがある．

7）山梔子による腸間膜静脈硬化症

腸間膜静脈硬化症は，1990 年代にわが国で初めて報告された腸間膜静脈硬化に起因し

た慢性虚血性大腸病変であり，山梔子を含む漢方薬を長期間服用していた患者に多いとされている．原因としては，山梔子に含まれるゲニポシドが腸内細菌によって加水分解され，生成されたゲニピンが大腸から吸収されて腸間膜静脈を介して肝臓に達する間に，蛋白質などと反応して腸間膜静脈壁の線維性肥厚や石灰化を引き起こし，血流うっ滞，腸管壁浮腫，線維化，石灰化，腸管狭窄を起こすと考えられている．症状として腹痛（右側），下痢，悪心・嘔吐が認められ，2018年にはすべての山梔子含有方剤の添付文書に，重大な副作用として腸管膜静脈硬化症が記載された[15]．

参考文献

1) 濱口眞輔：漢方．細川豊史 編，医学のあゆみBOOKS ペインクリニック診療38のエッセンス，医歯薬出版，92-96，2018
2) Lee KK et al：Antinociceptive effect of paeoniflorin via spinal a_2-adrenoceptor activation in diabetic mice. Eur J Pain 15：1035-1039, 2011
3) 戴　毅：漢方薬の鎮痛作用におけるTRPチャネルの関与．Pain Research 36：163-172, 2021
4) 濱口眞輔：上肢（肩こり）の慢性疼痛での漢方治療．世良田和幸 編，疾患・症状別 漢方治療 慢性疼痛，東洋学術出版社，55-58，2019
5) 濱口眞輔ほか：漢方薬による慢性痛の治療．臨床麻酔40：61-67，2016
6) 平田公一：生まれつつある漢方薬のエビデンス 診療ガイドラインにおける漢方薬の役割．漢方医学34：8-11，2010
7) 嶋田　豊：注意しておきたい漢方診療上の副作用．ファルマシア56：198-202，2020
8) Enomoto Y et al：Japanese herbal medicine-induced pneumonitis：A review of 73 patients. Respir Investig 55：138-144, 2017
9) 服部　登：薬剤性肺障害をどう診るべきか．日内会誌107：1961-1966，2018
10) Nogami T et al：Incidence of kampo medicine-induced interstitial pneumonia：10 years retrospective study at a university hospital kampo medicine department. Tradit Kampo Med 6：26-31, 2019
11) Takikawa H et al：Drug-induced liver injury in Japan：An analysis of 1676 cases between 1997 and 2006. Hepatol Res 39：427-431, 2009
12) 伊藤　隆ほか：当院の随証治療における甘草および黄芩による副作用の臨床的特徴．日東医誌61：299-307，2010
13) Shimada Y et al：Adverse events associated with ethical Kampo formulations：Analysis of the domestic adverse-event data reports of the ministry of health, labor, and welfare in Japan. Evid Based Complement Alternat Med 15：1643804, 2019
14) Makino T：3-Monoglucuronyl glycyrrhretinic acid is a possible marker compound related to licorice-induced pseudoaldosteronism. Biol Pharm Bull 37：898-902, 2014
15) 日本漢方生薬製剤協会：漢方薬による腸管膜静脈硬化症．https://www.nikkankyo.org/seihin/pdf/m_phlebosclerosis.pdf（2022年11月閲覧）

IV-A　帯状疱疹関連痛

A-1　帯状疱疹

1. 病　態

　帯状疱疹（HZ）は，水痘・帯状疱疹ウイルス（VZV）に対する特異的細胞性免疫が低下し，脊髄後根神経節や三叉神経節に潜伏していた VZV が再活性化することによって発症すると考えられている．通常はデルマトームに沿って痛みを伴う皮疹が出現する．皮疹は数週間で改善するが，皮疹治癒後も痛みが残存して PHN となる場合がある．

　本邦でのコホート調査では，帯状疱疹の発症頻度は 10.9/1,000 人年（男性：8.5/1,000 人年，女性：12.8/1,000 人年）で，50～69 歳では男性より女性で有意に発症頻度が高く，70 歳以上では有意差はないものの女性の方が高い傾向にあった．PHN の発症率は 2.1/1,000 人年（男性：1.7/1,000 人年，女性：2.4/1,000 人年）であり，有意差はなかった[1]．

　2014 年から水痘ワクチンが 1～2 歳児に定期接種化されたこと，2016 年に水痘ワクチンの効能・効果に 50 歳以上の帯状疱疹の予防が追加されたこと，さらに，2020 年に新たにサブユニットワクチンが使用できるようになり，今後は発症頻度が変化すると予想されている．

2. 症　状

　帯状疱疹の主な症状は痛みであり，約 75％の患者で皮疹出現の 2～7 日前に，痛み，知覚異常，掻痒感などが出現する．皮疹出現前には，内臓疾患や骨格筋疾患を疑って近医を受診していることもある．皮疹は，紅斑性丘疹が生じ，その後に集簇した水疱となってデルマトームに沿って拡がる．頭痛や発熱，倦怠感などの全身症状を伴うこともある．「灼けるような」，「拍動するような」，「刺すような」と表現される痛みを呈し[2]，特徴的な痛みとしてアロディニアも生じる．

　帯状疱疹の治療では，痛みの緩和と合併症の防止が重要となる．帯状疱疹の合併症としては，PHN 以外に脳炎，脊髄炎，髄膜炎，脳梗塞や脳出血，網膜炎，角膜炎，ラムゼイ・ハント症候群，聴力障害，細菌感染，運動麻痺[2]などが発症することがあり，合併症によっては専門医への紹介を早急に行う．

3. 神経ブロックによる治療法

　硬膜外ブロックや傍脊椎神経ブロック，交感神経ブロック，末梢神経ブロックが痛みの緩和に有用とされる．単回の神経ブロックよりも，持続もしくは複数回の神経ブロックによる急性期の鎮痛は 6～12 ヵ月後の痛みを抑制すると考えられている．治療開始時期による効果を比較した研究では早期治療開始群の方が良好な成績であることが多く，早期の実施を検討する．

1）硬膜外ブロック・傍脊椎神経ブロック

　傍脊椎神経ブロックを施行した場合，薬液の 70％が硬膜外腔に流入するので[3]，硬膜外ブロックとまとめて記載する．IASP の神経障害性疼痛分科会（NeuPSIG）では，帯状疱疹急性期の痛みを緩和するための局所麻酔薬とステロイド薬を用いた硬膜外ブロックや傍脊椎神経ブロックは「弱い推奨」とされ，薬物療法で効果が不十分な際に行うよう提案されている[4]．PHN 発症予防効果を調査したメタアナリシスでは，1 回の硬膜外

帯状疱疹
HZ：herpes zoster

水痘・帯状疱疹ウイルス
VZV：varicella zoster virus

帯状疱疹後神経痛
PHN：postherpetic neuralgia

Ramsey-Hunt 症候群

硬膜外ブロック
epidural block

傍脊椎神経ブロック
TPVB：thoracic paravertebral block

IASP 神経障害性疼痛分科会
NeuPSIG：The IASP Neuropathic Pain Special Interest Group

ブロックでは PHN 予防効果はなく，複数回の神経ブロックや持続ブロックが PHN 予防効果があると報告されている[5]．胸部の急性期帯状疱疹患者を，ステロイド薬と局所麻酔薬を使った実薬群と，生理食塩水で行ったプラセボ群に分けて 1 回のみの傍脊椎神経ブロックを行った RCT[3] では，実薬群では短期的な痛みの改善が得られ，皮疹の回復も早く，6 ヵ月後の PHN の発症が有意に少なかった．神経根ブロックも同様に有用性は高いと考えられる．これらの研究に基づき，帯状疱疹に対する硬膜外ブロックや傍脊椎神経ブロックは，PHN の発症を予防する可能性があるとされている．

2）星状神経節ブロック

星状神経節ブロックに PHN の予防効果がないとするメタアナリシス[5]もあるが，早期の施行が PHN 発症を抑制するとのシステマティックレビュー[6]もある．頭頚部，上肢の帯状疱疹では発症早期の複数回の施行を検討する．

3）末梢神経ブロック

末梢神経ブロックに関しては，近年では症例報告が散見されるのみで RCT はない．ボツリヌス毒素の局所投与に関する RCT は存在するが，本邦では適応外使用である．

最近では，超音波ガイド下に様々な末梢神経ブロックが行われており，今後の研究報告が待たれる．

4）パルス高周波法（PRF）

帯状疱疹の痛みに対する PRF は，神経根および末梢神経に対する RCT があり，少なくとも短期的には有効で重篤な合併症はなかったとされる．発症から 90 日以内に実施した群が，90 日を超えてから実施した群に比べて効果が高かったとする報告もあり，難治性症例には早期の施行を検討する．

4．薬物療法

1）抗ウイルス薬

発症から 72 時間以内の抗ウイルス薬の投与が勧められる．72 時間以上経過した場合でも，新たな皮疹が出現している場合には投与を考慮する．抗ウイルス薬は急性期の痛みや皮疹を軽減する．使用できる薬物として，アシクロビル，バラシクロビル，ファムシクロビル，アメナメビルがある．なお，アシクロビルは急性期の症状を緩和するが，PHN への移行を予防しない．バラシクロビルやファムシクロビルが PHN を予防するかについては不明である[7]．腎機能障害がある場合には減量が必要である．アメナメビルは腎機能障害がある場合にも使用しやすく，1 日 1 回投与でよいことから，高齢者にも使用しやすい．

2）鎮痛薬

急性期の軽度の痛みには，NSAIDs やアセトアミノフェンを使用する．NSAIDs を使用する際には，高齢者や腎排泄の抗ウイルス薬を服用している患者の腎機能障害に注意が必要である．痛みが強い場合にはコデインやトラマドール，さらにはオピオイド鎮痛薬を使用することもある．ステロイド薬は帯状疱疹急性期の痛みを緩和するが，PHN への移行を予防できないとされる．運動麻痺を伴う場合は，時期や重症度に応じてステロイド薬の全身投与も検討する．そのほか，三環系抗うつ薬やガバペンチノイド（Ca^{2+} チャンネル $a_2\delta$ リガンド）が用いられる[8]．患者の痛みの程度に応じて，治療者が使い慣れた薬物を投与する．いずれも，副作用が比較的多く，投与禁忌症例もあるので慎重に投与する．

5. その他の治療法

1）患者教育

患者に対し，帯状疱疹の病態や考えられる経過の説明を行う．水痘に罹患したことのない患者には伝播する可能性のあることを伝える．治療方針の説明とともに，ADL を維持することの重要性などの患者教育を行う[2]．

2）ニューロモデュレーション

脊髄刺激療法（SCS）は，亜急性期に一時的刺激を行うことで痛みが軽減し効果が持続したという報告がある．非侵襲的治療で効果が不十分な場合は検討する．

脊髄刺激療法
SCS：spinal cord stimulation

3）ワクチンによる予防

現時点で帯状疱疹と PHN を予防する効果が最も期待できるのはワクチンである．本邦では，2016 年 3 月乾燥弱毒生ワクチン（以下，生ワクチンとする），2020 年 1 月サブユニットワクチン（シングリックス®）の 2 種類が帯状疱疹予防目的でそれぞれ認可された．どちらのワクチンも接種対象年齢は 50 歳以上である．生ワクチンの特徴は，接種回数が 1 回（皮下注射）で，予防効果は約 50％と考えられている．生ワクチンのため，免疫不全患者には使用できない．一方，サブユニットワクチンは，不活化ワクチンで，接種回数が 2 回（筋肉注射）で，予防効果は約 90％以上と考えられている．免疫不全患者には不活化ワクチンであるサブユニットワクチンが選択肢となる．ただしサブユニットワクチンの方が高額である．いずれのワクチンも接種後 3 年は有効とされているが[9]，サブユニットワクチンによる予防効果については，接種後 7 年までは 84％と高い水準で保たれており，生ワクチンより長期にわたる効果が期待できる[10]．

参考文献

1) Takano Y et al：Incidences of herpes zoster and postherpetic neuralgia in Japanese adults aged 50 years and older from a community-based prospective cohort study：the SHEZ study. J Epidemiol 25：617-625, 2015
2) Johanson RW et al：Clinical practice：Postherpetic neuralgia. N Engl J Med 371：1526-1533, 2014
3) Makharita MY et al：Single paravertebral injection for acute thoracic herpes zoster：A randomized controlled trial. Pain Pract 15：229-235, 2015
4) Dworkin RH et al：Interventional management of neuropathic pain：NeuPSIG recommendations Pain 154：2249-2261, 2013
5) Kim HJ et al：Effects of applying nerve blocks to prevent postherpetic neuralgia in patients with acute herpes zoster：A systematic review and meta-analysis. Korean J Pain 30：3-17, 2017
6) Xing XF et al：The effect of early use of supplemental therapy on preventing postherpetic neuralgia：A systematic review and meta-analysis. Pain Physician 20：471-486, 2017
7) Chen N et al：Antiviral treatment for preventing postherpetic neuralgia. Cochrane Database Syst Rev 2：CD006866, 2014
8) Buliete O et al：Efficacy of gabapentin for the prevention of postherpetic neuralgia in patients with acute herpes zoster：A double blind, randomized controlled trial. PLoS One 5：e0217335, 2019
9) Gagliardi AM et al：Vaccines for preventing herpes zoster in older adults. Cochrane database syst rev 7：CD008858, 2019
10) Boutry C et al：The adjuvanted recombinant zoster vaccine confers long-term protection against herpes zoster：interim results of an extension study of the pivotal phase 3 clinical trials ZOE-50 and ZOE-70. Clinical Infectious Diseases 74：1459-1467, 2022

A-2　帯状疱疹後神経痛

1. 病　　態

帯状疱疹後神経痛（PHN）は帯状疱疹の合併症であり，水痘・帯状疱疹ウイルス

帯状疱疹後神経痛
PHN：postherpetic neuralgia
水痘・帯状疱疹ウイルス
VZV：varicella zoster virus

（VZV）による神経障害を原因とする神経障害性疼痛である．帯状疱疹を発症した患者のうち，発症直後に中等度以上の痛みがある患者の割合は65％であるが，その割合は経過とともに徐々に低下し，90日経過した時点でも中等度以上の痛みが残る患者の割合は9.2％である[1]．発症から6ヵ月経過すると，痛みが自然軽快する可能性は低くなる[2]．病理学的には皮膚から脊髄までの神経が障害されている．PHNに明確な定義はないが，臨床研究では「帯状疱疹発症後90日以上経過しても続く，VAS値40 mm以上の強い痛み」と定義されることが多い．PHNとなる危険因子として，高齢，皮疹の重症度，皮疹発現時の強い痛み，皮疹に先行する痛み，慢性疾患を有することが関与するとされ[1,2]，免疫抑制状態，上肢の帯状疱疹を危険因子に挙げる報告[1]もある．

視覚アナログスケール
VAS：visual analogue scale

2. 症　　状

　PHNの痛みの性質は，持続痛，発作性の電撃痛が中心で，アロディニアをしばしば合併する．PHNに特異的な治療はなく，症状の緩和が主体となる．痛みの緩和は，薬物療法が主体で，神経ブロックは補助的治療法となることが多い．

3. 神経ブロックによる治療法

　上記のようにPHNに明確な定義はないが，発症から90日以上経過した痛みを対象として神経ブロック治療の効果を論じた比較研究は少なく，長期間追跡できた研究はさらに少ない．帯状疱疹に用いられる硬膜外・傍脊椎神経ブロック，交感神経ブロック，神経根もしくは末梢神経に対してのパルス高周波法（PRF）などを組み合わせて治療法として用いる．早期であればこれらの治療により改善する症例もあり，時期を逸しないようにする必要がある．有効であるものの効果持続が短い場合は侵襲度と得られる鎮痛効果や期間，治療薬の減量効果などを十分評価しながら実施する必要がある．

傍脊椎神経ブロック
TPVB：thoracic paravertebral block
パルス高周波法
PRF：pulsed radiofrequency

4. 薬物療法

　日本ペインクリニック学会の『神経障害性疼痛薬物療法ガイドライン　改訂第2版』に示されるように，プレガバリン（NNT 3.9），三環系抗うつ薬（NNT 2.7）[3]，ワクシニアウイルス接種家兎炎症皮膚抽出物質，オピオイド鎮痛薬が用いられる．2018年から，ガバペンチンが神経障害性疼痛に対して適応外使用が認められた[4]．2019年にはミロガバリンも承認された．SNRIであるデュロキセチンは，PHNに対する有効性を示すRCTが存在せず，本邦ではPHNに対する適応はないが，PHNに対して良好に鎮痛できたとする症例報告がある．三環系抗うつ薬は有用であるが，副作用が強く，エビデンスも十分とはいえず他の鎮痛薬が継続困難な場合や無効な場合に検討する．トラマドールは一般に他のオピオイド鎮痛薬よりも副作用が軽度であることや精神依存を起こしにくいとされることから，使用の優先度は高いが，長期使用の安全性については他のオピオイド鎮痛薬と同様にエビデンスがないため，治療目標を設定した上でなるべく短期間の使用にとどめることが望ましい．アセトアミノフェン，NSAIDs，NMDA受容体拮抗薬は無効とされている[2]．これ以外に5％［w/v］リドカイン塩酸塩経皮投与製剤，0.075％カプサイシンクリームなどが用いられるが，本邦では適応のある製剤はない[2]．リドカインの経静脈投与は，短期的な鎮痛効果はあるが，長期的な鎮痛効果は得られない[5]．

治療必要数
NNT：number needed to treat
（望ましい治療効果の患者を1人得るために必要な人数）
無作為化比較試験，ランダム化比較試験
RCT：randomized controlled trial
セロトニン-ノルアドレナリン再取り組み阻害薬
SNRI：serotonin-noradrenaline reuptake inhibitor

N-メチル-D-アスパラギン酸
NMDA：N-methyl-D-aspartate

5. その他の治療法

1) ニューロモデュレーション

　脊髄刺激療法（SCS）は，様々な神経障害性疼痛に対する有効性が報告されてきたが，PHN に対してはあまり有効ではないとの意見が多かった．しかし，発症から 1 年以内の早期症例に対しては有効であるという報告がある[6]．薬物療法や神経ブロック療法などの治療に抵抗性である PHN では，選択肢となる可能性がある．

脊髄刺激療法
SCS：spinal cord stimulation

参考文献
1) Sato K et al：Burden of herpes zoster and postherpetic neuralgia in Japanese adults 60 years of age or older：Results from an observational, prospective, physician practice-based cohort study. J Dermatol 44：414-422, 2017
2) Johanson RW et al：Clinical practice：Postherpetic neuralgia. N Engl J Med 371：1526-1533, 2014
3) 小川節郎ほか：帯状疱疹後神経痛に対するプレガバリンの有効性および安全性の検討―多施設共同無作為化プラセボ対照二重検比較試験. 日本ペインクリニック学会誌 17：141-152，2010
4) O. 帯状疱疹後神経痛. 慢性疼痛診療ガイドライン作成ワーキンググループ 編，慢性疼痛診療ガイドライン，真興交易医書出版部，228-241，2021
5) Liu H et al：The analgesic and emotional response to intravenous lidocaine infusion in the treatment of postherpetic neuralgia：A randomized, double-blinded, placebo-controlled study. Clin J Pain 34：1025-1031, 2018
6) Yanamoto F et al：The effects of temporary spinal cord stimulation (or spinal nerve root stimulation) on the management of early postherpetic neuralgia from one to six months of its onset. Neuromodulation 15：151-154, 2012

Ⅳ-B　神経障害性疼痛

はじめに

1. 病　態

　神経障害性疼痛はその伝達経路である「体性感覚伝導路の損傷や病変によって直接に引き起こされる痛み」であると，国際疼痛学会（IASP）において定義されている[1]．また，その診断には「関連する神経学的病変または疾患があり，神経解剖学的に痛みの分布が妥当であること」が前提であり，「障害神経の解剖学的神経支配に一致した領域に観察される知覚障害を伴うこと」「CT，MRI，その他の画像診断技術，皮膚生検，神経生理学的検査，遺伝子検査などを含む客観的な検査所見により，痛みを説明する体性感覚神経系の病変または疾患が確認されること」が重要であるとしている[2]．「電撃痛」，「灼けるような」，「刺されるような」，「しびれたような」，「疼くような」といった特徴的な痛みの性状やアロディニア，痛覚過敏などの症状をきたし，その同じ神経支配領域内に知覚低下などの神経障害を示す所見を認める．

　原因として，体性感覚伝導路，つまり末梢の一次ニューロンや脊髄もしくは脳に障害が生じ，それをきっかけに様々な機能的・可塑的変化を引き起こす．例えば，一次ニューロンレベルでは障害部位の神経線維の電気的短絡（エファプス）やNa^+チャネル，αアドレナリン受容体による化学的短絡，脱髄部や傷害された末梢神経の側芽と神経腫，後根神経節におけるNa^+チャネルの発現の増加による異所性発火現象などが惹起される．また，中枢性感作として，脊髄レベルでは脊髄後角ニューロンのNMDA受容体の活性化や神経損傷後に残った神経線維の軸索の側芽形成（sprouting）によるシナプスの再構築，ミクログリアの活性化などの変化がみられ，脳レベルでも，大脳皮質一次体性感覚野の再構築，皮質前頭前野の機能異常，下行性疼痛制御系の機能低下などを生じることが知られている．つまり，神経障害性疼痛とは，体性感覚伝導路にこれらの機能的・可塑的変化が生じることで，そのシステムが機能不全をきたし，病的な痛みを引き起こしている状態であるといえる．

　この複雑な病態に対する治療は容易ではなく，薬物療法も多くの知見が蓄積されてきてはいるものの，実際の臨床において必ずしも安定した効果が得られるわけではない．また，それぞれの薬物には副作用もあり，その忍容性も決して高いとはいえない[3]．インターベンショナル治療を含め，その適応，治療方針を慎重に検討する必要がある．

　本治療指針で扱った神経障害性疼痛およびその関連疾患には，三叉神経痛のように神経障害性疼痛と呼ぶのがふさわしい疾患だけではなく，幻肢痛やCRPS type Ⅰなど，近年では，脳機能の寄与が大きいと考えられている病態や，脊椎疾患による神経根症や絞扼性神経障害に伴う痛みなど，神経の障害というより神経の圧迫や炎症の関与が大きな病態も含まれている．

国際疼痛学会
IASP：International Association for the Study of Pain

N-メチル-D-アスパラギン酸
NMDA：N-methyl-D-aspartate

複合性局所疼痛症候群
CRPS：complex regional pain syndrome

参考文献
1) Loeser JD et al：The Kyoto protocol of IASP basic pain terminology. Pain 137：473-477, 2008
2) Finnerup NB et al：Neuropathic pain：an updated grading system for research and clinical practice. Pain 157：1599-1606, 2016
3) 日本ペインクリニック学会 神経障害性疼痛薬物療法ガイドライン改訂版作成ワーキンググループ 編：神経障害性疼痛薬物療法ガイドライン 改訂第 2 版，真興交易医書出版部，2016

B-1　末梢神経損傷後疼痛

1. 病　態

　末梢神経の機械的損傷によって生じる．原因として，交通事故による外傷[1]，術中体位や手術操作，神経ブロック[2,3]，採血手技[4]などがある．

　神経損傷の発生率は原因によって異なり，自動車追突事故患者では0.9％[1]，採血手技では0.0032％[4]，全身麻酔手術後の末梢神経損傷は0.04％[5]，神経ブロックによる神経障害の発生率はくも膜下・硬膜外ブロックで0.02〜0.03％，大腿神経ブロックで0.3％，腕神経叢ブロックで1.4〜2.8％と報告されている．症状が1年以上持続する遷延性神経障害の発生率は0.07％以下であり，神経障害は一過性であることが多い[2]．近年は，超音波ガイド下で神経ブロックが行われることが多くなり，神経損傷の発生率は0.0037％と極めて低く[3]，神経損傷のリスク軽減につながっている．

　末梢神経損傷後の急性期の痛みは，神経障害性疼痛と，炎症を主体とした侵害受容性疼痛が混在しており，神経障害性疼痛の発症率は95％とも考えられている．通常の創傷治癒期間を超えて残存する慢性期の痛みは，神経障害性疼痛が主体となることが多い．慢性化した状態では種々の程度の末梢神経損傷が混在しており，神経細胞の脱髄にとどまる損傷，軸索変性を伴う損傷，完全断裂を起こした損傷の順に損傷が重篤かつ難治性となる．神経損傷の程度の評価のための神経伝導速度検査や筋電図検査は，受傷3週間後を考慮する[6]．

2. 症　状

　神経損傷が起こった患者のすべてが痛みを訴えるとは限らないが，患者の多くは損傷部位や損傷神経支配領域に，不快な感覚としての痛みと知覚異常や運動機能障害を併存していることが多い．

3. 神経ブロックによる治療法

　急性期の痛みの強度と持続期間は症状の慢性化と相関する．個々の病態に対する積極的な鎮痛を行うことが望ましい．しかし，神経ブロックはさらなる医原性神経障害性疼痛を引き起こすリスクとなるため，その施行はリスクとベネフィットを考慮した上で慎重に行うべきであり，本邦における保険適用，担当医師のスキル，患者の病態や希望などを考慮して実施する．CRPSを呈している場合には，交感神経ブロック（上肢に対しては星状神経節ブロック，下肢に対しては腰部交感神経節ブロック）を検討する価値がある[7]．

4. 薬物療法

　薬物療法には，外傷性末梢神経障害性疼痛や手術後末梢神経障害性疼痛について複数のRCTからなるエビデンスがある．内服療法として，三環系抗うつ薬であるアミトリプチリン，ガバペンチノイド（Ca^{2+}チャネル$a_2\delta$リガンド），抗不整脈薬であるメキシレチン，オピオイド鎮痛薬であるトラマドールなどが用いられる．局所療法として，カプサイシンクリーム塗布療法，リドカイン外用薬塗布があるが保険適用外である．治療法の選択は，各薬物の効果と副作用のバランス，疾患に対する本邦の保険適用を考え，日本ペインクリニック学会発行の『神経障害性疼痛薬物療法ガイドライン　改訂第2版』[8]に基づいた優先順位で選択・投与することが推奨される．鎮痛薬と並行して，投与期間

硬膜外ブロック
epidural block
腕神経叢ブロック
brachial plexus block

複合性局所疼痛症候群
CRPS：complex regional pain syndrome
星状神経節ブロック
SGB：stellate ganglion block

無作為化比較試験，ランダム化比較試験
RCT：randomized controlled trial

を限定してビタミン B$_{12}$製剤であるメチルコバラミンの投与を考慮してもよい.

5. その他の治療法

1) ニューロモデュレーション

非薬物療法として,脊髄刺激療法（SCS）をはじめとするニューロモデュレーションがある.SCS は末梢神経損傷後疼痛に対するエビデンスは現時点ではないが,有効性が期待されるため,トライアル刺激で効果が確認されればジェネレーターの植え込みを考慮する[9].

脊髄刺激療法
SCS：spinal cord stimulation

2) 手術療法

端々縫合術,自家移植術などが行われている.高度な技術と適応判断の能力が不可欠であり,経験豊富な専門医が行う[10].

参考文献

1) Bekelis K et al：Restraints and peripheral nerve injuries in adult victims of motor vehicle crashes. J Neurotrauma 31：1077-1082, 2014
2) Brull R et al：Neurological complications after regional anesthesia：Contemporary estimates of risk. Anesth Analg 104：965-974, 2007
3) Ecoffey C et al：Complications associated with 27,031 ultrasound-guided axillary brachial plexus blocks：A web-based survey of 36 French centres. Eur J Anaesthesiol 31：606-610, 2014
4) Kato J et al：Incidence and prognosis of persistent pain induced by venipuncture for blood sampling：An observational study over a 5-year period. Pain Med 13：1627-1630, 2012
5) Chui J et al：Perioperative peripheral nerve injury after general anesthesia：A qualitative systematic review. Anesth Analg 127：134-143, 2018
6) Watson JC et al：Neurologic evaluation and management of perioperative nerve injury. Reg Anesth Pain Med 40：491-501, 2015
7) Practice guidelines for chronic pain management：An updated report by the American society of anesthesiologists task force on chronic pain management and the American society of regional anesthesia and pain medicine. Anesthesiology 112：810-833, 2010
8) 日本ペインクリニック学会 神経障害性疼痛薬物療法ガイドライン改訂版作成ワーキンググループ 編：神経障害性疼痛薬物療法ガイドライン 改訂第 2 版,真興交易医書出版部,2016
9) Deer TR et al：The appropriate use of neurostimulation of the spinal cord and peripheral nervous system for the treatment of chronic pain and ischemic diseases：The Neuromodulation Appropriateness Consensus Committee. Neuromodulation 17：515-550, 2014
10) Inada Y et al：Surgical relief of causalgia with an artificial nerve guide tube：Successful surgical treatment of causalgia（complex regional pain syndrome type Ⅱ）by in situ tissue engineering with a polyglycolic acid-collagen tube. Pain 117：251-258, 2005

B-2　有痛性糖尿病性神経障害（PDPN）

有痛性糖尿病性神経障害
PDPN：painful diabetic peripheral neuropathy

1. 病　　態

高血糖状態が持続することにより,ポリオール代謝亢進,酸化ストレス,Protein kinase C 活性異常,最終糖化産物蓄積,炎症性サイトカイン上昇,神経栄養因子低下,イオンチャネル異常,血流障害などが連鎖的に進行し細胞組織異常から神経機能障害に進展する[1].最終糖化産物質の前駆物質であるメチルグリオキサールは,知覚神経の脱分極,電位依存性 Na$^+$チャネルを介した痛覚過敏,CGRP（calcitonin gene-related peptide）の神経分泌促進,TRPA1（transient receptor potential cation channel subfamily A member 1）活性化を介した温度・機械的痛覚過敏を惹起されることが知られている.

令和元年の国民健康・栄養調査では「糖尿病が強く疑われる者」は約 1,400 万人である.そのうち神経障害を有する者は約 30％で,その 1/3 が PDPN と推察されている.

カルシトニン遺伝子関連ペプチド
CGRP：calcitonin gene-related peptide

TRPA1：transient receptor potential cation channel subfamily A member 1

2. 症　　状

　全身性神経障害[2]と局所性神経障害[2]がある．典型的全身性神経障害は，（小径神経の障害が優位に進むため）両側性に下肢遠位部のしびれ・痛み・異常感覚に始まり，後期になると感覚低下と運動機能低下（筋萎縮・筋力低下），自律神経障害が高度となる．終末期には狭義の糖尿病足病変がみられる．非典型的全身性神経障害には，病気のどの時期にも起こり得る急性で一過性の症状を呈する急性有痛性糖尿病神経障害や高血糖性神経障害がある．

　局所性神経障害には，単神経障害と多巣性神経障害がある．単神経障害は，神経栄養血管の閉塞・虚血や圧迫・絞扼による傷害が原因と考えられ，動眼神経や外転神経などの脳神経障害と，手根管症候群や肘部管症候群などの四肢絞扼性神経障害がある．多巣性神経障害とは糖尿病脊髄神経根神経叢障害を指し，糖尿病腰仙髄神経根神経叢障害・糖尿病胸髄神経根障害・糖尿病頚髄神経根神経叢障害が含まれ，痛みや筋萎縮を呈する．機序として微小血管炎による虚血が想定されている．

　痛みは，「針で刺された」「ひりひりする」ような痛み，灼熱痛，電撃痛，痛覚過敏，アロディニアなどで，夜間に増悪することが多い．

3. 神経ブロックによる治療法

1）硬膜外ブロック

　痛みの強い場合に用いられる．単回法の他，カテーテルを留置して行う持続法があるが，糖尿病では免疫力の低下による易感染性が問題となるので適応や管理には注意が必要である．

硬膜外ブロック
epidural block

2）腰部交感神経節ブロック[3]

　神経破壊薬，高周波熱凝固法（RF），両者併用の報告がある．

腰部交感神経節ブロック
lumbar sympathetic ganglion block

高周波熱凝固法
RF：radiofrequency thermocoagulation

4. 薬物療法

　神経障害の治療のために糖尿病治療は必須である．その他，血管炎に対する治療薬・鎮痛薬がある．

1）血糖コントロール

　神経障害の進行を抑制するために必須である．

2）エパルレスタット投与

　グルコースからソルビトールを生成する過程で働くアルドース還元酵素阻害によるポリオール代謝活性亢進の抑制，終末糖化産物の産生抑制，酸化ストレスの抑制効果による[4]．

3）鎮　痛　薬

　日本ペインクリニック学会発行の『神経障害性疼痛薬物療法ガイドライン 改訂第2版』[5]において，有痛性糖尿病性神経障害に対する推奨薬物は，ガバペンチノイド（Ca^{2+}チャンネル $a_2\delta$ リガンド）であるプレガバリン，ミロガバリン，セロトニン・ノルアドレナリン再取り込み阻害薬（SNRI）であるデュロキセチン，ベンラファキシン，三環系抗うつ薬（TCA）であるアミトリプチリン，オピオイド鎮痛薬〔軽度〕であるトラマドール，抗不整脈薬であるメキシレチンである．これらは神経障害性疼痛薬物治療全般における第一選択薬であるガバペンチノイド，SNRI，三環系抗うつ薬，第二選択薬であるトラマドールと一致する．メキシレチンは本邦では有痛性糖尿病性神経障害に対して適応承認されており推奨されている．オピオイド鎮痛薬〔強度〕であるモルヒネ，フェ

セロトニン・ノルアドレナリン再取り込み阻害薬
SNRI：serotonin–noradrenaline reuptake inhibitor

三環系抗うつ薬
TCA：tricyclic antidepressants

ンタニル，オキシコドンについては，使用に際して忍容性・依存性の問題に留意する．その他の抗うつ薬では，パロキセチン，エスシタロプラム，その他の抗けいれん薬では，トピラマート，ラモトリギン，NMDA受容体拮抗薬であるデキストロメトルファンの使用報告がある．カプサイシンについてはhigh dose 8％パッチの有効性が報告[6]された．

　システマティックレビュー[6]ではエビデンスレベルの比較的高い薬物は，デュロキセチンとプレガバリンであった．ほかに，トラマドール，アミトリプチリン，ガバペンチンが多く使用されており，ミロガバリンの有効性も報告されている．

N-メチル-D アスパラギン酸
NMDA：N-methyl-D-aspar-
tate

4）漢 方 薬

牛車腎気丸，芍薬甘草湯などが用いられる．牛車腎気丸は，アルドース阻害作用，末梢血管拡張作用，抗凝固作用による循環改善による皮膚温上昇，構成生薬の附子による脊髄でのダイノルフィン合成・一酸化窒素生成作用，さらに2型糖尿病に対するインスリン抵抗性の改善作用も報告されている[7]．

5. その他の治療法

1）鍼 療 法

通電する方法の報告[3]もある．

2）経皮的電気神経刺激（TENS）

補助的療法として有用とされる．

経皮的電気神経刺激（法）
TENS：transcutaneous
electrical nerve stimulation

3）低出力レーザー治療（LLLT）

血流改善の機序は，直接的血管拡張とNO賦活作用による血流改善作用と，ミトコンドリアATP産生促進やATPアーゼ活性抑制，骨格筋からの神経成長因子（NGF）産生増加による神経再生促進作用が期待される[8]．

低出力レーザー治療
LLLT：low level laser therapy

神経成長因子
NGF：nerve growth factor

4）ニューロモデュレーション

脊髄刺激療法（SCS）：他の治療方法では鎮痛効果が得られない難治性の場合に試みられるとされてきたが，ADLおよびQOLの改善効果[9]や，下肢症状に対する有効性が示されてきている[3]．脊髄後根神経節刺激の報告[3]がある．

脊髄刺激療法
SCS：spinal cord stimulation

5）手術療法

足根管や足底・踵骨の末梢神経減圧術の有効性の報告がある．

参考文献
1）真田　充ほか：糖尿病性神経障害の発症機序．J Kanazawa Med Univ 40：104-110, 2015
2）出口尚寿：糖尿病末梢神経障害の病型分類・病態と疼痛治療．慢性疼痛 36：7-14, 2017
3）Li Xu et al：Advances in interventional therapies for painful diabetic neuropathy：A systematic review. Anesth Analg 134：1215-1228, 2022
4）遅野井　健ほか：糖尿病末梢神経障害に対するエパルレスタットの有用性．Prog Med 33：2705-2709, 2013
5）日本ペインクリニック学会 神経障害性疼痛薬物療法ガイドライン改訂版作成ワーキンググループ 編：神経障害性疼痛薬物療法ガイドライン 改訂第2版，真興交易医書出版部，2016
6）Gordon et al：The Treatment of painful diabetic neuropathy. Current Diabetes Reviews 18：e070721194556, 2022
7）宇野智子ほか：糖尿病の漢方治療：最新のエビデンス．医学の歩み 241：475-480, 2012
8）上野博司ほか：糖尿病性神経障害に対する低反応レベルレーザー照射治療（Low reactive Level Laser Therapy：LLLT）の効果．JJSLSM 34：406-412, 2014
9）de Vos CC et al：Spinal cord stimulation in patients with painful diabetic neuropathy：A multicentre randomized clinical trial. Pain 155：2426-2431, 2014

B-3　絞扼性神経障害

絞扼性神経障害
entrapment neuropathy

1. 病　　態

　絞扼性神経障害（表1）とは，末梢神経が解剖学的に密接する隣接組織によって慢性の機械的刺激を受け，その部位すなわち絞扼点（entrapment point）において局所性の損傷あるいは炎症を起こすことに基づく障害で，その障害された神経の支配領域に一致した痛みや感覚障害，支配筋の筋力低下や萎縮が生じる病態をいう．慢性的な機械刺激によって，神経上膜・周膜の線維化が起こるとともに，神経束内・外の血流障害が生じる．特に，静脈還流不全により神経・血管関門の破綻をきたし，神経束内浮腫が発生する．その結果，神経束内圧が上昇し，一層血液循環が悪化し，これによって生じる酸素欠乏状態が神経束内・外の線維化を進行させると同時に，順行性高速軸索内輸送を妨げ，神経障害を起こすものと考えられる．神経障害は一過性の神経伝達障害から軸索断裂まである．原因はホルモンの乱れや糖尿病などの内因性のものと外傷による変形や骨棘などの外因性に分類される[2,3]．

表1　主な絞扼性神経障害（文献1）より引用　一部改変）

部位		病名	絞扼神経
上肢	鎖骨窩部	胸郭出口症候群	腕神経叢
	肘〜前腕部	円回内筋症候群	正中神経
		前骨間神経麻痺	正中神経（前骨間神経）
		肘部管症候群	尺骨神経
		後骨間神経麻痺	橈骨神経（後骨間神経）
	手関節部	手根管症候群	正中神経
		ギヨン管症候群	尺骨神経
下肢	股関節部	梨状筋症候群	坐骨神経
		絞扼性大腿皮神経障害	外側大腿皮神経
	膝関節部	ハンター管症候群	伏在神経
	足関節〜足部	足根管症候群	脛骨神経
		前足根管症候群	深腓骨神経
		モートン病	底側趾神経
体幹	腹部	前皮神経絞扼症候群	腹壁皮神経

Gyuon 管症候群

Hunter 管症候群

Morton 病

2. 症　　状

　絞扼される神経によって多彩な症状を呈することが特徴で，症状も痛み，しびれ感，知覚低下，運動障害など様々な程度で現れてくる．痛み誘発テストやチネル徴候，超音波診断所見，神経伝導速度検査などから得られる検査所見によって絞扼点の決定や予後の診断がなされる[2,3]．臨床経過では感覚異常（異常感覚や錯感覚などのしびれ感）を初発とすることが多いことや皮膚の固有支配領域が障害されることが特徴としてみられる[4]．

Tinel 徴候

3. 神経ブロックによる治療法

　神経ブロックは部位診断に有効であり，保存治療中の痛みや手術療法後に残存する神経障害性疼痛に対して行う．

1）末梢神経ブロック

　超音波ガイド下神経ブロックが症状を軽減するのみでなく診断的治療として非常に有用である．超音波診断検査による絞扼部位での神経の特徴は，神経腫大，エコー輝度低

超音波ガイド下神経ブロック
ultrasound-guided nerve block

下，神経束構造の不明瞭化であり，神経電気生理検査を補完する診断所見を得ることができる[5]．絞扼部位の正確な同定後，局所麻酔薬 0.5〜3 mL とステロイド薬を神経周囲に注入する．神経穿刺に注意し放散痛が生じないように慎重に手技を行う．神経ブロックの安全で効果的な注入についてはその手技に関して近年数多くの報告がみられるようになってきている．

2）交感神経ブロック

絞扼性神経障害の症状のなかで，冷感など交感神経緊張が関与していると考えられる症状や交感神経依存性疼痛がみられる場合は交感神経ブロックを行う．交感神経ブロックの効果は星状神経節ブロックや硬膜外ブロックなどの単回ブロックで確認し，効果があれば胸部交感神経節ブロックや腰部交感神経節ブロックを考慮する[6]．

星状神経節ブロック
SGB：stellate ganglion block

硬膜外ブロック
epidural block

胸部交感神経節ブロック
thoracic sympathetic
ganglion block

腰部交感神経節ブロック
lumbar sympathetic ganglion
block

4. 薬物療法

急性期に NSAIDs（内服，外用），ビタミン B_{12} などを用いる[7]．

5. その他の治療法

急性期は局所の安静保持が基本で，副子や装具の装着を行う[6]．筋萎縮や高度の筋力低下，すでに麻痺が進行している場合や原因が保存療法で除去できない骨棘やガングリオンなどの明らかな占拠性病変がある場合，手術療法（開放・除圧術・神経移行術）を考慮する[8]．

参考文献
1）中野智則ほか：運動器の痛み　6．断端神経腫や絞扼性神経障害のメカニズムと治療：痛みの clinical neuroscience．最新医学 73：106-109，2018
2）濱　弘道：神経損傷による痛み：絞扼性神経障害．ペインクリニック 20：19-21，1999
3）廣谷速人：末梢神経の絞扼障害とは．末梢神経絞扼障害．金原出版，1-24，1997
4）井須豊彦：末梢神経の外科．Spinal Surgery 24：63-70, 2010
5）山﨑博輝：各論　1 神経疾患　絞扼性ニューロパチー．高松直子ほか 編，月刊 Medical Technology 別冊 超音波エキスパート 20 神経筋疾患の超音波検査，医歯薬出版，60-76，2021
6）米川裕子ほか：Entrapment neuropathy．大瀬戸清茂 監，ペインクリニック診断・治療ガイド第 5 版，日本医事新報社，189-194，2013
7）酒井昭典：しびれと痛みの診かた：絞扼性神経障害．日本医事新報 4595：80-84，2012
8）坂本相哲ほか：絞扼性神経障害による痛み—病態と治療—：外科的療法の適応について．ペインクリニック 36：1017-1028，2015

B-4　脳卒中後疼痛

1. 病　　態

脳卒中後疼痛は視床の障害後に起こることが多く，脳卒中患者の 8〜55％ に生じ[1,2]，有病率は 1〜8％ とされる[3]．脳卒中発症直後から数年後[1]，多くは数ヵ月後に生じ，麻痺などの神経症状が軽快する経過中に出現する．脳卒中後疼痛では，脳卒中後中枢痛（CPSP），痙性による痛み，肩関節痛，CRPS，頭痛などが引き起こされるが，CPSP が最も多い症状である[4]．脳卒中後疼痛は，障害部位が視床もしくは外側延髄，女性，若年もしくは高齢発症，飲酒，喫煙，スタチン薬内服，末梢血管障害，うつの既往，重症脳卒中などがある場合に起こりやすい[5,6]とされるが，統一見解となっていない[6]．

脳卒中後中枢痛
CPSP：central post stroke
pain

複合性局所疼痛症候群
CRPS：complex regional pain
syndrome

2. 症　　状

　麻痺側，もしくは神経症状があった側に一致して起こる痛みで，多くの場合，温痛覚障害や知覚障害を同側に伴う．痛みは激しいことが多く，「引き裂かれるような」，「疼くような」，「灼けるような」，「凍るような」，「締めつけるような」痛みと表現される．痛みは持続的で，自発的な間欠痛，痛覚過敏やアロディニアもみられる[1]．脳卒中後疼痛を有する患者は，認知障害，運動機能障害，QOL 低下，倦怠感，うつ，希死念慮を有することがある[5,7]．また，約 10％の患者に緊張型頭痛様の頭痛が生じるが，その機序は不明である．肩の痛みは 16〜72％の症例で発生し，亜脱臼や拘縮を生じる．CRPS は 2〜49％の症例で生じる．

3. 神経ブロックによる治療法

　CPSP に関しては神経ブロックの適応はない．しかし，肩関節周囲炎や末梢神経障害性疼痛などの末梢神経由来の痛みの要素が考えられる場合は，神経ブロックの適応となることがある．

4. 薬物療法

　有効性が高いことが明らかである薬物は，現時点ではない．薬物療法には末梢神経障害性疼痛と同様にアミトリプチリン，デュロキセチン，ラモトリギン，ガバペンチン，プレガバリンなどが用いられる．アミトリプチリンやラモトリギン，ガバペンチノイド（Ca^{2+} チャンネル $a_2\delta$ リガンド）は系統的レビューで CPSP の鎮痛薬として推奨されている[1]が，エビデンスレベルの高い研究は少ない．肩関節痛など筋骨格系の痛みを併発している場合は NSAIDs も併用される．

5. その他の治療法

1）ニューロモデュレーション

　経頭蓋磁気刺激（TMS），脊髄刺激療法（SCS），脳深部刺激（DBS），大脳皮質運動野刺激（MCS）の有効性の報告もあり[6]，薬物療法に抵抗性がある場合に考慮する．MCS は視床内の脳卒中を有した CPSP に対して有効性があることが知られている[8]．

2）保存療法

　痛みの原因になり得る筋のスパスムが 25％に発生するが，現時点では有効性の高い治療はない[4]．肩関節の痛みを軽減するためには予防が重要である[4]．脱臼している場合は装具による安静と NSAIDs の投与などが行われる．拘縮に対する治療として，経皮的電気神経刺激（TENS）やボツリヌス療法，場合によって拘縮解除の手術が行われることもある．脳卒中後に生じた CRPS に対する有効な治療はほとんどない[4]．

経頭蓋磁気刺激
TMS：transcranial magnetic stimulation
脊髄刺激療法
SCS：spinal cord stimulation
脳深部刺激
DBS：deep brain stimulation
大脳皮質運動野刺激
MCS：motor cortex stimulation
経皮的電気神経刺激（法）
TENS：transcutaneous electrical nerve stimulation
ボツリヌス療法
botulinum toxin therapy

参考文献
1) Choi HR et al：Pharmacotherapy to manage central post-stroke pain. CNS Drugs 35：151-160, 2021
2) Singer J et al：Central poststroke pain：A systematic review In J Stroke 12：343-355, 2017
3) Kim JS et al：Pharmacological management of central post-stroke pain：a practical guide. CNS Drugs 28：787-797, 2014
4) Harrison RA et al：Post stroke pain：Identification, assessment, and therapy. Cerebrovasc Dis 39：190-201, 2015
5) Koivunen RJ et al：Depression, anxiety, and cognitive functioning after intracerebral hemorrhage. Acta Neurol Scand 132：179-184, 2015
6) Gurba KN et al：Neuropathic pain syndromes：current and emerging pharmacological strategies. CNS Drugs 36：483-516, 2022

7) Hoang CL et al：Physical factors associated with fatigue after stroke：An exploratory study. Top Stroke Rehabil 19：369-376, 2012

8) Son Guo et al：Long-term follow-up of motor cortex stimulation on central poststroke pain in thalamic and extrathalamic stroke. Pain Pract 22：610-620, 2022

B-5　脊髄障害性疼痛

1.　病　　態

脊髄障害性疼痛は，外傷性の脊髄損傷，脊髄腫瘍（原発性，転移性），感染症（細菌性，ウイルス性），脊髄・脊椎血管障害（脊髄梗塞，硬膜外出血，脊髄動脈奇形など），脊椎変性疾患（椎間板ヘルニア，後縦靱帯骨化症，黄色靱帯骨化症など），脊髄変性疾患（多発性硬化症など），脊髄空洞症，医原性（大動脈手術による脊髄虚血，脊椎手術，硬膜外膿瘍，脊髄穿刺，放射線治療など）などによって起こる．

脊髄障害に伴う痛みは70％前後に起こり，その1/3は重度の痛みである[1]．神経障害性疼痛は53％程度に起こる[2]．本邦では脊椎変性疾患に伴う脊髄症症例が多いため，脊髄障害性疼痛患者は多い．

脊髄障害には，不全麻痺の場合と完全麻痺の場合がある．損傷の程度と痛みの発生率とは関連しない[3]．患者の自立度，社会経済的環境，職業，周囲の人々の態度が痛みの慢性化と関係するという報告がある[4]．

2.　症　　状

脊髄障害性疼痛は，障害部位に限局して起こる at-level の痛みと障害部位より尾側に起こる below-level の痛みとがある．at-level の痛みは，脊髄神経根，脊髄後角における神経の異常興奮が関与し，興奮性アミノ酸，Na^+チャネル，グリア細胞の役割が推測されている．脊髄空洞症では，脊髄視床路が比較的選択的に侵され，温痛覚の障害を伴う．below-level の痛みは，上位中枢における調節機能の障害によると考えられている．

侵害受容性の痛みとして，内臓痛，筋骨格系の痛みなどが起こり得るので判別が必要である．at-level の痛みは，脊髄障害の比較的早期から起こり，鋭い痛み，電気が走るような痛みである．アロディニアや痛覚過敏を伴うことがある．神経根の障害による痛みがあり得る．below-level の痛みは，脊髄障害後に比較的遅れて出現し，「しびれ」，「灼けつく」，「えぐられるような」，「電気が走る」など，多彩な痛みを訴える．不全麻痺の場合は，アロディニアや痛覚過敏を伴うことがある．

3.　神経ブロックによる治療法

脊髄障害性疼痛に対する神経ブロックの適応はない．筋骨格系の痛みや末梢神経障害性疼痛の要素が考えられる場合は，神経ブロックを試みてもよい．

4.　薬物療法

ガバペンチン，プレガバリン，SNRI，三環系抗うつ薬が脊髄障害性疼痛の治療薬として主に使用されており，いくつかのRCTが存在する．本邦の『神経障害性疼痛薬物療法ガイドライン　改訂第2版』では，アミトリプチリンやガバペンチノイド（Ca^{2+}チャネル $a_2\delta$ リガンド）の有効性のエビデンスは比較的高く，使用を推奨している[5]．トラマ

セロトニン・ノルアドレナリン再取り込み阻害薬
SNRI：serotonin-noradrenaline reuptake inhibitor
無作為化比較試験，ランダム化比較試験
RCT：randomized controlled trial

ドールとオピオイド鎮痛薬〔強度〕も脊髄障害性疼痛に対して一定の効果があるが，依存性，中毒，乱用，耐性，その他の有害性が懸念されるため，慎重に使用することが推奨され，第一選択薬としてはならない[6].

5. その他の治療法

1）集学的治療

脊髄障害性疼痛は様々な痛みの要素が複合的に関与しているため，トータルケアとして，ペインクリニシャン以外にも，臨床心理士，精神科医，理学療法士，脊椎外科医，リハビリテーション医，社会福祉士など多職種による治療介入が必要である[7].

2）リハビリテーション

運動療法については，四肢麻痺後に生じる侵害受容性の肩痛が軽減するという報告が複数ある[8].

3）ニューロモデュレーション・手術療法

脊髄刺激療法（SCS）が有効であったとの報告もあるが，脊椎手術後症候群（FBSS）や末梢神経障害に対する有効性と比較すると反応性は低く長期臨床成績は不明である[9].　そのほか脊髄後根侵入部破壊術（dorsal root entry zone lesion：DREZ lesion），経皮的電気神経刺激（TENS）が有効であったという報告がある.

脊髄刺激療法
SCS：spinal cord stimulation
脊椎手術後症候群
FBSS：failed back surgery syndrome
脊髄後根侵入部破壊術
DREZ lesion：dorsal root entry zone lesion
経皮的電気神経刺激（法）
TENS：transcutaneous electrical nerve stimulation

参考文献

1) Hadjipavlou G et al：Spinal cord injury and chronic pain. BJA Education 16：264-268, 2016
2) Burke D et al：Neuropathic pain prevalence following spinal cord injury：A systematic review and meta-analysis. Eur J Pain 21：29-44, 2017
3) Margot-Duclot A et al：What are the risk factors of occurence and chronicity of neuropathic pain in spinal cord injury patients? Ann Phys Rehabil Med 52：111-123, 2009
4) Goossens D et al：Chronic neuropathic pain in spinal cord injury patients：What is the impact of social and environmental factors on care management? Ann Phys Rehabil Med 52：173-179, 2009
5) 日本ペインクリニック学会 神経障害性疼痛薬物療法ガイドライン改訂版作成ワーキンググループ編：神経障害性疼痛薬物療法ガイドライン 改訂第2版, 真興交易医書出版部, 2016
6) Attal N：Spinal cord injury pain. Rev Neurol 177：606-612, 2021
7) Hadjipavlou G et al：Spinal cord injury and chronic pain. BJA Education 16：264-268, 2016
8) Norrbrink C et al：Effects of an exercise programme on musculoskeletal and neuropathic pain after spinal cord injury：Results from a seated double-poling ergometer study. Spinal Cord 50：457-461, 2012
9) Chari A et al：Surgical neurostimulation for spinal cord injury. Brain Sci 7：18-35, 2017

B-6　幻肢痛

1. 病　　態

四肢全体あるいは四肢を部分的に失った後に，失った四肢の部位が痛むように感じる疾患を幻肢痛（phantom limb pain）といい[1]，四肢切断後の50％程度の患者で発症するといわれている．乳房切除後など，四肢以外でも発症することがある.

疫学的には，女性に多く，上肢で，かつ切断前からの痛みが強い場合や，残存肢の痛みがある場合は発症のリスクが高いと報告されている．幻肢痛は先天性の四肢欠損や幼少時の切断後では発生頻度は低いが，年長の小児や青年期では成人と同程度に発生するといわれている．幻肢痛は切断後1週間以内に発生することが多いが1ヵ月後もしくは1年後に発症することもある．ストレス，不安，うつなどが幻肢痛の要因となり得る.

発症機序としては末梢神経と中枢神経の両方が関与すると考えられており，末梢では

切断された求心線維の断端に神経腫が形成されて感受性が増加すること，後根神経節での自発刺激の発生が増加することが発症要因となる．また，中枢では脊髄後角でのNMDA 受容体の活性化，脳の神経形成的な変化が起こっているとも考えられている[2]．

N-メチル-D-アスパラギン酸
NMDA：N-methyl-D-aspartate

2. 症　　状
　幻肢痛は，切断数日後から発症し，痛みは間欠的なものが多く持続痛は少ない．幻肢の末端が痛むことが多い．「刺されるような」，「えぐられるような」，「絞られるような」，「ズキズキするような」，「灼けるような」痛みと表現される．幻肢が無理やり曲げられているように感じることもある．断端部への刺激で幻肢が痛むこともある．

3. 神経ブロックによる治療法
　幻肢痛に対して確立された神経ブロックはないが，超音波ガイド下神経ブロックが有効であったという症例報告があり，神経ブロックは試みるべき選択肢となり得る．パルス高周波法（PRF）の有効性を示す報告もある．
　また，断端部の痛みを伴う神経腫などへの高周波熱凝固法（RF），冷却高周波焼灼術，PRF，低温プラズマ RF などによる治療で 50％以上の疼痛緩和が得られ，副作用は認めなかったというシステマティックレビュー[3]もある．

超音波ガイド下神経ブロック
ultrasound-guided nerve block
パルス高周波法
PRF：pulsed radiofrequency
高周波熱凝固法
RF：radiofrequency thermocoagulation

4. 薬物療法
　薬物療法はこれまでにオピオイド鎮痛薬，三環系抗うつ薬，抗けいれん薬，NMDA 受容体拮抗薬などが使用されている．オピオイド鎮痛薬は有効性が示されているが，高用量使用での痛覚過敏の出現や，慢性的な使用についての長期的な安全性が懸念されている[4]．本邦の『神経障害性疼痛薬物療法ガイドライン 改訂第2版』でも，幻肢痛患者へのオピオイド鎮痛薬の使用は，他の薬物が無効であり，かつ短期間の使用に限り使用は許容できるが，有用性は高くないとしている[5]．NMDA 受容体であるケタミンは有効性の報告がいくつかあるが，気分変調や鎮静などの副作用の出現も報告されている．三環系抗うつ薬はこれまでのエビデンスでは有効性は示されていない．抗けいれん薬のガバペンチンは，有効であったという報告やプラセボと比較して有意な差はなかったという報告がある．プレガバリンやデュロキセチンは，その他の神経障害性疼痛に有効性が示されていることより幻肢痛への使用も増えている．有効性に関する今後の研究が期待される．

5. その他の治療法
1）ニューロモデュレーション
　経皮的電気神経刺激（TENS）や脊髄刺激療法（SCS）が有効であったという報告がある．
2）リハビリテーション
　鏡療法が痛みを軽減させることが知られており，下頭頂小葉の活性と関連していると考えられている[6]．筋リラクゼーションとイメージ法と幻像運動が有用であるという報告[7]もある．また，eye movement desensitization and reprocessing（EMDR）が試されている[8]．仮想現実（VR）による治療は，仮想幻肢を随意的に動かす体験により症状緩和を図る方法である．鏡療法と同等の鎮痛効果が得られるとの報告[9]や，神経障害性の感覚に関する幻肢痛よりも運動感覚に関する幻肢痛に効果があったという報告[10]がある．

経皮的電気神経刺激（法）
TENS：transcutaneous electrical nerve stimulation
脊髄刺激療法
SCS：spinal cord stimulation

仮想現実
VR：virtual reality

適切な装具も重要である[8]．セルフコントロールという面から，弾性断端ソックスの着用，断端マッサージなどもある[8]．

3）心理的アプローチ

苦悩が強くなってくる場合があり，精神的なサポートは必要である．また，認知行動療法も行われている．

参考文献
1) Knotkova H et al：Current and future options for the management of phantom-limb pain. J Pain Res 5：39-49, 2012
2) Flor H et al：The neural basis of phantom limb pain. Trends Cogn Sci 17：307-308, 2013
3) James B et al：Radiofrequency techniques for the alleviation of post-amputation phantom limb pain：a systematic review. Curr Phys Med Rehabil Rep 9：207-214, 2021
4) Hall N et al：Phantom limb pain：a review of pharmacological management. Br J Pain 12：202-207, 2018
5) 日本ペインクリニック学会 神経障害性疼痛薬物療法ガイドライン改訂版作成ワーキンググループ編：神経障害性疼痛薬物療法ガイドライン 改訂第2版．真興交易医書出版部，2016
6) Foell J et al：Mirror therapy for phantom limb pain：Brain changes and the role of body representation. Eur J Pain 18：729-739, 2014
7) Brunelli S et al：Efficacy of progressive muscle relaxation, mental imagery, and phantom exercise training on phantom limb：A randomized controlled trial. Arch Phys Med Rehabil 96：181-187, 2015
8) Le Feuvre P et al：Know pain know gain：Proposing a treatment approach for phantom limb pain. J R Army Med Corps 160：16-21, 2014
9) Rajendram C et al：Efficacy of mirror therapy and virtual reality therapy in alleviating phantom limb pain：a meta-analysis and systematic review. BMJ Mil Health 168：173-177, 2022
10) Osumi M et al：Characteristics of phantom limb pain alleviated with virtual reality rehabilitation. Pain Med 20：1038-1046, 2019

B-7　腕神経叢引き抜き損傷後疼痛

1．病　　態

腕神経叢引き抜き損傷は，若年男性の外傷，特にオートバイやウィンタースポーツによる事故の際に起こることが多い[1,2]．腕神経叢に過大な牽引力がかかった時に発症する．受傷から数日後に激痛が生じる．神経が脊髄から引き抜かれた損傷を，引き抜きまたは節前損傷という．これに対し，神経節より末梢での損傷を，断裂または節後損傷という．引き抜きの場合は，90％の症例で激痛が生じるが，断裂は33％程度である[3]．最初に外科的再建の可能性を検討することが大切である．機能回復のみでなく，痛みの改善にも有効である可能性がある[2]．節前損傷では中枢側の神経再建ができないため，神経移行術や遊離筋移植[4,5]が考慮される．節後損傷では，腓腹神経などを用いた移植術が選択されることが多い[6]．引き抜きにより，後角の細胞が異常興奮し，持続痛と発作痛が起こる[2]．また，完全に引き抜かれていない神経により痛みが増悪しているという報告もある[2]．痛みは発症初期より強いため，痛み専門医による診療が望ましい．

2．症　　状

腕神経叢引き抜き損傷後疼痛は，一般に求心路遮断痛である．同側の頚部から肩，腕にかけての耐えがたい痛みを訴える．典型的には灼熱痛，拍動性痛，疝痛などの持続痛に加えて電撃痛などの発作痛が起こる[3]．

3. 神経ブロックによる治療法

　星状神経節ブロックなどの交感神経ブロックや，痛みに関与する末梢神経へのブロックなどは，エビデンスはないが試みてもよい．

星状神経節ブロック
SGB：stellate ganglion block

4. 薬物療法

　腕神経叢引き抜き損傷に限定した薬物療法の研究報告はない．本邦の『神経障害性疼痛薬物療法ガイドライン 改訂第 2 版』では，外傷性末梢性障害性疼痛に対してガバペンチノイド（Ca^{2+} チャネル $a_2\delta$ リガンド）はある程度の鎮痛効果があるとして推奨されており，オピオイド鎮痛薬は有効性が証明されているが副作用などの観点から有効性は高くないとしている[7]．しかし，引き抜き損傷は中枢神経障害の要素があり，末梢神経障害よりも薬物が効きにくい[2]．

5. その他の治療法

1）ニューロモデュレーション・手術療法

　外科的治療としては，脊髄後根侵入部破壊術（DREZ lesion），脳深部刺激（DBS），脊髄刺激療法（SCS）がそれぞれ有効であったという報告がある．腕神経叢引き抜き症候群への DREZ lesion について，文献のレビューでは，25 の文献，717 人を解析したところ，60.8％の症例に長期的に良好な臨床成績をもたらしたとされている[8]．SCS については，有効であるという報告が多いが，質の高い研究は少ない[9]．従来の刺激法より，高頻度刺激の方が効果を認めたという症例報告がある[9,10]．

脊髄後根侵入部破壊術
DREZ lesion：dorsal root entry zone lesion
脳深部刺激
DBS：deep brain stimulation
脊髄刺激療法
SCS：spinal cord stimulation

2）リハビリテーション

　筋拘縮や関節拘縮を防ぐために，長期間の理学療法が必要である[2]．リハビリテーションは，痛みの緩和も期待できる．

3）集学的治療

　強い精神的ストレスに曝されることがあるので，診療には集学的な支援が考慮される．

参考文献

1) Kaiser R et al：Injuries associated with serious brachial plexus involvement in polytrauma among patients requiring surgical repair. Injury 45：223-226, 2014
2) Smania N et al：Rehabilitation of brachial plexus injuries in adults and children. Eur J Phys Rehabil Med 48：483-506, 2012
3) Aichaoui F et al：Dorsal root entry zone lesioning for pain after brachial plexus avulsion：Results with special emphasis on differential effects on the paroxysmal versus the continuous components：A prospective study in a 29-patient consecutive series. Pain 152：1923-1930, 2011
4) Franzblau LE：Patient satisfaction and self-reported outcomes after complete brachial plexus avulsion injury. J Hand Surg Am 39：948-955, 2014
5) Dodakundi C et al：Outcome of surgical reconstruction after traumatic total brachial plexus palsy. J Bone Joint Surg Am 95：1505-1512, 2013
6) Yang LJ et al：A systematic review of nerve transfer and nerve repair for the treatment of adult upper brachial plexus injury. Neurosurg 71：417-429, 2012
7) 日本ペインクリニック学会 神経障害性疼痛薬物療法ガイドライン改訂版作成ワーキンググループ編：神経障害性疼痛薬物療法ガイドライン 改訂第 2 版, 真興交易医書出版部, 2016
8) Mongardi L et al：Long term results of Dorsal Root Entry Zone（DREZ）lesions for the treatment of intractable pain：A systematic review of the literature on 1242 cases. Clin Neurol Neurosurg 210：107004, 2021
9) Dombovy-Johnson ML et al：Spinal cord stimulation for neuropathic pain treatment in brachial plexus avulsions：A literature review and report of two cases. Neuromodulation 23：704-712, 2020
10) Floridia D et al：Treatment of pain post-brachial plexus injury using high-frequency spinal cord stimulation. J Pain Res 27：2997-3002, 2018

Ⅳ-C　複合性局所疼痛症候群（CRPS）

1. 病　態[1]

　複合性局所疼痛症候群（CRPS）は組織損傷後に創傷が治癒した後にも痛みが遷延するもので，単一の疾患というよりはむしろ病態と理解すべきである．発生率は5.4〜25.2/10万人年とばらつきがあるが，稀である[1]．

　いまだ病因は不明であるが炎症，神経系の感作，自律神経障害などが外傷時に多発的に発生し，遺伝的素因や心理的な要因も影響する．発症早期にサブスタンスPやCGRPなどの神経ペプチドが増加し炎症性メディエーターが放出され侵害刺激に対する末梢感作が起こる．これらの神経ペプチドは組織透過性の亢進や血管を拡張し浮腫や温度上昇をきたす．交感神経系と末梢神経のカップリングが進行し，末梢神経のカテコラミン感受性が増大する．末梢神経の活性化から脊髄後角の侵害受容シナプスの発火が増大し，知覚過敏やアロディニアをきたす．中枢神経は慢性期には構造変化をきたし，運動障害や失認，認知機能の障害を示す．自律神経系に対する自己抗体の形成などの自己免疫の関与も疑われている[1]．

　1994年のIASP（国際疼痛学会）のCRPS診断基準（表1）が病態を端的に表現している．原因となる傷害と不釣り合いな強い持続痛，アロディニア，痛覚過敏があり，病期のいずれかの時期において疼痛部位に浮腫，皮膚血流の変化，発汗異常のいずれかが存在する症候群で，病態を説明できるほかの原因がないことを求めている．しかし，この診断基準は特異度が低いため，運動機能を追加し，自覚所見と他覚所見から判断するBudapest Criteriaが診断によく使用される．また，重症度の評価にCRPS severity score（CSS）が用いられる[2]．これは17の症状を点数化し，スコアが高いほど痛みや機能制限を示し，治療成績評価にも使われる．

　日本でも，厚生労働省の研究班（2005〜2007年，班長：真下節）により「複合性局所疼痛症候群の判定指標」[3]（表2）が作成された．判定指標の最後の「但し書き」にあるように，この指標は診断基準ではないが，CRPSは早期治療が重要でありスクリーニングとしての意義がある．一方，CRPSとの後遺症診断や重症度判定は補償や訴訟に影響を与えるため慎重に行う．

　従来から神経損傷が明らかでないものをCRPS type Ⅰ（従来の反射性交感神経性ジストロフィー），明らかなものをCRPS type Ⅱ（従来のカウザルギー）として定義されている．治療方法を選択する際に，神経損傷があるかどうかの判断は重要である．

　診断の補助としてサーモグラフィーがよく使用される．患肢と健肢の1℃以上の温度差を有意とするが，重症度は反映しない．骨シンチグラフィは，特異度は高いが，感度は低く，今のところ有益性は低い．ミオクローヌスを示す場合には筋電図が鑑別に有用である．

複合性局所疼痛症候群
CRPS：complex regional pain syndrome

カルシトニン遺伝子関連ペプチド
CGRP：calcitonin gene-related peptide

国際疼痛学会
IASP：International Association for the Study of Pain

表1　1994年の国際疼痛学会（IASP）のCRPS診断基準

1. 原因となる傷害と不釣り合いな強い持続痛，アロディニア，痛覚過敏
2. 病期のいずれかの時期において疼痛部位に浮腫，皮膚血流の変化，発汗異常のいずれかが存在
3. 上記症状を説明できるほかの原因がないこと

表2　2008年厚生労働省研究班による複合性局所疼痛症候群のための判定指標（文献2）より引用）

　CRPS判定指標（臨床用）では病期のいずれかの時期に，以下の自覚症状のうち2項目以上該当すること．ただし，それぞれの項目内のいずれかの症状を満たせばよい．
1. 皮膚・爪・毛のうちいずれかに萎縮性変化
2. 関節可動域制限
3. 持続性ないしは不釣合いな痛み，しびれたような針で刺すような痛み（患者が自発的に述べる），知覚過敏
4. 発汗の亢進ないしは低下
5. 浮　腫

診察時において，以下の他覚所見の項目を2項目以上該当すること．
1. 皮膚・爪・毛のうちいずれかに萎縮性変化
2. 関節可動域制限
3. アロディニア（触刺激ないしは熱刺激による）ないしは痛覚過敏（ピンプリック）
4. 発汗の亢進ないしは低下
5. 浮　腫

CRPS判定指標（研究用）ではそれぞれ上記3項目以上に該当すること．

---

2. 症　状

　CRPS typeⅠは女性に多く，下肢よりも上肢に多く発症する．ドイツの報告では女性71%，上肢70%，TypeⅠ88%であった．2018年の韓国の7,400人を対象とした報告では従来と異なり，男女差は少なくなり（女性63%），発症率の高い年齢も高齢化し（70〜79歳が最大），上肢より骨盤・下肢の発症が多い．この差異は診断方法の違いや対象年齢の高齢化と考察されている[1]．

　最大のリスクは多発外傷や骨折，クラッシュインジャリー，手術であるが，10%は先行するイベントがない．骨折患者596人の前向き調査では7%がCRPSを発症し，1年後に完全に症状消失した患者はなかったと報告されている[4]．

　CRPSが一部の人にのみ発症する理由は明らかではない．CRPS発症と強い関連性が示唆されている因子としては，女性（特に閉経後），橈骨遠位端骨折，足関節の脱臼骨折または関節内骨折，受傷初期に訴える痛みの度合いが通常より強いことが挙げられる[5]．CRPSに関連する集団変数には女性，白人，社会的経済的地位が高い，うつ病・頭痛の既往や薬物乱用歴があり，糖尿病や肥満，甲状腺機能低下患者は低発生率であった．関節リウマチの併存はリスクを高める．橈骨遠位端骨折後においては，ギプス固定の圧とCRPSの発症とには因果関係がある[6]．ギプス固定中に浮腫が出現し，痛みを伴う場合には，ただちにギプスの抜去か修正が必要である．長期間の不動化もCRPSの原因となる．

　明確なエビデンスはないが，臨床的にwarm typeとcold typeに分類される．前者の特徴は患肢の浮腫・発赤が著明で乾燥しており，罹病期間は平均4.7ヵ月と短く，後者は冷たく青く萎縮性変化を示し汗ばんでおり，罹患期間は平均20ヵ月である[7]．また病期についても次のような仮説がある．初期には痛みと感覚障害，血管運動機能障害，著明な浮腫と発汗異常があり，徐々により多くの痛みと感覚異常を呈し，血管運動障害が持続して著しい運動障害を示し萎縮性変化が生じてくる．晩期は萎縮期とも呼ばれ，痛みや感覚障害は減少するが著明な運動障害と萎縮性変化を呈する．これらの病状の把握は治療選択に有用であるが，早期からcold typeのCRPSもあることに注意が必要である[6]．

　心理的問題は，CRPSの発症要因ではない．しかしCRPSは外傷を契機に発症することが多いため，不安，抑うつ，不満，怒りなどの感情が引き起こされ，痛みの表出，痛みの強さ，治療意欲に影響する．CRPSの16%がうつ病で，2/3が少なくとも1つの精

※但し書き1
1994年のIASP（国際疼痛学会）のCRPS診断基準（下記参照）を満たし，複数の専門医がCRPSと分類することを妥当と判断した患者群と四肢の痛みを有するCRPS以外の患者とを弁別する指標である．臨床用判定指標を用いることにより感度82.6%，特異度78.8%で判定でき，研究用判定指標により感度59%，特異度91.8%で判定できる．

※但し書き2
臨床用判定指標は，治療方針の決定，専門施設への紹介判断などに使用することを目的として作成した．治療法の有効性の評価など，均一な患者群を対象とすることが望まれる場合には，研究用判定指標を採用されたい．外傷歴がある患者の遷延する症状がCRPSによるものであるかを判断する状況（補償や訴訟など）で使用するべきでない．また，重症度・後遺障害の有無の判定指標ではない．

神疾患を診断されたとの報告があり，併存する精神疾患は CRPS 治療の障壁となる．不安，うつ，ストレス，破局的思考，fear-avoidance は CRPS 予後不良と関連している[6]．

このため病歴を詳細に聴取し，患者ごとに感情面への配慮を十分に行うことが治療効果に影響する[8]．後遺症認定の際には，CRPS の医学的な判定と労働災害保険の基準とは別であることを明記し，患者に説明しておくことが，その後の問題発生を防止するために重要である[9]．安易な「CRPS の疑いがある」，「CRPS なので治療が難しい」という患者説明は，不安や恐怖を呼び起こし，加害者に対する怒りや治療者に対する不信感を招く結果となり，痛みの遷延化や痛み顕示行動の強化につながることがあるので注意が必要である．

3．神経ブロックによる治療法

1）静脈内区域麻酔（IVRA），局所静脈内ステロイド薬注入[7]

ギプス固定の後など急性期で浮腫の強い患者に有効とする報告もあるが，鎮痛効果はプラセボと差がないとする報告もある．上肢の場合，1%［w/v］リドカイン塩酸塩（あるいは同等の局所麻酔薬）20 mL にベタメタゾン 6～20 mg/回，下肢の場合 0.5%［w/v］リドカイン塩酸塩（あるいは同等の局所麻酔薬）40 mL にベタメタゾン 6～20 mg/回を使用し，1～2回/週の頻度で行う．ベタメタゾンの用量は症状に合わせて増減する．関節拘縮の著しい患者では，非観血的関節受動術を併用する．浮腫の軽減が得られれば，ステロイド薬の使用は中止する．

グアネチジンなどの交感神経遮断薬の投与は有効ではない．

2）交感神経ブロック[1,6]

2019 年コクランレビューでは局所麻酔薬を使用した交感神経ブロックの有用性は証明されていない．しかし，星状神経節ブロックの発症早期の上肢 CRPS に対する有効性が報告されており，反応性のある患者には施行を考慮する．

星状神経節ブロック
SGB：stellate ganglion block

胸部交感神経節ブロックは上肢 CRPS に有効で，発症早期の施行が推奨される．局所麻酔のテストブロックで有効であればアルコールによる破壊や高周波熱凝固法（RF）を考慮する．

胸部交感神経節ブロック
thoracic sympathetic ganglion block

高周波熱凝固法
RF：radiofrequency thermocoagulation

腰部交感神経節ブロックはエビデンスに乏しいが，交感神経の関与が疑われる下肢 CRPS に対して施行を考慮する．

腰部交感神経節ブロック
lumbar sympathetic ganglion block

3）その他の神経ブロック[7]

硬膜外ブロックと末梢神経ブロックとがあるが，リハビリテーションとの併用が重要である．上肢罹患患者に対して腕神経叢ブロック，正中神経ブロック，尺骨神経ブロック，下肢罹患患者に対して坐骨神経ブロック，大腿神経ブロック，脛骨神経ブロック，腓骨神経ブロック，腓腹神経ブロックなどが適応となり得る．硬膜外ブロックは，1回注入法とカテーテルを留置した持続法がある．末梢神経ブロックは1回注入法が主流であったが，超音波ガイド下カテーテル留置法も開発されている．施行頻度や期間は様々な要因を考慮して患者ごとに決定する．通常，2ヵ月以上継続しても効果が一時的な場合は中止する．CRPS 患者に対して神経を直接穿刺する可能性のある神経ブロックを施行する場合には，その適応の判断と実施に際しては細心の注意が必要である．

硬膜外ブロック
epidural block

腕神経叢ブロック
brachial plexus block

坐骨神経ブロック
sciatic nerve block

4）パルス高周波法（PRF）

坐骨神経や腓骨神経などの末梢神経に対する PRF や，星状神経節に対する PRF の有効性を示す報告があり，安全性の高い手技のため施行を考慮してよい．

パルス高周波法
PRF：pulsed radiofrequency

5）ボツリヌス療法

ボツリヌス療法は痙縮やジストニアを伴う患者での有効性が報告されているが，CRPS に対して有効性がないとする RCT がある．保険適用を考慮すると使用は制限される．

4.　薬物療法

1）ビスホスホネート製剤[1]

CRPS に対する有効性が多くの RCT で示されている．骨萎縮のみでなく，疼痛や浮腫，アロディニアなどを抑制する効果があるが機序は不明である．2016 年のコクランレビューでは痛みに対する有効性について低エビデンスレベルとしているが，2017 年のメタアナリシスの報告では静脈投与でプラセボ対照に比し痛みが減少し，2～3 ヵ月間持続したと報告されている．副作用は，3 日間程度持続する微熱が多いとされるが重篤なものはなく，骨萎縮を伴う患者では早期から投与すべきである．

2）ステロイド薬[1,6]

ステロイド薬の短期投与が有効とする RCT があり，罹患部位皮膚温の上昇や浮腫など炎症機転が関与していると考えられる患者では推奨される．しかし長期投与の有効性は不明であり漫然と投与しない．

3）NSAIDs[1]

炎症機転が関与していると考えられる急性期の患者では，NSAIDs の投与は合理的である．小規模の RCT はあるが，その効果については相反し結論が出ていない．効果がないと判断される場合には投与を中止する．

4）神経障害性疼痛治療薬[1]

ガバペンチンの有効性が報告されているがエビデンスは低い．プレガバリン・ミロガバリンの有効性にはエビデンスはないが，神経障害性が疑われる際には投与を検討する．

抗うつ薬については，小児 CRPS type Ⅰ に対するアミトリプチリンとガバペンチンの RCT で両群とも 6 週後の痛み軽減と睡眠改善があり，群間で有意差はなかった．その他の抗うつ薬については研究がなくエビデンスは乏しい．うつ病の合併や神経障害性疼痛が疑われる場合には使用を検討する．

そのほか，カルバマゼピンの 8 日間の鎮痛効果が小規模研究で報告されている．

5）ワクシニアウイルス接種家兎炎症皮膚抽出液

副作用が少ない薬物であり，著効患者の報告がある[10]．

6）オピオイド鎮痛薬

CRPS に対するオピオイド鎮痛薬の効果に関する報告はほとんどなく，オピオイド鎮痛薬〔強度〕の長期使用の副作用を考慮すると，トラマドールを除きオピオイド鎮痛薬の使用は勧められない．

7）ケタミン[6]

システマティックレビューとメタアナリシスでケタミン静脈投与に有効性が示されたが，RCT はなく異質性・出版バイアスからさらなる検討が必要とされている．本邦では麻薬指定を受けており，その使用は制限されている．

8）そ の 他[1]

大量ビタミンＣ経口投与が手関節骨折患者の CRPS 予防に有効であるとの報告があるが，メタアナリシスではリスクを下げないと結論された．踵・足の骨折について予防効果も報告されている．相反する結果だが，副作用は少なく中等度に推奨しているガイド

ボツリヌス療法
botulinum toxin therapy

無作為化比較試験，ランダム化比較試験
RCT：randomized controlled trial

ラインもある.

5. その他の治療法

1) 集学的治療[7]

CRPS は難治性であることから早期から集学的治療が重要であり, 他のガイドラインでも第一選択として推奨されている. 治療目標は痛みの緩和より機能回復を重視するため, リハビリテーションが治療の根幹となる. リハビリテーションの補助を目的として, 病態に合わせて物理療法, 薬物療法, 心理療法, 神経ブロック療法, ニューロモデュレーションを併用する. 例えば, 痛みや炎症・浮腫に対する薬物療法, 運動時痛を軽減する神経ブロック療法, 難治性の患者に対するニューロモデュレーション, 痛み回避行動に対する教育や認知行動療法などが適応となる.

2) リハビリテーション[1,6,7]

リハビリテーションは CRPS 治療の第一選択として推奨される. 理学療法と作業療法は発症 1 年以内の痛みを軽減し活動性を回復する.

経皮的電気神経刺激（TENS）は機能回復の効果は限定的だが, 疼痛と浮腫を軽減する.

> **経皮的電気神経刺激（法）**
> TENS：transcutaneous electrical nerve stimulation

2016 年のコクランレビューでは 18 件の RCT についてほとんどの研究が低エビデンスレベルであるとしたが, 鏡療法と GMI（graded motor imagery）については痛みを軽減し機能回復を示し, 推奨すべき治療法としている. 両治療法は類似しており, GMI では段階的に, ①画像により四肢の左右を確認, ②画像に基づいた位置へ手足を動かすことを想像, ③鏡を見ながら健常四肢を動かす. 鏡療法では最初は患肢と非患肢を見て両肢を動かすイメージをしたあと, 鏡で非患肢の運動を見るものである.

理学療法の前に, 患部への温熱刺激, 温冷交代浴, 低出力レーザー治療（LLLT）などを実施し, 痛みの緩和や筋肉の弛緩を図る.

> **低出力レーザー治療**
> LLLT：low level laser therapy

針治療が痛みの改善, 運動機能および ADL を改善するとするシステマティックレビューはあるが, エビデンスは低く重度のアロディニアや痛覚過敏患者には施行できない.

3) 心理的アプローチ[7]

心理社会的因子が CRPS の発症や維持の要因であるとのエビデンスはないが, CRPS と相互作用を有すると広く認識されている. 例えば, 心理社会的因子はカテコラミンの放出を促進させ, 炎症性メディエーターとの相互作用を有し, CRPS の痛みに関連する.

発症早期に患者と家族に,「不動化の悪影響, 活動の重要性, 治療に対するセルフマネジメント」を教育することが強く推奨される. 心理的アプローチは有用であるが特定の方法を推奨するエビデンスはなく, リラックス法, バイオフィードバック, マインドフルネス, 認知行動療法などの様々なアプローチが用いられる. 最近, アクセプタンス・コミットメントセラピー（ACT）の有効性が注目されている.

> **アクセプタンス・コミットメントセラピー**
> ACT：acceptance and commitment therapy

4) ニューロモデュレーション[1,6,7]

ニューロモデュレーションは近年, その重要度を増している. SCS は, CRPS の治療に有効であることが報告されている. システマティックレビューでは高いエビデンスレベルで鎮痛と QOL 改善, 高い患者満足度を示している. 費用対効果は高いが侵襲的な治療であるため, まずトライアル治療で有効性を確認してから, 植え込みの適応を考慮する. 慢性期の患者にも効果は期待できるが, 長期的な追跡調査では効果が減弱することが報告されている. 安全性・有効性・経済性から最後の治療手段ではなく早期に導入

すべきとするレビューもある．新しい刺激法（高頻度刺激，バースト刺激）が開発され，より有効である可能性がある．

　また，後根神経節刺激療法が脊髄刺激療法より有効とする RCT もあり，治療の選択肢となり得る．

　　5）手　　術[6]

　交感神経切除術（観血的）が有効であるとの報告はあるが，エビデンスは不十分であり高侵襲で非可逆的な治療であり推奨されない．

　切断術は集学的治療にも反応しない難治性の CRPS で，患者が希望した場合のみ，専門施設でのみ行う．66％が QOL を改善したとする報告はあるが，幻肢痛，CRPS の再燃，断端部痛の合併がある．

脊髄刺激療法
SCS：spinal cord stimulation

参考文献

　1) Shim H et al：Complex regional pain syndrome：a narrative review for the practising clinician. Br J Anaesth 123：e424ee433, 2019

　2) Harden RN et al：A prospective, multisite, international validation of the complex regional pain syndrome severity score. Pain 158：1430e6, 2017

　3) Sumitani M et al：Development of comprehensive diagnostic criteria for complex regional pain syndrome in the Japanese population. Pain 150：243-249, 2010

　4) de Mos M et al：The incidence of complex regional pain syndrome：a population-based study. Pain 129：12-20, 2006

　5) Pons T et al：Potential risk factors for the onset of complex regional pain syndrome type Ⅰ：A systematic literature review. Anesthesiol Res Pract 2015；956539, 2015

　6) Kessler A et al：Complex regional pain syndrome：An updated comprehensive review. NeuroRehabilitation 47：253-264, 2020

　7) Harden RN et al：Complex regional pain syndrome：Practical diagnostic and treatment guidelines, 5th edition. Pain Med 23：1-53, 2022

　8) 柴田政彦ほか：＋α精神科的対応　ペインクリニックにおける心理的対応．日本ペインクリニック学会 10：289-214，2003

　9) 三上容司：CRPS の後遺障害認定．眞下　節ほか 編，複合性局所疼痛症候群，真興交易医書出版部，15，2009

　10) Detaille V et al：Use of continuous interscalene brachial plexus block and rehabilitation to treat complex regional pain syndrome of the shoulder. Ann Phys Rehabil Med 53：406-416, 2010

Ⅳ-D　筋・筋膜性疼痛症候群

1. 病　態

　筋・筋膜性痛症候群（MPS）は，筋硬結およびトリガーポイント（TP）を特徴とした痛みをきたす症候群であり，肩凝りや腰痛など，通常の血液検査や画像診断では異常がみられない非特異的な痛みが原因として考えられている．TP は，骨格筋または筋膜に存在する索状硬結の中にある，極めて過敏性の高い触知できる結節であり，圧迫することで痛みを生じるものである．MPS では，この TP に起因する感覚，運動，自律神経の複合症状が生じるとされている[1]．MPS の発生機序は，筋肉に対する負荷や傷害により筋肉内での微小損傷が生じることで組織内に発痛物質が発生し，痛みが惹起されると推測されている．また，鉄欠乏や甲状腺機能低下，ビタミン D や B_{12} 不足なども要因といわれている[2]．しかし，その実態や成因，および痛覚過敏のメカニズムなどは未だ明らかではない．確定診断のための検査はないので，診断には診察所見が重要となり，他の疾患を鑑別・除外する必要がある．

筋・筋膜性疼痛症候群
MPS：myofascial pain syndrome
トリガーポイント
TP：trigger point

2. 症　状

　肩凝りや腰痛などの凝りの症状がみられることが多い．また，自発痛のみならず，TP への刺激が関連痛を引き起こすことや，可動性制限や筋力低下をきたすこともある．

3. 神経ブロックによる治療法

　TP 注射が主に用いられるが，近年ハイドロリリース（筋膜リリース）が併用されることも増えてきている[3]．筋膜周囲組織の重積所見が痛みに関与していると示唆されているため，超音波画像により確認を行い，筋膜間への局所麻酔薬や生理食塩水を用いて剥離を行うことで，筋膜の伸張性の回復や血行改善により鎮痛効果を発揮すると考えられている．

ハイドロリリース
hydrorelease（hydrodissection）

4. 薬物療法

　薬物療法では NSAIDs が用いられることが多く，その他は筋弛緩薬などの有効性が示されている[4]．

5. その他の治療法

　運動療法やストレッチングなどの理学療法をできるだけ早期から行うことが重要である．慢性疼痛に移行した場合は認知行動療法などが必要となる場合もある．

参考文献
1) Lavelle ED et al：Myofascial trigger points. Anesthesiol Clin 25：841-851, 2007
2) Gerwin RD：Diagnosis of myofascial pain syndrome. Phys Med Rehabil Clin N Am 25：341-355, 2014
3) Domingo T et al：Is interfascial block with ultrasound-guided puncture useful intreatment of myofascial pain of the trapezius muscle? Clin J Pain 27：297-303, 2011
4) Desai MJ et al：Myofascial pain syndrome：A treatment review. Pain Ther 2：21-36, 2013

Ⅳ-E 骨粗鬆症

1. 病　態

　骨粗鬆症とは，骨強度の低下を特徴とし，骨折の危険性が増大する骨格疾患である[1]．骨強度は骨密度と骨質（微細構造，骨代謝回転，微小骨折，石灰化度など）の2つの要因からなり，前者がほぼ70％，後者が残り30％程度で寄与する．主に脆弱性骨折（軽微な外力で発生した非外傷性骨折：椎体骨折や大腿骨近位部骨折）の有無と骨密度で診断される．骨質，治療薬の有効性は骨代謝マーカー（骨吸収マーカー，骨形成マーカー，骨マトリックス関連マーカー）の変化で評価される[2]．本邦における40歳以上の骨粗鬆症の有病率は，腰椎 L2〜L4 で男性 3.4％，女性 19.2％，大腿骨頚部で男性 12.4％，女性 26.5％と報告されている[1]．なお，本項では骨粗鬆症の治療について解説し，椎体骨折に対する鎮痛治療については「Ⅳ-I-15　脊椎椎体骨折」を参照いただきたい．

2. 症　状

　骨粗鬆症は一般的に無症状で進行するが，姿勢変化，骨折，筋萎縮などで，骨痛，関節痛，根性痛，筋肉痛を生じることがある[3]．労作関連あるいは心理社会的要因も関わり，慢性疼痛に発展し得る．社会活動は制限され，うつ病の合併も多い．

3. 神経ブロックによる治療法

　骨粗鬆症そのものに対して神経ブロックを行うことは稀である．

4. 薬物療法

　デノスマブ，テリパラチド，ビスホスホネート製剤などの骨粗鬆症治療薬は，骨折予防だけでなく，急性および慢性の腰背痛を軽減させる[3]．骨折予防は重要であり，カルシウム，ビタミン D，ビタミン K を補充する．ビタミン D は骨折のみならず，転倒頻度，骨粗鬆症治療薬の効果にも影響する[1]．骨折予防として，閉経期から 70 歳代前半までは，SERM（選択的エストロゲン受容体作動薬）を主体とし，当初より骨折リスクが高い，または SERM 抵抗性であれば，ビスホスホネート製剤の使用を検討し，骨折リスクが改善すれば，再び SERM を使用する[4]．骨折リスクが非常に高ければ，テリパラチドを導入するが，終了後はビスホスホネート製剤，骨折リスクが低下したら SERM を使用する．70 歳代になると，エストロゲン欠乏よりも加齢が骨脆弱性の主因となる．検査により，SERM の効果不十分と判断された場合，ビスホスホネート製剤を第一選択とし，3〜5 年継続しても骨折リスクが高ければ，デノスマブに変更する．

選択的エストロゲン受容体作動薬
SERM : selective estrogen receptor modulator

5. その他の治療法

　喫煙と過度の飲酒を控える，適度に運動するなどの生活習慣の改善が効果的である[1]．また，電気的鍼治療が骨粗鬆症の痛みを軽減させることがメタアナリシスで示されている[5]．リハビリテーションも痛みを軽減させ，ADL 改善，QOL 向上にも有効であることが RCT で示されている[6]．

無作為化比較試験，ランダム化比較試験
RCT : randomized controlled trial

参考文献
　1）骨粗鬆症の予防と治療ガイドライン作成委員会 編：骨粗鬆症の予防と治療ガイドライン 2015 年版，ライ

フサイエンス出版，2015

2）日本骨粗鬆症学会 骨代謝マーカー検討委員会 編：骨粗鬆症診療における骨代謝マーカーの適正使用ガイド 2018 年版，ライフサイエンス出版，2018

3）Catalano A et al：Pain in osteoporosis：from pathophysiology to therapeutic approach. Drugs Aging 34：755-765, 2017

4）田中伸哉：最新の骨粗鬆症治療薬．日老医誌 56：136-145，2019

5）Fan L et al：Effectiveness of electroacupuncture as a treatment for osteoporosis：A systematic review and meta-analysis. Medicine（Baltimore）100：e24259, 2021

6）Dizdar M et al：Effects of balance-coordination, strengthening, and aerobic exercises to prevent falls in postmenopausal patients with osteoporosis：A 6-month randomized parallel prospective study. J Aging Phys Act 26：41-51, 2018

Ⅳ-F　がん性疼痛

1. 病　　態

　病態により，侵害受容性疼痛と神経障害性疼痛，または両方の合併が考えられる．がんの侵害受容性疼痛は，胸腔，腹腔，骨盤内臓器への浸潤，陥入，圧迫，阻血，腹膜の牽引などに由来する内臓痛と，腫瘍の皮膚，関節，骨への転移や浸潤，放射線療法による粘膜障害，筋のスパスムなどの体性痛に分類される．がんに関連する神経障害性疼痛は，がんそのものと，がん治療に関連するものとがあり，がんそのものによる神経障害性疼痛は，末梢神経，脊髄神経，脳神経，神経叢などへの腫瘍の浸潤や圧迫，脊髄や脳を原発とする腫瘍が原因となることもある．一方，がん治療に関連する神経障害性疼痛には，化学療法，手術，放射線療法などで生じる痛みがある．欧米の報告では，がんの有痛患者の約30%が神経障害性疼痛を有しており，侵害受容性疼痛のみの痛みを有する患者に比較すると，オピオイド鎮痛薬〔強度〕や鎮痛補助薬の使用症例が多く[1]，また，他の報告では，突出痛の経験や侵害受容性疼痛との合併が半数以上で認められている[2]．

2. 症　　状

　がんの痛みについて，進行がん患者の2/3では痛みが主症状となり，早い病期の患者でも1/3に痛みが発生する．大多数が持続痛を有しており，そのなかでも50%の患者が，強度の痛みを有している．オピオイド鎮痛薬を定期使用していても，70%の患者は突出痛を経験する．また，がん患者の30%が，治療に伴う痛み（術後痛，化学療法・放射線療法による副作用）やがん以外の痛み（長期臥床による腰痛・褥瘡）を経験している[3]．

3. 神経ブロックによる治療法

　本項では，がんに直接起因する痛みを対象としているため，治療に伴う痛み，長期臥床や褥瘡による痛み，他の疾患による痛み（変形性膝関節症，PHN など）は，本項に示す神経ブロックの適応にはならないことがある．

1）体性痛に対する交感神経ブロック

① 上頸神経節ブロック

　頸部で最も上位に存在する交感神経節で，顔面，頭部，頸部の疼痛に適応がある．ホルネル徴候が著明なため，神経破壊薬の注入や高周波熱凝固法（RF）などは行わない．

② 星状神経節ブロック

　乳がんなどによる上肢の痛みや循環障害に対して有効である[4]．

③ 交感神経節ブロック

　痛みが入浴によって軽快する場合には，当該領域の交感神経節ブロックが有効である．上肢や下肢での循環障害による腫脹・痛みに対して，星状神経節ブロックあるいは腰部硬膜外ブロックで軽減効果がみられるようであれば，胸部あるいは腰部交感神経節を，神経破壊薬あるいはRFを用いてブロックすることを考慮する．胸部交感神経節ブロックは，成功率の低い神経ブロックと認識されていたが，X線撮影装置（コーンビーム CT）の利用などで，安全で正確な神経ブロックとして再認識されている．

帯状疱疹後神経痛
PHN：postherpetic neuralgia

Horner 徴候

高周波熱凝固法
RF：radiofrequency thermocoagulation

星状神経節ブロック
SGB：stellate ganglion block

胸部交感神経節ブロック
thoracic sympathetic ganglion block

2）内臓痛に対する交感神経ブロック

① 腹腔神経叢ブロック

　上腹部のがん性内臓痛（特に膵臓がんによる痛み）に対して，局所麻酔薬での試験的ブロックで鎮痛効果が確認できれば，無水エタノールを用いる．なお，本ブロックの結果として得られる腸蠕動亢進は，オピオイド鎮痛薬の副作用である便秘に対して有用であるが，腸蠕動亢進およびオピオイド鎮痛薬減量により一時的に下痢がみられることがある．

② 下腸間膜動脈神経叢ブロック

　下腹部のがん性内臓痛に対して，局所麻酔薬での試験的ブロックで鎮痛効果が確認できれば，無水エタノールを用いて行う．

③ 上下腹神経叢ブロック

　直腸，子宮，前立腺，膀胱など骨盤腔のがん性内臓痛に対して，局所麻酔薬での神経ブロックで鎮痛効果が確認できれば，無水エタノールを用いて行う．

④ 不対神経節ブロック

　直腸がん術後の旧肛門部痛や会陰部痛などの肛門部の交感神経由来の疼痛に対して，局所麻酔薬での試験的ブロックで鎮痛効果が確認後，無水エタノールやRFを用いて行う．

3）知覚神経ブロック

① 三叉神経末梢枝ブロック，三叉神経節ブロック

　上顎，下顎，口腔領域など，三叉神経領域のがんによる痛みに対して，局所麻酔薬による試験的ブロックの鎮痛効果が確実で，その領域に感覚低下が起こることを説明し患者の承諾が得られれば，無水エタノールまたはRFを用いて行う．刺入経路に腫瘍が存在しないことが施行の条件になる．

② 肩甲上神経ブロック

　肩甲骨や上腕骨頭などへの骨転移や骨腫瘍などに起因する肩関節周囲の痛みに対して適応となる．

③ 腕神経叢ブロック

　パンコースト腫瘍，肩から上肢のがん転移，浸潤，特に骨に由来する痛みに適応がある．

④ 腰神経叢ブロック（大腰筋筋溝ブロック）

　下肢の骨腫瘍，骨転移，病的骨折などによる腰下肢痛，特に片側性腰痛や大腿前面痛に適応がある．ブロックにより下肢筋力低下をきたす．

⑤ 大腿神経ブロック

　下肢の骨腫瘍，骨転移，病的骨折などによる腰下肢痛，特に片側性腰痛や大腿前面痛に適応がある．直腸膀胱障害や血圧低下を起こしにくい．

⑥ 神経根ブロック

　限局した体性痛に対して，局所麻酔薬による試験的ブロックで鎮痛が得られるようであれば，パルス高周波法（PRF）やRFを考慮する．ただし，C5〜T1あるいはL1〜S1の神経根熱凝固法の場合には，上肢あるいは下肢の筋力低下をきたしやすい．

⑦ 肋間神経ブロック

　がんの胸壁浸潤や肋骨転移による胸部の体性痛に対して，局所麻酔薬による試験的ブロックの鎮痛効果が確実で，その領域に感覚低下が起こることを説明し患者の承諾が得られれば，高濃度局所麻酔薬，フェノール水，RFを用いる．PRFは感覚低下がなく有

腹腔神経叢ブロック
celiac plexus block

下腸間膜動脈神経叢ブロック
inferior mesenteric plexus block

上下腹神経叢ブロック
superior hypogastric plexus block

不対神経節ブロック
GIB：ganglion impar block

肩甲上神経ブロック
suprascapular nerve block

腕神経叢ブロック
brachial plexus block
Pancoast 腫瘍

腰神経叢ブロック
lumbar plexus block
大腰筋筋溝ブロック
psoas compartment block

神経根ブロック
nerve root block

肋間神経ブロック
intercostal nerve block

用である可能性がある.

⑧ 後枝内側枝高周波熱凝固法

椎体転移などからの二次的な椎間関節痛に対して，当該椎間関節の試験的ブロックの鎮痛効果が確実であれば，脊髄神経後枝内側枝 RF を考慮する.

⑨ 脊髄くも膜下フェノールブロック

胸部，腹部での片側性の限局した体性痛に対して，当該脊髄神経後根をくも膜下腔内で遮断する方法で，適切な体位の下に，フェノールグリセリンを注入する．合併症として，脊髄障害，頸部では上肢の運動障害，下肢の運動障害や膀胱・直腸障害の可能性がある.

⑩ くも膜下フェノールブロック

直腸がん術後の旧肛門部痛や会陰部痛に対して，体位を坐位として，くも膜下腔内にフェノールグリセリンを注入する．合併症として膀胱・直腸障害が起こる可能性がある.

⑪ トリガーポイント注射

長期臥床などによる腰背部や頸肩部の筋・筋膜性疼痛に対して行う.

トリガーポイント注射
TP：trigger point injection

⑫ 経皮的コルドトミー

第1～2頸椎間から刺入して，外側脊髄視床路を高周波熱凝固する方法で，特にオピオイド鎮痛薬〔強度〕でも管理しにくい神経障害性疼痛（例えば骨盤内がん浸潤による坐骨神経痛など）に有用である.

4）脊髄鎮痛法

がん性疼痛に対する脊髄鎮痛法は，全身投与オピオイド鎮痛薬による疼痛コントロールが不良な症例に対し，検討されることが多い．適切なタイミングで全身投与主体から脊髄鎮痛法へと切り替えることが重要である．神経ブロックの結果として得られる腸蠕動亢進は，オピオイド鎮痛薬の副作用である便秘に対しても有用である.

① 持続硬膜外ブロック

他の方法で痛みのコントロールができない場合は，適切な高位の硬膜外腔にカテーテルを留置し，局所麻酔薬を連続的あるいは必要に応じて間欠的に注入する．ポートを植え込んで，患者自己調節鎮痛（PCA）の機能付きの携帯注入器で行う方法もある．一般的には，「持続硬膜外モルヒネ注入」としてモルヒネを添加することが多いが，オピオイド鎮痛薬を別ルートで投与する場合は，局所麻酔薬主体の持続硬膜外ブロックとなることもある.

患者自己調節鎮痛
PCA：patient controlled analgesi

② 持続硬膜外モルヒネ注入

持続硬膜外ブロックでは痛みの緩和が不十分な場合に，ADL に影響を及ぼさない低濃度の局所麻酔薬に適切量のモルヒネを添加し，痛みの程度に合わせてモルヒネ濃度で調整する.

③ 持続くも膜下ブロック

痛み部位の支配領域のくも膜下腔内にカテーテルを留置し，運動神経麻痺ができるだけ起こらないように局所麻酔薬濃度を微調整して連続注入する．がんの神経浸潤による神経障害性疼痛にも有効である.

④ 持続くも膜下モルヒネ注入

モルヒネのくも膜下持続注入は，前段階としての持続硬膜外モルヒネ注入の効果が不十分になった場合に行う．その投与量の目安は，それまでの硬膜外投与量の1/10量から開始する.

4. 薬物療法

　痛みの症状緩和の主体は，オピオイド鎮痛薬による治療であり，これまでに国内でもWHO方式がん性疼痛治療法として3段階除痛ラダーや鎮痛薬使用の5原則（経口的に［by mouth］，時間を決めて［by the clock］，ラダーに沿って［by the ladder］，患者ごとに［for the individual］，その上で細かい配慮を［with attention to detail]）が，広く普及してきた．しかし，WHOは2018年にエビデンスに基づく標準化された方法によるガイドラインに改訂した[5]．このなかで，3段階除痛ラダーはプロトコルというよりは，教育ツールとして位置づけられ，個々の患者に対する注意深い痛みの評価と個別化された治療計画が重要であることが強調されている．中等度のがん性疼痛に対するオピオイド鎮痛薬〔軽度・中等度〕と低用量モルヒネの効果を比較したRCTで低用量モルヒネを導入した群の方が鎮痛効果とQOLが優れていたという研究がある[6]．

　わが国でも日本緩和医療学会の『がん疼痛の薬物療法に関するガイドライン2020年版』[7]が改訂され，中等度以上の痛みに対しては，オピオイド鎮痛薬〔強度〕が推奨されており，オピオイド鎮痛薬〔軽度・中等度〕は「患者の選好，医療者の判断，医療現場の状況で，強オピオイドが投与できないとき」という条件付き推奨となった．また，突出痛が「定期的に投与されている鎮痛薬で持続痛が良好にコントロールされている場合に生じる，短時間で悪化し自然消失する一過性の痛み」と定義され，治療として強く推奨されるのは，経口速放性製剤とオピオイド注射薬であり，経粘膜性フェンタニルは弱い推奨となった．

　軽度の強さのがんの痛みに対しては，NSAIDs，アセトアミノフェンが第一選択の一つとなる．中等度から高度の強さの痛みに対しては，それに対応するオピオイド鎮痛薬〔強度〕を使用する．中等度のがん性疼痛で，患者の選好，医療者の判断，医療現場の状況で，オピオイド鎮痛薬〔強度〕が投与できないとき，オピオイド鎮痛薬〔軽度・中等度〕の使用を弱く推奨している．神経障害性疼痛に対しては鎮痛補助薬を併用するが，オピオイド鎮痛薬との併用による眠気やふらつきなどに留意して，治療効果を判定した上で継続する．

　なお，先行するオピオイド鎮痛薬〔強度〕で鎮痛が得られない患者，または，オピオイド耐性が発現した患者にメサドンも適応となるが，使用はオピオイド鎮痛薬〔強度〕からの変更に限られている．

　メサドンは，薬物動態に個人差が大きく，他のオピオイド鎮痛薬と比べて投与量の調節が困難である上，QT延長，心室頻拍などの重篤な不整脈の危険性や遅発性呼吸抑制の発生リスクもあるため，定期的に心電図検査および電解質検査を行うなど十分な注意が必要である．処方・使用にあたっては，医師は製造販売業者の提供する講習（e-learning）を受講する必要がある．

　現状においては，オピオイド鎮痛薬の使用が必要な痛みが出現した時点で，生命予後が限られていることが多いため，痛みを緩和するために，定期処方（経口薬，貼付薬，持続静脈投与，皮下投与）としてのオピオイド鎮痛薬を，痛みの強さに合わせて増量していくとともに，突出痛や痛みの増強時には，NSAIDs，オピオイド鎮痛薬のいずれか，または複数をレスキュー薬として使用する．

　1種類のオピオイド鎮痛薬で治療効果が不十分な場合，または副作用の軽減目的，さらに投与経路の変更のために，オピオイドスイッチングが必要な場合もある．また，持続痛と突出痛に関しても，薬物療法での使用法を工夫することが推奨されている．他に，ステロイド薬やデノスマブ，ビスホスホネート製剤の使用などにより，総合的に痛みの

世界保健機関
WHO：World Health Organization

無作為化比較試験，ランダム化比較試験
RCT：randomized controlled trial

緩和を図る.

　QOL の向上や維持といった観点から，常に痛みの評価を行い，薬物の副作用が忍容できる範囲か否かも検討する必要がある．今後，がん治療の進歩により生命予後がより長期化する場合には，オピオイド鎮痛薬の高用量使用や長期使用が問題点となってくることも考えられる[8].

5. その他の治療法

1）手術療法

　転移性脊椎腫瘍患者の約20％では，腫瘍の脊髄圧迫による下肢麻痺や局所の疼痛により QOL が低下する．治療には保存的治療と手術的治療があり，手術は即効性があることから，生命予後が3ヵ月以上見込まれる場合に推奨されている[9].

2）リハビリテーション

① 骨転移に対するリハビリテーション

　個々の患者に対して全身状態，身体機能，精神状態，社会的背景を評価した上で，その患者に応じた目標設定を行い，リハビリテーションを行う．必要に応じて装具も検討し，環境調整を行う．痛みを軽減，生じなくする動作を行うための指導や，活動性の低下による関節可動域制限や筋力低下を軽減するプログラムを導入する.

② 筋・筋膜性疼痛に対するリハビリテーション

　負担がかかっている筋肉に対しストレッチやマッサージが有効であり，リハビリテーションが重要な役割を果たす.

3）ニューロモデュレーション・小手術

① 脊髄刺激療法（SCS）

脊髄刺激療法
SCS：spinal cord stimulation

　神経根障害，神経叢障害，脊髄圧迫や炎症などが原因で，比較的疼痛部位が限局している神経障害性疼痛に有効性が高い可能性がある.

② 植え込み型薬物送達システム（IDDS）を用いたモルヒネの髄腔内持続投与

植え込み型薬物送達システム
IDDS：implantable drug delivery system

　がんによる難治性慢性疼痛に対しては，欧米においては植え込み型薬物送達システムを用いた髄腔内モルヒネ持続投与が標準療法として位置づけられており，効果的な疼痛緩和とモルヒネの全身性副作用の大幅な軽減に寄与している．本邦においても，保険適用に向けてその運用方法について具体的な検討がなされている.

4）集学的治療

認知行動療法
CBT：cognitive behavioral therapy

　心理社会的問題や苦痛の改善に，認知行動療法（CBT）が有用であることが先行研究で明らかにされてきた[10]．がんのCBT は，認知療法，行動活性化療法，問題解決療法，マインドフルネスなどで構成される．全人的苦痛などの他の職種では担いきれない心のケアに対して心理職の介入が必要な側面があり，公認心理師などを中心に心理的な支援を行う．患者やその家族に直接支援にあたるだけでなく，その専門性を生かすことによる他の医療スタッフへの助言や教育という点でもニーズが大きい.

　全人的苦痛に対しては，特に緩和ケアチームなどの多職種でアセスメントし，共通理解を得ようとする場合の方法として，包括的アセスメントが推奨されている.

参考文献
　1）Bennett MI et al：Prevalence and aetiology of neuropathic pain in cancer patients：A systematic review. Pain 153：359-365, 2012
　2）Rayment C et al：Neuropathic cancer pain：prevalence, severity, analgesics and impact from the European palliative care research collaborative-computerised symptom assessment study. Palliat Med 27：

714-721, 2013
3) Paice JA：Chronic treatment-related pain in cancer survivors. Pain 152：84-89, 2011
4) Kim JG et al：A comparison of the effectiveness of complex decongestivephysiotherapy and stellate gan-glion block with triamcinoloneadministration in breast cancer-related lymphedema patients. Support Care Cancer 23：2305-2310, 2015
5) World Health Organization：WHO guidelines for the pharmacological and radiotherapeutic management of cancer pain in adults and adolescents.
6) Bandieri E et al：Randomized trial of low-dose morphine versus weak opioids in moderate cancer pain. J Clin Oncol 34：436-442, 2016
7) 日本緩和医療学会ガイドライン統括委員会 編：がん疼痛の薬物療法に関するガイドライン 2020 年版．金原書店，2020
8) Sutradhar R et al：Cancer survivorship and opioid prescribing rates：A population-based matched cohort study among individuals with and without a history of cancer. Cancer 123：4286-4293, 2017
9) 日本臨床腫瘍学会 編：骨転移診療ガイドライン，南江堂，2015
10) Okuyama T et al：Psychotherapy for depression among advanced, incurable cancer patients：A system-atic review and meta-analysis. Cancer Treat Rev 56：16-27, 2017

IV-G　顔面・頭部の疾患・痛み

G-1　片頭痛

1.　病　　態

　片頭痛の病態はまだ確立されていないが，現在では三叉神経血管系，脳幹部の下行性疼痛制御系および各種神経ペプチドが重要な役割を果たしていると考えられている．特に，セロトニンやその受容体，特に脳血管に多く分布する 5-HT$_{1B/1D}$ 受容体，三叉神経終末から放出されるカルシトニン遺伝子関連ペプチド（CGRP）が片頭痛の発作の痛みと密接に関与している可能性がある．CGRP の片頭痛に関連した重要な作用は，痛覚シグナル伝達と血管拡張である．片頭痛発作時に CGRP の過剰放出により[1]，血管拡張，血漿蛋白漏出，肥満細胞の脱顆粒により三叉神経血管系に神経原性炎症を惹起させる[2]と考えられている．CGRP 受容体は血管平滑筋に発現しているが定常的な血管トーヌスの調節には関与していないため，CGRP 機能阻害は通常の状態において血管収縮を引き起こすことはない．片頭痛の典型的前兆は，皮質拡延性抑制（cortical spreading depression：大脳皮質において神経細胞とグリア細胞の一過性の脱分極に続発する電気的抑制状態が同心円状に周囲に拡延する現象）によるものと考えられている[3]．頭痛は三叉神経系の感作が生じた結果，通常の血管拍動が「拍動性頭痛」として知覚される[4]．

　片頭痛の有病率は年間 8.4％（前兆あり：2.6％，前兆なし：5.8％）である．20〜40 歳の女性に多い[5]．

　片頭痛の誘発因子として，精神的因子（ストレス，精神的緊張，疲れ，睡眠），内因性因子（月経周期），環境因子（天候の変化，温度差，頻回の旅行），食事性因子（アルコールなど）が挙げられている．

カルシトニン遺伝子関連ペプチド
CGRP：calcitonin gene-related peptide

2.　症　　状

　片頭痛は発作性かつ反復性に起こる，片側性，拍動性の中〜重度の頭痛で，日常的動作により増悪する．悪心・嘔吐，光過敏，音過敏を呈することもある．

　前兆の有無により分類され，前兆ありの場合には，5〜20 分にわたり徐々に進展し，かつ持続時間が 60 分未満の可逆性局在神経症状からなる発作を繰り返す．典型的前兆には，閃輝暗点や視覚消失などの完全可逆性視覚症状や，チクチク感または感覚鈍麻といった感覚異常，可逆性失語性言語障害などがある[6]．前兆のない片頭痛は，4〜72 時間持続する．片側性，拍動性で日常的な動作により頭痛が増悪するのが特徴的で，随伴症状として，悪心，光過敏，音過敏を伴う．

　頭痛の性状は拍動性で，嘔吐など随伴して数時間持続し，ついで持続性の頭重感に変わり，そして眠気が出現して軽快する．このような片頭痛発作の全経過には 1〜2 日間を要することが多い．

3.　神経ブロックによる治療法

1）発作間欠期（予防）

　星状神経節ブロックは，交感神経機能異常の正常化，血管壁の浮腫や炎症の抑制作用により，頭蓋内外血管の異常収縮・拡張を正常化する目的で行う．

星状神経節ブロック
SGB：stellate ganglion block

2）発作時

① 星状神経節ブロック

有効性がみられることがある.

② 三叉神経第1枝ブロック（前額部の痛み），後頭神経ブロック[7]，耳介側頭神経ブロック（こめかみから側頭部の痛み）

星状神経節ブロックで不十分な場合には併用する.

後頭神経ブロック
occipital nerve block

4. 薬物療法

1）発作間欠期（予防）

抗てんかん薬（バルプロ酸ナトリウム），β-遮断薬（プロプラノロール），抗うつ薬（アミトリプチリン），カルシウムチャネル拮抗薬（ロメリジン塩酸塩，ベラパミル），アンギオテンシン変換酵素（ACE）阻害薬（リシノプリル）[8]，アンギオテンシンⅡ受容体遮断薬（カンデサルタン）などが挙げられる. 抗CGRP抗体であるガルカネズマブとフレマネズマブ，抗CGRP受容体抗体であるエレヌマブが片頭痛に対する予防薬として認可されている.

2）発作時

トリプタン系薬物（5-HT$_{1B/1D}$受容体作動薬：スマトリプタン，ゾルミトリプタン，エレトリプタン，リザトリプタン，ナラトリプタン）[10]，アセトアミノフェン，非ステロイド性抗炎症薬，エルゴタミン製剤などの投与で，片頭痛発作を確実にすみやかに消失させて，患者の機能を回復させることを目的とする. その他，発作時には悪心・嘔吐などの随伴症状に対して，制吐薬も重要な治療薬の一つとして挙げられる.

2022年には5-HT$_{1F}$受容体作動薬（ジタン）であるラスミジタンが急性期片頭痛治療薬として本邦でも使用できるようになった.

5. その他の治療法

誘発因子の検索とその除去が重要で，ストレスを避けた規則正しい生活を勧める.

参考文献

1) Cernuda-Morollon E et al：Interictal increase of CGRP levels in peripheral blood as biomarker for chronic migrane. Neurology 81：1191-1196, 2013
2) Cady RJ et al：Calcitonin gene-related peptide promotes cellular changes in trigeminal neurons and glia implicated in peripheral and central sensitization. Mol Pain 6：94, 2011
3) Ayata C：Cortical spreading depression triggers migraine attack. Headache 50：725-730, 2010
4) Bernstein C et al：Sensitization of the trigeminovascular pathway：perspective and implications to migraine pathophysiology. J Clin Neurol 8：89-99, 2012
5) Sakai F et al：Prevalence of migraine in Japan：a nationwide survey. Cephalalgia 7：15-22, 1997
6) Headache classification committee of the international headache society：The international classification of headache disorders. Cephalalgia 33：629-808, 2013
7) Saracco MG et al：Greater occipital nerve block in chronic migraine. Neurol Sci Suppl 1：S179-S180, 2010
8) Schuh-Hofer S et al：Efficacy of lisinopril in migrane prophylaxis—an open label study. Eur J Neurol 14：701-703, 2007
9) Reuter U et al：Efficacy and tolerability of erenumab in patients with episodic migrane in whom two-to-four previous preventive treatments were unsuccessful：a randomized, double-blind, placebo-controlled, phase 3b study. Lancet 392：2280-2287, 2018
10) Benemei S et al：Triptans and CGRP blockade—impact on the cranial vasculature. J Headache Pain 18：103-109, 2017

G-2　緊張型頭痛

1. 病　　態

　緊張型頭痛は，頭蓋内疾患や全身疾患によらない一次性頭痛である．詳細な病態は不明であるが，頭頚部組織の痛みへの過敏性，時に筋の緊張亢進である末梢性機序[1]と，1ヵ月に15日以上の頻度で生じる慢性緊張型頭痛では持続する末梢からの過剰な痛覚入力による中枢神経の痛覚感受性の変化とする中枢性機序[2]が考えられている．末梢性要因として，頭蓋周囲筋の圧痛が緊張型頭痛で健常者より頻度が高く，圧痛の強度が，緊張型頭痛の頻度や強度と比例し，筋電図活性で確認されている[3]．筋膜の求心性感覚神経の末梢性感作が筋膜における感覚過敏の要因である可能性も示唆されている．この感受性増大の結果，中枢性感作により中枢神経系の過興奮による交感神経性血管収縮の関与や中枢性疼痛抑制系の異常へと導くとの指摘もある．アミトリプチリンが頭痛や圧痛を軽減する[4]ことから，下行性抑制系機能障害の可能性も考えられる．また，片頭痛と同様に，一酸化窒素に対する中枢性過敏性が示唆されている．このように，筋群の活動性の異常，疼痛感受性の亢進，中枢性機能異常が複雑に組み合わさっていると考えられている．

　緊張型頭痛の有病率は38%で，成人では42%である[5]．一次性頭痛のなかで最も有病率が高く，女性に多い．

2. 症　　状

　圧迫される，締め付けられるような軽度から中等度の頭痛である．ストレス，不自然な姿勢などによって起こる頭頚部筋肉群の持続的な収縮が原因となり，圧迫感・緊張感・締め付け感（非拍動性）を伴う頭痛や頚肩部痛が両側性に起こる．頭痛は，30分〜7日間継続する．階段昇降や歩行などの日常の労作では頭痛の増悪はないが，羞明，音過敏を伴うことが稀にある．悪心・嘔吐は伴わないことが多い．こめかみ部や項部に筋硬直（しこり）と圧痛を認める．緊張型頭痛の危険因子として，肥満，運動不足，喫煙が指摘されている．

3. 神経ブロックによる治療法

1）トリガーポイント注射

　後頭部，頚肩部の圧痛点への局所麻酔薬注入（トリガーポイント注射）は鎮痛とともに筋弛緩が得られ，有効性が高い．

2）星状神経節ブロック

　骨格筋の持続的収縮には交感神経の興奮による筋緊張の亢進も関与するので，交感神経遮断の目的で星状神経節ブロックは有用である．

3）後頭神経ブロック，第2頚神経脊髄神経節ブロック，頚部硬膜外ブロック

　有効性が示されている．

4. 薬物療法

　種々の鎮痛薬（アセトアミノフェン[6]，NSAIDs[7]，カフェイン，セレコキシブなどの選択的COX-2阻害剤）や予防薬（チザニジンなどの中枢性筋弛緩薬，エチゾラムなどの抗不安薬，アミトリプチリン[8]などの抗うつ薬など）が挙げられるが，RCTにおいてエビデンスの確立した薬物は少ない[9]．ただし，慢性期の頭痛に対して鎮痛薬の乱用は

トリガーポイント注射
TP：trigger point injection

星状神経節ブロック
SGB：stellate ganglion block

後頭神経ブロック
occipital nerve block

無作為化比較試験，ランダム化比較試験
RCT：randomized controlled trial

避けるべきである.

5. その他の治療法

1) 心理療法, 理学療法, 鍼灸

心理療法は, リラクセーション療法, 認知行動療法などが挙げられる. 認知行動療法では, 患者にストレスと頭痛の関連について認識させることが有効であるとされている. 理学療法として, 運動療法, マッサージ, 光線療法, 電気刺激療法などが挙げられる.

鍼灸の痛みの軽減効果は理学療法やリラクセーションと有意差はなかった[10].

参考文献
1) Fernández-de-las-Peñas C et al：Chronic tension type headache：What's new? Current Opin Neurol 22：254-261, 2009
2) Filatova E et al：Evidence of persistent central sensitization in chronic headaches：a multi-method study. J Headache Pain 9：295-300, 2008
3) Bendtsen L：Central sensitization in tension-type headache-possible pathophysiological mechanisms. Cephalalgia 20：486-508, 2000
4) Bendtsen L：Amitriptyline reduces myofacial tenderness in patients with chronic tension-type headache. Cephalalgia 20：603-610, 2000
5) Stovner LT et al：The global burden of headache：a documentation of headache prevalence and disability world wide. Cephalalgia 27：193-210, 2007
6) Steiner TJ et al：Aspirin in episodic tension-type headache：placebo-controlled dose-ranging comparison with paracetamol. Cephalalgia 23：59-66, 2003
7) Bendtsen L et al：Combination of low-dose mirtazapine and ibuprofen for prophylaxis of chronic tension-type headache. Eur J Neurol 14：187-193, 2007
8) Verhagen AP et al：Lack of benefit for prophylactic drugs of tension-type headache in adults：a systematic review. Fam Pract 27：151-165, 2010
9) Ghadiri-Sani M et al：Headache（chronic tension-type）. BMJ Clin Evid 5：1-30, 2016
10) E Söderberg et al：Chronic tension-type headache treated with acupuncture, physical training and relaxation training. Between-group differences. Cephalalgia 26：1320-1329, 2006

G-3　三叉神経・自律神経性頭痛（TACs）

1. 病　態

群発頭痛およびその近縁疾患は, 短時間, 片側性の頭痛発作と結膜充血, 流涙, 鼻漏などの頭部副交感神経系の自律神経症状を伴う. これらの症状は, 三叉神経-副交感神経反射の活性化によるものと考えられ, 国際頭痛分類第3版（ICHD-3）では, 三叉神経・自律神経性頭痛（trigeminal autonomic cephalalgias：TACs）に分類される[1]. TACsでは三叉神経系の活動が高まり, この興奮が上唾液核に達し, 翼口蓋神経節から頭蓋内の大血管や涙腺・鼻粘膜に至る副交感神経系が活性化され, 頭部交感神経系機能異常の臨床徴候が二次的現象として表出する. 急性発作には後部視床下部灰白質の活性化が関与していると考えられている. TACsには群発頭痛, 発作性片側頭痛, 短時間持続性片側神経痛様頭痛発作（SUNCTおよびSUNA）, 持続性片側頭痛がある.「翼口蓋神経痛」は, TACsの群発頭痛に含まれる.

群発頭痛は, 20～40歳代で男性に多い（男女有病比率＝3～7：1）. 発作性片側頭痛および持続性片側頭痛では女性に多い（男女有病比率＝1：2）.

三叉神経・自律神経性頭痛
TACs：trigeminal autonomic cephalalgias
国際頭痛分類
ICHD：International Classification of Headache Disorders
結膜充血および流涙を伴う短時間持続性片側神経痛様頭痛発作
SUNCT：short-lasting unilateral neuralgiform headache with conjunctival injection and tearing
頭部自律神経症状を伴う短時間持続性片側神経痛様頭痛発作
SUNA：short lasting unilateral neuralgiform headache attacks with cranial autonomic symptoms

2. 症　　状

1）群発頭痛

短期持続性の眼窩部，眼窩上部または側頭部の一側性の激しい頭痛である．片側性に15～180分間ほど続く，強い頭痛発作と結膜充血，流涙，鼻漏などの頭部副交感神経系の自律神経症状を伴うことが特徴である．頭痛発作が群発する期間（数週間～数ヵ月間）と全く無症状の完全寛解期間（数ヵ月～数年間）とが繰り返してみられる．群発頭痛の10～15%は寛解期がない慢性群発頭痛とされる．群発期間にはほぼ連日のように頭痛発作が起こり，飲酒後や深夜の睡眠中，朝方などの決まった時間帯に，前兆なしに，いきなり転げ回るような激痛が片側性に起こる．誘発・増悪因子として，アルコール摂取，ニトログリセリン，喫煙，気圧が低下する高地や飛行機，体内時計に影響を及ぼす昼寝や時差などが挙げられる．

翼口蓋神経痛は，30～50歳代の女性に多く，片側の鼻根部や内眼角から眼球，鼻，頬骨，上顎歯，口蓋・咽頭などに放散する発作性疼痛を特徴とする．疼痛は1日に何回も起こり，くしゃみで増悪し，結膜充血，流涙，鼻汁過多，唾液分泌過多など自律神経症状を伴うことが多い．副鼻腔の炎症や鼻粘膜の腫脹などによる翼口蓋神経節への刺激が原因として考えられている．

2）発作性片側頭痛

一側性の重度の頭痛発作が，眼窩部，眼窩上部，側頭部に発現し，2～30分間持続する．1日に数回以上の発作頻度である．頭痛と同側の結膜充血，流涙，鼻閉，鼻漏，前額部および顔面の発汗，眼瞼浮腫を伴う．インドメサシンが著効する．

3）短時間持続性片側神経痛様頭痛発作

一側性の中等度から重度の頭痛発作が数秒～数分間持続する．1日に1回以上の発作頻度である．顕著な同側の流涙および結膜充血の両方を伴う短時間持続性片側神経痛様頭痛発作（SUNCT）と涙流あるいは結膜充血のいずれかの頭部自律神経症状を伴う短時間持続性片側神経痛様頭痛発作（SUNA）の2つのサブタイプに分けられる．

4）持続性片側頭痛

持続性の一側性頭痛で，頭痛と同側の結膜充血，流涙，鼻閉，鼻漏，前額部および顔面の発汗，縮瞳，眼瞼下垂または眼瞼浮腫を認める．光過敏や音過敏など片頭痛でみられる症状が，しばしば認められる．頭痛にはインドメサシンが著効する．

3. 神経ブロックによる治療法

1）星状神経節ブロック

群発発作期の自律神経系異常を改善し，発作を軽快することがある．

星状神経節ブロック
SGB：stellate ganglion block

2）三叉神経第1枝ブロック，後頭神経ブロック[2]，耳介側頭神経ブロック，第2頚神経脊髄神経節ブロック

有効性がみられることがあり，痛みの部位と強さに応じて併用する．

後頭神経ブロック
occipital nerve block

3）三叉神経節（ガッセル神経節）ブロック

難治性の慢性群発頭痛に対して行う．

4）翼口蓋神経節ブロック

翼口蓋神経痛に対して，頬骨弓下アプローチによるパルス高周波法（PRF），高周波熱凝固法（RF）の有効性が報告されている[3]．

翼口蓋神経節ブロック
PPGB：pterygopalatine ganglion block（SPGB：sphenopalatine ganglion block も同義語）

パルス高周波法
PRF：pulsed radiofrequency

高周波熱凝固法
RF：radiofrequency thermocoagulation

5）神経刺激療法

群発頭痛に対するインターベンション治療として，群発頭痛の中枢性病態として重要

な視床下部への深部脳刺激療法や後頭神経に対する電気刺激療法の有効性が認められている[4].

4. 薬物療法

　群発頭痛の予防としては，カルシウム拮抗薬（ロメリジン，ベラパミル）が有効である．カルシウム拮抗薬の正確な作用はよくわかっていないが，視床下部におけるカルシウムチャネルに対する影響であると考えられている[5]．エルゴタミン酒石酸塩の就寝前の予防投与やメチルプレドニゾロンの大量投与の有効性を示す報告はあるが，二重盲検RCT は行われていない．

　群発頭痛発作時には，トリプタン系薬物のスマトリプタンの皮下投与の有効性は確立されており[6]，3 mg 皮下注射（1 日 6 mg まで）が勧められる．スマトリプタン点鼻の有効性は証明されているが[7]，皮下投与の有効性には劣る．純酸素投与は，トリプタンとともに発作時の第一選択となり得る．フェイスマスク 7〜10 L/分吸入によって軽快する場合がある．二重盲検 RCT で，高流量酸素（12 L/分），15 分間にて，78％の群発頭痛が痛みを解消したとの報告もある[8]．高圧酸素の効果については，結論が得られていない[9].

　発作性片側頭痛および持続性片側頭痛には，インドメサシンが絶対的効果を示す[10]．経口薬は，75 mg まで，坐薬は最高 100 mg までとする．ベラパミル，NSAIDs，トピラマートが有効とする報告はあるが推奨度は低い．

　短時間持続性片側神経痛様頭痛発作に対しては，ラモトリギン[11]，ガバペンチン[12]，トピラマートが有効とされる．また，リドカイン静脈内投与の有効性を示す報告もある[13].

5. その他の治療法

1）予防的処置

　群発頭痛発作期間中は，誘発因子（飲酒，喫煙，気圧が低下する高地や飛行機，体内時計に影響を及ぼす昼寝や時差など）を避ける．

2）経鼻的翼口蓋神経節への局所麻酔薬浸潤

　翼口蓋神経痛に対して行う．盲目的または内視鏡下で，局所麻酔薬を浸した綿棒を 20 分間ほど留置する．ただし，この手技は翼口蓋神経節ブロックとしての保険請求は認められない．

（欄外）
無作為化比較試験，ランダム化比較試験
RCT：randomized controlled

参考文献

1) 日本頭痛学会国際頭痛分類委員会：国際頭痛分類第 3 版．医学書院，28-33，2018
2) Lambru G et al：Greater occipital nerve blocks in chronic cluster headache：a prospective open-label study. Eur J Neurol 21：338-343, 2014
3) Ho KWD et al：Sphenopalatine ganglion block, radiofrequency ablation and neurostimulation—a systematic review. J Headache Pain 18：118, 2017
4) Burns B et al：Treatment of intractable chronic cluster headache by occipital nerve stimulation in 14 patients. Neurology 72：341-345, 2009
5) Tflelt-Hansen P et al：Verapamil for cluster headache. Clinical pharmacology and possible mode of action. Headache 49：117-125, 2008
6) Gooriah R et al：Evidence-based treatments for cluster headache. Ther Clin Risk Manag 11：1687-1696, 2015
7) Van Vliet JA et al：Intranasal sumatriptan in cluster headache：randomized placebo-controlled double blind study. Neurology 60：630-633, 2003
8) Cohen AS et al：High flow oxygen for treatment of cluster headache：a randomized trial. JAMA 302：2451-2457, 2009

9) Schnabel A et al：Hyper- or normobaric oxygen therapy to treat migraine and cluster headache pain. Cochrane review. Schmerz 22：134-136, 2008

10) Cittadini E et al：Paroxysmal hemicranias：a prospective clinical study of 31 cases. Brain 131：1142-1155, 2008

11) Rosselli JL et al：The role of lamotrigine in the treatment of short-lasting unilateral neuralgiform headache attacks with conjunctival injection and treating syndrome. Ann Pharmacother 45：108-113, 2011

12) Etemadifar M et al：Efficacy of gabapentin in the treatment of SUNCT syndrome. Cephalalgia 28：1339-1342, 2008

13) Williams MH et al：SUNCT and SUNA：clinical features and medical treatment. J Clin Neurosci 15：526-534, 2008

G-4　三叉神経痛

1. 病　態

　三叉神経痛は「国際頭痛分類第3版（ICHD-3）」[1]に基づき三叉神経痛と有痛性三叉神経ニューロパチーに分類される．三叉神経痛はさらに，典型的三叉神経痛，二次性三叉神経痛，特発性三叉神経痛に分けられる．

　典型的三叉神経痛は，神経血管圧迫による三叉神経痛で，三叉神経根部の脱髄によって引き起こされる．三叉神経根部の脱髄は，主に蛇行した微小血管（動脈あるいは静脈）が脳幹における三叉神経根部を圧迫することによって生じるとされている．本邦での三叉神経痛の年間発生率は，10万人当たりおよそ4～5人であり，その発生率は比較的低く，ほとんどの症例の初発年齢は，50歳以降である．男性と女性の罹患率の比は，およそ1：2で女性に多い[2,3]．

2. 症　状

　痛みの分布は，典型的には三叉神経痛の1つあるいは複数枝の支配領域に限局しており，片側性で，両側性は稀である．罹患率は，第2枝が最も多く，次いで第3枝，第2・3枝合併，第1・2枝合併の順に生じる[4]．

　痛みは，電撃様で，突き刺すような鋭い激痛で，数秒から2分程度続き，繰り返し痛み発作が生じる．痛みの発作が起こった後には，通常，痛みが誘発されない不応期がある．病期の経過中，痛みの発作時間は変化し，痛みが強くなると発作時間が長くなることもある．また，自然寛解期を生じることがあり，発症初期には数ヵ月から数年続くが，経過とともに寛解期が短くなる．罹患部位にはトリガーゾーンが存在し，これらのゾーンに軽く触れることで，しばしば痛みが誘発される．トリガーゾーンは，身体診察で誘発されることがある．その他の誘発因子に咀嚼，会話，歯磨き，冷風，笑顔，顔をしかめるなどがある[3,5]．自律神経症状は非常に稀にみられる．

3. 神経ブロックによる治療法

　神経ブロックは，局所麻酔薬，神経破壊薬，高周波熱凝固法（RF），パルス高周波法（PRF）により疼痛を軽減する方法である．

　罹患枝に応じて，第1枝ブロックとして，眼窩上神経ブロックや滑車上神経ブロック，第2枝ブロックとして，眼窩下神経ブロック，上顎神経ブロック，三叉神経節（ガッセル神経節）ブロック，第3枝ブロックとして，オトガイ神経ブロック，下顎神経ブロック，三叉神経節（ガッセル神経節）ブロックを行う．複数罹患枝の場合，三叉神経節

高周波熱凝固法
RF：radiofrequency thermocoagulation

Gasserian 神経節

（ガッセル神経節）ブロックが適応になる.

4. 薬物療法

　一般的に薬物療法が三叉神経痛治療の主体である. 日本ペインクリニック学会の『神経障害性疼痛薬物療法ガイドライン 改訂第2版』[6]では, 薬物療法としてカルバマゼピンを第一選択薬として推奨している. カルバマゼピンの副作用には眠気, めまい, ふらつき, 肝機能障害, 汎血球減少, 中毒性表皮壊死症（TEN）などがあり, 血液検査所見や身体所見に留意する.

　その他, バクロフェン, ラモトリギン, A型ボツリヌス毒素なども有効とされているが, 適応外使用である. また, 臨床では, プレガバリンやガバペンチンなどもよく使用されている. また, 急性増悪時にはリドカインの静脈注射が痛みの緩和に効果があるとされる[7].

中毒性表皮壊死症
TEN：toxic epidermal necrolysis

5. その他の治療法

　薬物療法で痛みのコントロールが困難な場合に外科手術が考慮される. MRIなどで神経血管圧迫が原因と判明している場合, 微小血管減圧術（MVD）が推奨されている. 特に若年者は適応となる場合がある.

　薬物療法や外科手術に次ぐ治療の選択肢としてガンマナイフがある[8]. ガンマナイフは低侵襲で, 一定の期間疼痛緩和が得られるが, 顔面のしびれなどの三叉神経障害などの合併症が少なくない.

微小血管減圧術
MVD：microvascular decompression

参考文献
1) 13.1 三叉神経の病変または疾患による疼痛. 日本頭痛学会・国際頭痛分類委員会 訳, 国際頭痛分類第3版, 医学書院, 167-171, 2018
2) Muller D et al：Prevalence of trige-minal neuralgia and persistent idiopathic facial pain：A population-based study. Cephalalgia 32：1542-1548, 2011
3) Maarbjerg S et al：Trigeminal neuralgia：A prospective systematic study of clinical character-istics in 158 patients. Headache 54：1574-1582, 2014
4) 日本神経治療学会 治療指針作成委員会：標準的神経治療：三叉神経痛. 神経治療 27：110-114, 2010
5) Di Stefano G et al：Triggering trigeminal neuralgia. Cephalalgia 38：1049-1056, 2018
6) 日本ペインクリニック学会 神経障害性疼痛薬物療法ガイドライン改訂版作成ワーキンググループ 編：神経障害性疼痛薬物療法ガイドライン 改訂第2版, 真興交易医書出版部, 2016
7) Stavropoulou E et al：The effect of intrave-nous lidocaine on trigeminal neuralgia：a randomized double blind placebo controlled trial. ISRN Pain 2014：853826, 2014
8) Maarbjerg S et al：Trigeminal neuralgia-diagnosis and treatment. Cephalalgia 37：648-657, 2017

G-5　舌咽神経痛

1. 病　　態

　本邦での舌咽神経痛（GPN）の年間発生率は10万人当たり0.2〜0.7人で, 女性に多く50歳前後が好発年齢である[1]. 典型的舌咽神経痛は, 神経血管圧迫以外に明らかな原因がなく生じる痛みである. 二次性舌咽神経痛は, 頭部外傷, 多発性硬化症, 扁桃腺またはその周囲の腫瘍, 小脳橋角部腫瘍およびアーノルド・キアリ奇形などの原因疾患により生じる痛みである. 特発性舌咽神経痛は, 神経血管圧迫所見またはその他原因となる疾患の証拠が得られていないものとされる.

舌咽神経痛
GPN：glossopharyngeal neuralgia

Arnold-Chiari 奇形

　舌咽神経は延髄のオリーブ後溝から頸静脈孔を通り頭蓋外へ出て，中耳・咽頭・扁桃・舌根部に知覚成分が分布するほか，茎突咽頭筋に運動枝成分が分布し，頸動脈小体の化学受容体・圧受容体や耳下腺との交通があり，迷走神経が近接する．これら解剖学的特徴による症状が出現することがある．「国際頭痛分類 第3版」では「13. 脳神経の有痛性病変およびその他の顔面痛」の項目2に診断基準が示されている[2]．

国際頭痛分類
ICHD：International Classification of Headache Disorders

2. 症　　状

　痛みの性状は，短時間（数秒〜数分）の発作的・電撃的・針で刺したような耐え難い痛みで，会話，咳，嚥下などによって誘発される．痛みの部位は，片側性で左側に多く，咽頭-舌根部が主たる部位で同側の下顎角下部や耳（外耳道）に放散する．発作期の平均は4週間で，寛解期は半年から9年といわれる．稀に失神，徐脈，心停止，けいれんなど迷走神経刺激症状を伴うことがある．

3. 神経ブロックによる治療法

1）舌咽神経ブロック[3]

　① 口腔内表面法：局所麻酔薬（リドカインなど）を舌根部（舌枝），口蓋扁桃（扁桃枝）に噴霧する．

　② 口腔内浸潤法：①と同様の部位に注射で局所麻酔薬を浸潤させる．

　③ 側頸部法：舌咽神経が頸静脈孔から茎突咽頭筋へ向かう経路で，茎状突起前外側で神経ブロックする．局所麻酔薬・神経破壊薬・高周波熱凝固法（RF）などの方法がある．

高周波熱凝固法
RF：radiofrequency thermocoagulation

4. 薬物療法

　カルバマゼピンが第一選択である．ガバペンチン，プレガバリン，ビタミンB_{12}，低用量SSRIが用いられる[4]．これらが無効の場合，バクロフェンやステロイドパルス療法が有効との報告がある．

選択的セロトニン再取り込み阻害薬
SSRI：selective serotonin reuptake inhibitor

5. その他の治療法

1）手術療法

　舌咽神経切断術と神経血管減圧術がある．神経血管減圧術は76％の有効性の報告がある[4]．

2）放射線療法

　ガンマナイフなどの定位放射線照射がある．

3）心理療法

　併用されることがある．

参考文献
1）森岡基浩：舌咽神経痛の診断と治療．口咽科 26：39-45，2013
2）日本頭痛学会・国際頭痛分類委員会：国際頭痛分類第3版，医学書院，2018
3）細川豊史：脳神経ブロック：2. 舌咽神経ブロック．ペインクリニック 32：55-62，2011
4）Khan M et al：Trigeminal neuralgia, glossopharyngeal neuralgia, and myofascial pain dysfunction syndrome：an update. Pain Res Manag 2017：7438326, 2017

G-6　上喉頭神経痛

1. 病　　態

　迷走神経の分岐である上喉頭神経は，舌骨の高さで内枝と外枝に分かれ，内枝が喉頭粘膜の感覚枝となり，外枝は運動枝となる．上喉頭神経痛は内枝が関係している[1]．中年以上に発症し，男女差はない．

　上喉頭神経痛は稀な疾患で頭蓋内神経痛の 1.3〜3.0％ とされ，他の頭頚部の神経痛と鑑別を要する[2]．上気道炎後や喉頭異物，喉頭内視鏡術後などの炎症や外傷による上喉頭神経痛も報告されており，甲状舌骨周辺の上喉頭神経の神経障害と考えられている[2〜4]．微小血管減圧術が有効なことから，三叉神経痛や舌咽神経痛と同様に頭蓋内での神経根入口部（root entry zone）における血管による圧迫が原因とされる場合もある[3]．

2. 症　　状

　上喉頭神経痛は，嚥下，声の張り上げ，咳，あくび，頭を動かすなど，上喉頭神経が解剖学的に移動することで誘発される発作性の電撃痛である．片側の喉頭部に多いが，時に咽頭部，耳の中，頚部に放散する[1〜4]．激痛発作は周期性に出現し，寛解期は無痛となる．発作は数秒から数分とされているが，数時間に及ぶとする報告もある．迷走神経の副交感神経が刺激されると高度徐脈による失神などの症状を合併することが稀にある[3]．

　上喉頭神経が甲状舌骨膜を貫く位置に一致した部位の圧痛を認めるほか，梨状窩にトリガーポイントを認める[1〜4]．

　MRI などの画像検査で異常所見を認めることはないため，診断は，詳細な問診や局所麻酔薬による上喉頭神経ブロック，声門部への局所麻酔スプレーに対する反応から行う．

3. 神経ブロックによる治療法

　上喉頭神経ブロックは，診断的治療となる．局所麻酔薬やステロイド薬の添加を使用した上喉頭神経ブロックは，発作期の鎮痛手段として有効である．超音波ガイド下で安全・確実にブロックが行える[1,5]．局所麻酔薬での神経ブロック治療の効果が一時的な場合は，高周波熱凝固法（RF）が行われる[2]．

高周波熱凝固法
RF：radiofrequency thermocoagulation

4. 薬物療法

　カルバマゼピンやガバペンチン，三環系抗うつ薬（アミトリプチン）などを用いる[2]．

5. その他の治療法

　薬物療法や神経ブロック療法で除痛できない場合は微小血管減圧術を考慮する[6]．

　上喉頭神経を切除する方法や，直視下で上喉頭神経内枝にアルコールを注入する方法も報告されている[2]．

参考文献
1) Akina T et al：Superior laryngeal nerve neuralgia：case series and review of anterior neck pain syndromes. Ear Nose Throat J 98：500-503, 2019
2) Francis ON et al：Other facial neuralgias. Cephalalgia 37：658-669, 2017
3) 中川雅之：上喉頭神経・迷走神経痛. 大瀬戸清茂 編, ペインクリニック診断・治療ガイド 第5版, 日本医事新報社, 275-276, 2013
4) Aydil U et al：Less knows non-infection and nueromusculoskeletal system-originated anterolateral neck

and craniofacial pain disorders. Eur Arch Otorhinolaryngol 259：9-16, 2012
5) Jian PW et al：Three cases of idiopathic superior laryngeal neuralgia treated by superior laryngeal nerve block under ultrasound guidance. Chine J Med 129：2007-2008, 2016
6) Salzmen R et al：Surgical treatment of superior laryngeal neuralgia：a case report and review of literature. Ear Nose Throat J 95：1-7, 2016

G-7　持続性特発性顔面痛（PIFP）

1. 病　　態
以前「非定型顔面痛」と呼ばれた概念は，国際頭痛分類第 3 版（ICHD-3）[1]や，2020年に発表された国際口腔顔面痛分類第 1 版（ICOP-1）[2]で，持続性特発性顔面痛（PIFP）と定義された．PIFP の生涯有病率は 0.03％とされ[3]，原因は不明だが，痛み刺激に対する三叉神経脊髄路核の強い活性化が fMRI で示されている[4]．また，心理社会的問題の合併頻度が高い．

国際頭痛分類第 3 版
ICHD-3：international classification of headache disorders

国際口腔顔面痛分類第 1 版
ICOP-1：international classification of orofacial pain, 1st edition

持続性特発性顔面痛
PIFP：persistent idiopathic facial pain

機能的磁気共鳴画像
fMRI：functional magnetic resonance imaging

2. 症　　状
診断基準を以下に示す（表 1）[2]．痛みは経過とともに，顔面だけでなく頭頸部のより広い領域に放散することもある．臨床的に神経学的な脱落症状や，痛みの先行する原因となるイベントを伴わない[2]．片側性が多いが両側性のこともある[3]．

表 1　PIFP の診断基準

A. B および C の基準を満たす顔面痛
B. 1 日 2 時間を超える痛みを連日繰り返し，3 か月を超えて継続する
C. 痛みは以下の両方の特徴を有する
1. 局在が不明瞭で，末梢神経の支配に一致しない
2. 鈍い，うずくような，あるいは，しつこいと表現される痛みの性質
D. 臨床的診察やエックス線検査は正常であり，局所的な原因は否定される
E. 他に最適な ICOP または ICHD-3 の診断がない

3. 神経ブロックによる治療法
薬物療法が無効な場合に，翼口蓋神経節へのパルス高周波法（PRF）を試みる報告もあるが，エビデンスレベルは低い[3]．星状神経節ブロックや三叉神経末梢枝ブロックを用いることもある．

パルス高周波法
PRF：pulsed radio frequency

星状神経節ブロック
SGB：stellate ganglion block

4. 薬物療法
三環系抗うつ薬，SSRI や SNRI，ガバペンチノイド（Ca^{2+} チャネル $\alpha_2\delta$ リガンド），漢方薬などを用いる[3]．

5. その他の治療法
低出力レーザー治療（LLLT），心理療法，集学的治療などが試みられる．

選択的セロトニン再取り込み阻害薬
SSRI：selective serotonin reuptake inhibitor

セロトニン・ノルアドレナリン再取り込み阻害薬
SNRI：serotonin-noradrenaline reuptake inhibitor

低出力レーザー治療
LLLT：low level laser therapy

参考文献
1) 13.12 持続性特発性顔面痛（PIFP）．日本頭痛学会・国際頭痛分類委員会 訳，国際頭痛分類第 3 版，医学書

　院，182，2018
2) 国際口腔顔面痛分類第 1 版　6.2 持続性特発性顔面痛（PIFP）．日本口腔顔面痛学会・日本頭痛学会　訳，日口腔顔面痛会誌 13：205-206，2021
3) Benoliel R et al：Persistent idiopathic facial pain. Cephalalgia 37：680-691, 2017
4) Ziegeler C et al：Altered trigeminal pain processing on brainstem level in persistent idiopathic facial pain. Pain 162：1374-1378, 2021

G-8　顎関節症

1. 病　　態[1~3]

　顎関節症（TMD）の概念は，顎関節や咀嚼筋の痛み，関節（雑）音，開口障害あるいは顎運動異常を主要症候とする障害の包括的診断名である．病態は，咀嚼筋障害，顎関節痛障害，顎関節円板障害（復位性・非復位性がある）および変形性顎関節症（関節を構成する下顎頭や側頭骨の関節面の退行性変化）からの疼痛信号が末梢性および中枢性感作により増強している状態と考えられる．病態に寄与する因子として，外傷・解剖学的因子・遺伝的因子・行動的因子（ブラキシズム，偏側咀嚼，上下歯列の接触癖など）・心理社会的因子などが挙げられている．診断基準は Diagnostic criteria for TMD（DC/TMD）が活用されている．診断的領域（physical Axis Ⅰ）と心理社会的評価領域（psychosocial Axis Ⅱ）から構成される．診断的領域では，筋痛・関節痛・TMD と関連する頭痛の 3 つの項目が，病歴や基準となる検査法で評価され，心理社会的領域では，苦悩・うつ・不安などが質問紙票で評価される[2]．有病率は 14% 程度で出産期の女性に多い．

顎関節症
TMD：temporomandibular disorder

2. 症　　状

　頭部・顔面・顎部領域の痛み，顎運動制限，顎運動時のクリック音が 3 大徴候である．症状は断続的で，時間とともに軽快するが，10% は積極的な治療が必要である．主な咀嚼筋（咬筋，側頭筋，内側翼突筋，外側翼突筋）のほか，顎二腹筋，胸鎖乳突筋にも運動痛や圧痛が発現することがある．顎関節では，急速な大開口や噛み違え，歯科治療で咬合高径が急に変化した場合などに圧痛，開口痛，咬合痛が生じる．これらに，不安やうつ状態が併発し ADL・QOL が低下する．

3. 神経ブロックによる治療法

1) トリガーポイント注射[4]

　咀嚼筋（咬筋，外側翼突筋，側頭筋）の圧痛点に局所麻酔薬を注射する．

2) 関節腔注入

　ステロイド薬，ヒアルロン酸ナトリウムを用いる[5]．

3) 顎関節ブロック（造影，パンピング療法）

　関節腔内の加圧洗浄が目的となる．

トリガーポイント注射
TP：trigger point injection

4. 薬物療法[2]

　アセトアミノフェン，NSAIDs，バクロフェン，抗うつ薬（三環系抗うつ薬など），抗不安薬（ベンゾジアゼピンなど）などが用いられる．

5. その他の治療法[2,6)]

1）マウスピース

就寝中の異常下顎運動を防ぎ，咀嚼筋を弛緩させる目的で使用する．

2）リハビリテーション

顎エクササイズとマッサージ療法を行う．物理療法として，超音波療法，経皮的電気神経刺激（TENS），70～80℃の温熱療法，低出力レーザー治療（LLLT）が行われる．

経皮的電気神経刺激（法）
TENS：transcutaneous electrical nerve stimulation

低出力レーザー治療
LLLT：low level laser therapy

3）鍼治療

痛む領域の場所（耳と顎周囲）のほか，肘や膝，母指近くの経穴に穿刺する．

4）心理療法

カウンセリング，教育，認知行動療法などがある．

5）手術療法

関節鏡下剥離授動術，関節円板整位術，関節円板切除術などが施行される．

参考文献
1）日本顎関節学会 編：「顎関節症の概念（2013 年）」「顎関節症と鑑別を要する疾患あるいは障害（2014 年）」「顎関節・咀嚼筋の疾患あるいは障害（2014 年）」および「顎関節症の病態分類（2013 年）」の公表にあたって．日顎関節会誌 26：120-125，2014
2）List T et al：Temporomandibular disorders：Old ideas and new concept. Cephalalgia 37 692-704, 2017
3）矢谷博文：＜臨床に有用な基礎知識＞顎関節症と咬合の関係に関する up-to-date な見解．日顎関節会誌 30：36-43，2018
4）Ozkan F et al：Trigger point injection therapy in the management of myofascial temporomandibular pain. Randomized Controlled Trial 23：119-125, 2011
5）柴田孝典：口腔外科領域における顎関節症の治療法．日補綴歯会誌 4：246-255，2012
6）Wieckiewicz M et al：Reported concepts for the treatment modalities and pain management of temporomandibular disorders. Headache and Pain 16：106-118, 2015

G-9　口腔灼熱痛症候群（舌痛症）

1. 病　態

口腔灼熱痛症候群（BMS）は，「口腔内の焼けるような，あるいは異常な感覚（intra-oral burning or dysaesthetic sensation）が，1 日 2 時間以上かつ 3 ヵ月以上続き，臨床的に明らかな病変が見当たらないもの」と定義される[1)]．BMS のうち症状が舌に限定されているものが舌痛症とされる．有病率は 0.7～15％で，閉経後の 50～70 歳の女性に多い．神経生理学的な機序は不明で，器質的な要因が明白でないが，舌表面の熱感覚鈍麻，三叉神経の障害，視床の機能低下，線条体のドパミンレベルの低下が報告されている．栄養不良，シェーグレン症候群，口腔カンジダ症などの二次性となる要因を除外する必要があるが，特発性と二次性を区別することは困難である．また BMS の 30～50％にうつ病，30～55％に不安障害が併存するとの報告がある．

これらより，末梢性および中枢性の神経障害の存在と心理的因子が複雑に関与する病態と考えられる．

口腔灼熱痛症候群
BMS：burning mouth syndrome

Sjögren 症候群

2. 症　状

舌の他，口唇，口蓋，歯肉，頬粘膜などに痛みを訴える．また，味覚障害，口腔内乾燥感を訴えることがある．舌の痛みは前方 2/3 が最も多く，痛みの性質は，「ヒリヒリする」，「焼けるような」，「火傷をしたような」，「しびれたような」などと表現され，痛む

場所が移動することもある．痛みは会話や食事など何かに集中している間は和らぎ，日中に多い傾向がある．

3. 神経ブロックによる治療法

神経ブロックの効果については，一定の見解は得られていないが，星状神経節ブロックが集学的治療と併用され有効であった報告がある[2]．

星状神経節ブロック
SGB：stellate ganglion block

4. 薬物療法[3]

クロナゼパムは，内服と局所投与法がある．低用量を内服するほか，0.5 mg を 3 分間口中に含ませて吐き出すことを 1 日 4 回行う．局所投与は効果発現が早い．デュロキセチン，アミトリプチリン，パロキセチン，トラゾドンなどが用いられるが口腔乾燥の増悪など副作用に留意する．そのほか，ガバペンチン，プレガバリン，ドパミン受容体作動薬（プラミペキソール），ビタミン薬，αリポ酸，局所カプサイシン，漢方薬，代用唾液などが試みられている．

5. その他の治療法

① 心理療法

心理療法の重要性が指摘されてきており，認知行動療法，自律訓練法，集団療法などが応用されている[4]．

② 低出力レーザー治療（LLLT）の報告がある．

③ 経頭蓋磁気刺激（TMS）の報告がある．

低出力レーザー治療
LLLT：low level laser therapy
経頭蓋磁気刺激
TMS：transcranial magnetic stimulation

参考文献

1) Tan TL et al：A systematic review of treatment for patients with burning mouth syndrome. Cephalalgia 42：128-161, 2022
2) 渡邊秀和ほか：集学的な治療が有効であった舌痛症の一例．慢性疼痛 28：163-166，2009
3) Talt RC et al Chronic orofacial pain：Burning mouth syndrome and other neuropathic disorders. J Pain Manag Med 3：120, 2017
4) 松岡紘史ほか：頭頸部領域の心身症に対する認知行動療．Jpn J Psychosom Med 58：152-157, 2018

G-10　トロサ・ハント症候群

Tolosa-Hunt 症候群

1. 病　態

海綿静脈洞，上眼窩裂，あるいは眼窩内の非特異的炎症で生じた肉芽腫が原因で，同部を通過する脳神経（Ⅲ，Ⅳ，Ⅴ，Ⅵ）の障害と内頚動脈周囲交感神経叢の刺激症状を呈する症候群である[1]．炎症の原因については何らかの免疫学的な機序が疑われているが不明である．世界での年間の発症率は約 100 万人に 1 人で，性別，地域，人種の差はなく，また，若年者の罹患は稀で，その平均発症年齢は 41 歳とされている．約 5％の症例で両側に病変を認め[2]，再発率は約 40〜50％で若年者に多い．

2. 症　状

主要症状は，眼窩周囲の持続痛と眼筋麻痺による眼球運動障害であるが，三叉神経（一般的には第 1 枝），視神経，顔面神経あるいは内耳神経の障害を合併することが報告され

ている．瞳孔を支配する交感神経が障害されることもある．詳細については「国際頭痛分類第3版」[1]に診断基準が示されている．造影MRI検査は生検に代わる診断上の必要不可欠な検査であり，鑑別診断や病状の正確な評価，治療計画，経過観察においても実施が推奨されている[2,3]．また，他の特異的な炎症性疾患を除外するためにも，血液検査，髄液検査，生検，画像検査をステロイド薬投与前に施行すべきである[4]．

3. 神経ブロックによる治療法

　痛みが強く，ステロイド薬が無効もしくは禁忌の場合に，神経ブロックの適応を検討するが，これまでいくつかの症例報告が認められるのみで，効果についての検証はされていない．

　1）星状神経節ブロック

2〜3回/週の頻度で10回ほど行い，効果が認められれば1〜2回/週で継続する．

　2）後頭神経ブロック

眼窩部痛との関連（圧痛など）が認められる場合に試みる．

星状神経節ブロック
SGB：stellate ganglion block

後頭神経ブロック
occipital nerve block

4. 薬物療法[4,5]

　治療はステロイド薬が第一選択で，投与期間内に眼痛は消失し著効する．

　投与量，投与期間，投与経路について推奨される方法はないが，発症早期にプレドニゾロンを高用量（80〜100 mg）投与し，以後3日おきに1日量を10 mgずつ漸減し1 mg/kgとなれば1〜2週間ごとに減量し，3〜4ヵ月かけて漸減する．再発症例やステロイド薬投与が長期にわたる症例には免疫抑制薬や分子標的薬が使用される．

参考文献
1）日本頭痛学会・国際頭痛分類委員会 編：国際頭痛分類第3版，医学書院，2018
2）Amrutkar C et al：Tolosa-Hunt syndrome. StatPearls[Internet]. Treasure Island(FL)：Stat-Pearls Publishing；2022 Jan-.
3）Dutta P et al：Tolosa-Hunt syndrome：A review of diagnostic criteria and unresolved Issues. J Curr Ophthalmol 33：104-111, 2021
4）井関雅子ほか：Tolosa-Hunt症候群．田村　晃 編，EBMに基づく脳神経疾患の基本治療方針 第4版，メジカルビュー社，430-432，2016
5）成尾一彦ほか：顔面神経麻痺のあるTolosa-Hunt syndrome症例．日鼻科会誌60：182-188, 2021

G-11　巨細胞性動脈炎（側頭動脈炎）

1. 病　　態

　巨細胞性動脈炎は，多くは肉芽腫を有する動脈炎であり，大動脈とその分枝の中〜大型動脈に起こる動脈炎で，以前は側頭動脈炎とも呼ばれた．浅側頭動脈に好発し，50歳以上の高齢者に発症することが多い[1]．欧米に比べて日本では少ない[2]．

2. 症　　状

　発熱や倦怠感などの全身症状のほか，間欠性下顎痛，複視，側頭動脈の圧痛や拍動，頭痛がみられ，頭痛は拍動性で片側性のことが多い．約40％に視力障害，約4〜6％に失明，約30〜60％にリウマチ性多発筋痛症，約27％に胸腹部大動脈，鎖骨下動脈，上腕動脈の病変を認める[1]．

米国リウマチ学会による診断基準では，①発症年齢50歳以上，②新たな頭痛，③側頭動脈の拍動性圧痛あるいは頸動脈の拍動低下，④赤血球沈降速度（ESR）の亢進，⑤動脈生検組織の異常，の5項目中3項目以上で陽性と診断される．臨床所見や検査所見は非特異的であるため，側頭動脈の生検が重要であり，治療前に施行することが望ましい．また，高齢者の不明熱の原因疾患の一つで，悪性腫瘍，高安動脈炎などの血管炎，眼科疾患や脳血管障害などとの鑑別が重要である[3]．

赤血球沈降速度
ESR：erythrocyte sedimentation rate

3．神経ブロックによる治療法

星状神経節ブロックによりステロイド薬を減量できることが報告されている．圧痛点などにトリガーポイント注射を行う場合がある[1]．

星状神経節ブロック
SGB：stellate ganglion block
トリガーポイント注射
TP：trigger point injection

4．薬物療法

ステロイド薬が有用であり，プレドニゾロン0.5〜1 mg/kg/日を初期投与する[1]．臨床的には40〜60 mg/日の投与で開始し，3〜4週間継続して，症状やESR，CRPを指標に減量する投与法が紹介されている[3]．

C−反応性蛋白
CRP：C−reactive protein

眼症状は非可逆的に失明に至ることがあるので，疑われた場合はすみやかにステロイド薬による治療を開始し，ステロイドパルス療法も考慮する．2017年8月に抗IL-6受容体抗体（トシリズマブ）が薬事承認され，ステロイド抵抗性などの難治性症例に対して併用が可能である[3]．

参考文献
1）血管炎症候群の診療ガイドライン（2017年改訂版）．https://www.j-circ.or.jp/cms/wp-content/uploads/2020/02/JCS2017_isobe_h.pdf（2022年11月閲覧）
2）角田佳子ほか：巨細胞性動脈炎（側頭動脈炎）．臨床と研究 93：1336-1342, 2016
3）中岡良和：大型血管炎の治療ガイドライン（高安動脈炎・巨細胞性動脈炎）．炎症と免疫 26：25-32, 2018
4）北村　晶ほか：診断・治療 頭痛とペインクリニック．総合臨床 56：713-717, 2007

G-12　後頭神経痛

1．病　　態

後頭神経痛は，後頭部に存在する大後頭神経，小後頭神経または第3後頭神経に起こる，片側性または両側性の神経痛である．後頭神経痛には特発性と症候性があり，症候性は外傷や頸椎症などが多く，緊張型頭痛に合併することもある[1]．「国際頭痛分類 第3版」では「有痛性脳神経ニューロパチー，他の顔面痛およびその他の頭痛」に分類されている．

後頭神経痛
occipital neuralgia

2．症　　状

大後頭神経，小後頭神経，第3後頭神経の支配領域である後頭部や側頭部から頭頂部，または耳の後部に数秒から数分間持続する疼痛発作を繰り返し，刺すような痛みが生じる．頭皮の表面が痛むように感じ，重度の場合には髪に触れただけで痛みが誘発されることもある．一般的に罹患神経上に圧痛を伴うことが多く，罹患領域の感覚低下または異常感覚を伴うこともある[2]．三叉神経脊髄路核における三叉神経−頸髄神経の神経間連絡により，後頭神経痛の痛みが前頭から後頭領域に及ぶことがある．また，後頭神経痛

は，環軸関節，上関節突起間関節に由来する後頭関連痛や，頚部筋群とその付着部位の筋・筋膜性疼痛をトリガーポイントで区別する必要がある[2]．

3．神経ブロックによる治療法

　局所麻酔薬を用いた大・小後頭神経ブロックにより，一時的に痛みの緩和が得られることがあり，診断にも有用である．週に数回の頻度で行い，その後は症状に応じて行う．最近ではパルス高周波法（PRF）が有用であるという報告がある[3]．また後頚筋群圧痛点へのトリガーポイント注射が有効なこともある[4]．痛みが強く，後頭神経 PRF の効果が不十分な場合は，C2 神経根ブロックを試みてもよい[4]．

後頭神経ブロック
occipital nerve block

パルス高周波法
PRF：pulsed radiofrequency

トリガーポイント注射
TP：trigger point injection

4．薬物療法

　NSAIDs を使用する．効果が不十分な場合はカルバマゼピンやガバペンチン，プレガバリンなどを使用する．筋弛緩薬や三環系抗うつ薬が有効なこともある．抗てんかん薬や抗うつ薬は発作性の痛みに有効ともいわれている[5]．

参考文献
1) 中原由紀子ほか：三叉神経痛・後頭神経痛．臨床と研究 87：1043-1046，2010
2) 13.4 後頭神経痛．日本頭痛学会・国際頭痛分類委員会：国際頭痛分類第 3 版，医学書院，178，2018
3) Vanneste T et al：Pulsed radiofrequency in chronic pain. Curr Opin Anaesthesiol 30：577-582, 2017
4) 北見公一：頭痛　有痛性脳神経ニューロパチーおよび他の顔面痛　後頭神経痛．日本臨床　別冊神経症候群 6：870-874，2014
5) Dougherty C：Occipital neuralgia. Curr Pain Headache Rep 18：411, 2014

G-13　大後頭神経三叉神経症候群（GOTS）

大後頭神経三叉神経症候群
GOTS：great occipital trigeminus syndrome

1．病　　態

　C2，C3 と三叉神経の一次求心性ニューロンは三叉神経脊髄路核に収束する．後頭神経領域の病変や椎間板ヘルニア，環軸関節障害などで上位頚神経が刺激されると，後頭部の痛みとともに三叉神経第 1 枝の領域に痛みが生じる．

2．症　　状

　目の疲れやまぶしさなどの眼症状と，眼窩周囲部，前額部，および後頭部などの痛み．

3．神経ブロックによる治療法

　本疾患群に対する神経ブロック治療は頚原性頭痛に準ずる．後頭神経ブロック，頚椎椎間関節ブロック，環軸関節ブロック，深頚神経叢ブロック，頚部硬膜外ブロックなどが有効であった報告があり，難治性の頚原性頭痛に対して考慮してもよい[1]．高周波熱凝固法（RF）の有効性を示す報告は複数あるが，エビデンスは限られており長期効果については不明である[2]．またパルス高周波法（PRF）についても，慢性関節リウマチ患者の後頭部痛に対して C2 後根神経節に対して有効であった報告などがあるが[3]，質の高い研究はなくエビデンスは不十分である．

椎間関節ブロック
facet block

頚神経叢ブロック
cervical plexus block

高周波熱凝固法
RF：radiofrequency thermocoagulation

4. 薬物療法

特異的に効果を示す薬物は示されていない．カルバマゼピンなどの抗てんかん薬，NSAIDs，抗不安薬，抗うつ薬などの投与を行う．

5. その他の治療法

1) 脊椎マニピュレーション

頚原性頭痛に対して行われたマニピュレーション（徒手療法）の RCT を対象にしたシステマティックレビューによると，効果は明らかでない[4]．

無作為化比較試験，ランダム化比較試験
RCT：randomized controlled trial

参考文献

1) Goyal S et al：Efficacy of interventional treatment strategies for managing patients with cervicogenic headache：a systematic review. Korean J Anesthesiol 75：12-24, 2022
2) Orhurhu V et al：Use of radiofrequency ablation for the management of headache：A systematic review. Pain Physician 24：973-987, 2021
3) Lee SY et al：Successful treatment of occipital radiating headache using pulsed radiofrequency therapy. J Korean Neurosurg Soc 58：89-92, 2015
4) Posadzki P et al：Spinal manipulations for cervicogenic headaches：a systematic review of randomized clinical trials. Headache 51：1132-1139, 2011

G-14　脳脊髄液漏出症

1. 病　　態

何らかの原因で生じた脊髄硬膜の裂け目から脳脊髄液が漏れ，起立性頭痛をはじめ視覚・聴覚障害，悪心・嘔吐，項部硬直，倦怠感などの症状を呈する疾患と考えられている．腰椎穿刺，手術手技などの明らかな原因以外にも，頭頚部外傷やスポーツなどを契機に発症する場合もある．髄液漏出後の低髄圧状態が，脳底部の痛覚過敏組織の牽引や脳神経の牽引，髄膜刺激を引き起こすことから，古くから低髄液圧性頭痛あるいは低髄液圧症候群と呼ばれてきた．しかし，脳脊髄硬膜のうっ血による容積代償機序により低髄圧でない症例もあるため[1]，1999 年に髄液量減少が本態であると考えられ「脳脊髄液減少症」が提唱された[2]．ただし客観的に髄液量を測定する方法は現在もなく，髄液減少症という呼称が正しく病態を反映しているかどうかについては未解決の問題であり，「国際疾病分類」にも記載されていない．また，症状がない正常人ボランティアでも MRI 画像上脳脊髄腔外に脳脊髄液の漏出を疑う所見を認めたとの報告もあり[3]，本疾患の病態は現在も未解明である．

起立性頭痛に代表される症状と画像診断に基づいて診断する．画像診断法には，CT，MRI，シンチグラフィが挙げられる．2011 年に厚生労働省研究班より，脳脊髄液漏出症の画像判定基準，画像診断基準が示されている[4]．本疾患を疑う場合は，まず腰椎穿刺を必要としない脳 MRI（造影 T1 強調画像）および脊髄 MRI（脂肪抑制 T2 強調画像および造影 T1 強調画像）を施行する．びまん性硬膜肥厚に代表される造影脳 MRI 所見は「低髄液圧」の間接所見であるが，症状が出現した急性期にはみられないなど，陰性であっても脳脊髄液漏出症は否定できないことに注意が必要である．脊髄 MRI は硬膜外腔に血液以外の水貯留が確認できれば脳脊髄液の漏出と診断できる[5]．腰椎穿刺を必要とする画像診断法には CT ミエログラフィおよび RI 脳槽シンチグラフィがあるが，腰椎穿刺後には穿刺孔から脳脊髄液が漏出する可能性があることを踏まえて診断しなければな

らない．RI脳槽シンチグラフィは空間解像度が劣ることからスクリーニング検査法と位置づけられてきたが，SPECTやRIクリアランスの活用により，今後診断的に有用な検査法となる可能性がある．CTミエログラフィは，穿刺部からの造影剤漏出などの技術的問題を否定できれば現時点で最も信頼性が高い検査法とされる．硬膜の欠損や漏出部位の特定ができれば，後述する硬膜外自家血注入（硬膜外自家血パッチ（EBP））施行時の有用な情報となる．

硬膜外自家血注入（硬膜外自家血パッチ）
EBP：epidural blood patch

2．症　　状

　坐位や立位後に悪化し，仰臥位で軽快する頭痛である[6]．起立性頭痛をはじめ，視覚・聴覚障害，悪心・嘔吐，項部硬直，倦怠感など多彩な症状を呈する．

3．神経ブロックによる治療法

1）硬膜外生理食塩水注入

　腰部硬膜外腔へ生理食塩水を注入する方法である．硬膜外腔内圧を高めて漏れを減らす目的で行われる．明確なエビデンスはないが，生理食塩水注入だけで起立性頭痛を軽減し，硬膜外自家血注入（EBP）を必要としなかった報告もある[7]．

2）硬膜外自家血注入・自家血パッチ（EBP）

　本邦では2012年に先進医療として認可された．また2016年4月からは保険適用となり，厚生労働大臣が定める施設基準に適合している保険医療機関において，関連学会の定める画像診断基準に基づき「脳脊髄液漏出症」として「確実」または「確定」と診断されたものに対して行われた場合に限り算定が可能となった．硬膜穿刺後頭痛（PDPH）に関しては高い有効率を示す観察研究，小規模のRCTが複数報告されており，保存的治療で軽快しない場合は考慮される．特発性低髄圧症候群（SIH）に対しては，漏出点を厳密に診断した上でのTarget-EBPが有効であると報告されている[8]．一方，特発性や外傷性では効果を認めたという報告は多くあるが，適応については慎重にならなければならない．EBPはX線透視下に行うことでより安全で確実に行うことができる．注入血液量については種々の報告があるが，腰椎部10〜30 mL，胸椎部10〜20 mL，頚椎部10〜15 mLが標準的である[9]．EBP後の安静期間，許容される施行回数，経過観察期間等，有効性と安全性を踏まえた治療指針の確立が待たれる．

硬膜穿刺後頭痛
PDPH：postdural puncture headache
無作為化比較試験，ランダム化比較試験
RCT：randomized controlled trial
特発性低髄圧症候群
SIH：spontaneous intracranial hypotension

4．薬物療法

　PDPHに対する薬物の効果を検証した研究は数多くあるが，RCTは少なく，またどれもサンプルサイズの小さい研究である．エビデンスとしては乏しいが，カフェイン，ガバペンチン，ヒドロコルチゾン，テオフィリンについては症状の軽減には有効であると報告されている．アミノフィリンの予防効果，治療効果について調査したメタアナリシスは，症状の軽減には有効であることが報告されている．

5．その他の治療法

　硬膜穿刺後の予防的治療および保存的治療として，定められた安静臥床や積極的な補液を支持するエビデンスはないが，低髄圧による頭蓋内出血の危険性があるため，頭痛を誘発する頭高位は症状が軽減するまでは避けるべきと考えられる．

参考文献
1) Kranz PG et al：How common is normal cerebrospinal fluid pressure in spontaneous intracranial hypotension? Cephalalgia 13：1209-1217, 2016
2) Mokri B et al：Spontaneous cerebrospinal fluid leaks：from intracranial hypotension to cerebrospinal fluid hypovolemia-evaluation of concept. Mayo Clinic Proc 74：1113-1123, 1999
3) 嘉山孝正ほか：脳脊髄液漏出症診療指針, 中外医学社, 2019
4) 嘉山孝正ほか：脳脊髄液減少症の診断・治療法の確立に関する研究. 厚生労働科学研究費補助金　障害者対策総合研究開発事業（神経・筋疾患分野）. 平成22年度総括研究報告書. 2011
5) Starling A et al：Sensitivity of MRI of the spine compared with CT myelography in orthostatic headache with CSF leak. Neurology 81：1789-1792, 2013
6) 7.2.3 特発性低頭蓋内圧性頭痛, 日本頭痛学会・国際頭痛分類委員会 編, 国際頭痛分類第3版, 医学書院, 97, 2018
7) 橋本和昌：硬膜外持続生理食塩液注入が有効であった脳脊髄液減少症の5症例. 麻酔60：661-665, 2011
8) Watanabe K et al：Fluoroscopically guided epidural blood patch with subsequent spinal CT in the treatment of spontaneous cerebrospinal fluid hypovolemia. J Neurosurg 114：1731-1735, 2011
9) 石川慎一ほか：硬膜外自家血注入. 脳脊髄液減少症の診断と治療, 金芳堂, 75-89, 2010

G-15　顔面けいれん

1. 病　　態

　顔面神経の神経根出口部は，脳神経の中枢神経と末梢神経の接合部である．この領域の脳神経は上皮を持たず，くも膜のみで保護されているため非常に影響を受けやすい[1]．片側顔面けいれんには一次性と二次性があるが，一次性片側顔面けいれんは後頭蓋窩の神経根出口部で顔面神経が異常血管などによって圧迫され局所的な脱髄を引き起こすと推定されている[2,3]．二次性の顔面けいれんの原因については，腫瘍，囊胞，動脈瘤，脳幹部病変，後頭蓋窩の構造的異常など様々な病態によって生じることがある[4]．

2. 症　　状

　主訴として不随性の眼瞼収縮が最も多い．発症部位は眼輪筋が90%，頬が11%，口周囲で10%弱とされる[5]．患者は通常，けいれんの発作を訴え，最終的には持続的なけいれんに至る．顔面神経では，顔面上部を支配する線維は背側に存在し，本症の原因血管である前下小脳動脈は，大多数の患者で神経の背側に存在することが多い．顔の上半分から始まった収縮は，発症から数ヵ月〜数年で顔の下半分，すなわち口輪筋や，同側顔面神経支配の他の筋に広がる．

3. 神経ブロックによる治療法

1) ボツリヌス療法

　ボツリヌス療法は対症療法であるが，本邦においても2000年に保険適用として認められ，第一選択になっている．公表されている有効率は92.62%と高い[6]．ボツリヌス療法は一般的に3ヵ月間隔で行われる．しかし患者によっては，効果が早く減退してしまうことがある．

　ボツリヌス療法の欠点は，3〜6ヵ月間隔で繰り返し治療する必要があることである．また副作用は一時的なものとして，軽度の顔面神経麻痺（23%），複視（17%），および眼瞼下垂（15%）などが挙げられる[4]．

2) 顔面神経ブロック

　高周波熱凝固法（RF），パルス高周波法（PRF）を組み合わせることで，長期間の症

ボツリヌス療法
botulinum toxin therapy

高周波熱凝固法
RF：radiofrequency thermocoagulation

パルス高周波法
PRF：pulsed radiofrequency

状軽減が期待できる[7]．顔面神経幹ブロックや顔面神経末梢枝ブロックとして O'Brien block（耳珠の近く，関節突起の真上に局所麻酔薬を注入）や Modified O'Brien block（下顎骨の約 30 mm 上に局所麻酔薬を注入）などがある．

4．薬物療法
カルバマゼピン，クロナゼパムなどが効果を示す．副作用として眠気，倦怠感などがある[8]．

5．その他の治療法
1）神経血管減圧術（いわゆるジャネッタ手術）

Janetta 手術

血管性圧迫が多くの症例で原因と考えられるため，一時的な症状緩和をもたらすボツリヌス療法などとは異なり，唯一の根治的治療である．なお神経血管減圧術の有効率は90％との報告がある[9]が，症状の再発（20％），難聴（7～26％），一過性および永久性顔面神経麻痺，髄液漏（2～3％）など手術合併症の危険もある．

参考文献
1) Nielsen VK：Electrophysiology of the facial nerve in hemifacial spasm：ectopic/ephaptic excitation. Muscle Nerve 8：545-555, 1985
2) Girard N et al：Three-dimensional MRI of hemifacial spasm with surgical correlation. Neuroradiology 139：46-51, 1997
3) Rosenstengel C et al：Hemifacial spasm：conservative and surgical treatment options. Dtsch. Arztebl Int 109：667-673, 2012
4) Yaltho TC et al：The many faces of hemifacial spasm：Differential diagnosis of unilateral facial spasm. Mov Disorders 26：1582-1592, 2011
5) Wang A et al：Hemifacial spasm：clinical findings and treatment. Muscle nerve 21：1-8, 1998
6) グラクソ・スミスクライン株式会社開発本部PMS部：A型ボツリヌス毒素製剤ボトックス注100市販後調査の概要—第8版—. 2006
7) Parl HL et al：Intractable hemifacial spasm treated by pulsed radiofrequency treatment. Korean J Pain 26：62-64, 2013
8) 日本神経治療学会　監：片側顔面痙攣. 標準的神経治療, 医学書院, 479-493, 2008
9) Jannetta PJ：Cranial rhizopathies. Neurological surgery, 3rd edn, W. B. Saunders, 4169-4182, 1990

G-16　眼瞼けいれん

1．病　　態
眼瞼けいれんは，眼輪筋の不随意運動によるけいれんだけでなく，開眼障害や瞬目回数の増加など他の運動症状によっても特徴づけられる．神経学的には局所ジストニアに属する[1]．眼瞼けいれんのなかには原因不明の眼瞼けいれん，薬剤性や症候性もあり[2]，痙縮が他の顔面筋や舌，咽頭，頚部筋にまで及ぶものをメージュ症候群と呼ぶ．眼瞼けいれんの原因は未だ不明であるが，病態生理学的観点からは，大脳基底核が重要な役割を担っていると考えられている[3]．

Meige 症候群

2．症　　状
眼輪筋の不随意によるけいれんだけでなく，開眼障害や瞬目回数の増加などの運動障害の特徴がある．羞明感，ドライアイ，目の不快感・異物感，流涙などがある．ドライアイはよくみられる症状であるが，涙の分泌量を客観的に測定すると正常であることが

多い. 眼瞼けいれんの患者にみられる感覚器症状は通常, 眼瞼けいれん発症の数ヵ月から数年前に発症することが多い[4].

3. 神経ブロックによる治療法

1) ボツリヌス療法

眼瞼けいれんに対するボツリヌス療法の有効性は, 米国神経内科学会の評価においてはエビデンスレベル B にとどまるが[5], 国内外問わず, 現在眼瞼けいれん治療の第一選択として広く認められている[6].

ボツリヌス療法
botulinum toxin therapy

2) 顔面神経ブロック

神経ブロックによる痛みや麻痺は, O'Brien block より顔面神経穿刺圧迫法に多いが, 有効性が高いと報告されている[7]. ボツリヌス療法が保険適用となる前は, メージュ症候群に対してなどに顔面神経ブロックを施行した症例報告が散見される.

有効期間は O'Brien block で平均 3.5 ヵ月, 顔面神経穿刺圧迫法で平均 5.1 ヵ月と報告されている.

4. 薬物治療

ボツリヌス療法と比較して従来から用いられていた内服薬の有効性は低く, 副作用が問題となることもある[4].

抗けいれん薬（クロナゼパム, カルバマゼピン, バルプロ酸ナトリウム）, 抗コリン薬, 抗不安薬（ジアゼパム, クロチアゼパム, エチゾラム, ブロチゾラム）, 坑痙縮薬（バクロフェン）, 選択的セロトニン再取り込み阻害薬（SSRI）などがある.

選択的セロトニン再取り込み阻害薬
SSRI : selective serotonin reuptake inhibitor

5. その他の治療法

1) 外科的治療

眼瞼皮膚切除術, 眼輪筋切除術, ミュラー筋縫縮術, 前頭筋釣り上げ術, 皺眉筋切除術, 顔面神経切断術など様々な手技が報告されている[8,9].

Müller 筋縫縮術

参考文献
1) Defazio G et al：Primary blepharospasm. Drugs 64：237-244, 2004
2) Wakakura M et al：Etizolam and benzodiazepine induced blepharospasm. J Neurol Neurosurg Psychitry 75：506-507, 2004
3) 若倉雅登：眼瞼けいれんと顔面けいれん, 日眼会誌 109：667-684, 2004
4) Difazio G et al：Blepharospasm 40 years later. Mov Disord 32：498-509, 2017
5) Simpson DM et al：Assessment：botulinum neurotoxin for the treatment of movement disorders(an evidence-based review). Report of the therapeutics and technology assessment subcommittee of the America Academy of Neurology. Neurology 70：1699-1706, 2008
6) 日本神経眼科学会 眼瞼痙攣診療ガイドライン委員会：眼瞼けいれん診療ガイドライン. 日眼会誌 115：617-628, 2011
7) 西尾四郎ほか：神経ブロックによる眼瞼痙攣の治療―アンケート調査のマトメ. 麻酔 24：812-816, 1975
8) Katayama M et al：Effect of phonic conditioning on blink reflex recovery function in blepharospasm. Electroencephalogr Clin Neurophysiol 101：446-452, 1996
9) Gillinm WN et al：Blepharospasmsurgery. An anatomical approach. Arch Ophtalmol 99：1056-1062, 1981

G-17　顔面の機能的疾患

1. 病　　態

　末梢性顔面神経麻痺，三叉神経麻痺，突発性難聴，網膜血管閉塞症，アレルギー性鼻炎などは，ペインクリニックで頚胸部の交感神経ブロック（星状神経節ブロック（SGB）や持続硬膜外ブロックなど）が適応となる疾患である．それぞれの疾患に応じて，耳鼻科的，脳神経外科的，眼科的治療も行われる．

　顔面の機能的疾患の発症原因には循環障害の関与が認められ，頚胸部の交感神経ブロックにより，血管拡張，組織血流を改善させることで効果を示すと考えられている[1~4]．

星状神経節ブロック
SGB：stellate ganglion block

2. 症　　状

1）末梢性顔面神経麻痺

　顔面表情筋麻痺，聴覚障害，味覚障害，外耳道や耳介の痛み，涙腺・顎下腺・舌下腺からの分泌異常が障害神経部位に応じて生じる．

2）三叉神経麻痺

　片側顔面皮膚，口腔，鼻粘膜の異常感覚，咀嚼異常，味覚障害などが認められる．

3）突発性難聴

　突然発症する片側性感音性難聴であり，耳閉感，耳鳴り，めまいを伴う．

4）網膜血管閉塞症

　動脈閉塞の場合，視力障害が突然発症し，視力消失，一部暗点，視野欠損などを生じる．

5）アレルギー性鼻炎

　くしゃみ，鼻汁，鼻閉，目の痒み，結膜充血など眼症状を認める．

3. 神経ブロックによる治療法

　交感神経ブロックの有用性がRCTで示されているものもある[5,6]が，未だに議論の余地がある．

無作為化比較試験，ランダム化比較試験
RCT：randomized controlled trial

1）星状神経節ブロック（SGB）

　SGBは，疾患や重症度によって回数を増減させ，発症後に可及的早期から行うのが望ましいと考えられている[7]．顔面神経麻痺に対するSGBの実施例として，発症後2週までは連日1~2回/日，以後4週までは1回/日，2ヵ月以降は症状に応じて試行回数を減らしていく．3ヵ月を経過しても改善が認められない場合は，6ヵ月程度を目安に漸減中止を検討するが，随伴症状（顔面神経麻痺であれば，こわばり感など）の軽減を目的に適宜行われる．

2）胸部持続硬膜外ブロック

　突発性難聴や網膜静脈閉塞症に対して，C7/T1ないしT1/2より頭側へ50~60mmカテーテルを挿入，1%［w/v］メピバカインを1mL/時で14日~3ヵ月間持続投与した報告がある[8,9]．連日施行するSGBよりも高い有効率であった一方で，硬膜外感染も認められた．

4. 薬物療法

　末梢性顔面神経麻痺，突発性難聴では，ステロイド薬，循環改善薬，ビタミンB群などが用いられる．アレルギー性鼻炎では抗アレルギー薬やステロイド薬，網膜血管閉塞

症では抗血栓薬，血栓溶解薬，三叉神経麻痺では原因によって抗ウイルス薬が用いられる．

5. その他の治療法

　末梢性顔面神経麻痺，突発性難聴，網膜血管閉塞症では SGB と高圧酸素療法の併用が行われる．末梢性顔面神経麻痺では，表情筋ストレッチやリハビリテーション[10]が行われる．ベル麻痺発症後 1 ヵ月以内の早期顔面神経管開放術に関するエビデンスは確立されておらず，有益か有害か議論の余地がある[11]．網膜血管閉塞症では，眼球マッサージ，眼圧降下療法，アレルギー性鼻炎では減感作療法などが行われている．

Bell 麻痺

参考文献
1) 村川和重ほか：顔面神経麻痺患者の外頚動脈血流量に星状神経節ブロックが及ぼす影響．Facial Nerv Res 10：195-198, 1990
2) 伊井千景ほか：突発性難聴の治療 薬物療法，星状神経節ブロック酸素吸入併用療法の効果．麻酔 40：1251-1255, 1991
3) 梅山孝江ほか：網膜中心動脈，静脈閉塞症に対する星状神経節ブロック療法．Ther Res 17：1292-1298, 1996
4) 影島和幸ほか：星状神経節ブロックが有効であった 5 歳児，アレルギー性疾患の 1 症例．麻酔 41：2005-2007, 1992
5) Liu GD et al：Stellate ganglion block promotes recovery of Bell's palsy in patients with diabetes mellitus. Acta Otolaryngol 134：652-655, 2014
6) Gao H et al：Stellate ganglion catheter retention with discontinuous block on efficacy and safety in the treatment of sudden deafness. Lin Chung Er Bi Yan Hou Tou Jing Wai Ke Za Zhi 29：1291-1294, 2015
7) Takemura H et al：Usefulness of stellate ganglion block for severe Bell's palsy：earlier performance creates better outcome. Showa Univ J Med Sci 9：113-7, 1997
8) 藤野睦子ほか：ディスポーザブルインフューザーを用いた持続硬膜外ブロックによる突発性難聴の治療．耳鼻と臨 41：735-739, 1995
9) 八島典子ほか：ディスポーザブルインフューザーを用いた持続硬膜外ブロックによる網膜静脈閉塞症の治療．麻酔 43：753-757, 1994
10) 栢森良二：急性期顔面神経麻痺のリハビリテーション原則．ENTONI 203：1-6, 2017
11) Menchetti I et al：Surgical interventions for the early management of Bell's palsy. Cochrane Database Syst Rev 1：CD007468, 2021

Ⅳ-H　胸・腹部の疾患・痛み

H-1　特発性肋間神経痛

1. 病　　態

　肋間神経痛は胸神経領域に生じる疼痛であり，その病態は多岐にわたる[1]．胸神経は12対あり，椎間孔を出た後，交感神経と交通する灰白交通枝，後枝を分枝し，肋間神経となり肋間溝に入る．筋皮，外側皮枝を分枝した後，前皮枝となる．この走行中に骨膜，硬膜，関節，各種筋群，皮膚，壁側胸膜，腹膜に分布する．内臓性求心性線維が灰白交通枝を通り，心臓，肺などに分布する．これらの組織が何らかの損傷を受ければ結果として肋間神経痛を生じる[2]．

　原因の有無により症候性肋間神経痛と特発性肋間神経痛に分類される．特発性肋間神経痛と診断するためには，他の疾患に随伴する症候性肋間神経痛を除外する必要がある．症候性肋間神経痛として鑑別が必要な疾患を表1に示す．

　症候性に肋間神経痛をきたす疾患・病態には，帯状疱疹関連痛，悪性腫瘍の胸壁浸潤，開胸術後の遷延痛，肋骨骨折や外傷などが考えられる．鑑別が必要な疾患には狭心症・心筋梗塞などの虚血性心疾患の痛みや悪性腫瘍に起因する痛み（骨転移など）や胸椎圧迫骨折による痛みがある．X線検査や心電図検査などを行って，これらの基礎疾患が存在しないことと，診断的治療である肋間神経ブロックの有効性を確認することで特発性肋間神経痛と診断する．

特発性肋間神経痛
idiopathic intercostal neuralgia

帯状疱疹関連痛
急性期帯状疱疹痛および帯状疱疹後神経痛

肋間神経ブロック
intercostal nerve block

表1　肋間神経痛をきたす疾患・病態

```
肋間神経痛 ┬─ 症候性肋間神経痛（他の疾患に随伴する二次性の症候が存在する）
           │
           │   例）帯状疱疹関連痛，悪性腫瘍の胸壁浸潤，開胸術後の遷延痛み胸骨・肋骨骨
           │       折の既往，外傷など
           │
           └─ 特発性肋間神経痛（原因不明）
```

2. 症　　状

　胸背部や上腹部の肋間神経の走行に沿った痛みが主であり，病歴と症状の聴取が重要となる[1]．痛みの性質は，「刺すような痛み」や「ピリピリとした痛み」，「しびれたような感じ」などと表現され，神経支配領域に知覚鈍麻やアロディニアがあれば神経障害の可能性が高い．痛みの部位がデルマトームと大きくかけ離れている場合は他の疾患を疑う[3]．

3. 神経ブロックによる治療法

　以前はランドマーク法で行われていたが，安全性や正確性を考慮して超音波ガイド法やX線透視法で施行すべきである[1]．ランドマーク法と比較して，超音波ガイド法・X線透視法の方が安全性に優れており，さらに超音波ガイド下での施行は隣接する臓器を視覚化する利点があり，精度の向上と合併症の軽減につながると報告されている[1]．当該分節の肋間神経ブロックによって局所麻酔薬の効果が得られる期間内は確実に除痛され，その後も軽減傾向が認められれば，1週間に1〜2回の頻度で繰り返す．肋間神経ブ

ロックで効果不十分な場合に神経根ブロックを行う．長期効果を得るために症候性肋間神経痛に対しては高周波熱凝固法（RF）やパルス高周波法（PRF）による神経ブロックが有効との報告[5,6]があり，慢性期で除痛効果が一時的な場合は，持続効果を期待してRFやPRFによる神経ブロックを考慮する．さらに神経根PRFが薬物療法や肋間神経PRFに比して，有効とする報告がある[7]．

神経根ブロック
nerve root block

高周波熱凝固法
RF：radiofrequency thermocoagulation

パルス高周波法
PRF：pulsed radiofrequency

4．薬物療法

薬物療法として，神経障害性疼痛治療薬（プレガバリンやミロガバリンなど）や抗うつ薬（デュロキセチンなど），漢方薬，ビタミンB$_{12}$などが有効なこともある．

5．その他の治療法

痛みを緩和するためにストレッチングや運動療法などのリハビリテーションが併用されることもある．

参考文献
1) Fazekas D et al：Intercostal neuralgia. StatPearls［Internet］2022 Jan.
2) 山口　忍ほか：肋間神経痛．大瀬戸清茂 監．ペインクリニック診断・治療ガイド 痛みからの解放とその応用 第5版．日本医事新報社．388-389，2013
3) Shankar H et al：Retrospective comparison of ultrasound and fluoroscopic image guidance for intercostal steroid injections. Pain Pract 10：312-317, 2010
4) Elkhashab Y et al：A review of techniques of intercostal nerve blocks. Curr Pain Headache Rep 25：67, 2021
5) Engel A：Utility of intercostal nerve conventional thermal radiofrequency ablations in the injured worker after blunt trauma. Pain Physician 15：711-718, 2012
6) 岡田寿郎ほか：脊髄腫瘍後の遷延性の肋間神経痛に対してパルス高周波法が有効であった一例．慢性疼痛 37：59-63，2018
7) Cohen SP et al：Pulsed radiofrequency of the dorsal root ganglia is superior to pharmacotherapy or pulsed radiofrequency of the intercostal nerves in the treatment of chronic postsurgical thoracic pain. Pain Physician 9：227-235, 2006

H-2　慢性膵炎

1．病　態

膵実質への持続的な傷害やストレスに対する病的反応によって生じる膵臓の病的線維化炎症症候群である．病態は膵臓内部の不規則な線維化，炎症細胞浸潤，実質の脱落，膵石の形成，膵管の不規則な拡張などの慢性変化であり，進行すると膵の分泌機能の低下を合併する．多くは非可逆性である．遺伝性，自己免疫性の機序が指摘されており，飲酒歴，急性膵炎や胆石の既往歴がある患者に多くみられる．また，喫煙は独立した危険因子であり，喫煙量に依存して発症頻度が増すことが知られている．

2．症　状

症状は反復する上腹部痛または背部痛で，一般的には病期の進行とともに痛みは軽減し，糖尿病や脂肪便などの膵分泌機能の障害による症状が主となる．一方で，無痛性の経過をたどる場合や，膵機能が廃絶しても腹痛が遷延する場合もある．痛みの発生機序は明らかではないが，膵管狭窄や膵石による膵管の内圧上昇，サイトカインなどを介した痛み，痛み閾値の低下などが痛みの成因として考えられている．痛みの強さと発作の

頻度が QOL を大幅に低下させる[1,2].

3. 神経ブロックによる治療法

1）胸部硬膜外ブロック

急性膵炎の鎮痛に硬膜外ブロックが有用とする報告に基づき[3]，入院での持続硬膜外ブロックを行うことがある．痛みの原因の解除まで，あるいは強化された保存治療の期間中に持続注入を行う．内視鏡的治療や外科的治療が行われるまでの鎮痛として有用である．

硬膜外ブロック
epidural block

2）腹腔神経叢ブロック（内臓神経ブロック）

内服治療や胸部硬膜外ブロックでの鎮痛が不十分な場合に行う．長期的な効果を期待して神経破壊薬を用いることがあるが，局所麻酔薬とステロイド薬を用いた神経ブロックでも比較的長期の除痛が得られる[4].　特に，超音波ガイド下での神経ブロックは，X 線透視法やCT ガイド法に比べ，より長期に効果が認められたとの報告もある[5].　しかしながら，低血圧，下痢などの副作用が起こること，数ヵ月しか効果が持続しないこと，反復して施行する可能性が高いことなどから，腹腔神経叢ブロックは推奨されなくなっている[6].

腹腔神経叢ブロック
celiac plexus block
内臓神経ブロック
splanchnic nerve block

4. 薬物療法

NSAIDs から使用を開始し，効果が不十分な場合はオピオイド鎮痛薬の処方も検討する．ただし，依存の形成に十分に注意する必要がある．その他には，膵消化酵素薬，蛋白分解酵素阻害薬が併用されることもあり，膵分泌刺激を抑制する目的に抗コリン薬が処方されることもある．また，非代償期には，消化酵素薬に加えて H_2受容体拮抗薬を併用することもある．膵性糖尿病にはインスリンによる管理が必要となる．

5. その他の治療法

1）生活指導

断酒と禁煙が基本となる．断酒によって慢性膵炎の発症および進行のリスクは低減し，生命予後の改善が期待できる．

2）ニューロモデュレーション

脊髄刺激療法（SCS）[7]や経頭蓋磁気刺激（TMS）[8]が効果的であった報告がある．

脊髄刺激療法
SCS：spinal cord stimulation
経頭蓋磁気刺激
TMS：transcranial magnetic stimulation

3）内視鏡的治療

痛みの原因が膵管閉塞に起因する場合には，膵管口切開術や膵管ステントなどを行い，効果不十分であれば外科的治療を考慮する．

4）外科的治療

閉塞性黄疸や膵癌の合併が疑われる際に適応となる．

参考文献
1) Mullady DK et al：Type of pain, pain-associated complications, quality of life, disability and resource utilisation in chronic pancreatitis：a prospective cohort study. Gut 60：77-84, 2011
2) Olesen SS：Pain severity reduces life quality in chronic pancreatitis：implications for design of future outcome trials. Pancreatology 14：497-502, 2014
3) Matthieu J et al：Thoracic epidural analgesia and mortality in acute pancreatitis：A, multicenter propensity analysis. Observational Study 46：198-205, 2018
4) Kaufman M et al：Efficacy of endoscopic ultrasound-guided celiac plexus block and celiac plex- us neurolysis for managing abdominal pain associated with chronic pancreatitis and pancreatic cancer. J Clin Gastroenterol 44：127-134, 2010

5) Santosh D et al：Clinical trial：A randomized trial comparing fluoroscopy guided percutaneous technique vs. endoscopic ultrasound guided technique of coeliac plexus block for treatment of pain in chronic pancreatitis. Aliment Pharmacol Ther 29：979-984, 2009

6) Asbjørn D et al：Guidelines for the understanding and management of pain in chronic pancreatitis 17：720-731, 2017

7) Kapural L et al：Spinal cord stimulation for visceral pain from chronic pancreatitis. Neuromodulation 14：423-426, 2011

8) Fregni F et al：Clinical effects and brain metabolic correlates in non-invasive cortical neuromodulation for visceral pain. Eur J Pain 15：53-60, 2011

H-3　前皮神経絞扼症候群（ACNES）

1. 病　　態

ACNES（前皮神経絞扼症候群）とは，腹直筋外側縁で肋間神経前皮枝が絞扼されて発症する腹壁痛である[1]．若年から中年の女性に好発するが，小児にも発症する．突然発症と緩徐発症があり，腹部手術や外傷後よりも自然発症が多い．肋間神経外側皮枝が外肋間筋と前鋸筋の間で絞扼される側腹部痛（LACNES）も同様の病態である[2]．

前皮神経絞扼症候群
ACNES：anterior cutaneous nerve entrapment syndrome

LACNES：lateral cutaneous nerve entrapment syndrome

2. 症　　状

腹部の位置を変えるなどの腹筋を使う動きで腹痛が出現する[1]．腹直筋外側に限局した感覚障害と圧痛がある（78％）．診断には，カーネット徴候（検者は圧痛点に手を置き，非検者は仰臥位で両腕を組み，頭部を持ち上げて腹筋を収縮させると腹痛誘発）陽性（87％），ピンチテスト（母指と示指で圧痛点周辺の皮膚を摘まんで持ち上げると，対側よりも強い痛みが誘発）陽性（78％）が用いられ，圧痛部に局所麻酔薬を注射すると，痛みは半分未満に軽減する（81％）．

Carnett 徴候

3. 神経ブロックによる治療法

圧痛部への局所麻酔薬（1％［w/v］リドカイン，0.2～0.375％［w/v］ロピバカインなど，4～10 mL）注入の有効性は RCT で確認されている[3,4]．ステロイド薬（メチルプレドニゾロン 20～40 mg など）を添加する方法もある．安全性と確実性を考慮し，超音波ガイド下に腹横筋膜面ブロックを行うこともある．1 回の手技で ACNES が改善することもある．また，局所麻酔薬の代わりにフェノール水を使用した報告があるが，短期効果は局所麻酔薬と同等であり，長期効果や合併症の詳細は不明である[3]．コホート研究ではあるが，肋間神経や脊髄後根神経節に対する高周波熱凝固法（RF）の有効性も報告されている．

無作為化比較試験，ランダム化比較試験
RCT：randomized controlled trial

高周波熱凝固法
RF：radiofrequency thermocoagulation

4. 薬物療法

動作時の神経絞扼痛であり，薬物療法での鎮痛は困難である．

5. その他の治療法

難治例には根治治療として神経切除術を行う．RCT での有効性の報告がある[5]．

参考文献

1) Mol FMU et al：Characteristics of 1116 consecutive patients diagnosed with anterior cutaneous nerve

entrapment syndrome（ACNES）. Ann Surg 273：373-378, 2021

2）Ishizuka K et al：Lateral cutaneous nerve entrapment syndrome（LACNES）. Am J Med 134：488-489, 2021

3）Chrona E et al：Anterior cutaneous nerve entrapment syndrome：management challenges. J Pain Res 10：145-156, 2017

4）Boelens OB et al：Randomized clinical trial of trigger point infiltration with lidocaine to diagnose anterior cutaneous nerve entrapment syndrome. Br J Surg 100：217-221, 2013

5）Boelens OB et al：A double-blind, randomized, controlled trial on surgery for chronic abdominal pain due to anterior cutaneous nerve entrapment syndrome. Ann Surg 257：845-849, 2013

H-4　骨盤内臓痛（慢性骨盤痛症候群）

1. 病　　態

骨盤内臓痛（慢性骨盤痛症候群）は月経周期，妊娠，局所外傷，骨盤の手術とは関係なく，6ヵ月以上続く，骨盤領域の痛みと定義され，女性における器質的異常がない外陰部痛や男性における慢性前立腺炎の NIH 分類カテゴリーⅢもこれに該当する.

泌尿器科および婦人科領域の疾患が契機となり発症する慢性疼痛症候群であり，感染や炎症，血流障害，骨盤底筋群の加齢性変化などが発症因子として挙げられるが，誘因となる質的要因に加えて，心理的要因など様々な要因が関与するため難治性である[1].

2. 症　　状

会陰部から骨盤腔・下腹部までの局所的または広範囲の痛みにより生活への支障をきたす. また，一定の割合で線維筋痛症や過敏性腸症候群など他の慢性疼痛症候群を併存することが知られており，中枢性疼痛抑制系の機能不全のため，より広範囲で強い痛みを訴えるだけでなく，不安や抑うつなどを有することが多い[1].

3. 神経ブロックによる治療法

末梢神経ブロックや仙骨（硬膜外）ブロックは診断や治療に利用され[2]，仙骨神経が痛みの原因となっている場合では，同部位へのパルス高周波法（PRF）の有効性が示されている[3]. その他の神経ブロック療法としては，下腸間膜動脈神経叢ブロック，上下腹神経叢ブロック，不対神経節ブロックなどが行われているが，今後，骨盤骨盤痛の治療における神経ブロック療法の役割を明らかにするための臨床研究が期待される. また，近年ではニューロモデュレーションとして，難治性の骨盤内臓痛（慢性骨盤痛症候群）に対する脊髄刺激療法（SCS）が有効であった症例が報告されている[4].

4. 薬物治療

保存的治療では薬物療法と非薬物療法があるが骨盤内臓痛（慢性骨盤痛症候群）に対する有効性に関するエビデンスは限られている.

アセトアミノフェンおよび NSAIDs の有効性はコクランレビューにおいて否定されている[5]. 他の慢性疼痛疾患と同様，神経障害性疼痛が関与している場合，三環系抗うつ薬やセロトニン・ノルエピネフリン再取り込み阻害薬，ガバペンチノイド（Ca^{2+} チャンネル $\alpha_2\delta$ リガンド）が有効である. また，子宮内膜症に伴う骨盤内臓痛（慢性骨盤痛症候群）に対するホルモン療法の有効性が RCT により示されている[6].

骨盤内臓痛（慢性骨盤痛症候群）
chronic pelvic pain syndrome

米国国立衛生研究所
NIH：National Institutes of Health

パルス高周波法
PRF：pulsed radiofrequency

下腸間膜動脈神経叢ブロック
inferior mesenteric plexus block

上下腹神経叢ブロック
superior hypogastric plexus block

不対神経節ブロック
GIB：ganglion impar block

脊髄刺激療法
SCS：spinal cord stimulation

コクランレビュー
Cochran review

無作為化比較試験, ランダム化比較試験
RCT：randomized controlled trial

5. その他の治療法

　子宮内膜症や前立腺炎など骨盤内臓痛（慢性骨盤痛症候群）の原因となる疾患が明らかな場合は，その治療を行うが，治療が不十分な場合や痛みの原因が不明な場合は，症状の緩和を目的とした治療が行われる．

　理学療法として，骨盤底筋訓練とバイオフィードバック療法がシステマティックレビューにおいてその有効性が示されている[7]．また，認知行動療法と理学療法の併用の有効性[8]や，併存するうつ病の治療により治療効果が上がる[9]ことが示されており，集学的なアプローチが推奨される．

参考文献
1) Grinberg K et al：New insights about chronic pelvic pain syndrome. Int J Environ Res Public Health 17：3005, 2020
2) Engeler DS et al：The 2013 EAU guidelines on chronic pelvic pain：is management of chronic pelvic pain a habit, a philosophy, or a science? 10 years of development. Eur Urol 64：431-439, 2013
3) Martellucci J et al：Sacral nerve modulation in the treatment of chronic pelvic pain. Int J Colorectal Dis 27：921-926, 2012
4) Romero-Serrano E et al：Spinal cord stimulation in the approach to chronic pelvic pain：A case report and literature review. Medicine 30：100, 2021
5) Allen C et al：Nonsteroidal anti-inflammatory drugs for pain in women with endometriosis. Cochrane Database Syst Rev 2：CD004753, 2009
6) Harada T et al：Low-dose oral contraceptive pill for dysmenorrhea associated with endometriosis：a placebo-controlled, double-blind, randomized trial. Fertil Steril 90：1583-1588, 2008
7) Loving S et al：Does evidence support physiotherapy management of adult female chronic pelvic pain? A systematic review. Scand J Pain 3：70-81, 2012
8) Haugstad GK et al：Somatocognitive therapy in the management of chronic gynaecological pain. A review of the historical background and results of a current approach. Scand J Pain 2：124-129, 2011
9) Hartmann KE et al：Quality of life and sexual function after hysterectomy in women with preoperative pain and depression. Obstet Gynecol 104：701-709, 2004

IV-I　脊椎疾患

I-1　頚椎椎間板ヘルニア

1.　病　　態

　頚椎椎間板ヘルニアは，加齢による退行性変化やスポーツ，外傷といった外的要素によって線維輪の亀裂が生じ，髄核を含む椎間板組織が脱出することにより生じる．脊柱管内への脱出方向によって正中ヘルニア，傍正中ヘルニア，外側ヘルニアに分けられ，正中・傍正中のヘルニアでは脊髄症，外側型では神経根症が起こりやすい．男性に多く，発症年齢は腰部と比較すると高く，40～60歳代に多い．神経根症を引き起こすヘルニアはC6/7に多く，次いでC5/6，C7/T1に多い．脊髄症を引き起こすヘルニアはC5/6に多く，次いでC4/5に多い．診断は自覚症状，神経学的所見，画像診断により行う．

　頚椎椎間板ヘルニアでも，腰椎椎間板ヘルニアほど頻度は高くないが，自然吸収・消失が観察されている．

2.　症　　状

　外側ヘルニアでは，障害神経根に一致した部位に放散する痛みやしびれなどの自覚症状が認められ，頚部の後屈や側屈により症状の増悪を認める．正中および傍正中ヘルニアでは，脊髄を前方から圧迫することにより手指のしびれや巧緻障害が認められるが，圧迫が高度の場合は，痙性歩行や膀胱直腸障害などの症状を呈する．

3.　神経ブロックによる治療法

　神経ブロックは痛みやしびれに対する保存療法として行い，また，手術までの疼痛管理のためにも行われる．保存的治療の期間としては，ヘルニア消失の可能性も含め，2～3ヵ月程度を目安とする．

1)　星状神経節ブロック

　ランドマーク法または超音波ガイド下で行う．神経根の刺激症状や麻痺が強い場合は，14日程度は連日行う．急性期（1～2ヵ月）は3～4回/週の頻度で施行し，その後は1～2回/週程度とする．

2)　硬膜外ブロック[1~3]・経椎間孔ブロック

　神経根症状が強い場合に有用であり，局所麻酔薬にステロイド薬（デキサメタゾン1～4 mg）を添加して用いると鎮痛効果が良好となる．施行は2～3回/週の頻度で行い，ステロイド薬の添加は2週間に1回程度とするが頻回の投与は避ける．重症例では入院による持続硬膜外ブロックが望ましく，1～2週間程度の目安で行う．局所麻酔薬の濃度は上肢の運動麻痺の生じない低濃度とし，硬膜外カテーテル挿入時は神経根を刺激しないよう慎重に行い，X線透視下での施行が推奨される[4]．粒子状ステロイド薬を用いた頚部経椎間孔ブロックによって脊髄梗塞や脳梗塞などの重篤な合併症をきたす危険性が指摘されている[5]．そのため，頚部経椎間孔ブロックの施行にあたっては，X線透視下で造影剤注入像を確認する必要があり，すべての部位で硬膜外ブロックや神経根ブロック時には粒子状ステロイド薬は使用しない．

3)　神経根ブロック

　星状神経節ブロックや腕神経叢ブロック等で十分な鎮痛効果を認めない神経根症状が

椎間板ヘルニアの分類
＜膨隆型＞
protrusion：髄核移動があるが，線維輪は穿破していない．
＜髄核脱出型＞
subligamentous extrusion：髄核が線維輪を穿破しているが，後縦靭帯は穿破していない．
transligamentous extrusion：髄核が後縦靭帯も穿破している．
＜遊離型＞
sequestration：穿破した髄核の一部が断裂し，脊柱管内に遊離している．
contained type：後縦靭帯などによりヘルニア塊が硬膜外腔から隔絶されているヘルニアのタイプ
protrusionとsubligamentous extrusionが相当する．

星状神経節ブロック
SGB：stellate ganglion block

硬膜外ブロック
epidural block
経椎間孔ブロック
TFEB：transforaminal epidural block

神経根ブロック
nerve root block

腕神経叢ブロック
brachial plexus block

強い症例に施行するが，症例によっては初回に施行することもある．MRI 等で責任病変を同定して施行することが望ましいが，痛みが強い場合は，神経学的所見や痛みの部位から責任高位を推測し，神経根ブロックを行う．超音波ガイド下もしくは X 線透視下に施行し[6]，局所麻酔薬にステロイド薬（デキサメタゾン 1〜4 mg）を添加して行う．神経損傷の危険性もあるため，同一神経根に対する施行は 7〜14 日空けて，2〜3 回/月程度までとする．長期間の効果を期待して神経根パルス高周波法（PRF）も考慮される[7,8]．

パルス高周波法
PRF：pulsed radiofrequency

4）腕神経叢ブロック

超音波ガイド下もしくは X 線透視下に施行する．同側腕神経叢に対しては，7〜14 日空けて 2〜4 回/月まで施行する．

5）深頸神経叢ブロック

頸神経叢は C1〜C4 の前枝の交通によって構成され，上位頸椎椎間板ヘルニアの神経根症に対して施行する．

頸神経叢ブロック
cervical plexus block

6）椎間板ブロック・椎間板造影

X 線透視下に前方から穿刺し椎間板に造影剤やステロイド薬注入を行う．鎮痛効果のほかに疼痛の再現による責任高位の診断的意義があり，CT を撮影すればヘルニアの形態を詳細に評価できる．感染のリスクがあり，C6/7 穿刺や猪首の患者などで施行困難なこともあるため適応は限られる．

椎間板ブロック
intradiscal injection
椎間板造影
discography

4．薬物療法

NSAIDs と中枢性筋弛緩薬およびステロイド薬などを用いる．神経障害性疼痛の関与が強い神経根症に対しては，ガバペンチノイド（Ca^{2+} チャンネル $\alpha_2\delta$ リガンド）やデュロキセチンの投与を考慮する．

5．その他の治療法[9]

前述したように，頸椎椎間板ヘルニアでも自然消退が観察されており，軽症症例や神経根症例では保存療法が主体となる．

1）リハビリテーション

頸椎カラーの装着，牽引療法や温熱療法が行われる．頸椎カラーは神経症状の有無にかかわらず頸部痛に対して推奨しないとするガイドラインもある[10]．

2）手術療法

保存的治療に抵抗性の症例や，症状の再燃を繰り返す症例では手術療法を考慮する．

3）経皮的椎間板摘出術（経皮的髄核摘出術）

経皮的椎間板摘出術[11]は，髄核を摘出し，椎間板を減圧することにより痛みの緩和を図る治療法である．後縦靭帯を穿破していない contained type のヘルニア（側注 参照）で，神経ブロックで十分な鎮痛効果が得られなかった症例に適応がある．

経皮的椎間板摘出術
percutaneous discectomy
経皮的髄核摘出術
percutaneous nucleotomy

参考文献
1) Kaya Ad et al：Efficacy of epidural injection in managing chronic spinal pain：A best evidence synthesis. Pain Physician 18：939-1004, 2015
2) Manchikanti L et al：Cervical radicular pain：The role of interlaminar and transforminal epidural injections. Curr Pain Headache Rep 18：389, 2014
3) Manchikanti L et al：Epidural interventions in the management of chronic spinal pain：American Society of Interventional Pain Physicians（ASIPP）comprehensive evidence-based guidelines. Pain Physician 24：27-208, 2021
4) Manchikanti L et al：Management of chronic pain of cervical disk herniation and radiculitis with fluoroscopic cervical interlaminar epidural injection. Int J Med Sci 9：424-434, 2012

5) Manchikanti L et al：Safeguards to prevent neurologic complications after epidural steroid injection：Analysis of evidence and lack of applicability of controversial policies. Pain Physician 18：129-138, 2015

6) Jee H et al：Ultrasound-guided selective nerve root block versus fluoroscopy-guided transforaminal block for the treatment of radicular pain in the lower cervical spine：A randomized, blinded, controlled study. Skeletal Radiol 42：69-78, 2013

7) Van Zundert J et al：Pulsed radiofrequency adjacent to the cervical dorsal root ganglion in chronic cervical radicular pain：A double blind sham controlled randomized clinical trial. Pain 127：173-182, 2007

8) O'Gara A et al：Dorsal root ganglion pulsed radiofrequency treatment for chronic cervical radicular pain：a retrospective review of outcomes in fifty-nine cases. Ir J Med Sci 189：299-303, 2020

9) 乾　俊彦ほか：頚椎症性神経根症（椎間板ヘルニア含む）の外科治療に関する指針．Spinal Surgery 29：242-251，2015

10) CQ G-5-1：頚椎カラーは慢性疼痛に有用か？　慢性疼痛診療ガイドライン作成ワーキンググループ 編，慢性疼痛診療ガイドライン，真興交易医書出版部，136-137，2021

11) 豊川秀樹：経皮的髄核摘出術と椎間板内圧加圧注入療法．宮崎東洋 編，ペインクリニックのための痛み診療のコツと落とし穴，中山書店，207-209，2007

I-2　頚椎症性神経根症

1. 病　　態

　頚椎症性神経根症は，加齢などで頚椎椎間孔周囲に形成された骨棘によって椎間孔の狭窄が生じる，神経根の絞扼性障害である．発症年齢は40～50歳代が多く，障害された神経根の支配領域では，痛み，感覚障害，筋力低下，筋萎縮などが生じる．原因は椎間孔狭窄だけでなく，頚椎の運動や頚部の軸圧による力学的なストレスや炎症などが関与しているといわれる．典型的な症例では，神経学的所見のみで責任病変の高位診断が可能であるが，固有支配領域に注意して各種の画像診断も併用し，慎重に診断する．頻度順にC7，C6，C8，C5の神経根が障害されやすいが，基本的に神経根症状は片側性で，両側の神経根が同時に障害されることは稀である．

2. 症　　状

　初発症状は頚部痛であることが多く，後に上肢の持続痛や放散痛，しびれなど神経根症状が出現する．痛みは強く，時に電撃痛がある．また，肩甲上部，肩甲間部の痛みを伴う．頚椎の運動や位置によって痛みやしびれが誘発されることが多く，胸背部へ放散することもある．時に障害神経根に一致した筋力の低下を認めることがあるが，下肢のしびれや腱反射亢進などは認めない．チネル徴候がみられた場合は，末梢神経障害（手根管症候群や肘部管症候群など）を考慮する．経過は良好であるが，稀に脊髄の圧迫により四肢麻痺や膀胱直腸障害などをきたす頚椎症性脊髄症を合併していることがある．なお，パンコースト腫瘍や他の脊髄脊椎疾患，胸郭出口症候群，狭心症，絞扼性末梢神経障害などでも類似の症状を呈することを念頭に置く必要がある．

Tinel 徴候

Pancoast 腫瘍

3. 神経ブロックによる治療法

　神経ブロック療法は，他の保存療法と組み合わせることで効果的な痛みの緩和が可能であり，高位診断としても有用である．一般的に，頚椎症性神経根症は手術適応が限られているため，保存的治療が外科的治療より優先して行われるべきである．また，比較的早期の症状改善を期待するには，安静などの保存的治療よりも神経ブロックや薬物療法などが推奨されている[1]．

1）トリガーポイント注射

頚部，肩，背部などの圧痛点や筋緊張部位に対して，2～3回/週の頻度で施行する．通常の局所麻酔薬やジブカイン塩酸塩配合剤を用いたり，ワクシニアウイルス接種家兎炎症皮膚抽出液や少量のステロイド薬を混注したりすることもある．ただしステロイド薬添加の有用性のエビデンスはなく，漫然とした使用は避ける．

2）星状神経節ブロック

神経根の刺激症状や麻痺症状（感覚・筋力の低下）が強い場合は14日程度，連日施行する．一般的には，急性期（1～2ヵ月間）は3～4回/週の頻度で施行し，その後は1～2回/週程度とする．他の神経ブロック療法と併用することにより相乗効果が得られるとの報告がある[2,3]．

3）腕神経叢ブロック

X線透視下または超音波ガイド下で行うことが推奨される．神経根の刺激症状が強い場合に2～4回/月の頻度で施行する．超音波ガイド法は放射線被曝がなく，ベッドサイドで神経，血管，臓器などを観察しながら穿刺ができる利点がある．X線透視下で針先を第1肋骨に接触させ，中斜角筋の筋膜内へ少量の造影剤を添加した局所麻酔薬とステロイド薬の混合液などを注入する方法は，気胸や神経損傷などの合併症が少ない．効果が短時間の場合は，腕神経叢のパルス高周波法（PRF）も考慮する．しかし，一時的に軽度の筋力低下を認めることもあるので，適応と施行頻度を慎重に検討する必要がある[4]．根性痛を有する患者に対する腕神経叢ブロックのRCTにおいて，1%［w/v］リドカイン塩酸塩とデキサメタゾンを投与した腕神経叢ブロック群では，施行直後と施行後7日目の痛みが有意に軽減したことが報告されている[4]．

4）硬膜外ブロック

頚部硬膜外ブロックは一回注入法とカテーテルを挿入する方法があり，安全性の観点からX線透視下での穿刺が推奨されている．局所麻酔薬やステロイド薬などを投与するが，局所麻酔薬は上肢の運動麻痺が起こらないように低濃度の製剤を用いる．一般的には一回注入法を2～3回/週の頻度で施行することが多いが，疼痛緩和が不十分な場合はカテーテルによる持続注入を行う．カテーテルによる持続注入を行う場合は入院での管理が望ましく，1～2週間の入院で治療を行う．

合併症として，硬膜外腔への出血，血腫形成や感染，膿瘍形成などに注意が必要であり，適宜血液検査などを行う．頚部神経根症に対する硬膜外ステロイド薬注入のRCTでは，治療1週間後と1年後に，硬膜外ステロイド薬注入群で有意な痛みの軽減効果がみられたことが示されている[5]．

5）神経根ブロック，神経根パルス高周波法（PRF）

X線透視下または超音波ガイド下に施行する．強い根性痛を有する症例に対して有効であり，高位診断のための機能的診断法としても有用である．神経根ブロックは，星状神経節ブロックや腕神経叢ブロックなどで十分な鎮痛効果を認めない症例に対して行うことが多いが，神経根症状が強い場合には初回から行うこともある．頻繁に行うと神経根損傷の危険性もあるので，7～14日に1回の頻度で，2～3回/月までとする．局所麻酔薬を用いた神経根ブロックで一過性の効果しか得られなかった症例には，神経根PRF（2022年度より保険適用）が有効であり[4]，頚部神経根PRFの有効性を示唆する複数の前向き観察研究やRCTがある．一時的に軽度の筋力低下をきたすことがあるので，適応と施行頻度などを慎重に検討する．頚部の神経根ブロックの際にX線透視下または超音波ガイド下，併用法のどれが有利であるかは，意見が分かれる[5]．

トリガーポイント注射
TP：trigger point injection

星状神経節ブロック
SGB：stellate ganglion block

腕神経叢ブロック
brachial plexus block

パルス高周波法
PRF：pulsed radiofrequency

無作為化比較試験，ランダム化比較試験
RCT：randomized controlled tria

硬膜外ブロック
epidural block

神経根ブロック
nerve root block

　合併症として，出血，感染，くも膜下ブロックなどがある．また，粒子状ステロイド薬を用いた頚部経椎間孔ブロックでは，脊髄梗塞や脳梗塞の危険性があることが示されており[6]，水溶性ステロイド薬を使用する．

経椎間孔ブロック
TFEB：transforaminal epidural block

4. 薬物療法

　軽症の頚部痛や神経根障害では，NSAIDs，アセトアミノフェンなどが短期的に使われる．神経障害性疼痛が疑われる場合は，ガバペンチノイド（Ca^{2+}チャネル$a_2\delta$リガンド），セロトニン・ノルアドレナリン再取り込み阻害剤（デュロキセチン），三環系抗うつ薬，ワクシニアウイルス接種家兎炎症皮膚抽出液，トラマドール，オピオイド鎮痛薬（フェンタニル，モルヒネ，オキシコンチン，ブプレノルフィンなど）がある[7]．経口ステロイド薬の評価は定まっていないが，臨床的には有用なこともある．

5. その他の治療法

　頚椎症性神経根症は保存療法が有効なこともある．日常生活指導，頚部のポジショニングは，神経根に加わる機械的刺激の減少と局所免荷による神経根の除圧により神経根炎を消退させることが知られている．

参考文献
1) 乾　敏彦ほか：頚椎症性神経根症（椎間板ヘルニアを含む）の外科治療に関する指針．脊椎外科 29：242-251, 2015
2) 田中章夫ほか：ペインクリニックにおける interscalene brachial plexus block の応用．ペインクリニック 4：141-146, 1993
3) Murata Y et al：Effects of interscalene brachial plexus block for pain due to cervical radiculopathy and cervical spine related scapula and upper chest pain：A randomized controlled clinical trial．日脊椎脊髄病会誌 20：673-676, 2009
4) 日本ペインクリニック学会インターベンショナル痛み治療ガイドライン作成チーム　編：頚部・腰部神経根パルス高周波療法（PRF）．インターベンショナル痛み治療ガイドライン，真興交易医書出版部，1-17, 71-73, 2014
5) Yang D et al：Diagnosis and treatment of cervical spondylotic radiculopathy using selective nerve root block（SNRB）：Where are we now? Pain Ther 11：341-357, 2022.
6) Stav A et al：Cervical epidural steroid injection for cervicobrachialgia. Acta Anaesthesiol Scand 37：562-566, 1993
7) 日本ペインクリニック学会　神経障害性疼痛薬物療法ガイドライン改訂版作成ワーキンググループ　編：神経障害性疼痛薬物療法ガイドライン　改訂第2版，真興交易医書出版部，2016

I-3　頚椎症性脊髄症

1. 病　態

　頚椎脊柱管の狭い状態に加齢性変化（骨棘や椎間板膨隆），頚椎不安定性などが加わることにより，頚部脊柱管内で脊髄が圧迫され，症状が出現する[1]．脊髄の障害部位により，Ⅰ型（脊髄中心部障害），Ⅱ型（Ⅰ型＋後側索部障害），Ⅲ型（Ⅱ型＋前側索部障害）の3型に分類される[2]．代表的な徴候として，深部腱反射の異常，ホフマン反射，myelopathy hand，頚部より尾側の感覚障害，ロンベルク徴候がみられる[1]．頚椎症性神経根症を併発することも多い．

頚椎症性脊髄症
cervical myelopathy

Hoffmann 反射
頚髄症の手
myelopathy hand
Romberg 徴候

2. 症　　状

代表的な症状は，手指のしびれ，頚肩腕痛，歩行障害，手指の巧緻運動障害，四肢の筋力低下，膀胱直腸障害である[1]．

3. 神経ブロックによる治療法

脊髄症に伴う痛み（中枢性神経障害性疼痛）に対しては，神経ブロックの効果はあまり期待できないが，頚部神経根症を併発している場合には神経ブロックを実施する．頚椎症性神経根症の章に準ずる．頚椎症性脊髄症に対する神経ブロックに関する症例集積研究が報告されている[3]．

1) 神経根ブロック

神経根症を呈している症例に対して施行する．局所麻酔薬に水溶性ステロイド薬を添加して注入するが，ステロイド薬の注入を長期に継続することは避けることが望ましい．超音波ガイド下またはX線透視下に施行する．頻回の施行は神経根損傷の危険性もあるので，7〜14日に1回の頻度で，2〜3回/月程度までとすることが望ましい．

神経根ブロック
nerve root block

2) 腕神経叢ブロック

神経根症がみられる症例で施行する．局所麻酔薬に水溶性ステロイド薬を添加して注入するが，ステロイド薬の注入を長期に継続することは避けることが望ましい．超音波ガイド下またはX線透視下に施行する．2〜4回/月の頻度で施行する．

腕神経叢ブロック
brachial plexus block

3) 頚部硬膜外ブロック

神経根ブロックや腕神経叢ブロックの効果が乏しい場合に，1〜2回/週程度の頻度で施行する．神経ブロック針やカテーテルの挿入，および薬液の注入圧により脊髄障害を悪化させる可能性があるため，事前にMRI画像を慎重に評価した上で，C6/7以下，かつ脊髄圧迫部位より尾側の椎弓間から刺入し，X線透視下に硬膜外造影を行ってから緩徐に薬液を注入することが推奨される．局所麻酔薬に水溶性ステロイド薬を添加して注入するが，ステロイド薬の注入を長期に継続することは避けることが望ましい．脊柱管狭窄部位に硬膜外カテーテルを留置すると，脊髄障害を悪化させる危険性があるので，患者の症状に注意を払いながら慎重に施行する．

4) 星状神経節ブロック

急性期は3〜4回/週程度の施行を考慮する．ランドマーク法もしくは超音波ガイド法で施行する．神経根症状が重度な場合は，14日程度は連日施行してもよい．長期に漫然と施行を継続することは避ける．

星状神経節ブロック
SGB：stellate ganglion block

5) 神経根パルス高周波法（PRF）

神経根症がみられる症例において，神経根ブロックの効果が一時的な場合に施行する．

パルス高周波法
PRF：pulsed radiofrequency

4. 薬物療法

神経障害性疼痛に対する薬物療法を行う．脊髄の血流改善目的にPGE1製剤の投与を行うことが有用とする報告がある[4]．NSAIDsや末梢性筋弛緩薬が頚部や肩の痛みに効果がある場合があるが，漫然と長期に投与すべきではない．

PGE1：prostaglandin E1

5. その他の治療法

1) リハビリテーション

リハビリテーションを行う場合は，頚部の強い伸展屈曲運動を避けるよう注意し，頚部への軽微な外傷が脊髄損傷を引き起こす可能性があるため，転倒に注意するなどの生

活指導を行う．装具療法として使用されてきた頚椎カラーは，神経症状の有無にかかわらず頚部痛に対して推奨されない[5]．

2）手術療法

保存療法を行っても症状改善がみられず，手指巧緻障害や歩行障害などの日常生活障害が高度の場合は，除圧手術が必要である．手術時期を逸すると不可逆的となるため，痛み以外の症状を継続的に評価することが重要である[1]．

参考文献
1) 日本整形外科学会診療ガイドライン委員会／頚椎症性脊髄症診療ガイドライン策定委員会 編：頚椎症性脊髄症診療ガイドライン 2020 改訂第 3 版．南江堂，2020
2) 服部　奨ほか：頚部脊椎症性ミエロパチーの病態と病型．臨整外 10：990-998，1975
3) 山上裕章ほか：頚髄症に対する頚部硬膜外造影・ブロックの効果．ペインクリニック 31：1065-1070，2010
4) Sugawara T et al：Limaprost alfadex improves myelopathy symptoms in patients with cervical spinal canal stenosis. Spine（Phila Pa 1976）34：551-555, 2009
5) CQ G-5-1：頚椎カラーは慢性疼痛に有用か？　慢性疼痛診療ガイドライン作成ワーキンググループ 編，慢性疼痛診療ガイドライン，真興交易医書出版部，136-137，2021

I-4　頚部後縦靭帯骨化症（OPLL）

後縦靭帯骨化症
OPLL：ossification of the posterior longitudinal ligament

1．病　　態

頚椎の後縦靭帯が肥厚骨化することにより脊髄や神経根が圧迫され，脊髄症や神経根症を引き起こす．

2．症　　状

脊髄症や神経根症を呈する．症状は圧迫の部位と程度により様々である．当初は頚部や肩の痛み，頚椎可動性の減少，上肢のしびれや痛みなどであるが，進行すると巧緻運動障害，下肢のしびれや痛み，知覚鈍麻，筋力低下，歩行障害などの脊髄症の症状が出現する[1]．転倒などの軽微な外傷で，急に麻痺の発生や増悪をきたすことがあり，注意が必要である．

3．神経ブロックによる治療法

頚髄症による痛みが原因である場合は，神経ブロックの効果はあまり期待できないが，頚部神経根症に対しては神経ブロックを実施する[2]．頚椎症性神経根症の章に準ずる．

1）神経根ブロック

神経根ブロック
nerve root block

神経根症を呈している症例に施行する．局所麻酔薬に水溶性ステロイド薬を添加して注入するが，ステロイド薬の長期にわたる継続投与は避けることが望ましい．超音波ガイド下または X 線透視下に施行する．頻回の穿刺は神経根障害の危険性があるので，7〜14 日に 1 回程度の頻度で，2〜3 回/月程度までとすることが望ましい．

2）腕神経叢ブロック

腕神経叢ブロック
brachial plexus block

神経根症がみられる症例で施行する．局所麻酔薬に水溶性ステロイド薬を添加して注入するが，ステロイド薬の長期にわたる継続投与は避けることが望ましい．超音波ガイド下または X 線透視下に施行する．2〜4 回/月の頻度で施行する．

3）頚部硬膜外ブロック

神経根ブロックや腕神経叢ブロックの効果が乏しい場合に，1〜2回/週程度の頻度で施行する．薬液の注入時に脊髄障害を悪化させる可能性があるため，事前にMRI画像を慎重に評価した上で，C6/7以下，かつ脊髄圧迫部位より尾側の椎弓間から刺入し，X線透視下に硬膜外造影を行ってから緩徐に薬液を注入することが推奨される．局所麻酔薬に水溶性ステロイド薬を添加して注入するが，ステロイド薬の長期にわたる継続投与は避けることが望ましい．

4）星状神経節ブロック

急性期は週3〜4回程度の施行を考慮する．ランドマーク法もしくは超音波ガイド法で施行する．長期に漫然と施行を継続することは避ける．

星状神経節ブロック
SGB：stellate ganglion block

5）神経根パルス高周波法（PRF）

神経根症がみられる症例において，神経根ブロックの効果が一時的な場合に施行する．

パルス高周波法
PRF：pulsed radiofrequency

4．薬物療法

神経障害性疼痛に対する薬物療法を行う．脊髄の血流改善目的にPGE1製剤の投与が有用とする報告がある[3]．NSAIDsや末梢性筋弛緩薬が頚部や肩の痛みに効果がある場合があるが，漫然と長期に投与すべきではない．

PGE1：prostaglandin E1

5．その他の治療法

1）リハビリテーション

頚部の強い伸展屈曲運動を避けるよう注意し，頚部への軽微な外傷が脊髄損傷を引き起こす可能性があるため，転倒に注意するよう指導する．装具療法として使用されてきた頚椎カラーは，神経症状の有無にかかわらず頚部痛に対して推奨されない[4]．

2）手術療法

重度の脊髄症状を呈する患者では，手術による症状改善が不良とされているため，痛み以外の症状を継続的に評価することが重要である．中等度の脊髄症を呈する患者，脊髄症状が比較的急速に進行している患者，脊柱管内の骨化占拠率が40%以上，有効脊柱管前後径が8 mm以下の患者では，手術療法を考慮する[5]．頚椎OPLLでは，後方からの椎弓形成術が選択されることが多いが，骨化が著しく椎弓形成術による脊髄後方シフトでは脊髄の圧迫が解除されない症例や，脊椎のアライメントが不良な症例では，前方除圧固定が選択される．

参考文献
1）後藤澄雄：脊柱靱帯骨化症．伊藤達雄ほか 編，臨床脊椎脊髄医学，三輪書店，418-430，2007
2）山上裕章ほか：神経ブロック療法で治療を行った頚椎後縦靱帯骨化症8症例について．日本ペインクリニック学会誌 18：371-376，2011
3）Sugawara T et al：Limaprost alfadex improves myelopathy symptoms in patients with cervical spinal canal stenosis. Spine（Phila Pa 1976）34：551-555, 2009
4）CQ G-5-1：頚椎カラーは慢性疼痛に有用か？　慢性疼痛診療ガイドライン作成ワーキンググループ 編，慢性疼痛診療ガイドライン，真興交易医書出版部，136-137，2021
5）日本整形外科学会診療ガイドライン委員会／脊柱靱帯骨化症診療ガイドライン策定委員会：脊柱靱帯骨化症診療ガイドライン2019，南江堂，2019

I-5　頚椎椎間関節症

頚椎椎間関節症
cervical facet joint pain

1. 病　　態

　頚椎の後方支持と前後屈・回旋運動に関わる椎間関節およびその支持組織から生じる後頚部から肩甲背部の痛みの総称である．椎間関節由来の痛みの機序は不明な点も多く，その診断方法についても様々な意見があるが，診断的神経ブロックによる痛みの軽減を確認することが診断のための最適な方法と位置づけられている[1]．椎間関節の知覚に関わる脊髄神経後枝内側枝ブロック，または椎間関節ブロック（椎間関節内注入）が診断のために行われるが，後枝内側枝ブロックに強いエビデンスがある．システマティックレビューに基づいたガイドラインでは，後枝内側枝ブロック後に痛みの強度が75％以上軽減することを基準に診断し，2回の診断的神経ブロックで効果の再現性を確認することが推奨されている[2]．

椎間関節ブロック
facet block

2. 症　　状

　原因となる関節の高位によって後頚部から肩甲背部にかけた領域に痛みが誘発される．頚部の後屈時に増悪することが多い．

3. 神経ブロックによる治療法

1) 後枝内側枝ブロック

　X線透視下または超音波ガイド下に，当該椎間関節上下の後枝内側枝走行部に局所麻酔薬を注入する．1～2回/週程度の頻度で実施する．後枝内側枝ブロックは，システマティックレビューにより頚椎椎間関節症に対する短期および長期の有効性が示されており，多くのガイドラインで強く推奨されている[1~3]．

2) 椎間関節ブロック（椎間関節内注入）

　X線透視下または超音波ガイド下に，針先が当該椎間関節内にあることを確認し（X線透視下に施行する場合は少量の造影剤を注入），局所麻酔薬にステロイド薬を添加した薬液0.5～1 mLを注入する．頻回に施行すると関節を損傷する可能性が危惧されるため，継続的な治療を要する場合は後枝内側枝ブロックに変更することが望ましい．

　椎間関節ブロックは，有効性を示す質の高い研究が行われていないため，多くのガイドラインで「弱い推奨」とされている[1~3]．

3) 後枝内側枝高周波熱凝固法（RF）・パルス高周波法（PRF）

高周波熱凝固法
RF：radiofrequency
thermocoagulation
パルス高周波法
PRF：pulsed radiofrequency

　後枝内側枝ブロックの効果が一時的にしか得られず，慢性に痛みが持続する場合は，後枝内側枝RFを施行する．1回の治療で6ヵ月以上の治療効果が期待できる．後枝内側枝RFは，システマティックレビューにより頚椎椎間関節症に対する短期および長期の有効性が示されており，多くのガイドラインで強く推奨されている[1~3]．

　後枝内側枝PRFについては報告が限られており[4]，RFの適応があるが熱凝固を行うリスクが高い場合に施行する．

4. 薬物療法

　急性期の薬物療法ではNSAIDs，アセトアミノフェンを用いる．

5. その他の治療

　亜急性期から慢性期には，運動療法や姿勢などの指導を行う．

参考文献
1) CQ24：後枝内側枝ブロック・椎間関節ブロックは慢性疼痛治療に有効か？　慢性疼痛治療ガイドライン作成ワーキンググループ 編，慢性疼痛治療ガイドライン，真興交易医書出版部，81-83，2018
2) Manchikanti L et al：An update of comprehensive evidence-based guidelines for interventional techniques in chronic spinal pain. Part Ⅱ：Guidance and recommendations. Pain Physician 16：49-283, 2013
3) 3-1. 後枝内側枝ブロック，椎間関節ブロック．日本ペインクリニック学会インターベンショナル痛み治療ガイドライン作成チーム 編，インターベンショナル痛み治療ガイドライン，真興交易医書出版部，18-20，2014
4) Liliang PC et al：Pulsed radiofrequency of cervical medial branches for treatment of whiplash-related cervical zygapophysial joint pain. Surg Neurol 70（suppl 1）：50-55, 2008

I-6　胸椎椎間板ヘルニア

1. 病　　態

　胸椎椎間板が後方の脊柱管内に膨隆，あるいは髄核が後方に脱出して脊髄や神経根を圧迫することにより，症状が出現する．脊髄圧迫による徴候として，下肢から体幹にかけての筋力低下・知覚低下や下肢の深部腱反射亢進・病的反射がみられる．本疾患の発生頻度は低いが，胸背部痛や下肢痛の原因として念頭に置く必要がある．

2. 症　　状

　代表的な症状として，下肢のしびれや脱力，膀胱直腸障害が出現する．痛みが必ず出現するわけではないが，圧迫部位や程度によって背部痛，下肢痛，肋間神経痛が出現する．

3. 神経ブロックによる治療法

　脊髄障害性疼痛（中枢性神経障害性疼痛）としての下肢のしびれ・痛みに対しては神経ブロックの効果はあまり期待できないが，背部痛が強い場合や神経根症状として肋間神経痛がみられる場合には神経ブロックを実施する．

1）胸部硬膜外ブロック

　1〜2回/週程度の頻度で施行し，徐々に漸減する．神経ブロック針やカテーテルの挿入，および薬液の注入圧により脊髄障害を悪化させる可能性があるため，ヘルニアのある高位より尾側の椎弓間隙を穿刺し，緩徐に薬液を注入することが推奨される．局所麻酔薬に水溶性ステロイド薬を添加して注入するが，ステロイド薬の注入を長期に継続することは避ける．X線透視下に施行することが望ましい．脊柱管狭窄部位に硬膜外カテーテルを留置すると，脊髄障害を悪化させる危険性があるので，硬膜外カテーテル先端をヘルニア近傍に挿入して薬液を注入する場合は単回注入とし，持続注入による神経ブロックやカテーテルの長期留置は避けた方がよい．

　胸部硬膜外ブロックは，胸椎椎間板ヘルニアに限定した質の高い研究は行われていない[1]が，米国インターベンショナルペイン医師会議（ASIPP）のガイドラインにおいて，胸椎椎間板由来の痛みに対する施行が弱く推奨されている[2]．

　胸椎椎間板ヘルニアによる背部痛（軸性疼痛）に対して，経椎間孔ブロックによる腹側硬膜外腔への薬液注入が有効であった症例報告がある[3]．

2）神経根ブロック

　神経根症状として肋間神経痛がみられる場合に施行する．頻繁に行うと神経根損傷の

胸椎椎間板ヘルニア
thoracic disc hernia, thoracic herniated disc

椎間板ヘルニアの分類
＜膨隆型＞
protrusion：髄核移動があるが，線維輪は穿破していない．
＜髄核脱出型＞
subligamentous extrusion：髄核が線維輪を穿破しているが，後縦靱帯は穿破していない．
transligamentous extrusion：髄核が後縦靱帯も穿破している．
＜遊離型＞
sequestration：穿破した髄核の一部が断裂し，脊柱管内に遊離している．

contained type：後縦靱帯などによりヘルニア塊が硬膜外腔から隔絶されているヘルニアのタイプ
protrusion と subligamentous extrusion が相当する．

米国インターベンショナルペイン医師会議
ASIPP：American Society of Interventional Pain Physician

経椎間孔ブロック
TFEB：transforaminal epidural block

神経根ブロック
nerve root block

危険性もあるので，7〜14 日に 1 回の頻度で，2〜3 回/月程度までとすることが望ましい．局所麻酔薬に水溶性ステロイド薬を添加して注入するが，ステロイド薬の長期にわたる継続投与は避けることが望ましい．X 線透視下または超音波ガイド下に施行する．

3）椎間板造影・ブロック

背部痛や肋間神経痛が持続する症例に対して，胸椎椎間板ヘルニアが原因か診断するために実施することがある．腰椎と比べて椎間板穿刺の難易度が高いため，熟練した医師が十分に画像評価を行ってから行うことが望ましく，必ず X 線透視下または CT ガイド下で施行する．水溶性造影剤と共に局所麻酔薬と水溶性ステロイド薬を椎間板内に注入して再現痛の確認を行うが，薬液の注入により脊髄障害を引き起こす可能性があるため，注入は患者の症状を慎重に確認しながら緩徐に行い，注入量は必要最小限とする．感染による椎間板炎の危険性もあるため，抗菌薬の使用が推奨される．

椎間板造影
discography

4. 薬物療法

神経障害性疼痛に対する薬物療法を行う．

5. その他の治療法

1）生活指導

脊髄圧迫の程度によっては軽微な外傷が脊髄損傷を引き起こす可能性があるため，転倒などに注意するよう生活指導を行う．

2）手術療法

保存療法を行っても症状改善がみられず，歩行障害や膀胱直腸障害などの日常生活障害が高度の場合は除圧手術が必要である．手術時期を逸すると不可逆的となるため，痛み以外の症状を継続的に評価することが重要である．

脊髄圧迫による下肢麻痺や膀胱直腸障害が進行する場合は観血的な除圧手術の適応となる．contained type（髄核が後縦靭帯を越えて脱出していない）のヘルニア（側注 参照）で，強い背部痛や肋間神経痛が持続するものの観血的な除圧手術の適応とならない場合は，椎間板内治療を検討する[1]．椎間板造影・ブロックで再現性の痛みが誘発され，一次的に症状の軽減が得られる場合は，径の細いデバイスを用いた経皮的椎間板摘出術の適応が考慮される．ただし，脊髄圧迫が強い場合は手技により脊髄障害を悪化させる可能性があり，胸椎におけるデバイスの挿入は難易度も高いため，経験のある医師が慎重に実施することが望ましい．

経皮的椎間板摘出術
percutaneous discectomy

参考文献
1) Benyamin RM et al：A systematic evaluation of thoracic interlaminar epidural injections. Pain Physician 15：497-514, 2012
2) Manchikanti L et al：An update of comprehensive evidence-based guidelines for interventional techniques in chronic spinal pain. Part Ⅱ：Guidance and recommendations. Pain Physician 16：49-283, 2013
3) 井内貴子ほか：経椎間孔法による腹側硬膜外ブロックが診断と治療に有用であった胸椎椎間板ヘルニアによる慢性軸性疼痛の 1 例. 日本ペインクリニック学会誌 28：209-213, 2021
4) 山上裕章：デコンプレッサーによる経皮的髄核摘出術が奏功した胸椎椎間板ヘルニアの 2 症例. 慢性疼痛 34：143-146, 2015

I-7　腰椎椎間板ヘルニア

1. 病　　態

　腰椎椎間板が後方の脊柱管内に膨隆，あるいは髄核が後方・外側に脱出して馬尾や神経根を圧迫することにより，腰下肢痛が出現する．痛みの発生には，ヘルニア塊による機械的な神経圧迫に加えて，炎症性物質の神経根周囲への放出なども関与すると考えられている．

2. 症　　状

　代表的な症状は，腰痛，下肢のしびれ・痛み，下肢の筋力低下，膀胱直腸障害などである．

3. 神経ブロックによる治療法

　ヘルニアの自然消失・縮小が起こる場合があるため，急性期にはまず保存療法を行う．神経ブロックの適応は，急性期から慢性期の下肢痛と急性期の腰痛であり，慢性期の腰痛も症例に応じて適応となる．治療選択の際には「椎間板ヘルニアの分類」が重要であり側注を参考にしていただきたい．

1）腰部硬膜外ブロック・仙骨（硬膜外）ブロック

　1～2回/週の頻度で実施し，徐々に漸減する．症状が十分に改善するまで行う．局所麻酔薬に水溶性ステロイド薬を添加して注入するが，ステロイド薬の長期にわたる継続投与は避けることが望ましい．X線透視下に行うことが望ましいが，必須ではない．痛みが強い場合は，入院で持続硬膜外ブロック（持続注入法または間欠注入法）を行うことも短期的に検討する．

　腰部硬膜外ブロック・仙骨（硬膜外）ブロックは，システマティックレビューにより腰椎椎間板ヘルニアに伴う神経根症に対する短期および長期の有効性が示されており，多くのガイドラインで推奨されている[1~4]．

2）神経根ブロック・経椎間孔ブロック

　局所麻酔薬に水溶性ステロイド薬を添加して注入するが，ステロイド薬の長期にわたる継続投与は避けることが望ましい．X線透視下または超音波ガイド下に施行する．神経根ブロックにおいては，頻繁に行うと神経根損傷の危険性もあるので，10～14日に1回の頻度で，2～3回/月程度までとする．経椎間孔ブロックは，神経根周囲から硬膜外腔に薬液を注入する手技であり，神経根損傷のリスクは低いため，腰部硬膜外ブロックに準じて，症状が十分改善するまで行う．

　神経根ブロック・経椎間孔ブロックは，システマティックレビューにより腰椎椎間板ヘルニアに伴う神経根症に対する短期および長期の有効性が示されており，多くのガイドラインで推奨されている[2~4]．

3）腰神経叢ブロック（大腰筋筋溝ブロック）

　上位腰椎の椎間板ヘルニアによる神経根症（主にL3およびL4根症）に対して，神経根ブロック・経椎間孔ブロックの施行が難しい場合に実施を検討する．1～2回/週の頻度で実施し，徐々に漸減する．局所麻酔薬に水溶性ステロイド薬を添加して注入するが，ステロイド薬の長期にわたる継続投与は避けることが望ましい．超音波ガイド下またはX線透視下に施行する．

腰椎椎間板ヘルニア
lumbar disc hernia, lumbar herniated disc

椎間板ヘルニアの分類
＜膨隆型＞
protrusion：髄核移動があるが，線維輪は穿破していない．
＜髄核脱出型＞
subligamentous extrusion：髄核が線維輪を穿破しているが，後縦靱帯は穿破していない．
transligamentous extrusion：髄核が後縦靱帯も穿破している．
＜遊離型＞
sequestration：穿破した髄核の一部が断裂し，脊柱管内に遊離している．

contained type：後縦靱帯などによりヘルニア塊が硬膜外腔から隔絶されているヘルニアのタイプ
protrusion と subligamentous extrusion が相当する．

神経根ブロック
nerve root block

経椎間孔ブロック
TFEB：transforaminal epidural block

腰神経叢ブロック
lumbar plexus block

大腰筋筋溝ブロック
psoas compartment block

4）神経根パルス高周波法（PRF）

上述の神経ブロック治療の効果が一過性にしか得られない神経根症に対して実施を検討する．X線透視下または超音波ガイド下に施行する．施行時間について，一般的に240～360秒間のPRFが施行されている．

神経根PRFは，腰椎椎間板ヘルニアに限定した質の高い研究は行われていないが，『慢性疼痛診療ガイドライン』[2]において硬膜外ブロックなどの治療に抵抗性を示す神経根症患者に対する施行が弱く推奨されている．

5）椎間板内治療
① 椎間板ブロック

椎間板性腰痛（椎間板変性または下肢痛を伴わないcontained typeの椎間板ヘルニアに由来する慢性腰痛）に対して椎間板内に局所麻酔薬と水溶性ステロイド薬を注入する．椎間板ブロックは，さらなる椎間板変性やヘルニアを誘発する可能性があり，注意が必要である．感染による椎間板炎の危険性もあるため，抗菌薬の使用が推奨される．

② ヘルニア腫瘤内加圧注入法

ヘルニア腫瘤内加圧注入法は，椎間板ブロックに類似する．ヘルニア腫瘤内加圧注入法は，薬液の注入によりさらなる神経圧迫から下肢麻痺・膀胱直腸障害を誘発する可能性があるため，神経ブロックの効果が不良の場合に，経験のある医師が慎重に実施することが望ましい．感染による椎間板炎の危険性もあるため，慎重な清潔操作で行い，回数は1回にとどめる．

4．薬物療法

薬物療法は神経ブロックと並行して行う．急性期にはNSAIDsが使用されることが多い．慢性期にはNSAIDsやアセトアミノフェン，トラマドール製剤，神経障害性疼痛治療薬などを選択する．

5．その他の治療法

1）リハビリテーション

軽度から中等度の腰痛が持続する場合はリハビリテーションを行う．神経根や馬尾の圧迫が強く，高度の下肢麻痺や膀胱直腸障害が出現・増悪することが危惧される場合，あるいは神経根症による下肢痛が高度の場合は，可能な範囲で慎重に行う．

2）手術療法
① 硬膜外腔癒着剥離術（スプリングガイドカテーテル），エピドラスコピー

神経ブロックの効果が一過性にしか得られず，ヘルニア塊と神経根周囲の腹側硬膜外腔の炎症・癒着が疑われる（硬膜外造影によって当該硬膜外腔が造影されない）症例で検討する．

硬膜外腔癒着剥離術（スプリングガイドカテーテル）は，システマティックレビューで腰椎椎間板ヘルニアを含めた慢性腰下肢痛に対する短期および長期の有効性が示されており，多くのガイドラインで推奨されている[2~4]．2018年度より保険診療の適用となった．

エピドラスコピーは，腰椎椎間板ヘルニアに限定した質の高い研究は行われていないが，『慢性疼痛診療ガイドライン』[2]において，慢性腰下肢痛に対する施行が弱く推奨されている．

パルス高周波法
PRF：pulsed radiofrequency

硬膜外ブロック
epidural block

椎間板ブロック
intradiscal injection

硬膜外腔癒着剥離術
percutaneous epidural adhesiolysis and neuroplasty
エピドラスコピー
epiduroscopy

② 経皮的椎間板摘出術（経皮的髄核摘出術）

contained type の腰椎椎間板ヘルニアによる慢性腰下肢痛で，ヘルニア摘出術（顕微鏡視下，内視鏡視下を含む）が適応されない場合は，診断的な椎間板造影により再現痛と一次的な症状改善が得られた症例に対して経皮的椎間板摘出術の施行を考慮する．

経皮的椎間板摘出術は，システマティックレビューにより腰椎椎間板ヘルニアに伴う神経根症に対する弱いエビデンスが示されており，経験のある医師が慎重かつ適切な患者選択の下で施行すれば有効性が期待できることが，ガイドラインに記述されている[2~4]．本邦で使用可能なデバイスについては，『慢性疼痛診療ガイドライン』[2]や『インターベンショナル痛み治療ガイドライン』[4]を参照する．

経皮的椎間板摘出術
percutaneous discectomy
経皮的髄核摘出術
percutaneous nucleotomy
椎間板造影
discography

③ 椎間板内酵素注入療法（コンドリアーゼ）

保存療法で十分な改善の得られない後縦靱帯下脱出型の腰椎椎間板ヘルニアに対して保険適用がある．髄核内のグリコサミノグリカン（主にコンドロイチン硫酸）を分解するコンドリアーゼを椎間板内に注入することにより，椎間板内圧が低下し，神経根圧迫が軽減される．日本ペインクリニック学会が示す医師要件と施設要件を満たし，実施可能医師として認定された医師が行うことができる．適正使用ガイド[5]を遵守して治療を行う．

椎間板内酵素注入療法（コンドリアーゼ）
intradiscal enzyme injection
（condoliase）

④ その他の手術療法（除圧術など）

2～6ヵ月程度の十分かつ積極的な保存療法によっても痛みの緩和が困難な場合は手術療法が考慮される．保存療法と手術療法の効果を比較した RCT では，1年後の比較では手術療法の方が保存療法より良好な治療成績であったが，10年後の比較では治療成績に差がなかったことが報告されている[6]．日本整形外科学会による『腰椎椎間板ヘルニア診療ガイドライン改訂第3版』[1]では，保存療法が無効な症例の20～50％が手術療法に至り，手術療法は保存療法と比較して短期の疼痛および日常生活動作の改善で優れるが，長期成績については一定の見解が得られていないとされている．発症初期より手術適応になるのは，下肢の筋力低下，膀胱直腸障害が高度で不可逆的な神経麻痺が発生する可能性がある場合で，進行性の麻痺，排尿障害，肛門部のしびれなどがみられる症例では，緊急除圧術を検討する．

無作為化比較試験，ランダム化比較試験
RCT：randomized controlled trial

参考文献

1) 日本整形外科学会診療ガイドライン委員会/腰椎椎間板ヘルニア診療ガイドライン策定委員会 編：腰椎椎間板ヘルニア診療ガイドライン改訂第3版，南江堂，2021
2) D．インターベンショナル治療（神経ブロック）．慢性疼痛診療ガイドライン作成ワーキンググループ 編，慢性疼痛診療ガイドライン，真興交易医書出版部，2021，75-99
3) Manchikanti L et al：An update of comprehensive evidence-based guidelines for interventional techniques in chronic spinal pain. Part Ⅱ：Guidance and recommendations. Pain Physician 16：49-283，2013
4) 22-1．経皮的髄核摘出術．日本ペインクリニック学会インターベンショナル痛み治療ガイドライン作成チーム 編，インターベンショナル痛み治療ガイドライン，真興交易医書出版部，102-105，2014
5) 科研製薬：ヘルニコア® 椎間板注用1.25単位「適正使用ガイド」．http://kaken-hernicore.jp/resources/pdf/proper_usage_guide_1.pdf（2022年11月）
6) Weber H：Lumbar disc herniation：A controlled prospective study with ten years of observation. Spine 8：131-140, 1983

Ⅰ-8　腰部脊柱管狭窄症

1. 病　　態

　骨性，椎間板性および靭帯性の様々な要因により，腰椎部の脊柱管，神経根管，椎間孔に狭窄が生じた結果，馬尾，神経根が障害される．腰部脊柱管狭窄症の定義については完全な合意は得られていないというガイドラインもある[1]．これによると，現在の暫定的な定義は①臀部から下肢の疼痛やしびれを有する，②臀部から下肢の症状は立位や歩行の持続によって出現あるいは増悪し，前屈や坐位保持で軽減する，③腰痛の有無は問わない，④臨床所見を説明できるMRIなどの画像で編成狭窄所見が存在する，とされている．

　神経障害の様式や症候によって，馬尾型，神経根型，混合型に分類される．馬尾や神経根の障害は，狭窄による絞扼そのもの，あるいは狭窄による血流障害，特に静脈のうっ血による浮腫によると考えられている．

2. 症　　状

　症候群であることから症状は多彩であり，腰痛，下肢痛，下肢のしびれ・異常知覚，間欠（性）跛行，下肢の運動麻痺，膀胱・直腸障害，持続性勃起などの症状を呈する．腰部脊柱管狭窄症患者の下肢痛，下肢のしびれ・異常知覚は立位，後屈，歩行の負荷によって発生あるいは増悪し，歩行が困難になるが，前屈位の休息によってこれらの症状は改善して歩行が可能となる．また，坐位では痛みが少なく，自転車では長距離を移動できる．この間欠（性）跛行は診断の必須項目とはされていないが，腰部脊柱管狭窄症の特徴的な症状とされており，神経性と血管閉塞性疾患によるものとの鑑別が必要である．画像診断ではMRIが有効とされる．しかしMRIを含む画像所見は必ずしも症候性を意味しない．高齢者の約30％に腰椎MRIで重度の狭窄がみられるが，臨床症状を呈する症例は20％に満たない[1]．

3. 神経ブロックによる治療法

　軽度から中等症例の10年以上の臨床経過において，50～60％の症例は保存療法によって満足のいく結果が得られている[2]．痛みや間欠（性）跛行，下肢のしびれ・異常知覚などは神経ブロックの適応となり，各症状に応じた神経ブロック療法を行う[3]．手術を希望しない場合や全身合併症で手術が困難な場合も，神経ブロックは有効かつ患者の満足度も比較的高い治療手段となり得る[3]．

1）腰部硬膜外ブロック・仙骨（硬膜外）ブロック

　腰部硬膜外ブロックや仙骨（硬膜外）ブロックはいずれも短期的に有効である．ステロイド薬の併用の有効性については意見が分かれる．腰部硬膜外ブロック・仙骨（硬膜外）ブロックの短期間の数回の反復施行では，中等度の腰痛，下肢痛，下肢のしびれ，間欠（性）跛行に対して有効である．神経ブロックの施行回数は1～3回/週の頻度で行う[3,4]．注入薬は局所麻酔薬単独または局所麻酔薬とステロイド薬を併用する方法があるが，粒子状ステロイド薬の使用は避ける．狭小な脊柱管に硬膜外カテーテルを挿入すると，症状悪化の可能性があるので注意が必要である．

2）神経根ブロック，神経根パルス高周波法（PRF）

　神経根ブロックは診断と治療に有効である．神経根ブロックは，診断的治療として障害神経根の高位診断や手術の除圧部位を決める指標にもなる．局所麻酔薬とステロイド

神経根ブロック
nerve root block

パルス高周波法
PRF : pulsed radiofrequency

薬の併用は短期的には有効な可能性がある．ただし，神経根損傷の危険性もあるので，同一神経根では7～14日に1回の頻度で，2～3回/月程度までとする．長期間の効果を期待して神経根PRF（2022年度より保険適用）も有効である[5]．硬膜外洗浄は仙骨裂孔からカテーテルを挿入し，神経根の造影所見を認めたのち，局所麻酔薬やステロイド薬，生理食塩水などを20 mL前後注入する方法である[6]．80歳以上の患者でも比較的安全に実施でき，有効性を示した報告がある[7]．

3) 椎間関節ブロック，脊髄神経後枝内側枝高周波熱凝固法（RF）

腰痛に対して，椎間関節症があれば適応になる．椎間関節ブロックの症例集積による報告では，変形性脊椎症，すべりや分離を伴う腰臀部痛や大腿部痛に対する有効率が50～70％と報告されている[4]．椎間関節ブロックが有効であれば，脊髄後枝内側枝RFも考慮される[3]．

椎間関節ブロック
facet block
高周波熱凝固法
RF：radiofrequency thermocoagulation

4) 腰神経叢ブロック（大腰筋筋溝ブロック）

片側性の腰痛，鼠径部痛，大腿および膝部痛に対して考慮される．施行する場合は1回/週程度の頻度で行う．症例により超音波ガイド下またはX線透視下で行う場合がある．

腰神経叢ブロック
lumbar plexus block
大腰筋筋溝ブロック
psoas compartment block

5) トリガーポイント注射

腰痛に有効である．腰部傍脊柱筋の反射性の筋緊張部位や圧痛点に，2～3回/週の頻度で行う．

トリガーポイント注射
TP：trigger point injection

6) 腰部交感神経節ブロック

下肢のしびれ，間欠（性）跛行に有効である．

腰部交感神経節ブロック
lumbar sympathetic ganglion block

4. 薬物療法

馬尾症状（間欠（性）跛行ならびに両下肢のしびれ）では，PGE1製剤，神経根障害では，非ステロイド性抗炎症薬（NSAIDs），アセトアミノフェンなどが短期的に投与される．神経障害性疼痛に対しては，ガバペンチノイド（Ca^{2+}チャネル$a_2\delta$リガンド），セロトニン・ノルアドレナリン再取り込み阻害剤（デュロキセチン），三環系抗うつ薬，ワクシニアウイルス接種家兎炎症皮膚抽出液，トラマドール製剤，オピオイド鎮痛薬などが投与される．

PGE1：prostaglandin E1

5. その他の治療法

1) インターベンショナル治療

前方要素が強い場合は，椎間板ブロック，椎間板内加圧注入法などが有効な症例もある．難治性の症例にはスプリングコイルカテーテルによる硬膜外腔癒着剥離術が施行される．エピドラスコピーは，特に硬膜外造影で充影欠損がある症例に有用とされる[4]．

椎間板ブロック
intradiscal injection
椎間板内加圧注入法
intradiscal high-pressure injection
硬膜外腔癒着剥離術
percutaneous epidural adhesiolysis and neuroplasty
エピドラスコピー
epiduroscopy

2) 運動療法

専門家の指導下に行う運動療法は，痛みの軽減や身体機能，QOLの改善に有効である．

3) 手術療法

膀胱直腸障害が生じた場合，急激な下肢の筋力低下がみられた場合，会陰部の感覚障害の進行などは，緊急除圧術の適応となり得る．

参考文献
1) 石元優々ほか：疫学　腰部脊柱管狭窄の疫学．日本医事新報 4835：26-29, 2016

2）日本整形外科学会診療ガイドライン委員会，腰部脊柱管狭窄症診療ガイドライン策定委員会 編：腰部脊柱管狭窄症診療ガイドライン 2021 改訂第 2 版，南江堂，2021

3）山上裕章：腰部脊柱管狭窄症に対する神経ブロック療法．ペインクリニック 22：1369-1374，2001

4）脊柱管内治療・椎間板内治療・椎体内治療などに関するクリニカル・クエスチョン．ペインクリニック学会インターベンショナル痛み治療ガイドライン作成チーム 編，インターベンショナル痛み治療ガイドライン，真興交易医書出版部，98-100，2014

5）頚部・腰部神経根パルス高周波療法（PRF）．日本ペインクリニック学会インターベンショナル痛み治療ガイドライン作成チーム 編，インターベンショナル痛み治療ガイドライン，真興交易医書出版部，71-73，2014

6）宝亀彩子ほか：腰椎椎間板ヘルニア症例と非ヘルニア症例に対する硬膜外洗浄・神経根ブロックの有用性の比較．ペインクリニック 24：381-385，2003

7）Sakai M et al：Efficacy of nerve root block for the treatment of lumbar spinal canal stenosis in adults older than 80 years ofa. Cureus 14：e24863，2022

Ⅰ-9　変形性腰椎症・腰椎変性すべり症

1. 病　　態

　変形性腰椎症は，腰椎，椎間板，椎間関節の加齢変性により腰下肢痛をきたす疾患で，椎間関節症やすべり症，脊柱管狭窄症，椎間板性腰痛などを内包するものである．椎間板の変性によって，椎間腔の狭小化，椎体縁の骨硬化や骨棘形成が生じ，椎間関節への負荷増大から関節症性変化をきたし，変性すべり症となる．さらに進行すると，椎間関節包や周囲組織（黄靭帯）の肥厚や腰椎変形により脊柱管狭窄が起こり，下肢痛（坐骨神経痛），馬尾障害の原因となり得る．

2. 症　　状

　上記病態から，罹患部位に関連した脊髄神経後枝内側枝，椎骨洞神経，神経根，馬尾神経が圧迫，刺激されることによる腰痛，神経根性疼痛，下肢のしびれや筋力低下などを生じる．脊柱管狭窄に伴う間欠（性）跛行（神経根型/馬尾型）や，膀胱直腸障害がみられることもある．

3. 神経ブロックによる治療法

　個々の症例で病態を考慮し，診断的意義も含めて各種神経ブロックを選択する．

1）仙骨（硬膜外）ブロック

　仙骨（硬膜外）ブロックは腰下肢痛の有無にかかわらず椎間板ヘルニアおよび椎間板性腰痛の患者における短期（6ヵ月未満）および長期（6ヵ月以上）の疼痛改善効果があり，椎弓切除後および腰部脊柱管狭窄症患者においては，それより若干弱いものの効果がある[1]．局所麻酔薬単独注入に対して，ステロイド薬添加の優位性を示すエビデンスはなかった．

2）腰部硬膜外ブロック

　下肢痛を呈する慢性腰痛患者に対する経椎弓間腰部硬膜外ブロックにおいて，短期では中等度の鎮痛効果があるとされている[2]．また，下肢痛の有無にかかわらず脊柱管狭窄に経椎弓間腰部硬膜外ブロックが有効であるとする報告もある[3]．ステロイド薬を添加した局所麻酔薬投与群と局所麻酔薬単独群の比較では，両群間で有意な鎮痛効果の差はみられない．

3) 神経根ブロック

障害神経根の高位診断に有用である．神経根性痛に対しては腰椎の経椎間孔硬膜外注射（＝神経根ブロック）の短期効果は高いとする一方，長期効果については中等度のエビデンスとされている[4]．下位腰椎の椎間板線維輪や後縦靭帯に分布する椎骨洞神経を介する刺激は，直近の脊髄神経のほか，交感神経幹からL2神経根を経て脊髄に入力するので，椎間板性腰痛にはL2神経根ブロックが有効とされる[5]．

4) 椎間関節ブロック，脊髄神経後枝内側枝高周波熱凝固法（RF）

椎間関節の関節症性変化による腰痛を疑う場合には施行を検討する（詳細は椎間関節症の項を参照）．効果が一時的な場合は脊髄神経後枝内側枝RFを考慮する．

5) 椎間板ブロック

椎間板性腰痛，すなわち椎間板線維輪最外層や後縦靭帯に分布する椎骨洞神経由来の腰痛の場合に施行する（詳細はⅣ-I-12 椎間板性腰痛症226頁を参照）．

4. 薬物療法

急性痛にはNSAIDsや中枢性筋弛緩薬，アセトアミノフェン，オピオイド鎮痛薬〔軽度・中等度〕，ワクシニアウイルス接種家兎炎症皮膚抽出液を用いる．慢性の腰痛にはセロトニン・ノルアドレナリン再取り込み阻害薬（デュロキセチン），オピオイド鎮痛薬〔軽度・中等度〕，ワクシニアウイルス接種家兎炎症皮膚抽出液，NSAIDs，アセトアミノフェン，オピオイド鎮痛薬〔強度〕，三環系抗うつ薬などが用いられるが，特にオピオイド鎮痛薬〔強度〕に関してはその使用に際して慎重な管理が必要である．下肢痛では神経障害性疼痛の要素があればプレガバリンやミロガバリン，セロトニン・ノルアドレナリン再取り込み阻害薬（デュロキセチン）を試みる[6]．

5. その他の治療法

1) 運動療法

慢性腰痛患者における運動療法は腰椎可動域や機能障害の改善に効果があり痛みも軽減する．コクランのシステマティックレビューとメタアナリシスでも，慢性腰痛患者の疼痛や身体障害の軽減にはリハビリテーションが効果的であったとしている[7]．

2) 手術療法

変性すべり症による馬尾障害に対しては，神経ブロックなどの保存的治療が奏功せず手術加療を要することもしばしばある．腰痛の原因が椎間板障害である場合は脊椎固定術が疼痛軽減に有用となる可能性がある[8]．

参考文献
1) Conn A et al：Systematic review of caudal epidural injections in the management of chronic low back pain. Pain Physician 12：109-135, 2009
2) Benoist M et al：Epidural steroid injections in the management of low-back pain with radiculopathy：an update of their efficacy and safety. Eur Spine J 21：204-213, 2012
3) Meng H et al：Epidural injections with or without steroids in managing chronic low back pain secondary to lumber spinal stenosis：a meta-analysis of 13 randomized controlled trials. Drug Des Devel Ther 9：4657-4667, 2015
4) Abdi S et al：Epidural steroids in the management of chronic spinal pain：a systematic review. Pain Physician 10：185, 2007
5) Tsou HK et al：Percutaneous pulsed radiofrequency applied to the L-2 dorsal root ganglion for treatment of chronic low-back pain：3-year experience. J Neurosurg Spine 12：190-196, 2010
6) Clinical Question2腰痛に薬物療法は有用か. 日本整形外科学会診療ガイドライン委員会 編, 腰痛診療ガイドライン 2019, 文光堂, 33-44, 2019

神経根ブロック
nerve root block

椎間関節ブロック
facet block
高周波熱凝固法
RF：radiofrequency thermocoagulation
椎間板ブロック
intradiscal injection

7）Kamper SJ et al：Multidisciplinary biopsychosocial rehabilitation for chronic low back pain：Cochrane systematic review and meta-analysis. BMJ 350：h444, 2015
8）Clinical Question7腰痛に手術療法（脊椎固定術）は有用か. 日本整形外科学会診療ガイドライン委員会編, 腰痛診療ガイドライン 2019, 文光堂, 69-72, 2019

I-10　腰椎分離症・腰椎分離すべり症

1. 病　　態

　腰椎分離症は，下部腰椎椎弓の関節突起部およびその周辺の疲労骨折と考えられている．一般人口における発生率は約6〜8％であるのに対して，スポーツ活動に従事する人口の50％以上の腰痛の原因であることが指摘されている[1]．その病因については未だに解明されていないが，先天的素因に加えて，反復的な外圧が加わることによって，ストレス骨折を引き起こすという機序が考えられている．分離症は主に L5 椎弓（症例の95％）に両側性に発生し，発生率は頭側へ向かって減少する．また，発育期の腰椎分離症は，関節突起間部で椎弓と椎体の連続性が絶たれることで二次的にすべり症を発症し，腰椎分離すべり症へと移行することがある．

2. 症　　状

　通常，分離症患者の腰痛は特徴的であり，運動時の急性腰痛で発症し，安静により改善する．分離の重症度と腰痛の強さは相関しないことが指摘されている．

　それに対して，重度の腰椎分離すべり症では神経根症状や馬尾神経症状を伴うことがある．これは，関節突起部の欠損を埋める肥厚性線維組織や骨組織，または脊椎すべり症に伴う椎弓根の歪みによって，神経根の圧迫が引き起こされるためと考えられている．

3. 神経ブロックによる治療法

　腰椎分離すべり症の病態は変性すべり症と同様，変形や障害の部位によって異なるため，病態に応じた神経ブロックを選択する．

　1）分離部ブロック

　腰椎分離症の治療または診断目的に，局所麻酔薬を分離部に注入する．

　2）硬膜外ブロック

　保存的加療での緩和が困難な腰椎分離すべり症に対して，硬膜外へのステロイド薬注入の有効性が示されている[2]．

硬膜外ブロック
epidural block

　3）神経根ブロック

　神経根症状が強い症例に対して，神経根ブロックの適応となる．

神経根ブロック
nerve root block

4. 薬物療法

　急性痛には NSAIDs や中枢性筋弛緩薬，アセトアミノフェン，オピオイド鎮痛薬〔軽度〕，ワクシニアウイルス接種家兎炎症皮膚抽出液を用いる．慢性の腰痛にはセロトニン・ノルアドレナリン再取り込み阻害薬（デュロキセチン），オピオイド鎮痛薬〔軽度〕，ワクシニアウイルス接種家兎炎症皮膚抽出液，NSAIDs，アセトアミノフェン，オピオイド鎮痛薬〔強度〕，三環系抗うつ薬などが用いられるが，特にオピオイド鎮痛薬〔強度〕に関してはその使用に際して慎重な管理が必要である．下肢痛では神経障害性疼痛

の要素があればガバペンチノイド（Ca^{2+}チャネル $a_2\delta$ リガンド）やデュロキセチンを試みる[3].

5. その他の治療法

1) 装具療法

腰椎分離症に対する保存的治療の第一選択は装具療法であり，ストレス骨折の動きを防止し，骨癒合を促す．早期発見例での装具療法の骨癒合率は高く，装具装着期間は一般的に 3～6 ヵ月とされている．

2) リハビリテーション

装具療法に加えて，腰椎の前弯の軽減とハムストリングスの拘縮の治療を目的としたストレッチと強化運動を含む組織的な理学療法プログラムが推奨される．

3) 手術療法

保存的治療にもかかわらず 6 ヵ月以上腰痛や下肢痛，間欠（性）跛行などの症状が持続し，活動性が著しく障害される症例は手術療法の対象となる．腰椎分離症/腰椎分離すべり症の 9～15％で外科手術が必要であったと報告されている[4].

参考文献
1) Leone A et al：Lumbar spondylolysis：a review. Skeletal Radiol 40：683-700, 2011
2) Vibert BT et al：Treatment of instability and spondylolisthesis：surgical versus nonsurgical treatment. Clin Orthop Relat Res 443：222-227, 2006
3) Clinical Question2 腰痛に薬物療法は有用か. 日本整形外科学会診療ガイドライン委員会 編, 腰痛診療ガイドライン 2019, 文光堂, 33-44, 2019
4) Kalichman L et al：Diagnosis and conservative management of degenerative lumbar spondylolisthesis. Spine J 17：327-335, 2008

I-11　腰椎椎間関節症

1. 病　　態

神経脱落症状がなく局所症状のみを呈する腰痛のうち，椎間関節に起因するものはかなりの頻度で存在する．慢性腰痛患者のうち，腰椎椎間関節性由来である頻度は 15～52％と報告されており[1]，臨床でもしばしば遭遇する．

椎間関節とその周囲組織には，豊富な感覚神経終末が分布しているが，椎間関節の受容器には痛覚を受容する侵害受容器が多く分布しており，痛みの発生源になりやすい．また，椎間関節内には多数の細径神経線維（Ⅲ群，Ⅳ群線維）や神経終末が関節包内に認められる．これらは正常な可動域を超えた関節内への機械的なストレスや局所の炎症性サイトカインの発現や熱刺激などに応答して痛みを生じさせる．

2. 症　　状

自覚症状としては，特定の姿勢，体動により誘発される腰背部痛であり，特に後屈時に多いため後屈制限を伴う．他覚所見では，触診により罹患椎間関節部に強い圧痛と放散痛が得られる．また，棘突起の揺さぶりによって痛みが誘発される．原則として神経学的所見はないが，四肢への放散痛やケンプ徴候を伴うため，神経根症状との鑑別が必要となる．

Kemp 徴候
椎間関節に対して圧迫を加えることで疼痛が誘発される徴候

3．神経ブロックによる治療法

1）椎間関節ブロック・後枝内側枝ブロック

局所麻酔薬やステロイド薬を椎間関節に注入する椎間関節ブロックと椎間関節を支配する後枝内側枝に注入する後枝内側枝ブロックがある．これら局所麻酔薬を用いた神経ブロックは，腰椎椎間関節症の診断と治療において最も重要な位置づけである．特に診断目的として正確性のエビデンスは高く，75～100％で痛みが改善するため椎間関節痛が疑われる場合には推奨される．また治療においても中等度から高度のエビデンスがある[2]．

2）高周波熱凝固法（RF）・パルス高周波法（PRF）

局所麻酔薬での神経ブロックの効果が一時的な場合，長期的な効果を期待して後枝内側枝へのRFまたはPRFを施行する．

椎間関節性症に対するRFは2ヵ月以上の腰痛改善効果と機能改善が得られ，安全性が高い上に，長期の有効性が期待できる治療法として推奨される[3]．

椎間関節性症に対するRFとPRFの効果を比較したシステマティックレビュー[4]では，RFと比較して，PRFの効果持続時間は短いことが示されているが，安全性などを考慮して適切な治療を選択すべきである．

4．薬物治療

標準的治療薬として，アセトアミノフェン，NSAIDsが推奨されるが，急性期の筋弛緩薬や慢性期の抗うつ薬の有効性も示されている[5]．

5．その他の治療法

1）集学的治療

個々の症例に合わせて，理学療法や認知行動療法など集学的治療の有効性が報告されている[6]．

2）手術療法

椎間関節症に対する脊椎手術の有効性を支持するエビデンスはないため，保存療法が推奨される．

椎間関節ブロック
facet block

高周波熱凝固法
RF：radiofrequency thermocoagulation

パルス高周波法
PRF：pulsed radiofrequency

参考文献

1) Perolat R et al：Facet joint syndrome：from diagnosis to interventional management. Insights Imaging 9：773-789, 2018
2) Manchikanti L et al：An update of comprehensive evidence-based guidelines for interventional techniques in chronic spinal pain. Part II：guidance and recommendations. Pain Physician 16：49-283, 2013
3) Chen CH et al：Radiofrequency neurotomy in chronic lumbar and sacroiliac joint pain：A meta-analysis. Medicine（Baltimore）98：e16230, 2019
4) Lopez WOC et al：Pulsed radiofrequency versus continuous radiofrequency for facet joint low back pain：A systematic review. World Neurosurg 122：390-396, 2019
5) Schnitzer TJ et al：A comprehensive review of clinical trials on the efficacy and safety of drugs for the treatment of low back pain. J Pain Symptom Manage 28：72-95, 2004
6) Steven P et al：Pathogenesis, diagnosis, and treatment of lumbar zygapophysial（facet）joint pain. Anesthesiology 106：591-614, 2007

I-12　椎間板性腰痛症

1. 病　　態

　椎間板性腰痛症とは，椎間板の変性によって腰痛をきたしている状態と定義され，腰痛の原因の13％にあたると報告されている[1]．椎間板は中心部にあるゲル状の髄核と，それを取り巻く線維輪，椎体に接する部分を覆う軟骨終盤からなり，椎体の連結および体重や衝撃を分散させる働きを担っている．正常の椎間板は，線維輪外層にのみ神経線維が存在し，内層や髄核には神経線維が存在しない．また，血管も存在せず，栄養と水分の供給は，隣接組織に存在する血管からの受動拡散によって行われている．骨盤や椎体変形による荷重の変化，喫煙・肥満・糖尿病などによる椎間板への栄養供給の変化，加齢に伴う衝撃吸収性の低下などが椎間板変性を促進する因子となり[2,3]，椎間板の変性が線維輪外層の神経を刺激した場合に腰痛が出現する．椎間板断裂が生じるような急性痛の場合，椎間板は自然修復後に瘢痕化するため，一定の期間を経て腰痛は軽減することが多い．一方で，慢性の椎間板性腰痛症では，微細な椎間板の損傷が反復することによって，髄核や線維輪細胞からサイトカインや神経栄養因子が放出されること，神経線維が線維輪外層から内層に伸長すること，脊髄後角でのミクログリアやアストロサイトの発現が上昇すること，などで痛みが遷延すると考えられている[2]．さらに，病態の発生には心理社会的因子の関与も示唆されているため[2]，これらの関与が痛みの慢性化の原因となっている．

椎間板性腰痛症
discogenic low back pain

2. 症　　状

　坐位（特に前屈位）など椎間板への圧負荷がかかると腰痛が出現し，負荷がなくなれば腰痛は消失する．鼠径部・腸骨部に放散する痛みを訴える患者もいるが，根症状と異なり膝より遠位まで痛みが放散することはほとんどない[4]．診断は，臨床症状から本疾患を疑い，画像検査で椎間板変性の所見が認められ，他の疾患を除外できる場合に診断できるが，明確な診断基準はなく判断は難しい．最も有用な検査は椎間板造影である．

椎間板造影
discography

3. 神経ブロックによる治療法

1）椎間板造影，椎間板ブロック

　椎間板ブロックは診断的治療として位置づけられており，造影剤注入時の疼痛再現性を確認する必要がある．ただし，注入圧と造影剤の刺激因子のバランスが異なると，必ずしも疼痛の再現はみられないため，椎間板造影後に椎間板ブロックを追加することで腰痛の軽減が得られるか確認することも重要となる．その際，ステロイド薬の注入が有効な場合がある．

椎間板ブロック
intradiscal injection

2）硬膜外ブロック

　痛みが強い場合は，週1回程度まで実施することがある．局所麻酔薬にステロイド薬を添加する有効性に関して結論は出ていないが，試みてもよい．

硬膜外ブロック
epidural block

3）神経根ブロック

　椎間板性腰痛は，主にL2後根神経節を通じて脊髄に伝達されるので，L2神経根ブロックを行う．パルス高周波法（PRF）を用いる場合もある．

神経根ブロック
nerve root block
パルス高周波法
PRF：pulsed radio frequency

4）腰部交感神経節ブロック・椎間板交通枝高周波熱凝固法

　下位腰椎間板の痛みは，傍脊椎交感神経幹を経由して上位腰椎の脊髄後根神経節に伝えられることがラットの研究で示されており，L2椎体側面での熱凝固や腰部交感神経

腰部交感神経節ブロック
lumbar sympathetic ganglion block
高周波熱凝固法
RF：radiofrequency thermocoagulation

節ブロックが有効な場合がある[5].

5）椎骨洞神経ブロック[6]

椎間板表面での神経ブロックの方法である．椎間板内に針を刺入しないので，椎間板の変性を進行させる可能性は少ない．線維輪の表面に針が当たることで再現痛が得られることもある．椎間板性腰痛の責任高位診断に有用であり，治療効果も期待できる．

6）椎間板内治療

鉗子による経皮的椎間板摘出，髄核焼灼による蒸散，後方線維輪の熱凝固による縫縮が可能なデバイスがある．椎間板性腰痛の原因となる椎間板内に侵入した神経線維を焼灼し，生理食塩水による灌流を行うことで疼痛関連物質の洗浄により痛み軽減が期待できる[5].

4．薬物療法

一般的には，NSAIDs やアセトアミノフェンなどを用いる．筋弛緩薬，ワクシニアウイルス接種家兎炎症抽出物質，抗不安薬，抗うつ薬，Ca^{2+}チャネル $a_2\delta$ リガンド，トラマドール製剤なども有効な場合がある．

5．その他の治療法

1）運動療法

運動療法には一定の効果があり，運動の種類ではなく，運動を継続する運動習慣が重要といわれている．特に，脊椎を安定させる体幹筋の強化や姿勢維持が重要となる．

2）手術療法

最も効果が期待できるのは脊椎固定術であるが，椎間板性腰痛症に対する手術療法に関しては，慎重な対応が必要である．

3）認知行動療法

機能障害の改善，QOL の向上，恐怖回避思考の変容に効果を示す可能性はある[1].

参考文献
1) 日本整形外科学会診療ガイドライン委員会，腰痛診療ガイドライン策定委員会 編：腰痛診療ガイドライン 2019，改訂第 2 版，南江堂，2019
2) 折田純久ほか：現代における慢性腰痛：神経障害性疼痛と椎間板性腰痛の関与．日運動器疼痛会誌 12：117-127，2020
3) Kim HS et al：Lumbar degenerative disease part 1：anatomy and pathophysiology of intervertebral discogenic pain and radiofrequency ablation of basivertebral and sinuvertebral nerve treatment for chronic discogenic back pain：A prospective case series and review of literature. Int J Mol Sci 21：1483, 2020
4) Zhao L et al：Treatment of discogenic low back pain：Current treatment strategies and future options a literature review. Curr Pain Headache Rep 23：86, 2019
5) 信太賢治ほか：術後に再発した巨大腰椎椎間板ヘルニアに Disc-FX® が著効した 1 症例．日本ペインクリニック学会誌 27：83-86，2020
6) 山上裕章：透視下神経ブロック Update 洞脊椎神経ブロック．ペインクリニック 37：882-888, 2016

Ⅰ-13　仙腸関節症

1．病　　態

仙腸関節は，後方を強靭な骨間仙腸靭帯および後仙腸靭帯で結合されているため可動域が小さい．また，その関節面は荷重線に対して垂直に近く，荷重に対して剪断力を生

じやすい構造となっている．そのため，反復性の作業や，中腰で不用意に重い物を持つ，腰を捻るなどの動作で骨盤周囲の筋の協調運動が破綻すると，関節面に微小なずれや不適合が生じる．その結果，滑らかな関節の動きができない関節の機能異常（仙腸関節障害）を生じ，関節周囲の組織，特に後方の靭帯に過緊張が生じ，靭帯やその周囲組織に分布する知覚神経終末や侵害受容器が刺激されて疼痛が発生すると考えられる[1]．仙腸関節由来の痛みが腰臀部痛患者に占める頻度は15〜30％で[2]，性差なく，若年者から高齢者までに発症する[1]．

2. 症　　状

典型例では腰臀部痛を生じ，椅子に着座すると痛みが増悪しやすい[3]．また，約半数で鼠径部痛を伴う．特徴的な圧痛点は上後腸骨棘，長後仙腸靭帯，仙結節靭帯，腸骨筋にみられ，one finger test で上後腸骨棘近傍を指す場合は仙腸関節症の可能性が高い[1]．重症例では，下肢皮膚分節に一致しない知覚鈍麻を認める例，痛みが鼠径部や下肢にまで広がり，腰椎疾患由来の大腿神経痛や坐骨神経痛との鑑別が困難な例もある[1]．

仙腸関節シェアテスト陽性，上後腸骨棘や仙結節靭帯の圧痛所見といった腰痛疾患とは異なる特徴的な身体所見から仙腸関節障害を疑う[3]．その他の疼痛誘発手技としてゲンズレンテスト，パトリックテスト，ニュートン変法（患側の仙腸関節部に圧迫を加える）があり，痛みが誘発された場合に陽性と判断する[4]．これらの手技は単独では特異度が低いため陽性項目が多ければ仙腸関節由来の痛みを強く疑う．最終的に仙腸関節ブロックで上後腸骨棘を中心とする腰臀部痛が70％以上軽快することで診断できる[2]．

3. 神経ブロックによる治療法

1）仙腸関節ブロック

診断を兼ねた治療の第一選択である[1]．1回/週の頻度で4〜5回施行する．ランドマーク法では，体表に触知する後上腸骨棘を指標にして後仙腸靭帯上に局所麻酔薬を注入する．X線透視法では仙腸関節腔内に注入する方法と，後仙腸靭帯上の仙腸関節枝をブロックする方法があり，超音波ガイド法では後仙腸靭帯内に局所麻酔薬を2〜3 mLずつ注入する[2,5]．その際，後仙骨孔へ薬液が流入しないことも観察する．仙腸関節症に対しては，後仙腸靭帯内への局所麻酔薬の注入が関節腔内への注入よりも優れた効果を示すという報告があり，欧州のガイドラインでも仙腸関節内注入を推奨しないとされている．そのため，近年では後仙腸靭帯内注入を仙腸関節ブロックと呼ぶことが多い．ブロック後は一過性の運動感覚麻痺が生じる可能性がある[6]．

2）仙腸関節枝高周波熱凝固法（RF）・パルス高周波法（PRF）

仙腸関節ブロックで50％以上の疼痛軽減が得られても，長期的な効果が認められない症例に対しては，仙腸関節枝RFを行う[6]．S1〜S4（場合によってはL5も）からの仙腸関節枝を高周波熱凝固で焼灼する手技で，局所麻酔薬による仙腸関節ブロックよりも長期間の効果を維持でき，6ヵ月以上の効果があるという報告もある．熱凝固前に適切な刺激位置と運動神経への刺激がないことを確認できるため，神経障害の可能性は極めて低い[5]．同様に仙腸関節枝に対するPRF治療も行われる．

4. 薬物療法

NSAIDs やアセトアミノフェン，トラマドール製剤などの投与が行われる．

one finger test
患者自身に疼痛の最も強い部位を1本指で示させる試験

シェアテスト（shear テスト）
腹臥位で仙腸関節を剪断するように用手的に圧を加え疼痛が誘発されれば陽性

Gaenslen テスト
仰臥位で健側の膝を抱え込ませて骨盤を固定した状態で患側の股関節を伸展させ仙腸関節に疼痛を誘発する．

Patrick テスト
仰臥位で患側の股関節を外転・外旋させる．大転子後面から仙腸関節部に疼痛が出現すれば陽性

Newton 変法

仙腸関節ブロック
sacroiliac joint block

高周波熱凝固法
RF：radiofrequency thermocoagulation

パルス高周波法
PRF：pulsed radiofrequency

5．その他の療法

1）リハビリテーション

骨盤ゴムベルトの装着，AKA-博田法による関節運動学的アプローチなどがある[1]．

AKA：arthrokinematics approach

2）手術療法

長期の保存療法が無効で日常生活や仕事に著しい障害を生じる症例には仙腸関節の固定術が適応となる[1]．

参考文献
1）村上栄一：診断のつかない腰痛．仙腸関節の痛み，南江堂，2012
2）千葉知史ほか：超音波ガイド下仙腸関節ブロック．日本ペインクリニック学会誌 26：288-296，2019
3）黒澤大輔ほか：仙腸関節痛の発生・慢性化のメカニズム．J Spine Res 12：808-813，2021
4）森本大二郎ほか：仙腸関節障害の治療経験．脊髄外科 24：6-11，2010
5）前田　倫：仙腸関節痛に対する神経ブロック治療．ペインクリニック，真興交易医書出版部，2021，374-381，2021
6）福井弥己郎：各論 7 骨盤部，仙腸関節枝高周波熱凝固法 P-RF．大瀬戸清茂 監，よくわかる神経ブロック法，中外医学社，131-134，2011

I-14　尾骨痛

1．病　　態[1,2]

通常は尾骨部への外傷や分娩などに起因するが，原因不明も多い．腰椎椎間板ヘルニアによる馬尾神経圧迫，仙骨部脊椎管内外の腫瘍，下部消化器疾患や泌尿器疾患による関連痛，骨髄炎や毛巣洞など感染性疾患によって生じる痛みとの鑑別が必要であり，視診や画像検査による除外診断が重要となる．男女比は 1：5 と女性に多く，肥満者に多いが，急激な体重減少も発症の原因となり得る．外傷による尾骨痛が 60%，特発性尾骨痛が 30% といわれている．

2．症　　状[1,2]

典型例では痛みは正中線上の尾骨先端の部分に限局しているが，時に臀部に放散することもある．坐位で痛みを訴え，排便，歩行，長時間の坐位・立位や坐位からの起立時，サイクリング，性行為などで痛みが増強する．特発性の場合は自発痛や圧痛以外には他覚的所見に乏しい．

3．神経ブロックによる治療法

多くの症例が治療の有無に関係なく数週間～数ヵ月の経過で症状が改善し，約 9 割の患者は保存的治療に反応するが，慢性疼痛へ移行する症例もあり，早期かつ適切な治療介入が慢性化の予防に有効である．

1）仙骨（硬膜外）ブロック

急性期（1～2ヵ月間）は 3～4 回/週の頻度で施行し，その後は 1～2 回/週とする．痛みが強い場合は，14 日に 1 回程度，局所麻酔薬にステロイド薬を添加する．

2）不対神経節ブロック[3]

肛門部周辺の交感神経依存性疼痛に適応がある．神経破壊薬または高周波熱凝固法（RF）を用いることが多い．

不対神経節ブロック
GIB：ganglion impar block
高周波熱凝固法
RF：radiofrequency thermocoagulation

3) 上下腹神経叢ブロック[4]

上下腹神経叢ブロック
superior hypogastric plexus block

悪性腫瘍に伴う痛みが最も良い適応であるが，慢性肛門痛でも行われることがある．試験的神経ブロックで一時的な効果が認められた場合，神経破壊薬による神経ブロックを検討する．

4) 仙尾関節ブロック[5]

仙尾関節部，直腸診による仙尾骨前面部の圧痛がある例が適応となる．

4. 薬物療法

NSAIDs のほか，抗うつ薬や抗不安薬，抗てんかん薬，漢方薬を使用することがある．

5. その他の治療法[2]

1) リハビリテーション

クッションを用いた坐位での尾骨に対する免荷や，温熱療法，骨盤底筋群に対する理学療法などが行われることがある．靱帯損傷や筋痙縮による尾骨痛には肛門挙筋のマッサージやストレッチ，尾骨関節受動術が有効である．

2) 脊髄刺激療法（SCS）

脊髄刺激療法
SCS：spinal cord stimulation

有効という報告もある．

3) 手術療法

保存的治療では疼痛コントロールが不十分な場合に尾骨切除（切断または摘出術）が行われる．術後合併症としては局所感染，骨盤臓器脱，尾骨の遺残や尾骨痛の残存がある．

4) 心理療法

器質的異常を認めない症例では有効なことがある．

参考文献
1) 安部洋一郎ほか：各論Ⅳ　骨盤臓器，肛門周辺部の疼痛2．尾骨痛．大瀬戸清茂 編，ペインクリニック診断・治療ガイド第5版，日本医事新報社，542-543，2013
2) Mabrouk A et al：Coccyx Pain. StatPearls［Internet］. Treasure Island（FL）：StatPearls Publishing：2022 Jan-.
3) 内藤京子ほか：各論7．骨盤部，不対神経ブロック．大瀬戸清茂 監，よくわかる神経ブロック法，中外医学社，140-143，2011
4) 伊達　久：各論7．骨盤部，上下腹神経叢ブロック．大瀬戸清茂 監，よくわかる神経ブロック法，中外医学社，135-139，2011
5) 山崎　一ほか：仙尾関節ブロック．大瀬戸清茂 編，透視下神経ブロック法，医学書院，149-151，2009

I-15　脊椎椎体骨折

1. 病　態

脊椎椎体骨折は，最も頻度が高い高齢者骨折であり，本邦の40歳以上の人口における骨粗鬆症による椎体骨折の病者数の推計は1,460万人といわれている．65〜69歳で男性，80歳以上では女性に多く[1]，要介護状態の要因として頻度の高い運動器疾患である．椎体骨折が進行した円背，脊柱後弯変形は，歩行障害のみならず心肺機能の低下，逆流性食道炎などを引き起こすことがあり，椎体が圧壊状態になって遅発性神経麻痺を起こすこともある．

2. 症　　状

　症状の全体像は，腰背部痛と生活習慣の悪化，内臓疾患への影響（逆流食道炎，肺炎）などにも及び，それらの評価を総合的に行う．主な症状は安静時と体動時の腰背部痛であり，その原因は，胸腰椎椎体圧迫骨折（脆弱性骨折，微小骨折），胸腰椎椎体圧迫骨折後の偽関節，胸腰椎椎体変形，脊椎変形に伴う筋・筋膜性疼痛などがある．しかし，椎体骨折症例の約75％は無症状で痛みが少ない場合もあり，遅発性麻痺などが初発症状になる場合もある．診断は単純X線，MRI，CTなどが有用であり，時間をおいて複数回施行して比較する必要がある．MRIで確認できる椎体骨折部位の閉鎖腔内の液体貯留は，遷延する痛みの原因と考えられている[2]．なお，悪性腫瘍の脊椎転移による椎体骨折を逃さないために，腫瘍の既往（良性腫瘍，完治後も含む），夜間痛や体重減少の有無，経時的な増悪があるか，画像診断（MRI，CT，PETなど），血液検査などを行う[3]．1ヵ月以上改善のない痛み，誘因のない発症，体重減少，発熱，背部痛，全身状態の悪化などもチェックする[3]．

3. 神経ブロックによる治療

1）椎間関節ブロック

　安静時の痛みは少なく，体動時に痛みの強い場合には神経ブロックが有効である．椎体には上下左右4ヵ所の椎間関節があるので，責任関節の診断的ブロックにもなり得る．局所麻酔薬やステロイド薬を注入する．

椎間関節ブロック
facet block

2）後枝内側枝ブロック，高周波熱凝固法（RF），パルス高周波法（PRF）

　椎間関節ブロックによる責任関節の同定の後に，後枝内側枝ブロックを考慮する．局所麻酔薬やステロイド薬で効果が短い場合は，PRFやRFで長期的な効果が期待できる[4]．X線透視下でも椎体が変形し不鮮明な場合があるため，施行時には神経刺激を行うことがある．高齢者の場合は脊柱起立筋群の筋力低下を考慮して，施行個所を限定しPRFを選択することも考慮する[5]．

高周波熱凝固法
RF：radiofrequency thermocoagulation
パルス高周波法
PRF：pulsed radiofrequency

3）神経根ブロック，神経根パルス高周波法（PRF）

　椎体圧迫骨折による神経根症状を併発している場合は，神経根ブロックが有効である．局所麻酔薬を用いた神経根ブロックで一過性の効果しか得られなかった患者に対する神経根PRF（2022年度より保険適用）は，長期間の効果が期待できる[6]．ただし，一時的に軽度の筋力低下を認めることもあるので，適応や施行頻度などを慎重に検討する．また，骨粗鬆症のため，X線透視下ブロックの際に椎体を確認しにくい場合があることに留意する[6]．

神経根ブロック
nerve root block

4）傍脊椎神経ブロック

　傍脊椎神経ブロックが痛みの治療に有効なことがある．

傍脊椎神経ブロック
TPVB：thoracic paravertebral block

5）椎体ブロック

　慢性腰背部痛を有する7症例の圧迫骨折椎体に対してステロイド薬を添加した局所麻酔薬を注入することで，痛みの軽減が平均35ヵ月の観察期間でみられ，6症例は手術を回避できた症例報告がある[7]．

6）その他の神経ブロック

　症状によって，硬膜外ブロック，肋間神経ブロック，大腰筋筋溝ブロック，トリガーポイント注射などが選択されることもある．ただし，椎体骨折周囲は脊柱管狭窄症を合併している場合があるので硬膜外ブロック施行時は注意する．

硬膜外ブロック
epidural block
肋間神経ブロック
intercostal nerve block
大腰筋筋溝ブロック
psoas compartment block
トリガーポイント注射
TP：trigger point injection

4. 薬物療法

　骨折の痛みに対する効果は，NSAIDs，ビスホスホネート製剤，カルシトニン製剤で認められており，遺伝子組み換えパラトルモン製剤（テリパラチド）には腰痛改善効果がある．神経障害性疼痛が疑われる場合は，ガバペンチノイド（Ca^{2+}チャネル $\alpha_2\delta$ リガンド），セロトニン・ノルアドレナリン再取り込み阻害剤（デュロキセチン），三環系抗うつ薬，ワクシニアウイルス接種家兎炎症皮膚抽出液，トラマドール製剤，オピオイド鎮痛薬（フェンタニル，モルヒネ，オキシコンチン，ブプレノルフィンなど）が考慮される[8]．

5. その他の治療法

　手術療法，理学療法，装具療法などがあり，単独よりも併用で行われることが多い．また，予防と指導が重要であり，転倒予防，食事指導，運動指導などがある．

1) 手術療法[9]

① 椎体骨穿孔術（椎体減圧術）

　骨髄生検針などを用いて X 線透視下に椎体内の骨髄液を吸引する治療法であり，椎弓アプローチ法と経椎体法がある．骨髄液を吸引するのみなので，次に挙げる椎体形成術よりも低侵襲であり，椎体骨折の圧壊率が 30% 未満の軽度な症例（SQ 法で 0〜1 相当）であれば，治療効果は椎体形成術と有意な差はない[9]

② 経皮的椎体形成術（PVP），経皮的後弯矯正術（BKP）

　骨セメントやリン酸カルシウム骨ペーストなどの充填物で圧迫骨折椎体の力学的強度を得て，早期の除痛を図る方法である．頑固な体動時の痛みに対して有効で，なおかつ即効性が期待できるため，リハビリテーションも早期に始められる利点がある[5]．施行時の侵襲および骨セメント注入をきっかけに隣接椎体に骨折を起こすリスクの影響も考慮する．BKP は椎体内にバルーンを挿入し，拡張させ椎体を形成した後にセメントを注入する治療法であり，バルーンを使用した脊椎矯正であるため，骨セメント漏出の危険が少ない．

③ 脊椎除圧術，固定術

　下肢麻痺や膀胱直腸症状が出現した場合は脊椎除圧や固定術が必要になる．

2) リハビリテーション

　骨粗鬆症性椎体圧迫骨折に対して，慣例的に体幹ギプス，硬性コルセット，半硬性コルセット，軟性コルセットを用いた固定療法が行われている．運動療法は慢性期の腰痛に対する有効性が示されており，骨粗鬆症患者の日常生活動作や QOL の維持・向上，慢性期の痛みの軽減に有効とされている．

骨穿孔術
bone drilling

椎体形成術
vertebroplasty

経皮的椎体形成術
PVP：percutaneous vertebroplasty

経皮的後弯矯正術
BKP：balloon kyphoplasty

骨セメント（ポリメタクリル酸メチル
PMMA：polymethylmethacrylate

参考文献
1) 堀井千彬：脊椎椎体骨折の有病率と，腰椎・歩行能力との関連—ROAD study 第 3 回調査より—．ペインクリニック 41：872-878，2020
2) 野尻英俊ほか：骨粗鬆症がもたらす脊椎関連の痛み．ペインクリニック 40：239-244，2019
3) 川崎元敬ほか："レッドフラッグ"の画像：脊椎・脊柱管内へのがんの転移．ペインクリニック 36：1239-1249，2015
4) 伊達　久：骨粗鬆症に伴う痛みの治療：インターベンショナルな治療．ペインクリニック 35：1495-1504，2014
5) 山上裕章：超高齢化社会での脊椎圧迫骨折，変形性脊椎症に対するインターベンショナル治療の有用性．ペインクリニック 40：25-35，2019
6) 神経根高周波パルス療法．日本ペインクリニック学会インターベンショナル痛み治療ガイドライン作成チーム 編，インターベンショナル痛み治療ガイドライン，真興交易医書出版部，71-73，2014
7) 脊柱管内治療・椎間板内治療・椎体内治療．日本ペインクリニック学会インターベンショナル痛み治療ガ

イドライン作成チーム 編，インターベンショナル痛み治療ガイドライン，真興交易医書出版部，113-114，2014

8) 神経障害性疼痛の薬物療法．日本ペインクリニック学会神経障害性疼痛薬物療法ガイドライン改訂版作成ワーキンググループ 編，神経障害性疼痛薬物療法ガイドライン改訂第2版，真興交易医書出版部，48-87，2016

9) 太田孝一：骨粗鬆症性椎体骨折の不顕性骨折と圧迫骨折の痛みに対する脊椎骨穿孔術の治療効果．ペインクリニック 37：625-630，2016

I-16　脊椎手術後症候群

1. 病　　態

脊椎手術を施行したにもかかわらず，四肢や体幹の痛みや四肢のしびれなどの症状が残存または再発した病態である．英語では "failed back surgery syndrome (FBSS)" と称されることが多かったが，その用語はあいまいかつ誤解を招き，軽蔑的な意味を含む上に何一つ有用な情報を与えないとの意見が出された．そのため，最近では，post lumbar surgery syndrome (PLSS)，chronic pain after spinal surgery (CPSS)，persistent spinal pain syndrome (PSPS)，post spinal surgery syndrome (PSSS) などの用語が用いられつつある．頚椎手術も含まれる概念である（側注参照）が，本項では主に腰椎手術後の病態について述べる．

椎体間固定術後の30〜46%，顕微鏡下椎間板ヘルニア摘出術後の19〜25%，腰椎除圧術後の35〜36.2%に発症するといわれている[1]．

原因は様々だが[1,2]，術前因子（診断の誤りなど），術中因子（手術手技の誤りなど），術後因子（手術合併症の発生，瘢痕形成，椎間板ヘルニアの再発など），環境因子（心理社会的因子）などが混在していることが多く，痛みが修飾されて複雑化しているために，診断は容易ではない．重要なのは，発生している症状の機序を把握することであり，術前の診断や症状，術式を確認し，術後の神経組織の圧迫の残存，椎間不安定性などや症状の推移を把握することである．骨折，腫瘍，感染症などの発生も評価する必要がある．画像上の器質的な異常所見はなくとも神経の機能障害が発生していることもあるため，画像診断に限界があることも理解しておかなければならない．心理社会的因子にも配慮し，患者背景などを十分に聴取する必要がある．そして，自覚症状，他覚所見を総合し，病態を十分に評価して，最終的に診断を下す．

症状が残存しても，患者が満足していれば治療の必要はなく，その一方で，他覚所見が改善していても，患者が満足していなければ治療の必要性を検討しなければならない．

2. 症　　状

四肢や体幹の痛みや四肢のしびれがみられる．

3. 神経ブロックによる治療法

特定の神経の関与が考えられた場合には，神経ブロックを検討する[2]．神経ブロックは治療手段であるとともに，重要な診断手段となる．鎮痛効果をみるだけでなく，脊椎の動きによる痛みの誘発の有無，理学所見の改善（SLRテスト，筋力，知覚，反射など）などを評価する[3]．神経根ブロックの場合は造影剤を使用し，造影剤の途絶が認められれば，障害部位の判定に役立つ．また，神経ブロックは症状に関与している神経の特定

脊椎手術後症候群
FBSS：failed back surgery syndrome

多数回手術後の概念が入ると，"multiple operation back (MOB)" とも呼ばれる．また，頚椎術後と区別して，頚椎術後を "failed neck surgery syndrome (FNSS)"，腰椎術後を failed back surgery syndrome (FBSS) と表記することもある

下肢伸展挙上試験
SLR：straight leg raising test
神経根ブロック
nerve root block

にも有用であり[2]，最初は脊柱管内の病変が関与していると仮定して腰部硬膜外ブロックを行い，次いで特定部位の診断を行う．神経根症であれば神経根ブロック，椎間関節痛であれば椎間関節ブロック，仙腸関節痛ならば仙腸関節ブロック，交感神経の関与があれば腰部交感神経節ブロックなどを行う．比較的長期間の鎮痛効果を得る方法として，パルス高周波法（PRF）や高周波熱凝固法（RF）を行う．

4. 薬物療法

炎症の残存があれば NSAIDs，神経障害性疼痛があれば，ガバペンチノイド（Ca^{2+} チャネル $\alpha_2\delta$ リガンド），抗うつ薬，抗不整脈薬，オピオイド鎮痛薬などを考慮する．漢方薬を用いる場合もある．実際には，1種類の薬物で十分な効果が得られることは少なく，複数の薬物を用いることが多い[3]．

5. その他の治療法

症状を軽減してリハビリテーションの導入を容易にし，日常生活動作（ADL）の改善を目指すことが大切である[2]．そのためには，多方面からのアプローチも必要であり，可能であれば集学的アプローチが望ましい．脊椎手術後症候群の最大の問題点は，治療効果が患者自身の評価に委ねられている点であり，患者や家族と良好な関係を築くことも重要である．

1）リハビリテーション

他の治療で症状を軽減し，リハビリテーションを積極的に行う．ADL の改善を目指し，セルフコントロールを目的とする．

2）心理的アプローチ

心理社会的因子の関与が考えられる場合，心療内科や精神科に協力を依頼する．

3）脊髄刺激療法（SCS）

FBSS に対する脊髄刺激療法（SCS）は多く施行され[4]，RCT も多く報告されており，有効性は広く認められている[5,6]．近年まで，下肢痛に対する治療効果は高いが，腰痛に対する効果は少ないといわれてきた．しかし，様々なデバイスが登場し，腰痛にも有効性が期待できるようになってきている．導入のタイミングに関しては，早期に開始した方が，長期予後が良いといわれている[4]．『慢性疼痛診療ガイドライン』[6]では推奨度は 2B（施行することを弱く推奨する）とされている．

4）硬膜外腔癒着剝離術（スプリングガイドカテーテル）・エピドラスコピー

原因が硬膜外腔の癒着であれば，硬膜外造影を行う[2]．癒着剝離にはスプリングガイドカテーテルやエピドラスコピーが有用である．

5）手術療法

原因として，ヘルニアの遺残や再発，脊柱管狭窄症での除圧不足や再狭窄，椎間不安定性の出現などが明らかであれば，再手術の適応となる．しかしながら，一般的には再手術の成績は不良であることが多い[3]．

参考文献
1）谷口　真：I．腰痛のサイエンス：3．腰痛を起こす病態の生理：8）Failed back syndrome．山本達郎 編，痛みの science & practice 4．腰痛のサイエンス，文光堂，67-72，2014
2）伊達　久：症例検討：腰痛：脊椎手術後症候群（FBSS）痛みが持続する原因を究明する．LiSA 24：180-184，2017
3）大谷晃司：特集：発症原因別に見た神経障害性疼痛の最近の話題—予防・診断・治療—脊椎手術後疼痛症候群—．麻酔 59：1370-1377，2010

椎間関節ブロック
facet block
仙腸関節ブロック
sacroiliac joint block
腰部交感神経節ブロック
lumbar sympathetic ganglion block
パルス高周波法
PRF：pulsed radiofrequency
高周波熱凝固法
RF：radiofrequency thermocoagulation

脊髄刺激療法
SCS：spinal cord stimulation
無作為化比較試験，ランダム化比較試験
RCT：randomized controlled trial

硬膜外腔癒着剝離術
percutaneous epidural adhesiolysis and neuroplasty
エピドラスコピー
epiduroscopy

4）上利　崇ほか：脊髄刺激療法再考．脳神経外科 41：851-874，2013
5）宇野武司：CQ67：脊髄刺激療法（SCS）は，腰椎の脊椎手術後症候群（FBSS）に有効か？　日本ペインク
　リニック学会 インターベンショナル痛み治療ガイドライン作成チーム 編，インターベンショナル痛み治
　療ガイドライン，真興交易医書出版部，79-80，2014
6）CQ E-1：脊髄刺激療法（SCS）は難治性慢性疼痛に有用か？　慢性疼痛診療ガイドライン作成ワーキング
　グループ 編，慢性疼痛診療ガイドライン，真興交易医書出版部，102-103，2021

Ⅳ-J　頚・肩・腕部の疾患・痛み

J-1　外傷性頚部症候群

1. 病　　態[1~3]

本疾患にはこれまで「むち打ち損傷」という名称が用いられてきたが，現在では頚椎部に外力が加わった際に生じる障害を総称した「外傷性頚部症候群」の診断名で扱われている．その定義は「頚部外傷によって生じた頚椎ならびに神経の構築学的，神経学的帰結で，運動及び神経系の多彩な異変だけでなく精神神経学的ならびに耳性学的，視覚平衡機能障害をも伴う症候群」とされている．また，器質的な外傷に伴う侵害受容性疼痛や神経障害性疼痛だけではなく，心理社会的疼痛，機能性疼痛症候群，中心機能障害性疼痛も合併していると考えられている．通常は数週間で自然治癒するが，なかには数年にわたって経過する症例もあり，40歳代が最も治療期間が延長する傾向にある[1]．令和3年の交通事故に伴う損傷主部位別死傷者数（構成率）によると，軽傷者のうち外傷性頚部症候群の原因となる頚部受傷の割合は54.2％と最も高い[2]．しばしば外傷に伴う脳脊髄液減少症との合併が話題に上るが，その関連については不明である[3]．

むち打ち損傷
whiplash injury
外傷性頚部症候群
traumatic cervical syndrome

2. 症　　状

本疾患の特徴は，多彩な症状を様々な時期に示す多様性にある．痛みは頚部，背部のみでなく，しばしば頭部や上肢などの他領域にもみられ，難聴，めまい，耳鳴り，健忘，嚥下困難，顎関節症などの症状を呈することもある．さらに，これらの症状が相互に加重されて，長期にわたって遺残することもある[4]．臨床的には後頭・後頚部痛や背部痛，凝りを主体とする頚椎捻挫型，上肢のしびれや痛み・脱力を主体とする神経根症状型，下肢の痙性麻痺などを主体とする脊髄症状型，バレー・リュー症候群（椎骨動脈周囲の交感神経叢の刺激により頭痛，非回転性めまい，耳鳴り，視覚障害，嘔気などの多彩な症状を呈するもの）を呈するバレー型，根症状とバレー症状の混合型などの土屋[5]による病型分類が用いられている．むちうち関連障害（WAD）の重症度の指標としてのケベック分類（表1）[6]とその分類に基づく治療ガイドラインも普及している．長期間症状が持続することで慢性化する症例では，心理社会的要因の影響も考慮する必要がある．

Barré-Lié'ou 症候群

むちうち関連障害
WAD：whiplash-associated disorders

表1　ケベック分類（whiplash-associated disorders：WAD の臨床分類：1995 年）[6]

grade 0	頚部に訴えがない：徴候がない
grade Ⅰ	頚部の痛み，こわばり，圧痛のみが主訴：客観的徴候がない
grade Ⅱ	頚部の主訴と筋・骨格徴候[*1]（頭，顔面，後頭部，肩，腕への非特異的拡がり）
grade Ⅲ	頚部の主訴と神経学的徴候[*2]（神経学的徴候を伴う可動制限）
grade Ⅳ	頚部の主訴と骨折または脱臼

[*1]筋・骨格徴候には，可動域の制限と圧痛を含む．
[*2]神経学的徴候には，腱反射の減退または消失，脱力と感覚障害を含む．
すべての grade で出現し得る症状や障害には，耳が聞こえない，めまい，耳鳴り，頭痛，記憶喪失，嚥下障害，側頭下顎関節痛などを含む．

3. 神経ブロックによる治療法[3,7,8]

国際疼痛学会（IASP）の 2009 年 global against pain で提唱された治療および日本に

国際疼痛学会
IASP：International Association for the Study of Pain

おいて勧められる方針では，治療の基本は保存療法であり，患者教育，運動療法に加えて，患者に安心を与えること，活動性を保つこと，通常の日常生活を再開することの指導が重要とされている．ケベック分類による治療ガイドラインでは，主に慢性期での神経ブロックの施行を提示しており，症状に合わせてブロックの種類・施行頻度を計画し，漫然とした継続を避けることも重要である．

1）星状神経節ブロック

急性期の14日間程度は連日行い，発症3ヵ月以上の慢性期で痛み，耳鳴り，めまい，眼精疲労や易疲労感といった交感神経過緊張に由来する愁訴に応じて，1回/1～2週の頻度で施行する．発症5～6ヵ月を目安に，症状を評価しながら施行間隔を空けていくのが望ましい．

星状神経節ブロック
SGB：stellate ganglion block

2）硬膜外ブロック

痛みの訴えが強い場合に1～2回/週の頻度で施行し，症状に応じて増減する．

硬膜外ブロック
epidural block

3）トリガーポイント注射

圧痛点や筋緊張の強い部位に2～3回/週の頻度で施行し，症状に応じて増減する．

トリガーポイント注射
TP：trigger point injection

4）椎間関節ブロックと脊髄神経後枝内側枝高周波熱凝固法（RF）

X線透視下または超音波ガイド下に圧痛のある責任椎間関節を同定して行う．慢性期で局所麻酔薬とステロイド薬の注入による効果が一時的な場合は，脊髄神経後枝内側枝RFを考慮する．

椎間関節ブロック
facet block
高周波熱凝固法
RF：radiofrequency
thermocoagulation

5）後頭神経ブロック

後頭部の痛みや圧迫感，眼の深部痛を伴う場合に，1～2回/週の頻度で施行する．なお，後頭下部の痛みには後頭神経ブロックが有効な場合がある．

後頭神経ブロック
occipital nerve block

6）C2脊髄神経節ブロック

C2神経は後頭神経領域だけでなく，内側・外側環軸関節や十字靱帯など深部構造の体性感覚も支配しており，同部由来の痛みには有効な場合がある．

7）神経根ブロック

上肢の根症状を有する場合に有効である．頻繁に行うと神経根損傷の危険性もあるので，7～14日に1回の頻度で2～3回/月程度までとする．

神経根ブロック
nerve root block

8）神経根高周波熱凝固法（RF）・神経根パルス高周波法（PRF）

筋力低下がみられずに効果が一時的な場合は，低温（40～60℃）での神経根RFや神経根PRFを考慮する．

パルス高周波法
PRF：pulsed radiofrequency

9）胸部交感神経節ブロック

上肢がCRPSの症状を呈する場合に考慮する．

胸部交感神経節ブロック
thoracic sympathetic
ganglion block
複合性局所疼痛症候群
CRPS：complex regional pain
syndrome

10）椎間板ブロック

椎間板自体も痛みの発生源となるため，単純X線画像で椎間板の狭小化や不安定性のみられる場合に，診断的な神経ブロックとして椎間板造影や椎間板ブロック（局所麻酔薬とステロイド薬の注入）を行う．

椎間板造影
discography
椎間板ブロック
intradiscal injection

11）腕神経叢ブロック

星状神経節ブロックをある程度施行しても肩から上肢の痛みが軽減しない場合には，腕神経叢ブロックを施行する．外傷性胸郭出口症候群を併発する患者も存在する．

腕神経叢ブロック
brachial plexus block

4．薬物療法[7]

NSAIDs，中枢性筋弛緩薬，抗不安薬，抗うつ薬，漢方薬やめまいに対する薬物などを用いる．ケベック分類 grade Ⅰ では投薬の必要はなく，grade Ⅱ，Ⅲでは鎮痛薬の内

服は 1 週間以内とすることが勧められている.

5. その他の療法[7]

1) 安静，カラー装着

頚部の安静は必ずしも必要ではない. カラー装着はケベック分類の grade Ⅰ では不要であり，grade Ⅳ 以外は，適応があったとしても安静は 4 日未満で早期に運動療法を開始することが推奨されている.

2) リハビリテーション

運動療法は早期からの開始が推奨される. 温熱，マッサージ，低周波などの物理療法は，grade Ⅱ または grade Ⅲ において 3 週間以内で効果がある.

3) 心理的アプローチ[4,7]

患者と十分コミュニケーションをとり，不安感を拭い，完全な除痛を目指すのではなく早期の社会復帰を目指すことが治療の目的であることを患者自身に認識させ，医療者も共有する. 事故の場合には補償問題の影響も大きく，治療効果が安定しているのであれば症状固定を促すことも大切である. ケベック分類に沿った治療アルゴリズムに則り，3 ヵ月経過しても軽快しない場合は，複数の診療科の医師，公認心理師，理学療法士，看護師など多職種の医療者による集学的治療を行うのが望ましい.

4) 手術療法

神経根症状型や脊髄症状型で外科的手術を考慮する.

参考文献
1) 林　和寛ほか：心理・社会的疼痛　日本における外傷性頚部症候群の全例調査から. 臨床化学 48：211-218, 2019
2) 警察庁交通局：表 2-4-1 損傷主部位別死傷者数の推移（令和 3 年中の交通事故発生状況）：https://www.e-stat.go.jp/stat-search/files?page=1&layout=datalist&toukei=00130002&tstat=000001027457&cycle=7&year=20210&month=0&result_back=1&tclass 1val=0（2022 年 11 月閲覧）
3) 堺　正仁ほか：交通事故によるいわゆる"むち打ち損傷"の今日的問題点─海外文献動向を中心に─. 共済総合研究 69：114-133, 2014
4) 小澤浩司：事故と痛み. 田口敏彦ほか 監, 疼痛医学. 医学書院, 203-207, 2020
5) 土屋弘吉ほか：いわゆる鞭打ち損傷の症状について. 災害医学 11：376-387, 1968
6) Spiter WO et al：Scientific monograph of Quebec task force on whiplash-associated disorders：Redefining"whiplash"and its management. Spine 20：10-73, 1995
7) 田邉　豊：ペインクリニックにおける外傷性頚部症候群の臨床. ペインクリニック 32：1156-1164, 2011
8) 境　徹也ほか：頚椎椎間関節ブロックおよび頚部脊髄神経後枝内側枝への高周波熱凝固術が有効であった外傷性頚部症候群の 2 症例. 日本ペインクリニック学会誌 17：160-163, 2011

J-2　頚肩腕症候群

1. 病　態

頚肩腕症候群とは，頚・肩・上肢の，他覚的所見に乏しい痛み，しびれ，凝り感，倦怠感，異常感覚など多彩な症状の訴えに対する包括的な病名として用いられる[1,2]. 頚部，肩部の構築的な弱点を基盤として発症し，時間経過とともに頚椎症，頚椎症性神経根症，頚椎症脊髄症などの病態が明らかになることもある[2]. 労働災害認定の観点から，労働と関連する頚肩腕障害と，労働に関連しない頚肩腕症候群とを区別して定義するという概念がある[1].

2. 症　状

頚・肩・上肢における痛み，しびれ，凝り感，倦怠感，異常感覚などがある．

3. 神経ブロックによる治療法

1）星状神経節ブロック

頚肩腕症候群に対して有効性を示すエビデンスはないが，交感神経遮断による痛みの緩和効果を期待して広く用いられている．痛みの急性増悪期（1〜2ヵ月間）は3〜4回/週，その後は1〜2回/週程度の頻度を目安として施行する．漫然とした治療継続は推奨されない．

星状神経節ブロック
SGB：stellate ganglion block

2）頚部・上位胸部硬膜外ブロック

頚椎由来疼痛に対して有効性が示されているが，手技に伴う重篤な合併症の報告もあり十分に注意して行う[3]．痛みの急性増悪期（1〜2ヵ月間）は，2〜3回/週の頻度で施行し，その後は1〜2回/週程度の頻度を目安として施行する．ステロイド薬の硬膜外投与は原則として投与間隔を2週間以上とする．粒子状ステロイド薬(トリアムシノロン，メチルプレドニゾロン)の硬膜外投与による脊髄梗塞などの中枢神経障害の報告があり，非粒子状ステロイド薬（デキサメタゾン）を使用するべきである[4]．

3）トリガーポイント注射

単独または他の治療法の補助療法として，頚部・肩甲部・背部のトリガーポイントの痛みや筋硬結を緩和する目的で行う．痛みの急性増悪期（1〜2ヵ月間）は3〜4回/週，その後は1〜2回/週程度の頻度を目安として施行する．漫然とした治療継続は推奨されない．

トリガーポイント注射
TP：trigger point injection

4. 薬物療法

NSAIDs，中枢性筋弛緩薬，抗不安薬，抗うつ薬などの経口薬が使用されるが有効性を示すエビデンスはない．NSAIDs貼付剤は単独よりも他の非薬物療法と組み合わせることで即時的な効果が期待できる[5]．

5. その他の治療法

運動療法は，頚部・肩甲・上肢帯の筋力強化やストレッチングなどを組み合わせる[6]．物理療法（低出力レーザー治療（LLLT），経皮的電気神経刺激（TENS），頚椎の間欠牽引）や補完代替療法（鍼・マッサージ）などが行われるが，エビデンスは乏しい．

低出力レーザー治療
LLLT：low level laser therapy
経皮的電気神経刺激（法）
TENS：transcutaneous electrical nerve stimulation

参考文献
1) 日本産業衛生学会頚肩腕障害研究会：頚肩腕障害の診断基準2007．産衛誌 49：19-21，2007
2) 佐藤公明ほか：頚肩腕症候群―特に上肢系作業関連筋骨格系障害，いわゆる頚肩腕障害について―．医学と臨床 66：40-44，2011
3) Manchikanti L et al：Do cervical epidural injections provide long-term relief in neck and upper extremity pain? A systematic review. Pain Physician 18：39-60, 2015
4) Benzon HT et al：Improving the safety of epidural steroid injections. JAMA 313：1713-1714, 2015
5) Kim DH et al：Comparison of NSAID patch given as monotherapy and NSAID patch in combination with transcutaneous electric nerve stimulation, a heating pad, or topical capsaicin in the treatment of patients with myofascial pain syndrome of the upper trapezius：a pilot study. Pain Med 15：2128-2138, 2014
6) 日本理学療法士協会：第4章 理学療法介入の推奨グレードとエビデンスレベル．理学療法診療ガイドライン第1版，55-82，2011

J-3　凍結肩（肩関節周囲炎）

肩関節周囲炎
periarthritis scapulohumeralis

1. 病　　態

凍結肩（肩関節周囲炎）は中年以降に退行性変性を基盤として発症する.

凍結肩
frozen shoulder

2. 症　　状

主症状は肩関節の痛みと可動域制限である. 病期は, 2〜9ヵ月間持続する疼痛性筋性痙縮期, 4〜12ヵ月間持続する筋性拘縮期, 6〜9ヵ月間持続する回復期の3期に分けられ, 回復期を経て自然寛解することもある[1].

3. 神経ブロック・関節内注射による治療法

関節内ステロイド薬注射は, 凍結肩の痛みおよび機能の改善に有用である[2]. 肩甲上神経ブロックは有効性を示す質の高いRCTはないが, 他の治療法の補助的手段となり得る. パルス高周波法（PRF）の有効性が報告されている[3].

関節内注射
intraarticular injection
肩甲上神経ブロック
suprascapular nerve block
無作為化比較試験, ランダム化比較試験
RCT : randomized controlled trial
パルス高周波法
PRF : pulsed radiofrequency

1) 肩甲上神経ブロック[4]

急性期（1〜2ヵ月間）は2〜3回/週の頻度で施行する. その後は1回/週の頻度で行う.

2) 肩関節内注射[4,5]・肩峰下滑液包内注入[6]

X線透視下, 超音波ガイド下またはランドマーク法でステロイド薬単剤またはステロイド薬を添加した局所麻酔薬を注入する. ステロイド薬の関節内投与は原則として投与間隔を2週間以上とする. 高分子ヒアルロン酸ナトリウムの関節内注射は, 急性期（1ヵ月間）は1回/週の頻度で, その後は2〜3回/月を目安に施行する.

3) トリガーポイント注射

疼痛部位（トリガーポイント）に局所麻酔薬単剤, またはステロイド薬を添加した局所麻酔薬を用いて, 1回/週の頻度で施行する.

トリガーポイント注射
TP : trigger point injection

4) パルス高周波法（PRF）

高周波電流を用いて肩甲上神経や肩関節周囲の末梢神経を数分間通電する. PRFは, 原則として施行間隔を1ヵ月以上とする.

4. 薬物療法

NSAIDsやトラマドール製剤の有効性を示すエビデンスはないが, 他の治療法の補助療法として使用する. ステロイド薬の経口投与は, 短期的な痛みの改善効果は期待できるが, 中長期的な改善効果は有意ではない[7]. ステロイド薬内服による副作用を考慮し, 慎重に使用を検討する.

5. その他の治療法

1) リハビリテーション

理学療法が疼痛緩和および可動域獲得に重要である. 疼痛性筋性痙縮期では振り子運動や手を下げた前屈み運動を, 筋性拘縮期ではコッドマン体操やコノリー体操などの可動域訓練を連日行う[8].

Codmann 体操
Conolly 体操

2) 麻酔下マニピュレーション・ハイドロプラスティー

以前は全身麻酔下にマニピュレーションが施行されていたが, 近年, 超音波ガイド下神経ブロックを用いる方法（いわゆる「サイレントマニピュレーション」）も行われてい

超音波ガイド下神経ブロック
ultrasound-guided nerve block

る．また，関節内注射による関節包拡大術（いわゆる「ハイドロプラスティー」）も理学療法に併用して施行される．

参考文献
1) Zuckerman JD et al：Frozen shoulder：A consensus definition. J Shoulder Elbow Surg 20：322-325, 2011
2) Challoumas D et al：Comparison of treatments for frozen shoulder：a systematic review and meta-analysis. JAMA Netw Open 3：e2029581, 2020
3) Yan J et al：A randomized controlled trial of ultrasound-guided pulsed radiofrequency for patients with frozen shoulder. Medicine（Baltimore）98：e13917, 2019
4) Favejee MM et al：Frozen shoulder：The effectiveness of conservative and surgical interventions. Systematic review. Br J Sports Med 45：49-56, 2011
5) Griesser MJ et al：Adhesive capsulitis of the shoulder：A systematic review of the effectiveness of intra-articular corticosteroid injections. Joint Surg Am 93：1727-1733, 2011
6) Oh JH et al：Comparison of glenohumrral and subacromial steroid injection in primary frozen shoulder：A prospective, randomized short-term comparison study. J Shoulder Elbow Surg 20：1034-1040, 2011
7) Buchbinder R：Oral steroids for adhesive capsulitis. Cochrane Database Syst Rev 18：CD006189, 2006
8) 日本理学療法士協会：肩関節周囲炎. 理学療法診療ガイドライン第1版. 234-272, 2011

J-4　胸郭出口症候群

胸郭出口症候群
thoracic outlet syndrome

1.　病　　態
　胸郭出口症候群は，胸郭出口での神経や血管束の圧迫あるいは牽引によって生じる疾患である[1,2]．原因としては，先天的因子（頚肋，第1肋骨異常，軟部組織の異常），外傷性因子（むち打ち損傷後などに生じる軟部組織の癒着，瘢痕化），非外傷性因子（スポーツ障害，腫瘍，炎症）などが挙げられる[3,4]．

むち打ち損傷
whiplash injury

2.　症　　状
　20～30歳代の女性に多く，腕神経叢刺激症状（上肢の痛み，しびれ，だるさ，冷感），項頚部・肩甲帯の凝りと痛み，さらに頭痛，めまい，全身倦怠感，上肢浮腫，チアノーゼなどがみられる[1~3]．

3.　神経ブロックによる治療法
　多様な症状に対して集学的介入が望ましい．神経ブロックは有効性を示すRCTはないが，他の治療法の補助的手段となり得る．病態に応じて組み合わせて行う．

無作為化比較試験，ランダム化比較試験
RCT：randomized controlled trial

1）星状神経節ブロック
　交感神経遮断による上肢の血行改善効果を期待して施行される．急性期（1～2ヵ月間）は3～4回/週の頻度で施行し，その後は1～2回/週程度とする．

星状神経節ブロック
SGB：stellate ganglion block

2）腕神経叢ブロック
　腕神経叢の圧迫による神経障害性疼痛に対して，疼痛緩和・抗炎症を期待して局所麻酔薬単剤，またはステロイド薬を添加した局所麻酔薬を用いて，月2～4回の頻度で施行する．ステロイド薬の投与は原則として投与間隔を2週間以上とし，長期投与は避ける．

腕神経叢ブロック
brachial plexus block

3）トリガーポイント注射
　頚肩腕部の痛みや筋硬結を緩和する目的で1回/週の頻度で施行する．

トリガーポイント注射
TP：trigger point injection

4. 薬物療法

痛みやしびれなどの症状に対して，NSAIDs，中枢性筋弛緩薬，ガバペンチノイド（Ca^{2+} チャネル $\alpha_2\delta$ リガンド），抗不安薬，抗うつ薬などが使用されるが，有効性を示すエビデンスはない．

5. その他の治療法

保存的治療は運動療法を主体として，温熱療法，マッサージ，ストレッチ，鍼を組み合わせる[5]．神経症状や血管圧迫症状が重篤な場合は手術療法を行うこともある．

参考文献

1) Povlsen S et al：Diagnosing thoracic outlet syndrome：Current approaches and future directions. Diagnostics 8：21, 2018
2) Povlsen B et al：Treatment for thoracic outlet syndrome. Cochrane Database Syst Rev 11：CD007218, 2014
3) 齋藤貴徳：上肢のしびれ：胸郭出口症候群．綜合臨床 55：2237-2242, 2006
4) Laulan J et al：Thoracic outlet syndrome：Definition, aetiological factors, diagnosis, management and occupational impact. J Occup Rehabil 21：366-373, 2011
5) Li N et al：Thoracic outlet syndrome：A narrative review. J Clin Med 10：962-974, 2021

J-5　神経痛性筋萎縮症（腕神経叢障害）

1. 病　態

神経痛性筋萎縮症（NA またはパーソネイジ・ターナー症候群）は多発性単ニューロパチーと考えられており[1,2]，原因として，外傷や感染症が免疫介在性の炎症を生じさせる可能性が示唆されている[1~3]．発生頻度は 0.1％で[1,2]，男性にやや多い．E 型肝炎ウイルス，サイトメガロウイルスなどの感染症が発症に関与すると指摘されており，近年では COVID-19 による神経痛性筋萎縮症の報告もある[4,5]．

神経痛性筋萎縮症
NA：neuralgic amyotorophy
Parsonage-Turner 症候群

2. 症　状

片側の肩から上腕の強い痛みが突然発症して数時間～数日間持続し，その後に肩甲上腕部の脱力と筋萎縮を呈する．診断は臨床像と除外診断で行われ，針筋電図による脱神経所見と STIR-MRI で患側腕神経叢に存在する異常信号が役立つ場合がある．また，神経の絞扼が病態に関与している場合があり，超音波画像が絞扼部位の同定に有用とされる．最近の報告では，発症 3 年後で 75％の症例で運動障害と痛みが残存しており，予後は必ずしも良好とはいえない[1,2]．

STIR-MRI：short TI inversion recovery-MRI

3. 神経ブロックによる治療法

神経ブロックを推奨している報告はないが，痛みの緩和が困難な場合には星状神経節ブロック，頚胸部硬膜外ブロック，腕神経叢ブロックなどを行う．

星状神経節ブロック
SGB：stellate ganglion block
腕神経叢ブロック
brachial plexus block

4. 薬物療法

発症 4 週間以内にステロイド薬（プレドニゾロン 60 mg/日）を 1 週間投与後，5～10 mg/日ずつ 1 週間程度で漸減する．発症早期の激痛には NSAIDs やアセトアミノフェンは無効なことが多く，ステロイド薬の開始でも鎮痛が得られなければオピオイド鎮痛薬

を併用する．急性期を過ぎればNSAIDsやアセトアミノフェンで十分な鎮痛を得られることが多いが，神経障害性の痛みにはガバペンチノイド（Ca^{2+}チャネル $a_2\delta$ リガンド）や抗うつ薬を追加投与する．発症初期にステロイド薬に加え，免疫グロブリンの大量投与が有効であるという報告がある[1,2]．

5.　その他の治療法
1）リハビリテーション
痛みが軽減したら，肩関節～上肢の筋力回復を目標とした運動療法を開始する．特に，患側の肩甲骨の自然位保持に着目したリハビリテーションが重要とされる[1,2]．
2）手術療法
NA を発症している末梢神経において砂時計様の狭窄が同定された報告があり，これに対する手術介入が臨床転帰を改善する可能性がある[1,6]．

参考文献
1) Gstoettner C et al：Neuralgic amyotrophy：a paradigm shift in diagnosis and treatment. J Neurol Neurosurg Psychiatry 91：879-888, 2020
2) IJspeert J et al：Neuralgic amyotrophy. Curr Opin Neurol 34：605-612, 2021
3) Mclean BN et al：Hepatitis E virus and neurological disorders. Pract Neurol 17：282-288, 2017
4) Mastroianni A et al：Parsonage-Turner syndrome and cytomegalovirus. Clin Neuropathol 41：135-144, 2022
5) Mitry MA et al：Parsonage-turner syndrome associated with SARS-CoV2（COVID-19）infection. Clinical Imaging 72：8-10, 2021
6) Firmino GF et al：Neuralgic amyotrophy：Its importance in orthopedics practice. Spine Surg Relat Res 5：232-237, 2021

J-6　上腕骨外側上顆炎（テニス肘）

上腕骨外側上顆炎
（テニス肘）
humeral lateral epicondylitis
（tennis elbow）

1.　病　　態[1]
上腕骨外側上顆炎は別名テニス肘とも呼ばれ，テニスやバドミントンなどのラケットスポーツにおける上肢障害の原因として最も頻度の高い疾患である．30～50歳代に好発し，前腕回内位で手部に力を入れる作業，肥満および高血糖状態が発症の危険因子とされる．上腕骨外側上顆炎の病態は短橈側手根伸筋腱の外側上顆付着部における障害であり，超音波検査などで付着部の変性に伴う腱線維の微小断裂，部分断裂，完全断裂，石灰化などを認める．病理学的には線維芽細胞や毛細血管の増生を認め，痛みとの関連が指摘されている．短橈側手根伸筋は上腕骨外側上顆に起始し，第2中手骨基部付近に停止する筋で手関節を背屈させる作用がある．

2.　症　　状
タオルを絞る，ドアノブを回す，下にある物を手で掴んで持ち上げるなどの動作時に，肘外側から前腕にかけて生じる痛みが特徴である．握力の低下，肘関節外側部の圧痛を認め，圧痛の陽性率は25～70％である．

3.　神経ブロックによる治療法
ステロイド薬を添加したトリガーポイント注射は短期的な疼痛緩和に有効であるが，

トリガーポイント注射
TP：trigger point injection

6ヵ月以上の長期的な有効性はない．圧痛点への頻回の注射は，皮膚萎縮や腱の損傷などを引き起こし，痛みの慢性化・難治化につながる危険性があるため，効果が得られない場合は中止する．ブロック部位に関して，関節内注射とトリガーポイント注射で効果に差はないとされる[2]．末梢血全血や多血小板血漿（PRP）の局所注射は長期的な疼痛緩和に有効とされるが，本邦の保険診療では承認されていない．

関節内注射
intraarticular injection
多血小板血漿
PRP：platelet-rich plasma

4．薬物療法

NSAIDs の経口薬や貼付剤が有効であるが，長期服用時には合併症に留意する．

5．その他の治療法

保存的治療が有効であり，6ヵ月～1年以内に90％の症例が治癒する．理学療法には，手関節のストレッチング，マッサージ，超音波療法などがあり，組み合わせて施行することで症状を軽減させる．また，テニス肘バンドの装着も有効である．日常生活において強い握り動作を避けるようにし，重い物を持つ際には前腕回外位とする指導も重要である．保存療法が無効の場合に手術療法を考慮する．伸筋腱起始部の解離術・延長術，伸筋筋膜切開術，伸筋起始部の変性部位の切除術などがあり，直視下，関節鏡下のいずれにおいても症状改善率は80％以上である．

参考文献
1）日本整形外科学会診療ガイドライン委員会，上腕骨外側上顆炎ガイドライン策定委員会 編：上骨外側上顆炎診療ガイドライン 2019 改訂第2版．南江堂，2019
2）副島　修：上腕骨外側上顆炎の診断と治療．MB Orthop 22：67-72，2009

J-7　多汗症（手掌・腋窩・足底・頭部顔面）

1．病　　態

原発性局所多汗症は，限局した部位から両側性に過剰な発汗を認める疾患である．発汗様式は，コリン作動性交感神経が関与するとともに，情動を反映する精神発汗で，何らかの遺伝子関連も背景にあると考えられている．本邦の有病率（発症年齢）は，手掌5.33％（13.8 歳），足底2.79％（15.9 歳），腋窩5.75％（19.5 歳），頭部4.7％（21.2 歳）とされている[1]．

原発性多汗症診療ガイドライン 2015 年改訂版にならい，頭部顔面を追記した．

2．症　　状

明らかな原因がなく，日常生活に支障をきたす程の大量の発汗を生じる．

3．神経ブロックによる治療法

日本皮膚科学会のガイドラインでは神経ブロックは，エビデンスが乏しく弱い推奨となっている[1]．手掌，腋窩，頭部顔面の多汗症では星状神経節ブロックと胸部交感神経節ブロックが適応となる．足底の多汗症では腰部硬膜外ブロックと腰部交感神経節ブロックが適応となる[2]．

星状神経節ブロック
SGB：stellate ganglion block
胸部交感神経節ブロック
thoracic sympathetic ganglion block
腰部交感神経節ブロック
lumbar sympathetic ganglion block

4.　薬物療法

　保険適用があるのは，抗コリン薬であるプロパンテリン臭化物（プロバンサイン®），ベンゾジアゼピン系のトフィソパム，漢方薬の防已黄耆湯と補中益気湯である．塩酸クロニジン，抗うつ薬なども有効であるとの報告があるが保険適用はない[1]．

5.　その他の治療法

　日本皮膚科学会のガイドライン[1]では，治療の第一選択として塩化アルミニウム（外用薬はなく院内製剤として処方されている）の単純/ODT 療法とイオントフォレーシス（保険適用あり），第二選択としてボツリヌス療法（腋窩に対してのみ保険適用あり），第三選択として胸腔鏡下交感神経遮断術が挙げられている[1]．その他，レーザー治療，精神心理療法などの有効性も報告されている[3]．ソフピロニウム臭化物ゲル（エクロックゲル®）は，M3 受容体を介したコリン作動性反応を阻害し，エクリン汗腺の発汗を抑制する外用薬である．第 3 相二重盲検並行群間比較試験で有効性，安全性が示され，原発性腋窩多汗症に対して 2020 年から保険適用となっている[4]．

ODT：occlusive dressing technique

ボツリヌス療法
botulinum toxin therapy

参考文献
1）藤本智子ほか：原発性局所多汗症診療ガイドライン 2015 年改訂版．日皮会誌 125：1379-1400，2015
2）豊川秀樹：多汗症．大瀬戸清茂 監，ペインクリニック診断・治療ガイド第 5 版，日本医事新報社，570-574，2013
3）Campanati A et al：The pharmacological treatment and management of hyperhidrosis. Expert Opin Pharmacother 23：1217-1231, 2022
4）Fujimoto T et al：A phase Ⅲ, 52-week, open-label study to evaluate the safety and efficacy of 5% sofpironium bromide（BBI-4000）gel in Japanese patients with primary axillary hyperhidrosis. J Dermatol 48：1149-1161, 2021

Ⅳ-K　下肢の疾患・痛み

K-1　坐骨神経痛

1. 病　態

坐骨神経痛とは，一般的には坐骨神経の支配領域である臀部，大腿側面・後面，下腿，足，足趾に痛みを生じる病態の総称として使用される（坐骨神経の中枢側での障害によるものも含まれる）．すなわち，坐骨神経痛は症状名であり，疾患名ではない．

本病態の80～90％が根性坐骨神経痛（腰椎疾患による神経根障害）であり，原因疾患として腰椎椎間板ヘルニア・腰部脊柱管狭窄症・変形性腰椎症・腰椎すべり症が挙げられる．絞扼性坐骨神経障害には，梨状筋症候群（梨状筋の坐骨神経圧迫による）がある．他の絞扼性神経障害に総腓骨神経絞扼障害（坐骨神経が分岐後の腓骨神経トンネル部での腓骨小頭頸部による総腓骨神経圧迫による），足根管症候群（足根管部での脛骨神経の圧迫による），前足根管症候群（上下伸筋支帯部での深腓骨神経の圧迫による），モートン症候群（第3～4趾間部の深横中足靭帯部での固有底側指神経の圧迫による）があるが，これらを坐骨神経痛とするか否かは議論の余地がある．脊髄神経および中枢での障害としては，脊髄腫瘍や帯状疱疹がある．他に腰仙骨神経叢に生じる神経痛性筋萎縮症，骨盤腔内での腫瘍による坐骨神経への浸潤や圧迫，糖尿病や外傷による神経障害がある．

鑑別疾患としては，骨折や打撲による局所の痛みの他，椎間関節・仙腸関節の炎症による痛みおよびその関連痛，腰下肢に分布する筋肉における筋・筋膜性疼痛，閉塞性動脈硬化症などの血行障害によるものが挙げられる[1~3]．

2. 症　状

多くは片側の腰臀部～下肢の痛みやしびれがあり，体動時に症状が増強する．脊椎由来の痛みでは間欠(性)跛行を呈する一方，梨状筋症候群では坐位で痛みが増強するが，歩行で楽になることが多い[1~3]．

3. 神経ブロックによる治療法

痛みの強い患者に対して，感染や出血傾向などの禁忌事項がなければ神経ブロックが選択される．各種原因疾患および症状に応じたブロック手技を選択する．

1）腰部硬膜外ブロック

脊椎由来の痛みに選択する．ステロイド薬（デキサメタゾン1～4 mg）を添加した局所麻酔薬による硬膜外ブロックの短期的効果は示されているが，長期的効果は期待できない[4]．急性期では1～4回/週の頻度でブロックを行い，ステロイド薬の添加は7～14日の間隔とする．慢性期では1～4回/月でブロックを行う．睡眠を妨げるような痛みには，入院の上，硬膜外カテーテル留置を考慮する．局所麻酔薬持続注入では，歩行障害や排尿障害のリスクがあるため特に高齢者では留意する[1~3]．

2）神経根ブロック

理学所見および画像検査で責任神経根が明らかであれば，X線透視下または超音波ガイド下に施行する．特に，パルス高周波法（PRF）が推奨されている．神経損傷を避けるため，1回/7～14日の頻度で，2～3回/月程度までとする[1~3]．

坐骨神経痛
sciatic neuralgia

Morton 症候群

神経痛［性］筋萎縮［症］
neuralgic amyotrophy

硬膜外ブロック
epidural block

神経根ブロック
nerve root block

パルス高周波法
PRF：pulsed radiofrequency

3）梨状筋ブロック

梨状筋症候群では，超音波ガイド下で梨状筋内への局所麻酔薬注入を行う．腹臥位で患側膝関節90°屈曲した状態で，股関節を内旋位させ痛みを誘発する動作を超音波で観察することにより梨状筋の走行の確認が容易となる．施行は急性期1～2回/週程度から開始し，漸減していく[5]．

4）坐骨神経ブロック

坐骨神経ブロック
sciatic nerve block

脊椎レベルより末梢の坐骨神経領域の強い痛みには高位を診断し，超音波ガイド下に傍仙骨アプローチ・臀下部アプローチ・前方アプローチ・膝窩アプローチなどによる神経ブロックを選択する[6]．坐骨神経は運動神経を含むことから低濃度で短時間作用の局所麻酔薬（0.3%［w/v］リドカイン塩酸塩等）を使用するなど，神経ブロック後の運動神経麻痺に留意する．また，骨盤部などの腫瘍浸潤による坐骨神経痛では，CTやMRI画像により神経ブロック針刺入経路の腫瘍の有無を確認する．超音波ガイド下で行うことで，神経損傷を避けることが可能な場合に限り，急性期では1～2回/週程度から施行を開始し，漸減する[1~3]．

5）椎間板内治療

椎間板ブロック
intradiscal injection

椎間板内加圧注入法
intradiscal high-pressure injection

経皮的椎間板摘出術
percutaneous discectomy

椎間板内酵素注入療法（コンドリアーゼ）
intradiscal enzyme injection (condoliase)

腰椎椎間板ヘルニアに対し，椎間板ブロック，椎間板内加圧注入法，経皮的椎間板摘出または焼灼術，椎間板内酵素注入療法（コンドリアーゼ）などが施行される[1~3]．

4．薬物療法

突然生じる椎間板脱出や破裂による急性腰下肢痛など，炎症が強い侵害受容性疼痛と考えられる痛みに対してはNSAIDsやアセトアミノフェン800～1,200 mg/日から開始するが，鎮痛効果が不十分な場合にはコデインやトラマドールなどのオピオイド鎮痛薬〔軽度〕を併用する．神経障害性疼痛である場合はその治療指針に準じる[7]．

5．その他の治療法

硬膜外腔癒着剥離術
percutaneous epidural adhesiolysis and neuroplasty

脊髄刺激療法
SCS：spinal cord stimulation

安静療法・理学療法・硬膜外腔癒着剥離術・脊髄刺激療法（SCS）・手術療法などの他，近赤外線照射・鍼治療が挙げられる．神経ブロックと同様に原因疾患および症状に応じた治療を行う．急性期の安静療法は筋力低下を考慮すると1～2日間程度にとどめるべきである[8~10]．

参考文献

1) Jensen RK et al：Diagnosis and treatment of sciatica. BMJ 367：l6273, 2019
2) Stynes S et al：Classification of patients with low back-related leg pain：A systematic review. BMC Musculoskelet Disord 17：226, 2016
3) Vulfsons S et al：Back pain with leg pain. Curr Pain Headache Rep 21：32, 2017
4) Verheijen EJA et al：Epidural steroid compared to placebo injection in sciatica：a systematic review and meta-analysis. Eur Spine J 30：3255-3264, 2021
5) Hopayian K et al：Four symptoms define the piriformis syndrome：An updated systematic review of its clinical features. Eur J Orthop Surg Traumatol 28：155-164, 2018
6) Denise JW et al：Nerve blocks. Miller RD, ed：Miller's anesthesia（7th ed）, Churchill Livingstone, 1639-1674, 2010
7) Rafael ZP et al：Which medications are effective for sciatica（radicular leg pain）? BMJ 359：j4248, 2017
8) Ostelo RW et al：Physiotherapy management of sciatica. J Physiother 66：83-88, 2020
9) Waszak PM et al：Spinal cord stimulation in failed back surgery syndrome：Review of clinical use, quality of life and cost-effectiveness. Asian Spine J 10：1195-1204, 2016
10) Fernandez M et al：Surgery or physical activity in the management of sciatica：A systematic review and meta-analysis. Eur Spine J 25：3495-3512, 2016

K-2　梨状筋症候群

1. 病　　態

　梨状筋症候群は，梨状筋が坐骨神経を絞扼・刺激することで，臀部痛や下肢痛，腰痛を呈する症候群であり，腰下肢痛の約6%を占め[1]，中年や女性に多くみられる．梨状筋の解剖学的な問題による一次性梨状筋症候群と，外傷や他の原因による二次性梨状筋症候群があり，疫学的には二次性の梨状筋症候群が多い[2]．坐骨神経と梨状筋の解剖学的関係は6つのタイプに分類され[3]，type A（坐骨神経は梨状筋下を通る）が最も多く（90%），type B（総腓骨神経と脛骨神経が近位で分岐し，総腓骨神経は梨状筋内を，脛骨神経は梨状筋下を通過する）が梨状筋症候群と関連するとされている．type B は東アジア人に多く，女性に多い[4]．近年では，坐骨神経の非椎間板性および骨盤外性の絞扼が原因で生じる疼痛症候群である，深臀部症候群（GDS）の一つとされている[5]．

深臀部症候群
GDS : deep gluteal syndrome

2. 症　　状

　臀部痛，坐位で悪化する痛み，坐骨切痕近傍の圧痛，梨状筋の緊張を高めるテストで誘発される痛みが特徴的であり，下肢痛の有無は問わない[6]．外傷歴や手術歴を含めた問診，誘発テストを含む身体所見，画像所見，筋電図や診断的ブロックなどを総合して診断する[5]．身体所見では，坐骨切痕近傍の圧痛以外に，坐位梨状筋テスト（seated piriformis test：患者を坐位にし，検者が膝関節を伸展，股関節を内旋・内転させる．股関節後面に痛み出現すると陽性），pace sign（股関節の外転・内旋時もしくは外転位で外旋に抵抗させた時に股関節後面痛が出現すると陽性）が陽性となる[7]．画像検査では，MR neurography が坐骨神経の走行異常や梨状筋による神経圧迫の評価に有用であり[4]，脊椎 MRI は脊椎由来疾患との鑑別にも役立つ．さらに，超音波ガイド下に局所麻酔薬を梨状筋内に注入する梨状筋ブロックで痛みが軽減すれば，梨状筋症候群の可能性が高い．

3. 神経ブロックによる治療法

　薬物療法や理学療法に反応しない場合は，梨状筋への局所麻酔薬注入が適応となる．ステロイド薬を添加した梨状筋ブロックが有効であった報告が複数あるが[8]，これらの報告での効果持続期間は平均5.3週で，なおかつ50%が再発していた．そのため，効果は一次的である可能性がある．また，ステロイド薬添加の有無での治療効果を比較した研究では，鎮痛効果と持続期間に有意差がなかったことが報告されている[9]．このことから，梨状筋ブロックを反復して施行する際には，ステロイド薬の添加回数を制限して行うことが望ましい．また，坐骨神経周囲を液性剥離（hydro-dissection）した後にステロイド薬を投与することで，良好な鎮痛を得た報告もある[10]．

　ボツリヌス毒素はステロイド薬よりも長期的な効果を得られる可能性があるが，本邦では梨状筋症候群に対する保険適用はない．

4. 薬物療法

　薬物療法は NSAIDs や神経障害性疼痛治療薬を用いる．

5. その他の治療法

　発症初期は48時間以内の安静で軽快する場合もあるため，保存的治療が勧められる．症状が改善しなければ，疼痛部位の運動を勧め，疼痛部位を動かせない場合は，股関節

や腰仙部の運動を行う．神経ブロック治療やこれらの治療に抵抗する症例では，梨状筋切離術（坐骨神経減圧術とも表現される，open sciatic nerve decompression）などの手術が考慮される．特に，内視鏡的坐骨神経減圧術（endoscopic decompression of the piriformis muscle）は合併症が少なく，成功率が高いために広まりつつある[2]．

参考文献
1) Singh US et al：Prevalence of Piriformis syndrome among the cases of low back/buttock pain with sciatica：a prospective study. J Med Soc 27：94, 2013
2) Vij N et al：Surgical and non-surgical treatment options for piriformis syndrome：a literature review. Anesth Pain Med 11：e112825, 2021
3) Beaton LE et al：The relation of the sciatic nerve and of its subdivisions to the piriformis muscle. Anat Rec 70：1-5, 2005
4) Poutoglidou F et al：Sciatic nerve variants and the piriformis muscle：a systematic review and meta-analysis. Cureus 12：e11531, 2020
5) Kizaki K et al：Deep gluteal syndrome is defined as a non-discogenic sciatic nerve disorder with entrapment in the deep gluteal space：a systematic review. Knee Surg Sports Traumatol Arthrosc 28：3354-3364, 2020
6) Hopayian K et al：Four symptoms define the piriformis syndrome：an update systematic review of its clinical features. Eur J Orthop Surg Traumatol 28：155-164, 2018
7) Martin HD et al：Diagnostic accuracy of clinical tests for sciatic nerve entrapment in the gluteal region. Knee Surg Sports Traumatol Arthrosc 22：882-888, 2014
8) Terlemez R et al：Effect of piriformis injection on neuropathic pain. Agri 31：178-182, 2019
9) Misirlioglu TO et al：Piriformis syndrome：comparison of the effectiveness of local anesthetic and corticosteroid injections：a double-blinded, randomized controlled study. Pain Physician 18：163-171, 2015
10) Burke CJ et al：Targeted ultrasound-guided perineural hydrodissection of the sciatic nerve for the treatment of piriformis syndrome. Ultrasoud Q 35：125-129, 2019

K-3　感覚異常性大腿（神経）痛（meralgia paresthetica）

1. 病　態

感覚異常性大腿（神経）痛（meralgia paresthetica）は，外側大腿皮神経が鼠径靱帯から大腿筋膜を通過する部位で絞扼されて生じる神経障害である．発症頻度は 4/10,000 人であり[1,2]，中高年の男性に多い．特発性は腸骨部でのコルセット，衣類やベルトによる締め付け，肥満，妊娠，日常生活の姿勢，糖尿病やアルコールによる内分泌代謝異常などが原因で生じる．脊椎手術時の腹臥位による腸骨部の圧迫や，股関節手術，腹腔鏡手術などの手術操作が原因となって生じる医原性の場合もあるが[3,4]，いずれも 6 ヵ月以内に自然軽快することが多い[4,5]．

感覚異常性大腿（神経）痛
meralgia paresthetica

2. 症　状

大腿外側の痛み，しびれ，灼熱感で，同部位の感覚障害を伴う．片側性が 80％ で両側性は稀である．股関節の伸展で増悪し，股関節の屈曲で軽減する．歩行や長時間の立位で症状が増悪する．患側の上前腸骨棘の内側 15 mm 以内に圧痛がある．上位腰椎疾患や股関節疾患と症状が類似するため鑑別を要する．ほとんどの症例は症状から診断は可能であるが，感覚神経活動電位測定（SNAP）や MRI 検査も診断に有用である[1,2,5,6]．

感覚神経活動電位
SNAP：sensory nerve action potential. 感覚神経を直接刺激して誘発される電位で，神経線維の活動電位を測定する．順行性測定と逆行性測定がある．

3. 神経ブロックによる治療法

局所麻酔薬を用いた外側大腿皮神経ブロックは，診断的ブロックとしても有用である．ステロイド薬の併用が有効なことが多い．パルス高周波法（PRF）[1,3~5,7]や高周波熱

外側大腿皮神経ブロック
lateral femoral cutaneous nerve block

パルス高周波法
PRF：pulsed radiofrequency

凝固法（RF）[8]は，症状が遷延する場合に効果が期待できる．外側大腿皮神経の解剖学異常は約30％でみられ，ランドマーク法の成功率は40％程度であるため，超音波ガイド下神経ブロックが推奨される[1,6,7]．

高周波熱凝固法
RF：radiofrequency thermocoagulation
超音波ガイド下神経ブロック
ultrasound-guided nerve block

4. 薬物療法

NSAIDs やアセトアミノフェンを第一選択とする．知覚障害が強く神経障害性の痛みが強い場合は，ガバペンチノイド（Ca^{2+} チャネル $\alpha_2\delta$ リガンド）や抗うつ薬の投与を行い[1]，痛みの緩和が不十分な場合は，トラマドールなどのオピオイド鎮痛薬の短期投与を考慮する．

5. その他の治療法

1）患者教育

減量，衣類による腸骨部の締め付けの回避，神経を圧迫するような動作の回避や骨盤のストレッチを指導する[1,4]．

2）手術療法

保存療法の効果がない場合は，神経剥離術や神経切除術の手術療法がある[2~4]．

参考文献
1) Russell P et al：Evaluating the evidence：is neurolysis or neurectomy a better treatment for meralgia paresthetica? Acta Neurochir 159：931-936, 2017
2) Victor M et al：Meralgia paresthetica treated by injection, decompression, and neurectomy：a systematic review and meta-analysis of pain and operative outcomes. J Neurosurg 135：912-922, 2021
3) Jacob P et al：20. Meralgia Paresthetica. Pain Practice 11：302-308, 2011
4) Nofal K et al：Treatment for meralgia paraesthetica. Cochrane Database Syst Rev 12：CD004159, 2012
5) Alla AE et al：Lateral femoral cutaneous nerve radiofrequency ablation for long-term control of refractory meralgia paresthetica. Pain Medicine 21：1433-1436, 2020
6) Chang MC：Efficacy of pulsed radiofrequency stimulation in patients with peripheral neuropathic pain：A Narrative Review. Pain Physician 21：225-234, 2018
7) Şule ŞO et al：Ultrasound-guided diagnosis and treatment of meralgia paresthetica. Pain Physician 19：667-669, 2016
8) Kesserwani H：Meralgia paresthetica：a case report with an update on anatomy, pathology, and therapy. Cureus 13：e13937, 2021

K-4　変形性膝関節症

1. 病　　態

変形性膝関節症は関節軟骨の退行性疾患で，軟骨，軟骨下骨，滑膜の変性，摩耗と関節縁の骨新生性変化（骨棘形成）が進行性に増悪する．国内での疫学調査では，新たに男性2.1％，女性3.6％が発症している[1]．変形性膝関節症は一次性と二次性に分類され，一次性は原因を特定できない加齢性の関節症，二次性は下肢形態異常，外傷や疾患などに基づく関節症である．特徴的な単純X線像として，関節裂隙の狭小化，骨棘形成，軟骨下骨の硬化，アライメントの変化がみられる．病期分類はX線所見によるKL分類が用いられる．鑑別疾患には，関節リウマチ，半月板損傷，骨壊死疾患，シャルコー関節，偽性シャルコー関節，脆弱性骨折などがあり，CT，MRIが鑑別に有用である．

KL分類
Kellgren Lawrence 分類
Charcot 関節

2．症　　状

膝関節の屈伸・荷重時の痛み，可動域制限，関節水腫を主症状とし，診断は臨床症状と単純 X 線画像（荷重位撮影を含む）を基本とする．MRI や超音波診断は関節の評価に有用である．

3．神経ブロック治療指針

治療は年齢，病期（進行度）に関係なく保存療法が原則となり，神経ブロック，関節内注入や薬物療法と，運動療法，物理療法，装具療法などの併用が高く推奨されている[2]．

1）膝関節ブロック，膝関節枝高周波熱凝固法（RF），パルス高周波法（PRF）

膝関節部知覚神経の神経ブロックが変形性膝関節症に対して有用である．超音波ガイド下または X 線透視下で行われる．局所麻酔による神経ブロックで効果が短時間の場合は，RF や PRF の適応がある．X 線透視下で圧痛点に一致する知覚神経に対して，70〜80℃で 90 秒間の膝関節枝 RF を施行した後方視的研究では，69 症例中 52 症例（75.4％）に有効であり，重篤な合併症はみられていない[3]．また，膝関節枝 RF は RCT においても，有用性が確認されている[4]．

2）伏在神経ブロック

伏在神経（大腿神経由来）は膝内側に分布しており，内側関節包に対する刺激が起因と考えられる膝内側の痛みや，内転筋付着部付近（ハンター管付近）に圧痛を認める場合に適応となる．局所麻酔による神経ブロックで効果が短時間の場合は，RF や PRF の適応がある．

3）関節内注入

ヒアルロン酸関節内注入は本邦では広く普及した治療法で，9 件中 8 件のガイドラインで推奨を得ている[2]．ただし，推奨度は OARSI と日本整形外科学会のガイドラインとで大きな差がある．ステロイド薬の関節内注入は既存のガイドライン 13 件中 11 件で推奨されている[5]．ただし，副作用の観点から 1 年に 4 回以内の注入に留めるべきである[2]．

4．薬物治療

1）非ステロイド性抗炎症薬（NSAIDs），アセトアミノフェン

NSAIDs は痛みの緩和に有効であるが，漫然と投与せず，最小有効量の可及的短期間の使用にとどめる．外用薬は膝関節，股関節，手関節の変形性関節症などに適応がある．エスフルルビプロフェン貼付剤など新しい貼付剤も上市されている．

2）オピオイド鎮痛薬

慢性疼痛として，トラマドール製剤などから開始し，効果が弱い場合は症例に応じてオピオイド鎮痛薬〔強度〕への変更も考慮する．ブプレノルフィン貼付剤は慢性膝関節痛の保険適用となっている．

3）グルコサミン，コンドロチン硫酸の内服

グルコサミンは，過去のガイドライン 10 件中 6 件，コンドロチン硫酸は同じく 7 件中 2 件で推奨されているが，その有効性については議論が続いている[2]．

5．その他の治療指針

1）経皮的電気神経刺激（TENS）

OARSI の推奨度は 58％（95％CI；45〜72）[2]である．2〜4 週間の短期の TENS による有意な痛みの鎮痛効果が，7 件の RCT の体系的レビュー，メタアナリシスで確認されて

高周波熱凝固法
RF：radiofrequency thermocoagulation

パルス高周波法
PRF：pulsed radiofrequency

無作為化比較試験，ランダム化比較試験
RCT：randomized controlled Trial

伏在神経ブロック
saphenous nerve block

Hunter 管

OARSI：Osteo Arthritis Research Society International

経皮的電気神経刺激（法）
TENS：transcutaneous electrical nerve stimulation

おり，TENS は一部の患者において短期的な痛みのコントロールに有用である[6].

2）骨穿孔術

関節内注入や薬物療法が無効な場合に試みることがある.

骨穿孔術
bone drilling

3）患者教育

治療の目的と生活様式の変更，運動療法，行動量の調整，体重減量，罹患関節への負担の軽減方法の重要性の情報を提供し，患者教育を行う[2].

4）運動療法

定期的な有酸素運動および大腿四頭筋筋力強化訓練を実施，継続を奨励する[2]. 下肢筋力強化訓練は荷重耐荷重にかかわらず疼痛緩和や機能改善に有効である. 大腿四頭筋の強化はハムストリングと同様に膝関節の安定化に有効である.

5）装具療法

歩行補助具は痛みを緩和する可能性があり，使用するように指示する. 既存のガイドラインの 11 件すべてで，杖の使用が推奨されている. 内側型変形性膝関節症の一部には，外側楔状足底板が症状緩和に有効である.

6）手術療法

症状の改善がみられない場合は，痛みの程度，年齢を含む身体所見，画像所見，生活上の制限などを総合的に判断し，外科的療法の適応を考慮する.

参考文献

1) Yoshimura N et al：Prevalence of knee osteoarthritis, lumbar spondylosis, and osteoporosis in Japanese men and women：the research on osteoarthritis/osteoporosis against disability study. J Bone Miner Metab 27：620-628, 2009
2) Zhang W et al：OARSI recommendations for the management of hip and knee osteoarthritis, Part Ⅱ：OARSI evidence-based, expert consensus guidelines. Osteoarthritis Cartilage 16：137-162, 2008
3) 山上裕章：変形性膝関節症に対する膝関節部知覚神経高周波熱凝固の効果. ペインクリニック 25：1195-1199, 2004
4) Choi WJ：Radiofrequency treatment relieves chronic knee osteoarthritis pain：A double-blind randomized controlled trial. Pain 152：481-487, 2011
5) Bellamy N et al：Intraarticular corticosteroid for treatment of osteoarthritis of the knee. Cochrane Database Syst Rev 19：CD005328, 2006
6) Bjordal JM et al：Short-term efficacy of physical interventions in osteoarthritic knee pain：A systematic review and meta-analysis of randomised placebo-controlled trials. BMC Musculoskelet Disord 8：51, 2007

K-5　変形性股関節症

1. 病　　態[1~6]

変形性股関節症は股関節の関節軟骨，骨，滑膜の非炎症性変化がみられ，本邦の 80% 以上が寛骨臼形成不全に続発する二次性である. 一次性は人種差があり，欧米諸国に多いとされるが，本邦でも高齢化に伴い増加傾向にある. 二次性には大腿骨頭壊死（6.2%）や関節リウマチ，外傷（4.8%），化膿性股関節炎に続発するものが含まれる. 危険因子として肥満，重量物作業，長時間立位の職業，過度のスポーツ歴，発育性股関節形成不全や寛骨臼形成不全の既往などが挙げられる. 発症年齢は 40～50 歳代で，欧米諸国と比較すると若年発症が多い.

2. 症　状

痛みの部位は鼠径部が多く，次いで臀部や大腿前面であり，病期が進行すると下腿前面，後面に放散する．腰部や膝に痛みを呈することもあるため，脊椎疾患などの筋骨格筋疾患との鑑別を要する．坐位から立位変換時，歩行開始時，階段の昇段時，夕方に痛みが出現することが多く，進行すると安静時や夜間に痛みを伴う．痛みが強い時期は疼痛回避歩行を認め[1,2,5]，関節可動域制限のため日常生活が制限される．

検査所見として，鼠径部を含むスカルパ三角部の圧痛やトレンデレンブルグ徴候，パトリックテストやFAIRテストが陽性となる．単純X線やCT画像で大腿骨頭や寛骨臼の骨棘形成，骨硬化，骨嚢胞，関節裂隙の狭小化を認める[1~3]．MRI検査は早期の軟骨変化や大腿骨頭壊死の除外に有用である．血液検査でCRPの上昇や赤血球沈降速度（ESR）亢進など炎症所見は認めない．

Trendelenburg 徴候

Patrick テスト
FAIR : flexion adduction
internal rotation

C-反応性蛋白
CRP : C-reactive protein

3. 神経ブロックによる治療法

1）関節内注射

X線透視下または超音波ガイド下の局所麻酔薬の注入は診断的治療に有用であり，ステロイド薬やヒアルロン酸の関節内投与は中等度以上の痛みに対して鎮痛，関節機能改善の点で有効である[2~4,6,7]．ステロイド薬の関節内投与は化膿性関節炎，大腿骨頭壊死，結晶性関節炎，関節萎縮や脂肪壊死の危険があり，年4回以上の使用は推奨されていない[8]．

関節内注射
intraarticular injection

2）股関節枝パルス高周波法（PRF），高周波熱凝固法（RF）

保存療法の効果が低く，手術を希望しない症例に対して鎮痛効果が期待できる．股関節由来の痛みは閉鎖神経，大腿神経，坐骨神経，上殿神経の感覚枝で支配されているため，痛みの部位を同定し，X線透視下または超音波ガイド下に行う[9,10]．

パルス高周波法
PRF : pulsed radiofrequency

高周波熱凝固法
RF : radiofrequency
thermocoagulation

4. 薬物療法

アセトアミノフェン[1,7]やNSAIDs[3~7]で効果が不十分の場合は，トラマドール製剤やブプレノルフィン貼付剤，フェンタニル貼付剤を選択する[2~7]．ただし，オピオイド鎮痛薬の長期使用は安全性と効果が不明なため推奨されていない．

5. その他の治療法

1）患者教育

減量や生活環境の改善，運動指導・運動療法，杖や道具指導などの保存療法は第一に推奨される治療となる[1~7]．

2）手術療法

関節変化が著明で痛みが強く，ADLが著しく低下している場合は股間節の関節温存手術や人工股関節全置換術などが適応となる[1~4]．

参考文献
1) 日本整形外科学会診療ガイドライン委員会，変形性股関節症診療ガイドライン策定委員会 編：変形性股関節症診療ガイドライン 改訂第2版，南江堂，2016
2) 久保俊一：股関節学，第1版，金芳堂，2014
3) Sharon LK et al：2019 American college of rheumatology/arthritis foundation guideline for the management of osteoarthritis of the hand, hip, and knee. Arth Care Res 72：149-162, 2020
4) Bannuru RR et al：OARSA guidelines for the non-surgical management of knee, hip, and polyarticular osteoarthritis. Ost Car 27：1578-1589, 2019

5) Aresti N et al：Hip osteoarthritis. BMJ 354：i3405, 2016
6) Hunter DJ et al：Osteoarthritis. Lancet 393：1745-1759, 2019
7) Nelson AE et al：A systematic review of recommendations and guideline for the management of osteoarthritis：the chronic osteoarthritis management initiative of the U. S. bone and joint initiative. Arth Rheu 43：701-712, 2014
8) Andrew J et al：Intra-articular corticosteroid in the hip and knee. Radiology 293：656-663, 2019
9) Andrea T et al：Pulsed radiofrequency application on femoral and obturator nerve for hip joints pain：retrospective analysis with 12 Month follow up results. Pain Phy 21：407-414, 2018
10) Liza HG et al：Periphera l nerve radiofrequency：hip and knee joint s. Phys Med Reha Clin 29：61-71, 2018

K-6　痛む脚と動く足趾症候群

1. 病　　態

　痛む脚と動く足趾症候群（PLMT）は，片側または両側の足趾の痛みと不随意運動を伴う稀な難治性の疾患である．中年期に発症し，男女比は1：2と女性が多い[1]．病因は不明であるが，表1に挙げた基礎疾患との関連性が報告されている[1~3]．これまでの報告によると，末梢神経や後根神経節，馬尾に生じた病変から求心性インパルスが発生し，中枢側へ痛みを伝達するとともに，脊髄後角の介在ニューロンに入力された刺激が前角運動ニューロンに伝達されて足趾の不随意運動が発生に関与していると考えられている[4,5]．

表1　PLMTと関連が報告されている基礎疾患

特発性　ウイルス性CNS感染症　帯状疱疹　HIV感染症　橋本病　ウィルソン病　脳卒中　脊髄・馬尾の損傷
脊髄神経根疾患　腰椎神経根症　末梢神経障害　絞扼性神経障害　軟部組織・骨・末梢神経の外傷
足の外傷　遺伝性疾患　薬剤性（抗精神病薬，抗コリン薬，化学療法）など

2. 症　　状

　症状は片側または両側の下肢の痛みと不随意運動を呈する稀な症候群であり，診断は臨床経過や症状より行う．痛みはしびれ感を伴い，「刺すような」，「灼けるような」性状を示す[6]．また，上肢に発症したとする報告もある．痛みの程度は様々であり，坐位・体重負荷・足趾の屈曲，靴による圧迫，寒冷などが痛みの増強因子としてみられる．足趾の伸展/屈曲，外転/内転，くねらせるような動きなどの不随意運動は痛みに続いて生じることが多く，短時間なら意識的に抑制でき，睡眠中は消失する．末梢神経障害，深部腱反射低下，軽度の筋力低下以外の明確な神経学的所見はない．血液検査，画像検査はほぼ全例が正常であるが，神経伝導検査や筋電図で軽度な異常を示すことがある[7]．診断のためには表2の疾患との鑑別を要する[3]．むずむず脚症候群（RLS）は歩行などで改善し，夜間に痛みが増悪するため，その臨床症状で鑑別が可能である．

表2　PLMTの鑑別疾患

むずむず脚症候群　多発性神経障害　けいれん　持続性部分てんかん　アカシジア　脊髄性ミオクローヌス　ジストニア　パーキンソン病など

痛む脚と動く足趾症候群
PLMT：painful legs and moving toes syndrome
痛みが伴わない場合は Painless legs and moving toes syndrome，手指に症状がある場合は painful arms and moving fingers syndrome と呼ばれる．

中枢神経系
CNS：central nerve system

ヒト免疫不全ウイルス
HIV：human immunodeficiency virus

Wilson病

むずむず脚症候群
RLS：restless legs syndrome

3．神経ブロックによる治療法

　硬膜外腔へのステロイド薬投与や局所麻酔薬投与が有効な場合は，腰部交感神経節ブロックを施行する．脊髄刺激療法（SCS）で効果が得られたとの報告もある[2]．

4．薬物療法

　疼痛に対してはガバペンチノイド（Ca^{2+} チャネル $a_2\delta$ リガンド），トラマドール，アミトリプチンなどを用いる．不随意運動に対してはクロナゼパムやプラミペキソール，ロピニロール，A 型ボツリヌス毒素が有効な場合がある．しかし，治療抵抗性が高い症例が多く，寛解率は 20％程度である[1]．

5．その他の治療法

　手術症例の報告は少なく，手術により改善を認めた割合は約 40％であった[5]．不随意運動の治療と痛みの緩和に相関性はないことが報告されている[1]．

参考文献
1）Hassan A et al：Painful leg and moving toes syndrome：A 76 patients case series. Arch Neuro 69：1032-1038, 2012
2）Liu R et al：Painful legs and moving toes：Case report and review of literature. BJMP 4：431-443, 2011
3）Rossi FH et al：Painful legs and moving toes syndrome responsive to pregabalin. J Postgrad Med 61：116-119, 2015
4）Nathan PW：Painful leg and moving toes syndrome：evidence on the site of lesion. J Neurosurg Psychiatry 41：934-939, 1978
5）小原　尚ほか：Painful leg and moving toes syndrome の 1 例．北海道整災外会誌 60：90-94，2018
6）田邊　豊：痛む脚と動く足趾症候群，感覚異常性大腿神経痛：ペインクリニシャンのための新キーワード 135，真興交易医書出版部，123-124，2014
7）Pandey S et al：Painful legs and moving toes syndrome in secondary tethered cord syndrome. J Spinal Cord Med 39：363-365, 2016

腰部交感神経節ブロック
lumbar sympathetic ganglion block

脊髄刺激療法
SCS：spinal cord stimulation

Ⅳ-L　四肢血行障害（閉塞性血栓血管炎，閉塞性動脈硬化症，レイノー症候群）

1. 病　　態

四肢血行障害をきたす疾患で，動脈の閉塞病変を原因とするものに末梢動脈疾患（PAD）がある．代表的な疾患に，閉塞性動脈硬化症（ASO），閉塞性血栓血管炎（TAO），レイノー症候群などがある．欧米では，ASO の患者が多くなっており，PAD は ASO の同義語として用いられている．近年，本邦でも ASO 患者が多くなってきており，患者数は無症候性のものを含めると 50～80 万人前後と推測されている．ASO が多くなった背景には，超高齢社会になっていること，食生活を含めた生活様式の変化により糖尿病，高血圧，脂質異常症，肥満が増加して，動脈硬化性血管疾患が増えたことなどが考えられる．

末梢動脈疾患
PAD：peripheral arterial disease
閉塞性動脈硬化症
ASO：arteriosclerosis obliterans
閉塞性血栓血管炎（Buerger 病）
TAO：thromboangitis obliterans
Raynaud 症候群

2. 症　　状

ASO では，間欠（性）跛行，安静時痛，潰瘍・壊疽による痛みが出現する．間欠（性）跛行は ASO 患者の約 70～80％に認められ，主訴となることが多い．TAO では，間欠（性）跛行よりも安静時痛や潰瘍・壊疽による痛みの方が出現しやすく，その痛みは ASO より強い傾向にある．レイノー症候群では，蒼白，チアノーゼ，痛みが出現する．また，進行すると四肢末梢の潰瘍・壊疽による痛みも併発する．

診断には，問診と検査が重要である．検査方法としては，超音波ドップラー法による足関節上腕血圧比（ABI）測定，経皮酸素分圧（tcPO$_2$）測定，皮膚還流圧（SPP）測定などが有用である[1]．画像診断としては，血管造影検査があるが，MRA，CT angiography のように低侵襲の検査法もある[1]．

2022 年に改訂された『末梢動脈疾患ガイドライン』[1]では慢性下肢動脈閉塞の診断アルゴリズムが示されている．ABI が 0.9 以下，tcPO$_2$が 30 mmHg 未満，SPP が 30～40 mmHg 未満で重症下肢虚血（CLI）の可能性が高いとされている．

足関節上腕血圧比
ABI：ankle brachial pressure Index
経皮(的)酸素分圧
tcPO2：transcutaneus oxygen tention
皮膚灌流圧
SPP：skin perfusion pressure
磁気共鳴アンギオグラフィ
MRA：magnetic resonance Angiography
重症下肢虚血
CLI：critical limb ischemia

3. 神経ブロックによる治療法

神経ブロックは，痛み軽減と血流改善の目的で行われる．星状神経節ブロック，交感神経節ブロック，硬膜外ブロックが適用される．疾患の原因が虚血であるので，交感神経のブロックが有用であり，2008 年の交感神経ブロックについての総説[2]によると，星状神経節ブロックと腰部交感神経節ブロックは有効性が期待できる．胸部交感神経節ブロックや腰部交感神経節ブロックでは，長期効果を得るために無水エタノールによる化学的破壊や高周波熱凝固法（RF）が行われる．硬膜外ブロックは，急性の痛みに対して有用と考えられている[3]．罹患肢への超音波ガイド下神経ブロックが有効なこともある．

星状神経節ブロック
SGB：stellate ganglion block
硬膜外ブロック
epidural block
胸部交感神経節ブロック
thoracic sympathetic ganglion block
腰部交感神経節ブロック
lumbar sympathetic ganglion block
高周波熱凝固法
RF：radiofrequency thermocoagulation
超音波ガイド下神経ブロック
ultrasound-guided nerve block

4. 薬物療法[1,4]

ASO では薬物療法の有効性が高く，血管拡張薬や抗血小板薬がその中心となる．血管拡張薬には，シロスタゾール，プロスタグランジン製剤（リマプロストアルファデクス，アルプロスタジルアルファデクス，アルプロスタジルなど）がある．第一選択薬としてシロスタゾールが推奨されており，間欠（性）跛行の改善にエビデンスがある．抗血小

板薬には，アスピリン，クロビドグレル，シロスタゾールなどがあり，脳心血管イベント予防目的で使用される．

　TAO では，プロスタグランジン製剤が静脈内投与される場合もあるが，効果は限られる．

　レイノー症候群では，血管拡張薬や抗血小板薬が使用されるが，症状の改善は少ない．

5. その他の治療法
1）脊髄刺激療法（SCS）

　四肢血行障害に対して脊髄刺激療法（SCS）は有効であり，微小循環が改善し，救肢，痛みの軽減，創傷治癒，間欠（性）跛行改善がなどの効果が期待できる．2009 年に英国疼痛学会が作成した「SCS の反応性と適応疾患」において，四肢血行障害による痛みに対して，SCS は「good indication（よく反応する）」として推奨されている[5]．SCS による微小循環改善の機序は，交感神経抑制と求心線維の逆行性興奮が提唱されており，どちらの関与が大きいかは不明だが，求心線維の逆行性興奮が有力という見解がある[6]．特に，レイノー症候群に対して有効性が高く，レイノー症候群では，血管の反応性が他の疾患に比べて保たれていることが理由と考えられている[7]．

　微小循環の評価には，$tcPO_2$ が有用であり[8]，SCS 施行前の罹患肢の $tcPO_2$ が 10〜30 mmHg の間にあるか，坐位 cPO_2 が臥位 $tcPO_2$ より 15 mmHg 以上高い場合は，保存療法に比べて SCS の方が救肢率が高い．

　本邦の『慢性疼痛診療ガイドライン』では，下肢の末梢血管疾患の痛みに対して，推奨度は「2（弱）：施行することを弱く推奨する」に位置づけられ，有効な方法であると考えられている[9]．『2022 年改訂版 末梢動脈疾患ガイドライン』では，SCS に関して「救肢率は SCS 使用群で有意に高い結果であり，疼痛緩和効果も見られたが潰瘍治癒率には有意差は見られなかった．」との記載がある．しかしながら，SCS によって有意に潰瘍が改善したという複数例の報告も提示されている[10]．

2）保存療法
① 生活指導[1,4,8]

　ASO では，危険因子の回避が重要である．高血圧，糖尿病，高脂血症の治療および禁煙を行う．TAO では，禁煙が第一である．レイノー症候群では，基礎疾患の治療，寒冷や感情興奮の回避，禁煙が大切である．いずれの疾患でも，間欠（性）跛行に対しては運動療法（トレッドミルまたはトラック歩行など）も有効である．

② フットケア

　下肢血行障害が重症化しないように，専門家集団によるフットケアチームの介入が重要である．チームの構成メンバーは，医師（血管外科，形成外科，皮膚科，内科など），看護師，理学療法士，臨床検査技師，管理栄養士などである．早期診断・早期治療を目指し，ハイリスク患者に対して，患者教育などを行い，下肢血行障害の悪化を予防する．

3）手術療法

　フォンテイン分類のⅢ度以上，重症虚血肢の症例，保存療法で軽快しない間欠（性）跛行の場合には，手術療法が適用される．また，急性の虚血においても，全身状態や虚血肢の局所状態の程度により，早急な手術が必要な場合もある．

① 血行再建術[1]

　血管内治療と外科的血行再建がある．血管内治療は，外科的血行再建の前に行われることが多い．外科的血行再建には，バイパス術と血栓内膜摘除術がある．

脊髄刺激療法
SCS：spinal cord stimulation
英国疼痛学会
The British Pain Society

Fontaine 分類

② 肢切断術[1]

広範囲切断術後 30 日以内の死亡率は 4〜30% と高く，切断に伴う心筋梗塞，脳卒中や感染等などの合併症の発生率も 20〜37% と高率である．また，切断後の QOL 低下も著しいため，可能な限り切断は避けることが勧められる．

参考文献

1) 東　信良ほか：2022 年改訂版　末梢動脈疾患ガイドライン．https://www.j-circ.or.jp/cms/wp-content/uploads/2022/03/JCS2022_Azuma.pdf（2022 年 11 月閲覧）
2) Day M et al：Sympathetic blocks：The evidence. Pain Pract 8：98-109, 2008
3) Waldman SD et al：Cervical epidural nerve block. Waldman SD, ed, Pain management,(2nd ed.), Elsevier, 1126-1137, 2010
4) 立山真吾ほか：D 血行障害：症例 27 閉塞性動脈硬化症．樋口日比登実 編，症例から学ぶ戦略的慢性疼痛治療，南山堂，222-225，2013
5) The British Pain Society's spinal cord stimulation for the management of pain：Recommendations for best clinical practice. https://www.britishpainsociety.org/static/uploads/resources/files/book_scs_main_1.pdf#search=%27The+British+Pain+Society%E2%80%99 s+Spinal+cord+stimulation+for+the+management+of+pain+%3 A+recommendations+for+best+clinical+practice.%27（2022 年 11 月閲覧）
6) Wu M et al：Putative mechanisms behind effects of spinal cord stimulation on vascular diseases：A review of experimental studies. Auton Neurosci 138：9-23, 2008
7) Linderoth B et al：Spinal cord and brain stimulation. McMahon SB, et al, eds, Textbook of pain(6th ed.), Elsevier, 570-591, 2013
8) 宇野武司：Ⅰ．神経電気刺激療法　5 脊髄刺激療法の適応疾患　9）四肢虚血痛．表　圭一編，痛みの science & practice 7．痛みのインターベンション治療，文光堂，64-68，2014
9) CQE-1：脊髄刺激療法（SCS）は難治性慢性疼痛に有用か？　慢性疼痛診療ガイドライン作成ワーキンググループ 編，慢性疼痛診療ガイドライン，真興交易医書出版部，102-103，2021
10) Claeys LG et al：Transcutaneous oxygen pressure as predictive parameter for ulcer healing in endstage vascular patients treated with spinal cord stimulation. Int Angiol 15：344-349, 1996

Ⅳ-M　急性術後痛・慢性術後痛

1.　病　　態

　急性術後痛は，皮膚，皮下組織，筋膜・筋，骨・関節，胸・腹膜，内臓器に及んだ手術侵襲に由来する侵害受容性疼痛が主であり，一部で神経障害性疼痛が混在する[1]．手術侵襲が加えられると，組織損傷による各種メディエータの放出や虚血，ナトリウムチャネルの活性化などの結果，末梢性感作によって末梢神経が自発性に活動電位を発し，刺激に対して過剰に反応するようになる．さらに中枢性感作により，末梢からの入力に中枢神経が過剰に応答するようになり，自発痛と体動時痛を特徴とする急性術後痛が生じる．

末梢性感作
peripheral sensitization
中枢性感作
central sensitization

　一方，「手術後3ヵ月経ても創部近傍に持続する痛み」が創傷治癒後にも残存する場合は慢性術後痛（CPSP）とされ[2]，このCPSPは慢性疼痛の一疾患として国際疾病分類第11版（ICD-11）にも取り上げられている[3]．術式・手術部位によりCPSPの発生頻度は異なるが[4]，手術侵襲が大きい開胸術や四肢切断術だけでなく，比較的小手術の乳房切除術や鼠径ヘルニア修復術でも高頻度に発症し，手術全体の5〜10％で中等度以上のCPSPが発生するとされている．機序としては，術後の低栄養や免疫機能低下による慢性炎症の持続，組織修復期の瘢痕形成に伴う組織の拘縮，神経新生に伴う神経線維の増加などがCPSPの成因に関与し，周術期の不安や抑うつ，破局的思考，社会的孤立などの心理社会的要因がCPSPの発症に関与すると考えられている．さらに，炎症反応，免疫反応や遺伝的因子もCPSP発症に影響する[5]．

慢性術後痛
CPSP：chronic postsurgical pain
国際疾病分類
ICD：International Classification of Diseases

2.　症　　状

　急性術後痛は，創部のズキズキした持続痛，体の深部の熱く重い痛みや鈍痛など，損傷した組織・臓器の侵害受容器に由来する様々な種類の痛みで構成される．一方，CPSPは炎症性疼痛と神経障害性疼痛の要素が混在した症状を呈する[6]．神経障害性疼痛はCPSP全体の約半数にみられ，開胸術や乳房切除術後では神経障害性疼痛の要素が多いが，鼠径ヘルニア修復術や人工膝関節置換術後の痛みでは，その要素は少ない．

3.　神経ブロックによる治療法

　急性術後痛の治療の基本は，鎮痛効果の相加・相乗作用と副作用の最小化を目指す多角的疼痛管理である．近年，オピオイド鎮痛薬乱用に対する懸念から，欧米ではオピオイドフリー麻酔・鎮痛が盛んであり，区域麻酔がmultimodal analgesiaの中核の鎮痛法として期待されている．区域麻酔は胸術後や乳房切除後の急性術後痛を緩和するのみならず，CPSPの頻度を減少させることも知られている[7]．前皮神経絞扼症候群などでは，腹壁の皮神経に対する神経ブロックが有効である[8]．

多角的疼痛管理
multimodal analgesia

4.　薬物療法

　急性術後痛に対する神経ブロック以外のmultimodal analgesiaは薬物療法である．主に末梢のセンサー蛋白をターゲットしたNSAIDs，一次痛覚神経の異常興奮を抑制する局所麻酔薬の全身投与，中枢神経をターゲットするアセトアミノフェン，オピオイド鎮痛薬，ケタミン，a_2刺激薬，三環系抗うつ薬，Ca^{2+}チャネル$a_2\delta$リガンド（ガバペンチノイド）などを各術式に応じて使用する．術後鎮痛のための大量のオピオイド鎮痛薬の

投与はむしろ CPSP の発症を増加させる懸念があるため，過量投与を避けて減量し，可能な限り速やかに投与を終えるべきである．

5. その他の治療法

　術前からの認知行動療法やリハビリテーション，運動療法も術後痛を軽減する[9,10]．

　通常，術後 3〜7 日で急性術後痛の治療は終了するが，CPSP が完成する可能性がある術後 3 ヵ月目までの「亜急性期」が，CPSP への移行を予防するために重要な治療期間（therapeutic window）であり，急性期–亜急性–慢性期の術後痛をシームレスに対応するため，術後痛管理チームとペインクリニックの連携などが重要となる．

参考文献
1) 川真田樹人：手術痛と手術後痛．川真田樹人 編，手術後鎮痛のすべて，文光堂，2-9，2013
2) Macrae WA：Chronic post-surgical pain：10 years on. Br J Anaesth 101：77-86, 2008
3) Schug SA et al：The IASP classification of chronic pain for ICD-11：chronic postsurgical or posttraumatic pain. Pain 160：45-52, 2019
4) Niraj G et al：Persistent postoperative pain：where are we now? Br J Anaesth 107：25-29, 2011
5) Stephens K et al：Associations between cytokine gene variations and severe persistent breast pain in women following breast cancer surgery. J Pain 15：169-180, 2014
6) Richebé P et al：Persistent postsurgical pain：Pathophysiology and preventative pharmacologic considerations. Anesthesiology 129：590-607, 2018
7) Andreae MH et al：Local anaesthetics and regional anaesthesia for preventing chronic pain after surgery. Cochrane Database Syst Rev 10：CD007105, 2012
8) Chrona E et al：Anterior cutaneous nerve entrapment syndrome：management challenges. J Pain Res 10：145-156, 2017
9) Nadinda PG et al：Can perioperative psychological interventions decrease the risk of postsurgical pain and disability? A systematic review and meta-analysis of randomized controlled trials. Pain 163：1254-1273, 2022
10) Perry R et al：Pre-admission interventions（prehabilitation）to improve outcome after major elective surgery：a systematic review and meta-analysis. BMJ Open 11：e050806, 2021

Ⅳ-N　線維筋痛症

1. 病　　態

　線維筋痛症（FMS）は，慢性的な背部を中心とする痛み，不眠，疲労感などを主徴とする疾患概念である．欧米では古くから提唱されている疾患群であるが，本邦では約20年前までは医療関係者のなかでもあまり知られていなかった．近年，認知度が上がってきた[1]が，未だに疾患概念そのものについても賛否がある．米国リウマチ学会（ACR）の「線維筋痛症診断基準」[2]（1990年発表）は，①「広範囲の痛み」の既往があり，②定義された18ヵ所の圧痛点のうち，11ヵ所以上に圧痛を認めること，となっている．その後，圧痛点に頼った診断基準に対して問題点が指摘され，ACRは2010年に臨床基準としての「予備診断基準」[2]を作成，2011年にはさらに簡略化した改定診断基準も発表された．2016年には，2011年の改定診断基準の評価項目はそのままで，診断基準を一部改訂し，①広範囲疼痛指数（WPI）が7以上かつ症候重症度（SS）が5以上，もしくはWPIが4～6かつSSが9以上，②5領域のうち4領域以上の全身痛であること，③少なくとも3ヵ月以上症状が続いていること，④他の疾患の存在は除外しない，としている．診断には，1990年の「線維筋痛症診断基準」を優先するが，「予備診断基準」の臨床症状および，3つの主要症候である疲労感，起床時不快感，認知症状を重要な症候として判断する．

　発症は中年の女性に多い．2005年の「厚生労働省研究班疫学調査」[2]では，本邦では人口の1.66％（推定200万人以上）の患者が存在すると推計されている．

　病因に関しては，セロトニン欠乏やサブスタンスPの髄液中の増加などの神経ペプチド異常説，視床や尾状核の血流低下説，ノンレム睡眠の障害説などがあるが，現時点では不明である．それらの障害の他，ストレスなどの心理社会的要因，外傷や手術などの外的要因が発症の誘因になることがあり，複雑な因子が関与している可能性も高い．

2. 症　　状

　本邦の患者の臨床症状[3]としては，全身の痛みは必須であり，他には，90％以上の患者に疲労感がみられる．また，睡眠障害や抑うつ症状，朝のこわばりなどは高率でみられる．しびれ・知覚異常感や過敏性腸症候群，微熱，頭痛，目の乾き，口渇感，レイノー現象，不安焦燥感，頻尿，月経困難，耳鳴り，むずむず脚症候群（RLS）などの多彩な症状を合併することがある．

3. 神経ブロックによる治療法

　神経ブロックとしては，星状神経節ブロック，圧痛点へのトリガーポイント注射，持続硬膜外ブロックなどの報告がある[2]．痛みが広範囲であるため，神経ブロックだけでは対処できないことも多く，薬物療法や運動療法，認知行動療法（CBT）などとの併用が必要となる．

4. 薬物療法

　『線維筋痛症診療ガイドライン2017』[2]では，プレガバリン，デュロキセチン，ガバペンチン，アミトリプチリン，ミルナシプラン，トラマドール，ワクシニアウイルス接種家兎炎症皮膚抽出液などの薬物の使用が推奨されている．『慢性疼痛診療ガイドライ

線維筋痛症
FMS：fibromyalgia syndrome

米国リウマチ学会
ACR：American College of Rheumatology

広範囲疼痛指数
WPI：wide-spread pain index
SS：symptom severity

Raynaud 現象

むずむず脚症候群
RLS：restless legs syndrome

星状神経節ブロック
SGB：stellate ganglion block
トリガーポイント注射
TP：trigger point injection
認知行動療法
CBT：cognitive behavioral therapy

ン』[4]では，プレガバリンおよびデュロキセチンで鎮痛効果のエビデンスが示されている．アミトリプチリンはうつ病や全般不安症の合併がない線維筋痛症患者に勧められているが，エビデンスは高くない．またオピオイド鎮痛薬〔強度〕は推奨されていないことが多く，トラマドールに関しても有用性は明らかではない．

5. その他の治療法

1）リハビリテーション

運動療法は，『線維筋痛症診療ガイドライン 2017』[2]および『慢性疼痛診療ガイドライン』[4]では，線維筋痛症の重症度（FIQ），痛み，圧痛点数，疲労が改善したとして，推奨されている．

2）心理的アプローチ

『線維筋痛症診療ガイドライン 2017』[2]では，認知行動療法が痛み，抑うつ症状と障害の軽減において，わずかながら有意であるために推奨されている．『慢性疼痛診療ガイドライン』[4]では，認知行動療法単独では抑うつ症状を改善するが，痛みや QOL は改善しないために弱い推奨となっている．

3）鍼治療

エビデンスレベルは高くはないが，有効とする報告もあり，推奨されている[2]．

なお，この疾患に対してはエビデンスが変化していくことも考えられ，最新の診療ガイドラインを参考されたい．

線維筋痛症の重症度
FIQ：fibromyalgia impact
questionnaire

参考文献

1) 松本美富士：本邦線維筋痛症の疾患認知度の経年的変化および診療ガイドライン作成に関わる研究．厚生労働省線維筋痛症の発生要因の解明及び治療システムの確立と評価に関する研究．平成 22 年度研究報告書．27-29，2010
2) 日本線維筋痛症学会・日本医療研究開発機構線維筋痛症研究班 編：線維筋痛症診療ガイドライン 2017，日本医事新報社，2017
3) 松本美富士ほか：線維筋痛症の臨床疫学像（全国疫学調査の結果から）．臨床リウマチ 18：87-92，2006
4) Q. 線維筋痛症．慢性疼痛診療ガイドライン作成ワーキンググループ 編，慢性疼痛診療ガイドライン，真興交易医書出版部，264-272，2018

V-1 危機的循環虚脱，呼吸障害に対する治療，対処法

1. 総　　論

危機的循環虚脱をきたし得る状況としては，迷走神経反射，局所麻酔薬のくも膜下誤注入，（心抑制を伴う）局所麻酔薬中毒，アナフィラキシーショックなどがある．呼吸停止（抑制）をきたす状態として，局所麻酔薬のくも膜下誤注入（高位脊髄くも膜下麻酔），局所麻酔薬中毒（意識消失）などが挙げられる．

頚部周囲の神経ブロックでは，くも膜下誤注入，局所麻酔薬中毒の発生が比較的高く，注意を要する．超音波ガイド法ではランドマーク法に比べ，頻度は低い．ただし，星状神経節ブロック（SGB）時の局所麻酔薬中毒に関しては，日本ペインクリニック学会安全委員会の調査でも，毎年数例の報告があり[1,2]，局所麻酔薬の動脈注入では，少量でも瞬時に意識消失，全身けいれんが起こり得ることを念頭に置く必要がある[3]．頚部神経根ブロックにおける神経線維内または神経上膜内注射では，くも膜下注入になる可能性があり[4]，薬液注入量，注入速度にも注意が必要である．

星状神経節ブロック
SGB : stellate ganglion block

1）局所麻酔薬

リドカインやメピバカインが一般に使用されるSGBにおいては，心抑制の頻度は少ないと考えられるが，SGB施行時に脂肪乳剤を必要とした局所麻酔薬中毒の報告例もあり[5]，動脈注入時は最小中毒量（濃度）が低いことを認識する必要がある．また，比較的大量の局所麻酔薬（レボブピバカイン，ロピバカイン）を使用する区域麻酔（神経ブロック）における血管内誤注入・周囲組織からの血管内吸収による中毒では，心抑制の可能性が高くなる．

2）モニター

神経ブロックに応じて必要とするモニターは異なるが，循環虚脱・呼吸抑制をきたし得る手技においては，心電図，血圧計，パルスオキシメータが用いられる．循環虚脱（血圧低下）をきたしやすい硬膜外ブロック施行時には，施行直後から15〜30分後までの血圧測定が望ましい．ただし，循環血液量不足（脱水など），くも膜下誤注入が疑われる場合，もしくは局所麻酔薬を大量投与した場合などには補液，昇圧薬で治療しつつ，さらに長時間の観察が必要になる．

硬膜外ブロック
epidural block

0.75％［w/v］ロピバカイン 10 mL，1％［w/v］ロピバカイン 20 mL をくも膜下誤注入した報告[6,7]においては，各々 80 分後，約 3 時間後に呼吸が再開したとしており，偶発的くも膜下麻酔が生じたとしても，比較的短時間で意識，呼吸状態の回復が見込まれ，硬膜外ブロックにおけるくも膜下誤注入時のモニター，安静時間の目安になると考える．外来治療で一般に使用されるリドカイン，メピバカインではさらに短時間での回復が見込まれる．

2. 治　　療

循環虚脱に対する治療としては，急速補液，エフェドリン，フェニレフリンなどの昇圧薬が使用されることが多いと考えるが，中〜高濃度の局所麻酔薬 10 mL 以上がくも膜下誤注入されるなどすると，広範囲の交感神経遮断による危機的循環虚脱（重度の低血圧）となるため，塩酸ドパミン，アドレナリンなどが必要となることがある[8]．また，

アナフィラキシーショックにおける第一選択治療薬はアドレナリン 0.3〜0.5 mg の筋肉内投与であり，危機的状況下ではアドレナリン 50 µg の静脈投与（アドレナリン 1 mg を生理食塩水で総量 20 mL に希釈した 1 mL を使用）を検討する．局所麻酔薬中毒における心抑制には脂肪乳剤を用いることも考慮する．脂肪乳剤の使用法としては，1.5 mL/kg（体重 70 kg で 100 mL）を約 1 分かけて投与し，その後 0.25 mL/kg/分（体重 70 kg で 1,000 mL/時）で持続投与を開始する[9]．

　呼吸抑制時には，酸素投与，気道確保を行い，呼吸停止に至った場合，バッグバルブマスクを使用した用手換気，呼吸再開の徴候がなければ，気管挿管を考慮する．

参考文献

1) 田中信彦ほか：痛み診療の現場における 2015 年および 2016 年の有害事象について―日本ペインクリニック学会安全委員会・有害事象報告と課題―．日本ペインクリニック学会誌 27：133-142，2020
2) 前田愛子ほか：痛み診療の現場における 2018 年 1 年間の有害事象について―日本ペインクリニック学会安全委員会調査報告―．日本ペインクリニック学会誌 27：271-280，2020
3) 奥田泰久ほか：星状神経節ブロックに伴う合併症と局所麻酔薬中毒．麻酔 65：674-675，2016
4) Selander D et al：Longitudinal spread of intraneurally injected local anesthetics. An experimental study of the initial neural distribution following intraneural injections. Acta Anaesthesiol Scand 22：622-634, 1978
5) 深見隼人ほか：星状神経節ブロック中に発生した局所麻酔薬中毒に対し脂肪乳剤投与を行った 1 症例．日歯麻誌 46：170-172，2018
6) Gazzanelli S et al：A case of total spinal block during epidural anaesthesia. G Chir 25：405-407, 2004
7) Esteban JL et al：Unintended total spinal anaesthesia with ropivacaine. Br J Anaesth 84：697-698, 2000
8) 山口　聡ほか：脊髄くも膜下硬膜外併用麻酔中に全脊髄くも膜下麻酔が疑われた 1 症例．麻酔 67：536-539，2018
9) 日本麻酔科学会 局所麻酔薬中毒へのガイドライン WG：局所麻酔薬中毒への対応プラクティカルガイド．https://anesth.or.jp/files/pdf/practical_localanesthesia.pdf，2017（2022 年 7 月閲覧）

V-2　血管穿刺後の遷延痛

　静脈穿刺後の遷延痛の頻度，診断，治療，転帰についての報告は少ない[1〜4]．献血者を対象として神経損傷の発症頻度を調査した報告では，神経損傷の発症率は 6,300 回に 1 回，医師の診察が必要になった頻度は 21,000 回に 1 回，3 ヵ月以上にわたり症状が持続した頻度は 89,000 回に 1 回であった[1]．採血手技に伴う神経障害性疼痛の発現頻度は 6,000〜7,000 回に 1 回で，若い女性に多く[2]，重篤な神経障害の発現頻度は 150 万人に 1 人と報告されている[3]．一方，外来採血室で静脈採血を受けた約 58 万人の患者を対象にした研究では，約 4,500 回に 1 回の頻度で遷延痛が，約 30,000 回に 1 回の頻度で神経障害性疼痛の発症が報告されている[4]．同報告では，推奨されている肘正中皮静脈の穿刺でも神経障害性疼痛が生じていること，神経障害性疼痛と診断された患者は薬物療法により 6 ヵ月以内に痛みが消失したことが紹介されている．治療と転帰については，肘窩部静脈穿刺に伴う前腕皮神経損傷を早期に診断・加療したことにより症状が軽快した症例の報告もあるが[5]，一方で治療抵抗性の報告も多くあり，一人ひとりの患者の痛みの評価と痛みの機序に基づいた対応が求められる．

1. 診　　断

1) 発症時期による痛みの原因の違い[6)]

　静脈穿刺後の痛みは，痛みの発症時期により直接的な原因が異なる点に留意が必要である．穿刺直後は，穿刺針による組織損傷あるいは末梢神経損傷が，穿刺日の夜または翌日などの遅延性発症の痛みは，穿刺部位の血腫・炎症が原因となる．さらにそれ以降の発症では，神経障害性疼痛に加えて，静脈穿刺手技に直接関連しない他の原因についても検索が必要である．末梢神経損傷では，痛みの部位が穿刺部位に加えて他部位へ放散し，痛みの性状は電撃痛で「電気が走る」や「びりっと響く」などと表現される．さらに当該神経が分布する皮膚領域の感覚障害がみられ，穿刺部にチネル徴候を認めることがある．一方，神経以外の組織損傷では，痛みの範囲が穿刺部位に限定し，神経障害が示唆される感覚障害は認められない．

Tinel 徴候

2) 想定される痛みの要因

① 侵害受容性の要因

　皮膚や皮下組織，筋・筋膜の損傷に起因する痛みで，静脈穿刺直後および血腫，その後の炎症に起因して生じる痛みの機序である．

② 神経障害性の要因

　神経障害性疼痛診断アルゴリズムに基づいた診断が大切である．具体的には，痛みの部位が神経解剖学的に妥当であることに加えて，障害神経の解剖学的神経支配に一致した感覚障害の他覚的所見があることが診断する際に重要である[7)]．また，針穿刺に伴う末梢神経損傷は，周辺の圧挫を含む物理的な部分髄鞘・軸索損傷（断裂）と想定されるため，神経伝導検査では伝導遅延より軽度の波形変化（多相化）や振幅低下が見込まれると報告されている[5)]．

　肘部での血管穿刺による内側前腕皮神経損傷では穿刺部に加えて前腕尺側部位の痛みが，正中神経損傷では穿刺部に加えて手掌の橈側 2/3，母指から中指，環指の橈側のいずれかに痛みが出現する．両者ともに同部位の感覚障害（知覚過敏，鈍麻，アロディニア）がみられる．また，肘部からの採血手技で推奨されている肘正中皮静脈穿刺あるいは橈側皮静脈穿刺であっても外側前腕皮神経損傷の可能性がある．その際は，前腕外側部の痛みと同部位に感覚障害がみられる．加えて，静脈留置針穿刺時に推奨されていた手関節部の橈側皮静脈は，橈骨神経浅枝が密に伴走していることから避けるべき皮静脈に位置づけられている．

③ 侵害受容性と神経障害性の混合性要因

　皮下出血，血腫，炎症，末梢神経障害の状況により，上記の機序に基づいた症状，他覚所見が複合してみられる．

④ 心理社会的要因[6)]

　想定外の強い痛みが生じたことに対する驚き・怒り・不信感・抑うつ気分，痛みの原因や予後についての不安，血管穿刺実施者の手技に問題があったはずだという考えへのとらわれなどが患者に生じることがある．このため静脈穿刺後の痛みを評価する際には，身体的要因の評価と同時に心理社会的要因の評価も必要である．

2. 予　　防[6)]

　神経損傷が生じやすい部位は肘部尺側の上腕動脈の内側である．この部位は正中神経，内側前腕皮神経が走行するため，尺側皮静脈は第一選択静脈とすべきではない．もう一つの注意すべき部位は，橈側の手関節部を走行する橈側皮静脈である．橈側皮静脈

は，以前は静脈留置針を穿刺する際に推奨静脈とされていたが，現在では，橈骨神経浅枝が交差する危険部位とされているため，尺側皮静脈と同様に第一選択とすべきでない．また，静脈穿刺を受ける患者・被験者には稀に穿刺時に強い痛みが生じる場合があること，加えてその際にはすみやかに針を抜く旨を事前に説明し，患者・被験者と血管穿刺実施者間の信頼関係をできるだけ構築しておくことが大切である．実際に血管穿刺時に電撃痛や強い痛みが生じた際はすぐに手技を中止し，患者・被験者が強い不安，強い痛みを継続的に訴えた場合は，実施者の交代も積極的に考慮する．また，強い痛みが生じた際にはすみやかに神経損傷が生じたか否かを診断し，早期の治療につなげることが大切である．

3. 治　　療

患者の心理社会的要因の対応をしながら，痛みの機序に基づいて侵害受容性疼痛と神経障害性疼痛に対する治療を行う．

1) 侵害受容性疼痛

NSAIDs やアセトアミノフェンで対応する．

2) 神経障害性疼痛

『神経障害性疼痛薬物療法ガイドライン 改訂第2版』に基づいた治療を開始する[7]．治療抵抗性の場合は神経ブロック療法も考慮する．ビタミン B_{12} 製剤を投与する場合は，漫然と使用することは慎む．また，患肢の痛みと不動化が顕著で痛みの慢性化が予想される患者には早期からの理学療法の併用が望ましい．さらにこれらの治療に抵抗性を示す場合は，生物心理社会的評価と対応のために積極的に集学的治療を考慮する．

3) 心理社会的要因への対応

患者に対して正しい情報を提供することにより，誤った認識に基づく痛みの増強因子を軽減させることも大切である．強い痛みの体験に起因する不安・怒り・不信などの感情面に対する理解と共感を示すことを通じて，早期の信頼関係の構築に努めることが必要である．具体的には，①すみやかな抜針，②謝罪とつらさに対する共感，③痛みについての問診（痛みの部位，強さ，性質など），④痛みの原因と今後の対応についての説明（採血針が末梢神経に触れた可能性，痛みは通常は一時的で自然に改善してくることが多いこと，痛み継続時の来院の勧め），⑤採血部位の変更，採血肢の左右の変更，実施者の変更，⑥医師による丁寧な診察，などが重要である．

4. 予　　後

血管穿刺後の遷延痛の予後は，末梢神経損傷の程度や心理社会的要因の影響などによって様々であり，画一的に予後を推定できるエビデンスはない．大切なのは，患者の強い痛みの訴えに対する適切な初期対応，加えて専門の医療機関での早期の診断・治療につなげることであり，その連携が症状の早期改善につながると考えられる．

参考文献

1) Newman BH et al：Blood donation-related neurologic needle injury：Evaluation of 2years' worth of data from a large blood center. Transfusion 36：213-215, 1996

2) Horowitz SH：Venipuncture-induced causalgia：Anatomic relations of upper extremity superficial veins and nerves, and clinical considerations. Transfusion 40：1036-1040, 2000

3) Horowitz SH：Venipuncture-induced neuropathic pain：The clinical syndrome, with comparisons to experimental nerve injury models. Pain 94：225-229, 2001

4) Kato J et al：Incidence and prognosis of persistent pain induced by venipuncture for blood sampling：An

observational study over a 5-year period. Pain Med 13：1627-1630, 2012
5) 山本真一ほか：肘窩部静脈穿刺に伴う医原性前腕皮神経損傷．末梢神経 29：74-77, 2018
6) 加藤 実：静脈穿刺後の神経障害痛患者の管理．ペインクリニック 36：1038-1044, 2015
7) 日本ペインクリニック学会 神経障害性疼痛薬物療法ガイドライン改訂版作成ワーキンググループ 編：神経障害性疼痛薬物療法ガイドライン 改訂第2版，真興交易医書出版部，44-88, 2016

V-3 末梢神経障害

神経ブロックに伴う末梢神経障害の発生頻度は極めて低いものの，その症状は運動麻痺や感覚障害と重篤である．末梢神経は，中枢神経と比べると再生が期待できるものの，障害様式（脱髄，軸索障害，神経細胞障害）やその程度によって症状や予後は大きく異なる．

原因としては，穿刺の際に用いる針や薬物によって，神経が化学的，機械的に傷害されることで生じる．しかし，糖尿病などの末梢神経障害の原因となる基礎疾患の存在が症状や障害の程度を修飾することもある．

古典的なランドマーク法による神経ブロックでは，針先を神経に接触させてパレステジアを確認することが多く，針先による神経障害を予防するため鈍針が用いられてきた．それに対して，X線透視下神経ブロックでは，神経根ブロックにおける safe triangle への刺入など，解剖学的に神経の直接穿刺を避ける工夫がなされてきた．また，超音波ガイド下神経ブロックでは，神経が可視化されることにより直接的な神経穿刺のリスクがより低下すると考えられるものの，神経障害の発生率を減少させる証拠はこれまでのところ示されていない[1]．

以上より，神経ブロックによる末梢神経障害には予防が最も重要である．そして，末梢神経障害が生じた場合には，神経障害の部位や程度の評価を行い，薬物療法・理学療法・心理的アプローチなどを含む集学的治療を行うことで回復までの期間の症状緩和に努めることが重要である．

1. 診 断

神経ブロック手技を行った末梢神経の支配領域に，使用した薬物の期待される効果時間を超えて運動障害や感覚異常が生じた場合に，末梢神経障害の発生を疑う．多くの場合，針の穿刺や薬物注入に伴って当該神経領域の強い放散痛や筋収縮を伴うが[2]，放散痛の存在は神経の穿刺や神経障害の発生を必ずしも意味しないことは重要である[3]．

手術麻酔における急性痛管理のための神経ブロックでは，神経ブロック手技に加えて手術手技による神経障害や局所炎症による疼痛・運動障害・感覚異常が混在する場合がある[4]．神経局在診断や MRI などの画像診断，神経伝導速度や筋電図による障害部位の同定が重要である[5]．

ペインクリニックにおける神経ブロック手技後に末梢神経障害が疑われる場合は，患者の原疾患の増悪や CRPS への移行についても評価・診断する必要がある．

2. 治 療

末梢神経障害を完治させるための確立した治療法は存在しないが，薬物療法による鎮

神経根ブロック
nerve root block

safe triangle
横突起下面と脊髄神経根頭側面で形成された三角形の領域

超音波ガイド下神経ブロック
ultrasound-guided nerve block

複合性局所疼痛症候群
CRPS：complex regional pain syndrome

痛を早期から積極的に行う．さらに，運動療法や神経刺激療法，疼痛に対する集学的治療などを行うことで，神経機能が回復するまでの症状緩和と筋萎縮などの廃用を予防することが重要である．症状の回復に要する期間を可能な範囲で推測し，患者へ適切な情報提供を行うことも重要である．

1）薬物療法

『神経障害性疼痛薬物療法ガイドライン 改訂第 2 版』に準じた薬物療法（ガバペンチノイド（Ca^{2+} チャネル $\alpha_2\delta$ リガンド），三環系抗うつ薬，SNRI など）に加えて，ビタミン B_{12}，ステロイド薬の使用を考慮する．またケタミンについても効果が報告されている[6]．

> セロトニン・ノルアドレナリン再取り込み阻害薬
> SNRI：serotonin-noradrena-line reuptake inhibitor

2）理学療法

末梢神経障害に伴う運動障害や疼痛において，筋萎縮・廃用の予防や CRPS への移行を防ぐためにも，運動療法などの理学療法は重要である．障害の回復に時間を要することが推測された際には，他の治療法と並行してより早期からの開始が望まれる．

3）神経刺激療法

経皮的電気神経刺激（TENS）は，神経障害部位の近位で当該神経を刺激することにより，鎮痛効果に加えて神経再生を促進する可能性があり，神経支配筋を刺激することによって筋単位の萎縮が抑制されることが知られている[7]．

また，脊髄刺激療法（SCS）や末梢神経刺激（PNS），後根神経節（DRG）への刺激も末梢神経障害に伴う疼痛コントロールに対して有用なことがあるため，痛みが難治性の場合には適応を検討する．

> 経皮的電気神経刺激（法）
> TENS：transcutaneous electrical nerve stimulation
>
> 脊髄刺激療法
> SCS：spinal cord stimulation
> 末梢神経刺激
> PNS：peripheral nerve stimulation
> 後根神経節
> DRG：dorsal root ganglion
> Wallerian 変性
> 認知行動療法
> CBT：cognitive behavioral therapy

4）集学的治療

集学的治療は，難治性慢性疼痛治療の基本である．ワーラー変性を伴う軸索障害などでは治療に長時間を要することから，上記の治療に加えて認知行動療法（CBT）などのアプローチも含めた対応が重要である．

5）神経ブロック治療

痛みが難治性の場合には神経ブロック治療を行うことも考慮されるが，患者の心情に配慮して十分なインフォームド・コンセントのもとに行うことが望ましい．

3．予　　防

最も重要なことは，神経ブロックの際に末梢神経障害を生じさせないことである．そのためには，可能な限り超音波や X 線透視などのイメージガイド法を用いて針先位置を画像上で確認することが重要である．また，神経周膜内注入は神経障害のリスクを高める可能性がある．

やむなくランドマーク法のみで実施する際には，いわゆるショートベベル針の方が神経に対して愛護的であることが知られている．しかし，実際に神経周膜内注入が生じてしまうとロングベベル針よりも大きな穿刺孔を生じ，神経腫を形成しやすいとの報告もあるため[8]，放散痛の有無の確認や上記の補助手段の併用が賢明である．

4．予　　後

神経ブロックに伴う末梢神経障害は，神経損傷分類として古くから知られるセドン分類[9]の neuropraxia（局在性伝導障害）であれば 10 日以内に自然回復が期待できる．しかし，axonotmesis（軸索断裂）を生じると遠位部のワーラー変性を伴い，神経線維の再生は 1 日 1～2 mm 程度といわれているため，機能回復には数ヵ月の期間を要する．運動

> Seddon 分類
> 末梢神経損傷を病理学的に 3 つに分類
> neuropraxia（局在性伝導障害）：一過性の局所の伝導障害で，軸索の変性はない状態
> axonotmesis（軸索断裂）：軸索は断裂しているが，周囲の連続性は保たれている状態
> neurotmesis（神経幹断裂）：神経幹が断裂し，連続性が完全に絶たれた状態

麻痺を伴う際には回復までの間の筋萎縮を防ぐための対応が重要である．また，再生軸索は正常軸索と機能的な差異を有するため，感覚異常が残存することもあり得る．

　損傷した末梢神経を確実に改善させる治療は存在しないことから，末梢神経障害が生じた際には，神経障害の種類と予後について患者に適切に情報提供することがその後の治療を円滑に進める上で重要である．

参考文献
1) Fredrickson MJ et al：Neurological complication analysis of 1000 ultrasound guided peripheral nerve blocks for elective orthopaedic surgery：a prospective study. Anaesthesia 64：836-844, 2009
2) Auroy Y et al：Major complications of regional anesthesia in France：The SOS Regional Anesthesia Hotline Service. Anesthesiology 97：1274-1280, 2002
3) Faryniarz D et al：Interscalene block anesthesia at an ambulatory surgery center performing predominantly regional anesthesia：a prospective study of one hundred thirty-three patients undergoing shoulder surgery. J Shoulder Elbow Surg 15：686-690, 2006
4) Lam KK et al：Incidence and etiology of postoperative neurological symptoms after peripheral nerve block：a retrospective cohort study. Reg Anesth Pain Med 45：495-504, 2020
5) Varshney V et al：Advances in the interventional management of neuropathic pain. Ann Transl Med 9：187, 2021
6) 日本ペインクリニック学会　神経障害性疼痛薬物療法ガイドライン改訂版作成ワーキンググループ　編：神経障害性疼痛薬物療法ガイドライン　改訂第2版，真興交易医書出版部，48-88，2016
7) Gordon T：Peripheral nerve regeneration and muscle reinnervation. Int J Mol Sci 21：8652, 2020
8) Rice AS et al：Peripheral nerve injury caused by injection needles used in regional anaesthesia：influence of bevel configuration, studied in a rat model. Br J Anaesth 69：433-438, 1992
9) Seddon HJ：A classification of nerve injuries. Br Med J 2：237-239, 1942

Ⅴ-4　頚部の合併症（血腫・感染）

A. 血　　腫[1]

1. 診　　断

　星状神経節ブロック（SGB）後（直後から数時間の範囲）に発症する頚部血腫が問題となる．

　症状：咽頭違和感，嗄声，頚部痛から始まり，頚部腫脹，息苦しさ，嚥下困難などを伴い重篤なものは呼吸困難に陥り，時に皮下出血や胸痛も伴う．2013年以降の日本ペインクリニック学会における有害事象調査では，2014年にSGBによる頚部血腫が1件[2]，2018年に頚部血腫1件，縦隔血腫1件が報告されている[3]．

　画像診断：超音波装置が身近にある場合には，血腫の有無や左右差を確認する．頚部CTやMRIで血腫を確認する．頚部側面X線では血腫により椎体と気管間が拡大する．

2. 治　　療

1）酸素投与

　呼吸困難が進行して酸素飽和度が低下した患者には投与する．早期に投与開始すると症状をマスクすることがあるので注意する．

2）気管挿管

　声門部が徐々に閉塞する可能性があるので，タイミングを失うと気管挿管が困難となる．当然ながらマスク換気，ラリンゲルマスクやi-gel® などの声門上器具は役に立たな

星状神経節ブロック
SGB：stellate ganglion block

い．気管挿管を決定したら早期に施行する．基本的には意識下で，通常より細いサイズの気管チューブを選択すべきである．

　気管挿管は気管切開と比較して侵襲が少ないので，可能であれば気管切開にまで至らせないためにも気管挿管を成功させたいが，気管挿管手技を繰り返すと声門部の浮腫が悪化するので，気管挿管が困難であると判断すれば，ただちに外科的気道確保を選択する．

3）外科的気道確保

　気管は血腫により圧迫されており通常より気管の前後径は狭くなっているので，施行の難易度はより高くなっており，可能な限り輪状甲状間膜切開あるいは気管切開手技に熟練している医師が施行すべきである．

4）その他

　降圧薬を適宜使用するなどして血圧の管理に気をつける．大きな改善は期待できないがステロイド薬の投与や頚部の冷却などは試みてもよいかもしれない．経皮的血液吸引やドレナージの試みは意味がないとされている．

3. 予　　防

　予防としては確実なものはなく以下の注意を払うべきである．①血液凝固異常のある患者には施行しない．②糖尿病，肥満，猪首，高血圧の患者に対しての施行は注意する．③緊急時に備えて，救急カートを常備する．④気道確保および血管確保が困難と予想される患者に対しては積極的な施行を控える．⑤施行後は，5分以上は穿刺部を圧迫し，30分程度の安静を保つ．患者によっては圧迫・安静時間を延長し，医療者による圧迫も考慮する．特にSGBの施行回数が10回未満の患者では注意を要する．⑥本合併症の最も危惧するところは，SGB後に何らかの初期症状が出現するまでに時間がかかることがあり，患者が医療施設外で重篤な状態に陥る場合も少なくない．そのために医師は本合併症について神経ブロック施行前に患者に十分に説明し，手技終了後に何か異変に気がついたらただちに医療機関へ連絡するように伝えておくことが重要である．また患者によっては椎骨動脈の走行異常がある場合もあり，事前に超音波診断装置で観察しておくことが望ましい．施行困難が予想される患者では超音波ガイド下での施行を考慮する．

B. 感　　染[1]

　SGBに関連したと考えられる感染では，化膿性脊椎炎，深部頚部膿瘍，硬膜外膿瘍などの報告がある．これらは頚部痛，CRPと白血球数の上昇，発熱，MRIなどの画像所見で診断される[4]．2013年以降の日本ペインクリニック学会における有害事象調査では，2014年にSGBが原因で発生した頚部感染1件，化膿性脊椎炎1件の報告がみられる[2]．

　治療法：早期に治療が開始されるほど予後が良い．安静，抗菌薬の投与そして外科的に切開排膿が必要な場合もある．

参考文献
1）奥田泰久ほか：ペインクリニックでのインシデント・アクシデント　星状神経節ブロックによるアクシデント．ペインクリニック 23：1055-1061，2002
2）田中信彦ほか：痛み診療の現場における 2014 年 1 年間の有害事象について―日本ペインクリニック学会安

　　全委員会・有害事象調査報告と課題—. 日本ペインクリニック学会誌 25：1-8, 2018
3）前田愛子ほか：痛み診療の現場における 2018 年 1 年間の有害事象について—日本ペインクリニック学会安
　　全委員会調査報告—. 日本ペインクリニック学会誌 27：271-280, 2020
4）松田めぐみほか：脊髄/外傷 椎体椎間板炎・脊髄硬膜外膿瘍. 臨床画像 34：123-127, 2018

Ⅴ-5　硬膜外血腫

　脊髄硬膜外血腫は，破綻した硬膜外静脈叢などからの出血によって硬膜外腔に血液が貯留して脊髄・馬尾が圧迫される病態であり[1]，本邦での硬膜外麻酔に伴う血腫の近年の発生頻度は 1：10,000～1：30,000 とされている[2]．なお，2013 年以降の日本ペインクリニック学会における有害事象調査では，硬膜外血腫が 2014 年に 2 件[3]，2015～2016 年に 2 件[4]，2018 年に 3 件報告されている[5]．特に，抗凝固薬または血栓溶解療法中や，出血性素因のある患者への脊柱管穿刺後に発生するリスクがあり，『抗血栓療法中の区域麻酔・神経ブロックガイドライン』では，「神経ブロックを行う前に抗凝固薬などの服用の有無を調査し，患者によっては出血傾向の検査を行ったうえで神経ブロックの変更や中止も検討すべきである」と記載してある[6]．

1.　診　　断

　脊髄硬膜外での出血で形成された血腫部位から放散痛が出現し，背部局所または神経根領域の背部痛や叩打痛がみられる．また，血腫が脊髄を圧迫することで運動麻痺や感覚障害が起こり，腰髄神経根が圧迫された場合は馬尾症候群や下肢不全麻痺がみられることがある．これらの症状は破綻した血管の種類や損傷の程度によって異なるが，概ね数分から数時間かけて進行する．

　上記の特徴に沿った背部痛や下肢不全麻痺がみられた場合は血腫形成が疑われ，特に出血性素因などがある場合には可能性が高くなるため，硬膜外血腫を疑った場合にはただちに MRI または造影 CT を行う．MRI では脊髄背側の硬膜外腔に腫瘤像がみられ，発症初期は T1 強調画像で脊髄と等信号，T2 強調画像で低～等信号の腫瘤像，Gd-DTPA による造影では腫瘤内の信号強度の増強が認められる[7]．造影 MRI の感度が高いため，急性期については可能であれば造影剤の使用が望ましい．時間経過とともに T1，T2 強調画像でともに高信号または高・低信号が混在した像を呈することもある．

ガドリニウムジエチレントリアミン五酢酸
Gd-DTPA：gadolinium diethylene-triamine penta-acetic acid

2.　治　　療

　神経症状の程度と MRI の所見から保存的治療または手術治療のいずれかを選択する．

1）手　　術

　進行性の神経症状がみられ，麻痺の残存が危惧される場合は緊急の外科的ドレナージが必要となる．

2）薬物療法

　クマリン系抗凝固薬を使用中の患者には，PT-INR を正常化するために必要に応じてフィトナジオン（ビタミン K$_1$）2.5～10 mg の皮下投与と新鮮凍結血漿の投与を行って手術までの待機を行う．脊髄保護を目的に，プレドニゾロンの大量投与が行われることがある．ただし，ガイドラインでは有効性は示されていない[8]．

プロトロンビン時間国際標準比
PT-INR：prothrombin time-international normalized ratio

参考文献
1) 香川賢司ほか：頸部痛ならびに片麻痺で発症し自然治癒した特発性脊髄硬膜外血腫の1例：MRIでの血腫の経時的変化. 脳卒中 34：89-93, 2012
2) Pumberger M et al：An analysis of the safety of epidural and spinal neuraxial anesthesia in more than 100,000 consecutive major lower extremity joint replacements. Reg Anesth Pain Med 38：515-519, 2013
3) 田中信彦ほか：痛み診療の現場における2014年1年間の有害事象について—日本ペインクリニック学会安全委員会・有害事象調査報告と課題—. 日本ペインクリニック学会誌25：1-8, 2018
4) 田中信彦ほか：痛み診療の現場における2015年および2016年の有害事象について—日本ペインクリニック学会安全委員会・有害事象調査報告と課題—. 日本ペインクリニック学会誌27：133-142, 2020
5) 前田愛子ほか：痛み診療の現場における2018年1年間の有害事象について—日本ペインクリニック学会安全委員会調査報告—. 日本ペインクリニック学会誌27：271-280, 2020
6) 日本ペインクリニック学会・日本麻酔科学会・日本区域麻酔学会合同作成ワーキンググループ 編：抗血栓療法中の区域麻酔・神経ブロックガイドライン, 真興交易医書出版部, 2016
7) 岩渕真澄：脊椎・脊髄画像診断のスキルアップ. 日臨麻会誌 34：288-295, 2014
8) Hurlbert RJ et al：Pharmacological therapy for acute spinal cord injury. Neurosurgery 72 Suppl 2：93-105, 2013

V-6　脊髄損傷

脊髄損傷は稀な合併症であるが，硬膜外ブロックなどの際に脊髄が損傷を受けた場合には，神経細胞自体の損傷以外に血管損傷や脊髄浮腫による脊髄血流障害や酸素化の障害が生じ[1]，その後にニューロンやグリア細胞の虚血，炎症，瘢痕化や嚢胞性空洞形成を介して永続的な神経学的欠損を引き起こすことがある. 2013年以降の日本ペインクリニック学会における有害事象調査において，脊髄損傷は2018年に1件のみ報告されている[2].

硬膜外ブロック
epidural block

1. 診　断

神経ブロックの合併症としての脊髄損傷はほとんどが不全損傷となる. 脊髄穿刺自体は頸部のX線透視下神経根ブロック時に起こしやすく，針を進めすぎることによって生じる[3]. 稀に下肢に放散痛を訴えることがあるが，通常は無症状である. しかし，有症状の場合は筋力低下や障害神経支配域の神経障害性疼痛，知覚低下などが生じる. 診断のためには，神経学的所見を評価し，損傷部位を特定するために，MRI検査などの画像検査を行う必要がある.

2. 予　防

注入時抵抗が高く，注入時に放散痛がみられた場合は神経周膜内に薬液が注入された徴候と考えられている[4]. そのため，硬膜外ブロックなどでブロック針を刺入した際にわずかでも放散痛があった場合は手技を中止する. 針を硬膜外腔まで引き抜き，濃度を低くした局所麻酔薬とともにステロイド薬を注入することもある. さらに，同部位での再穿刺は試みないようにする. 放散痛を得るために何度も穿刺を行うと損傷を生じやすい.

脊髄内に達した穿刺針を抜かずに局所麻酔薬を注入するとショックや意識消失などの激烈かつ重篤な症状を呈するので[5]，わずかな局所麻酔薬注入でもこのような症状がみられた場合はただちに抜針してモニタリングと蘇生の準備を行う. 脊髄穿刺そのものは物理的損傷であるが，抜針せずに局所麻酔薬を注入すると化学的損傷も加わって回復困難となる.

3. 予　　後

　予後は損傷の重症度およびレベルによって異なる．下肢などに放散痛を訴えることもあるが，通常は脊髄を穿刺しても症状を示さないことも多い[3]．症状が遷延することは非常に稀であるが，慢性の神経障害性疼痛が残存することがある．脊髄内の血管穿刺に起因する下肢の不全麻痺が残存した報告もある[6]．

参考文献
1) Patek M et al：Spinal cord injury. Anaesth Int Care Med 21：411-416, 2020
2) 前田愛子ほか：痛み診療の現場における 2018 年 1 年間の有害事象について―日本ペインクリニック学会安全委員会調査報告―．日本ペインクリニック学会誌 27：271-280，2020
3) 伊達　久：神経ブロックに伴う合併症　2)硬膜外ブロック，神経根ブロック．ペインクリニック 35：1616-1624，2014
4) Fredrickson MJ et al：Neurological complication analysis of 1000 ultrasound guided peripheral nerve blocks for elective orthopaedic surgery：A prospective study. Anaesthesia 64：836-844, 2009
5) 益田律子：脊髄くも膜下麻酔の合併症と対策：次世代に継承したい重要知見．日臨麻会誌 40：284-292，2020
6) 鈴木　太：神経ブロックの合併症とその予防．ペインクリニック 15：7-15，1994

Ⅴ-7　脊髄梗塞

　脊髄梗塞は脊髄栄養血管の虚血によって生じる合併症であり，①突発的な背部激痛，②四肢に急速進行性かつ両側性の弛緩性筋力低下，③温痛覚が中心の感覚消失，などが生じる．発症機序は十分には解明されていないが，硬膜外穿刺やカテーテル挿入による根動脈の圧迫や損傷，薬物による根動脈の攣縮，硬膜外腔への薬物投与やカテーテル挿入による硬膜外腔のコンプライアンスの低下や圧上昇などが原因となって生じるとされている[1]．

　頸部神経根ブロック（前方法）時に脊髄梗塞や脊髄浮腫，脳梗塞，皮質性盲などの重篤な合併症が生じる可能性について報告[2]があり，本邦でも頸部神経根ブロック時に根動脈への粒子状ステロイド薬を偶発的に誤注入したと思われる脳幹・脊髄梗塞の患者が報告されている[3]．その他には頸椎後枝内側枝高周波熱凝固法（RF）後や胸部神経根 RF 後に脊髄梗塞が発症した例も報告されている[4]．ただし，2013 年以降の日本ペインクリニック学会における有害事象調査で脊髄梗塞の報告はなされていない．

高周波熱凝固法
RF：radiofrequency thermocoagulation

1. 診　　断

　初発症状は痛みであり，疼痛部位は病巣の脊髄高位に一致している場合が多い．後根や脊髄後角の虚血によって生じる痛みはデルマトームに沿ってみられ，前根や脊髄前角の刺激による支配筋収縮の痛みはミオトームに沿ってみられる．画像診断では MRI が有用であり[5]，T2 強調画像で 24 時間〜1 週間以内に高信号を呈し，その後，浮腫により周囲の不鮮明化が生じた後に辺縁が明瞭となる．また，拡散強調画像は発症後 3 時間程度で高信号を呈し，ADC（apparent diffusion coefficient）が低下する．前脊髄動脈症候群では MRI で脊髄前角が "snake eyes sign" や "owl's eyes sign" と呼ばれる両側性の高信号病変がよく知られているが，その特異度は高くない[6,7]．いずれにせよ，すみやかな神経学的所見の確認や MRI などの画像診断による早期発見が重要となる．

見かけ拡散係数
ADC：apparent diffusion coefficient

2. 治　　療

治療は確立したものはないが，超急性期の血栓融解療法，急性期の抗凝固療法，脊髄浮腫予防に浸透圧利尿薬やステロイド薬が用いられる．早期からの理学療法が重要で，早期診断と治療介入が望ましい[8]．

3. 予　　防

粒子状ステロイド薬の添付文書には脊髄や神経への投与の適応の記載はなく，これらの合併症の報告があることから禁忌とする．デキサメタゾン以外には局所麻酔薬の添加としての抗炎症薬に関する研究はほとんどないことにも留意すべきである．さらに，胸部脊柱管狭窄症を有する75歳女性が硬膜外麻酔併用全身麻酔を受けた後に胸髄レベル以下の知覚脱出と下肢運動麻痺が出現し残存したとの報告もある[9]．この患者では脊柱管狭窄部位に留置したカテーテルが腫瘤状となったことが梗塞の原因と考えられており，硬膜外カテーテル留置部位の画像評価も検討すべきである．

参考文献
1) 神移　佳ほか：硬膜外麻酔併用全身麻酔後に脊髄梗塞が明らかになった1症例．臨麻 29：1772-1774, 2005
2) Benny B et al：Complications of cervical transforaminal epidural steroid injections. Am J Phys Med Rehabil 89：601-607, 2010
3) 川股知之ほか：懸濁性ステロイド剤を用いた頸部神経根ブロックにより小脳・脳幹部梗塞をきたした1例．日本ペインクリニック学会誌 17：25-28, 2010
4) 木下　修：胸部神経根高周波熱凝固後に脊髄梗塞を起こした1症例．ペインクリニック 28：227-231, 2007
5) 竹下　翔ほか：脊髄梗塞急性期のMRIの経時的変化：症例報告と文献的考察．臨神経 56：352-355, 2016
6) Weidauer S et al：Spinal cord infarction. in Hattingen E et al (eds). Disease of the Spinal Cord-Novel Imaging, Diagnosis and Treatment (1st ed.), Springer, 435-452, 2015
7) Weidauer S et al：Spinal cord ischemia：aetiology, clinical syndromes and imaging features. Neuroradiology 57：241-257, 2015
8) 安藤哲朗ほか：脊髄血管障害，循環障害 前脊髄動脈症候群．日本臨牀 別冊 神経症候群 (第2版) I, 394-397, 2013
9) Kobayashi K et al：Spinal cord infarction following epidural and general anesthesia：a case report. JA Clin Rep 3：42, 2017

V-8　硬膜外膿瘍

脊髄硬膜外膿瘍（SEA）は，硬膜外腔に膿が貯留し，脊髄や脊髄根が圧迫されることを特徴とする疾患である．稀な疾患であり1970年代には，入院患者10,000人当たり0.2～2.0人の発症率だったといわれている．しかし，MRIの普及に伴い発見率が向上した結果，報告される患者数も増加している[1]．また，周術期硬膜外麻酔後の感染率は2,000人に1人（0.05%）程度だが，硬膜外カテーテルの長期留置の感染率は4.3%に上昇する[2]．

SEAの患者は，腰痛を訴えて医療機関を受診される方も少なくない．しかし，初診時にSEAと診断されることは少なく，治療開始が遅れることが多い．治療の遅延により患者が永続的な神経機能障害，麻痺，さらに死亡にまで至ることもあるため，適切な治療介入が重要である．

脊髄硬膜外膿瘍
SEA：spinal epidural abscess

1. 診　　断

SEAの症状は発熱，腰背部痛，神経症状の順に発現することが多く，古典的三徴とさ

れている．最初の評価で3つの症状が揃っているのはわずか7.9%であり，入院時にもすべての症状が揃っているのは10%に過ぎない．SEA以外が原因の腰背部痛で，外来患者がこれら三徴のすべてを満たすのは0.8%であることより，古典的三徴はSEAの診断では特異度は高い[3]．また，局所的な激しい腰背部痛が最も多い症状である[4,5]．

SEAの素因としては，糖尿病，ステロイド薬の静脈投与や長期の全身性コルチコステロイド療法，最近の外傷や手術，硬膜外麻酔，局所感染や手術後の全身性細菌感染などが知られている．局所・全身感染としては，皮膚・軟部組織感染，骨髄炎，尿路結石，感染性心内膜炎，血管留置物感染などが挙げられる．

SEAが疑われる患者を診察する際には，感覚や運動機能，反射，歩行などを含む神経学的検査の施行が重要である[1]．神経学的症状としては，運動能力の低下，神経根症，膀胱・腸の機能障害などが半数の患者で報告されている[6]．

臨床検査では，白血球増加，CRP値の上昇，赤血球沈降速度（ESR）の上昇などの炎症所見が認められる．その中で白血球増加は全患者の約65%にしか認められないが，ESRはSEA患者では感度が高く，ほぼ一様に上昇する[1,3]．

画像診断法では，ガドリニウム（Gd）強調MRIがSEAの診断を確定するための最も感度が高く，特異的で有益な検査である．MRIは，非侵襲的で高感度かつ特異的な画像診断法であり，膿瘍の範囲と位置を明確にすることができる．水平方向および矢状方向の断層画像は膿瘍の範囲を確認できるため，SEA，脊髄虚血，急性骨髄炎および転移性腫瘍などの脊髄疾患と容易に区別することができる[6]．また，Gd強調MRIはSEAの検出に最も有益な画像診断と考えられているが，感染の範囲を過大評価する可能性があるので注意が必要である．

2. 治　療

治療の目標は手術と抗菌薬の投与により膿瘍の体積を減少させ，最終的には膿瘍と起因菌を排除することである．

手術療法の選択についてのガイドラインは統一されていないが，神経学的障害を認める場合は，抗菌薬を使用した即時手術が推奨されている．手術を推奨しない条件としては，重篤な医学的疾患がある，脊髄圧迫症状がない，発症から完全麻痺まで3日以上経過している場合が挙げられている[1]．

保存的治療としては，抗菌薬の投与が行われる．抗菌薬は，膿瘍や血液培養から同定された起因菌に応じて選択するのが理想的である．起因菌が血液培養から分離される患者は約60%であるが，抗菌薬を適切に選択するために血液培養を定期的に検査する必要がある．起因菌が不明のまま治療を開始しなければならない場合は，起因菌として可能性が最も高いブドウ球菌に対してのペニシリン系や第一，第二世代のセフェム系の抗菌薬を使用する．MRSAが疑われる場合はバンコマイシンやクリンダマイシンを，病歴から尿路感染が疑われる場合にはグラム陰性桿菌を想定し，第三，第四世代セフェム系抗菌薬を投与する[1,2]．抗菌薬の投与期間は4〜6週間，椎体骨髄炎がある場合には8週間程度とされている[3]．

保存的治療を行っていても，膿瘍が拡大する場合がある．膿瘍拡大に伴う静脈のうっ血や血栓症により神経学的な悪化を招き，運動神経麻痺の症状が認められるようになるとその症状は急速に進行する．そのため，慎重な経過観察と手術のタイミングの判断が必要である．また，麻痺症状が出現した時に備えて，緊急手術が可能な体制を構築しておくことが望ましい[1]．

赤血球沈降速度
ESR：erythrocyte sedimentation rate

ガドリニウム
Gd：gadolinium

メチシリン耐性黄色ブドウ球菌
MRSA：methicillin-resistant *Staphylococcus aureus*

3. 予　　後

　SEA による死亡率は減少しているが，5～10％の患者が敗血症，髄膜炎，その他の合併症で死亡している[2]．画像診断，抗菌薬による治療，外科技術の進歩にもかかわらずSEA 生存者の約半数は神経学的な後遺症を抱えており，そのうち 15％は麻痺や完全麻痺が残っている[7]．

　手術施行が遅れた患者で予後が悪化した割合は，約 30～40％と報告されている[4,7]．抗菌薬を使用した即時手術は，非手術的管理の失敗後の遅延手術と比較して，神経学的転帰を改善することが示唆されている[5,8]．多くの患者，特に進行性の神経障害を持つ患者にとっては，抗菌薬の静脈内投与および早期手術の施行が最良の選択である．

参考文献
1) Tetsuka S et al：Spinal epidural abscess：A review highlighting early diagnosis and management. JMA J 3：29-40, 2020
2) Grewal S et al：Epidural abscesses. Br J Anaesth 96：292-302, 2006
3) 泉　薫ほか：脊髄硬膜外膿瘍：16 症例の解析．日本ペインクリニック学会誌 19：19-24, 2012
4) Patel AR et al：Spinal epidural abscesses：risk factors, medical versus surgical management, a retrospective review of 128 cases. Spine J 14：326-330, 2014
5) Connor DE Jr et al：Comparison of operative and nonoperative management of spinal epidural abscess：a retrospective review of clinical and laboratory predictors of neurological outcome. J Neurosurg Spine 19：119-127, 2013
6) Sendi P et al：Spinal epidural abscess in clinical practice. QJM 101：1-12, 2008
7) Reihsaus E et al：Spinal epidural abscess：a meta-analysis of 915 patients. Neurosurg Rev 23：175-204, 2000
8) Stratton A et al：Incidence and risk factors for failed medical management of spinal epidural abscess：a systematic review and meta-analysis. J Neurosurg Spine 26：81-89, 2017

V-9　硬膜穿刺後頭痛（PDPH）

硬膜穿刺後頭痛
PDPH：postdural puncture headache

　硬膜穿刺後頭痛（PDPH）は，脊髄くも膜下麻酔や髄液採取，ミエログラフィーなどの針がくも膜下腔に達する手技の後に発現する頭痛である．腰椎穿刺の 6～36％で穿刺後頭痛が発生するが，18～16 G の太い Tuohy 針による偶発的硬膜穿刺後は，70～80％で重症の起立性頭痛が起こる．頭痛が起こる原因として脳脊髄液の漏出により立位や坐位において脳が下方に牽引されること以外に，脳脊髄液量を一定に保つために脳血流の増加が必要となり，これを補うために脳血管が拡張すること，さらに，サブスタンス Pに対する感受性の増大が考えられている[1]．

1. 診　　断

　頭痛は硬膜およびくも膜穿刺の後に発現し，立位や坐位で頭痛がみられ，臥位になると軽快し消失する特徴より診断される．典型的な患者では，立位や坐位後，数十秒で症状が出現し 15 分以内に増悪し，臥位に戻ると軽快する．頭痛は硬膜穿刺後 48 時間までに発生するのが一般的であるが，72 時間以後に発症する患者も存在する．

2. 治　　療

1）安静臥床，補液

　定められた安静臥床や積極的な補液を支持するエビデンスはないが，低髄液圧による

頭蓋内出血の危険性があるため，頭痛を誘発する頭高位は症状が軽減するまでは避けるべきと考えられる.

2）薬物療法

PDPH の治療として用いた薬物の効果を検証した RCT は少なく，どれもサンプルサイズの小さい研究である．したがってエビデンスとしては乏しいが，カフェイン，ガバペンチン，ヒドロコルチゾン，テオフィリンについては症状の軽減には有効であると報告されている[2]．アミノフィリンの予防効果，治療効果について調査したメタアナリシスでは，症状の軽減には有効であることが報告されている[3]．

3）硬膜外自家血注入（硬膜外自家血パッチ（EBP））

有効とする多くの観察研究があり，初回有効率は 95％，再発例に対する 2 回目の施行では 99％が有効と報告されている．そのため難治症例には EBP を考慮するが，頭痛症状の発現から施行までの期間については様々な報告がある．予防的施行は推奨されていない[4]．EBP は穿刺部位近くの硬膜外腔内に無菌的に採取した自家血を注入する方法であり，十分な効果を得るのに必要な自家血注入量については様々な報告があるが（多くの報告では 10〜20 mL であるが，平均 7.2 mL で有効とする報告もある），注入量を増やすことに利点はないと報告されている（Ⅱ-24 硬膜外自家血注入（硬膜外自家血パッチ）79 頁参照）.

4）神経ブロック

両側の翼口蓋神経節ブロック，後頭神経ブロックの報告がある[5]．

3. 予　防

腰椎穿刺時の針の形状やゲージの違いによる PDPH の発生率を調べた RCT の結果が複数報告されている．同じデザイン間で比較したメタアナリシスによると，クインケ型などのカッティング針では細い針ほどより発生率は少なく，ペンシルポイント針などの非カッティング針ではゲージの違いによる発生率に差はなかったと報告されている[6]．またカッティング針と非カッティング針とを比較したシステマティックレビューによれば，カッティング針でよりリスクが高いと報告されている[7]．腰椎穿刺時の体位によりPDPH の発生率に差があるかを検討したメタアナリシスによると，坐位と側臥位の比較で手技の成功率に差はなく，側臥位での施行でより PDPH は少なかったと報告されている[8]．予防的安静臥床については発生頻度を減少させず，むしろ安静群で PDPH が多かったとする報告もある．臥床時の体位について調べた報告では，仰臥位と腹臥位では差がなく，仰臥位と頭低位ではわずかに仰臥位単独群で頭痛が少なかった[9]．予防的水分補給の有効性を検討した研究については否定的な結果[9]，肯定的な結果[10]のどちらもあるが，研究間で水分補給の方法や量，補給時期などデザインに違いがある.

参考文献
1) Bezov D et al：Post-dural puncture headache：part I diagnosis, epidemiology, etiology, and pathophysiology. Headache 50：1144-1152, 2010
2) Basurto Ona X et al：Drug therapy for treating post-dural puncture headache. Cochrane Database Syst Rev 2015：CD007887, 2015
3) Hong KC et al：The impact of aminophylline on incidence and severity of post-dural puncture headache：A meta-analysis of randomized controlled trials. Anesth Crit Care Pain Med 40：100920, 2021
4) Boonmak P et al：Epidural blood patching for preventing and treating post-dural puncture headache. Cochrane Database Syst Rev 2010：CD001791, 2010
5) Giaccari LG et al：Peripheral nerve blocks for postdural puncture headache：A new solution for an old problem? In vivo 35：3019-3029, 2021

（側注）
無作為化比較試験，ランダム化比較試験 RCT：randomized controlled trial

硬膜外自家血注入（硬膜外自家血パッチ）EBP：epidural blood patch

翼口蓋神経節ブロック PPGB：pterygopalatine ganglion block（SPGB：sphenopalatine ganglion block も同義語）
後頭神経ブロック occipital nerve block
Quincke 型

非カッティング針（ペンシルポイント針）non-cutting atraumatic needle

6）Zorrilla-Vaca A et al：Finer gauge of cutting but not pencil-point needles correlate with lower incidence of post-dural puncture headache：a meta-regression analysis. J Anesth 30：855-863, 2016

7）Arevalo-Rodriguez I et al：Needle gauge and tip design for preventing post-dural puncture headache（PDPH）. Cochrane Database Syst Rev 4：CD010807, 2017

8）Zorrilla-Vaca A et al：Effectiveness of lateral decubitus position for preventing post-dural puncture headache：A meta-analysis. Pain Physician 20：E521-E529, 2017

9）Arevalo-Rodriguez I et al：Posture and fluids for preventing post-dural puncture headache. Cochrane Database Syst Rev 3：CD009199, 2016

10）Nowaczewska M et al：Post-lumbar puncture headache-does hydration before puncture prevent headache and affect cerebral blood flow? Clin Med 8：1710, 2019

V-10　脊椎炎（椎間板炎）

脊椎炎（椎間板炎）の原因は血行性播種が多いが，椎間板内注入を含む椎間板内治療の後にも起こり得る．正常椎間板は無血管臓器であるため，ひとたび椎間板炎を起こせば抗菌薬の組織移行性が悪く難治性である．脊椎炎の発生頻度は 2.4/100,000 人で，男性，高齢者に多い[1]．一方，椎間板造影時の椎間板炎の発生率は 0.17％と報告されている[2]．2018 年度の日本ペインクリニック学会有害事象調査では報告はなかった[3]．

椎間板造影
discography

1. 診　　断[1]

症状は腰痛が最も多く（67～100％），夜間に増強し，限局していることが多い．35～60％で発熱を認めるが，発熱がなくても脊椎炎の可能性は否定できない．多くの脊椎炎の原因は血行性播種であるため，初期症状は最初の感染部位（尿路や皮膚，軟部組織）に認める．脊椎炎発症の危険因子は，糖尿病，免疫抑制状態，悪性疾患，腎機能障害，心疾患，肝硬変，アルコール過剰摂取，静脈内薬物投与，HIV 感染症，脊椎手術後，菌血症，関節リウマチなどである．脊椎炎の発生率は年齢とともに上昇し，本邦でも発生率の増加が報告されている[5]．

ヒト免疫不全ウイルス
HIV：human immunodeficiency virus

正常椎間板は無血管であるため，椎間板内治療に関連した微生物の侵入には脆弱である．椎間板注入後の椎間板炎の発生率は，全体では 0.17％であり，抗菌薬非使用例では 0.27％，抗菌薬使用例では 0.09％である[2]．椎間板内治療の後に腰痛の増悪や発熱を認めれば，椎間板炎の可能性を考慮し検査を行うべきである．

診断は神経学的所見，血液（血算，CRP，赤血球沈降速度（ESR），生化学），尿検査，尿培養，血液培養，脊椎 MRI 撮影（造影が望ましい）で行う．初期の脊椎炎では炎症性浮腫と血流増加を反映し，T1 強調画像で低信号，T2 強調脂肪抑制画像で高信号を認める．さらに造影 MRI で T1 強調脂肪抑制画像での造影効果を認める．しかし，ごく初期では終板のわずかな変化しか認めない場合があるため，臨床的に脊椎炎を強く疑った場合には 8～22 日以内に再検査を行う．

赤血球沈降速度
ESR：erythrocyte sedimentation rate

起因菌は黄色ブドウ球菌が最も多い（42～58％）が，連鎖球菌，非抗酸菌，ブルセラ属菌，真菌などでも生じ得る．培養は好気性菌，嫌気性菌，非抗酸菌，真菌に関して行い，病理検査も行う[1]．血液培養で起因菌が特定できない場合はイメージガイド下に吸引生検を行う[1]．

2. 治 療

1) 安 静[4]

脊椎炎は通常，コルセット装着および数ヵ月間のベッド上安静が行われる．

2) 抗菌薬投与[4,6]

起因菌の同定と感受性を調べることが重要である．進行性の神経障害に加えて敗血症や全身状態の不安定を認める患者では，ただちに外科的処置と抗菌薬投与を行うことを勧める．起因菌特定前の抗菌薬投与は黄色ブドウ球菌をカバーし，地域の特色や患者の危険因子から総合的に判断する．神経学的に問題がなく全身状態が安定している患者では，起因菌が特定されるまでは抗菌薬投与は控えることを弱く勧めるガイドラインもある．抗菌薬の投与期間に一定の見解はないが，慣習的には長期間（6〜12週間）の静脈内投与と経口投与が行われる．短期間の静脈内投与や生体内利用率の高い経口薬投与での成功例も報告されつつある．

3) 手 術[4]

手術に至る患者は10〜20％であり[7]，抗菌薬治療で感染がコントロールできない場合，神経学的障害や悪化を認めた場合，脊椎の不安定性や変形により難治性の痛みがある場合，硬膜外膿瘍と傍脊椎膿瘍（≧2.5 cm）の場合には起因菌の特定，神経圧迫の解除，脊椎の安定化，病巣のドレナージを目的に手術療法が選択される．

4) 鎮 痛

NSAIDsを中心とした薬物療法を行う．疼痛が激しい場合には，オピオイド鎮痛薬〔強度〕も考慮する．

3. 予 防

椎間板内治療の際の予防的な抗菌薬の静脈内投与は適切であるが，局所投与に関しては意見が分かれている[8]．糖尿病患者や免疫不全状態などの高リスク患者では，椎間板内治療の適応を厳密に判断する．また，すでに椎間板炎を伴っている患者のスクリーニングも重要である．

4. 予 後[4]

脊椎炎の死亡率は4〜29％であり，心内膜炎を合併した患者では上昇する．60日以上の診断の遅れが予後不良と有意に関連するため早期の診断が望まれる（relative risk 2.65，$p < 0.05$）．入院時のCRP>10 mg/dLは死亡率と有意に相関する．

参考文献
1) Kim NJ：Microbiologic diagnosis of pyogenic spondylitis. Infect Chemother 53：238-246, 2021
2) Sharma SK et al：The prevention of discitis during discography. Spine J 9：936-943, 2009
3) 前田愛子ほか：痛み診療の現場における2018年1年間の有害事象について―日本ペインクリニック学会安全委員会調査報告―. 日本ペインクリニック学会誌27：271-280, 2020
4) Nickerson EK et al：Vertebral osteomyelitis in adults：an update. Br Med Bull 117：121-138, 2016
5) Akiyama T et al：Incidence and risk factors for mortality of vertebral osteomyelitis：a retrospective analysis using the Japanese diagnosis procedure combination database. BMJ Open 3：e002412, 2013
6) Berbari EF et al：2015 Infectious Diseases Society of America（IDSA）clinical practice guidelines for the diagnosis and treatment of native vertebral osteomyelitis in adults. Clin Infect Dis 61：e26-46, 2015
7) Cheung WY et al：Pyogenic spondylitis. Int Orthop 36：397-404, 2012
8) McDermott H et al：Postprocedual discitis of the vertebral spine：challenges in diagnosis, treatment and prevention. J Hosp Infect 82：152-157, 2012

V-11　気胸

　気胸は原因別に自然気胸, 外傷性気胸, 医原性気胸に分類され, 胸腔内圧の違いから, 単純気胸, 緊張性気胸や解放性気胸などに分類される. 日本ペインクリニック学会安全委員会による有害事象調査では, 神経ブロックに伴う医原性気胸が多数報告されている.

1. 診　　断
1) 症　　状
　無症状から呼吸困難・胸痛を伴うものまで様々である. 緊張性気胸では著明な呼吸困難のほか頻脈, チアノーゼ, 血圧低下やショック状態を呈す.
2) 聴　　診
　患側の呼吸音の減弱が確認される. ただし, 軽症では認めない.
3) 胸部 X 線検査
　血行動態が安定している場合は X 線検査による評価が推奨されており, 患側肺の虚脱が様々な程度で認められる. 日本気胸・嚢胞性肺疾患学会のガイドラインでは気胸の程度を次のように 3 段階に分類している.
　・軽　度：肺尖部が鎖骨レベルまたはそれより頭側
　・中等度：軽度と高度の中間
　・高　度：全虚脱またはそれに近いもの
　なお, 臥位での X 線撮影では軽度の虚脱は肺尖部ではなく, 肋骨横隔膜角の透過性亢進となることがある.
4) 胸部 CT
　気胸の診断に必須ではないが, 胸膜の癒着や嚢胞の存在など X 線検査で診断が難しい場合は有用である.
5) 超音波検査
　血行動態が不安定で急性呼吸不全の場合はベッドサイドで超音波検査を実施する. 呼吸性に臓側胸膜の動く様子をとらえた lung sliding sign の消失や lung point sign の確認などで診断される[1,2].

2. 治　　療
　患者のバイタルサインを測定し, 必要に応じて酸素投与を行う.
1) 安　　静
　少量の気胸では安静で経過観察を行う.
2) 胸腔穿刺・胸腔ドレナージ
　緊張性気胸で血行動態が不安定な場合は, すみやかに胸腔穿刺し減圧を行う. 通常は第 2～4 肋間鎖骨中線上の肋骨上縁で穿刺されるが, 胸部 X 線検査や超音波検査の所見を参考にして穿刺部位を決定する. 中等度以上の気胸であれば, 胸腔ドレーンを挿入する. ほとんどの気胸が胸腔ドレナージによって改善する.
3) 手　　術
　難治性の場合は, ビデオ支援胸部手術や開胸による肺縫縮術が施行される.

3. 予　　防

　過去の日本ペインクリニック学会安全委員会による有害事象調査では，トリガーポイント注射や肋間神経ブロック後の気胸の報告が多い．肋間神経ブロックでは盲目的穿刺の他に，超音波ガイド下やX線透視下での施行においても複数発生が報告されている．また，超音波ガイド下腕神経叢ブロックや傍脊椎神経ブロックにおいても気胸の報告がある．以上を踏まえ，超音波ガイド下では平行法で行い，確実な針先の視認の上で施行することが望ましい．予防策として超音波画像であらかじめ皮膚から肋骨や胸膜までの距離を測定し，気胸を疑った場合は神経ブロック施行前後の肺超音波所見の比較で気胸を早期発見できる可能性があることなどが報告されている[1~3]．

4. 予　　後

　自然気胸では再発率が示されているが，医原性気胸に関する再発率のデータはない[4]．多くの患者で予後良好であるが，緊張性気胸ではすみやかな対処を行わなければ生命予後に関わる[5,6]．

参考文献

1) Shostak E et al：Bedside sonography for detection of postprocedure pneumothorax. J Ultrasound Med 32：1003-1009, 2013
2) 野村岳志：Point-of-care lung ultrasound. 日集中医誌 23：123-132, 2016
3) Folli A et al：Enhancing trigger point dry needling safety by ultrasound skin-to-rib measurement：an inter-rater reliability study. J Clin Med 9：1958, 2020
4) Ojeda Rodriguez JA et al：Iatrogenic pneumothorax. https://www.ncbi.nlm.nih.gov/books/NBK526057 （2022年7月閲覧）
5) Roberts DJ et al：Clinical presentation of patients with tension pneumothorax：a systematic review. Ann Surg 261：1068-1078, 2015
6) Slade M：Management of pneumothorax and prolonged air leak. Semin Respir Crit Care Med 35：706-714, 2014

トリガーポイント注射
TP：trigger point injection
肋間神経ブロック
intercostal nerve block
腕神経叢ブロック
brachial plexus block
傍脊椎神経ブロック
TPVB：thoracic paravertebral block

索　引

検印省略

ペインクリニック治療指針

定価（本体 3,200円＋税）

2023年6月18日　第7版　第1刷発行

編　集	一般社団法人日本ペインクリニック学会 治療指針検討委員会
発行者	浅井　麻紀
発行所	株式会社 文 光 堂 〒113-0033　東京都文京区本郷7-2-7 TEL （03）3813 - 5478（営業） （03）3813 - 5411（編集）

© 一般社団法人日本ペインクリニック学会治療指針検討委員会, 2023

印刷・製本：三報社印刷

ISBN978-4-8306-2857-3　　　　　　Printed in Japan